2nd
EDITION
原书第2版

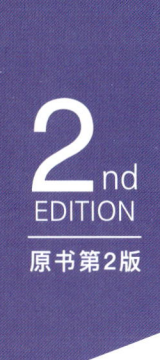

Advances in Psoriasis
银屑病进展
多系统指南
A Multisystemic Guide

原著 [美] Jeffrey M. Weinberg
　　 [美] Mark Lebwohl
主译 沈 柱

中国科学技术出版社
·北 京·

图书在版编目（CIP）数据

银屑病进展：多系统指南：原书第 2 版 /（美）杰弗里·M. 温伯格 (Jeffrey M. Weinberg),（美）马克·莱布沃尔 (Mark Lebwohl) 原著；沈柱主译 . -- 北京：中国科学技术出版社，2025. 1. -- ISBN 978-7-5236-1085-5

Ⅰ . R758.63

中国国家版本馆 CIP 数据核字第 2024Q7M926 号

著作权合同登记号：01-2024-1738

First published in English under the title
Advances in Psoriasis: A Multisystemic Guide, 2e
edited by Jeffrey M. Weinberg, Mark Lebwohl
Copyright © Springer Nature Switzerland AG 2014, 2021
This edition has been translated and published under licence from Springer Nature Switzerland AG.
All rights reserved.

策划编辑	宗俊琳　张　龙
责任编辑	王久红
文字编辑	魏旭辉
装帧设计	佳木水轩
责任印制	徐　飞

出　　版	中国科学技术出版社
发　　行	中国科学技术出版社有限公司
地　　址	北京市海淀区中关村南大街 16 号
邮　　编	100081
发行电话	010-62173865
传　　真	010-62179148
网　　址	http://www.cspbooks.com.cn

开　　本	889mm×1194mm　1/16
字　　数	439 千字
印　　张	17.5
版　　次	2025 年 1 月第 1 版
印　　次	2025 年 1 月第 1 次印刷
印　　刷	北京博海升彩色印刷有限公司
书　　号	ISBN 978-7-5236-1085-5/R·3359
定　　价	208.00 元

（凡购买本社图书，如有缺页、倒页、脱页者，本社销售中心负责调换）

译校者名单

主　译　沈　柱
副主译　樊建勇　陈　凌　万建绩
译校者　（以姓氏笔画为序）
　　　　万建绩　广东省人民医院（广东省医学科学院）
　　　　马云霞　新疆维吾尔自治区人民医院
　　　　王兴旺　南部战区总医院
　　　　王红燕　广东省人民医院（广东省医学科学院）
　　　　王儒鹏　陆军军医大学新桥医院
　　　　邓　辉　上海交通大学附属上海市第六人民医院
　　　　匡叶红　中南大学湘雅医院
　　　　刘广仁　广东省人民医院（广东省医学科学院）
　　　　刘文琪　广东省人民医院（广东省医学科学院）
　　　　刘彧聪　广东省人民医院（广东省医学科学院）
　　　　李　红　天津市中西医结合医院（天津市南开医院）
　　　　李元朝　陆军军医大学新桥医院
　　　　杨　杰　广东省人民医院（广东省医学科学院）
　　　　肖洁平　广东省人民医院（广东省医学科学院）
　　　　沈　柱　广东省人民医院（广东省医学科学院）
　　　　张　敏　陆军军医大学第　附属医院
　　　　陈　凌　陆军军医大学大坪医院
　　　　赵　阳　南部战区总医院
　　　　娄　燕　广东省人民医院（广东省医学科学院）
　　　　夏汝山　江南大学附属中心医院（无锡市第二人民医院）
　　　　徐可琴　广东省人民医院（广东省医学科学院）
　　　　高　睿　南部战区总医院
　　　　黄庚史　广东省人民医院（广东省医学科学院）
　　　　彭　露　广东省人民医院（广东省医学科学院）
　　　　程昱帆　广东省人民医院（广东省医学科学院）
　　　　舒　丹　清华大学附属北京清华长庚医院
　　　　曾　杰　南部战区总医院
　　　　游　弋　陆军军医大学第一附属医院
　　　　雷　霞　陆军军医大学大坪医院
　　　　翟志芳　陆军军医大学第一附属医院
　　　　熊　浩　广东省人民医院（广东省医学科学院）
　　　　樊建勇　南部战区总医院

内容提要

本书引进自 Springer 出版社，是一部有关银屑病基础研究与临床指南的系统著作。书中所述涵盖了银屑病的发展历史、流行病学、病理机制、传统药物、物理治疗、靶向抗体、合并症、指南总结、进展与挑战等内容，重点详述了临床上所用生物靶向抗体的转化研发、适应证、不良反应和注意事项，兼具有效性和安全性要素。书中各章均设有学习目标和摘要，条理清晰、深入浅出，以经典教学模式呈现，易于理解和学习。本书内容系统，阐释简洁，图表丰富，适合广大皮肤科专科医生和内科医生开展科研和临床实践时参考。

补充说明

书中参考文献条目众多，为方便读者查阅，已将本书参考文献更新至官网，读者可扫描右侧二维码，关注出版社医学官方公众号"焦点医学"，后台回复"9787523610855"，即可获取。

译者前言

本书是一部难得的全面描述银屑病的系统著作和学术编年史。原著作者 Jeffrey M. Weinberg 和 Mark Lebwohl 教授以银屑病的发展历程为主线，详细介绍了几百年来人们对银屑病的探索发现和认识本质的研究过程，以及各个阶段以科学研究成果为基础的靶向干预的转化研发和临床应用。

银屑病是一种常见的慢性复发性炎症性皮肤病，对于病情严重和反复发作的患者，银屑病也是一种系统性炎症疾病，常伴发心血管系统等多系统损害。银屑病是炎症性皮肤病的重要代表，也是近年来治疗技术提升迅速的病种，这有赖于相关领域科学研究的成果，尤其是在免疫学的先天性免疫和获得性免疫领域的新发现。这使得银屑病的治疗效果由既往期待的 PASI 50 提升到 PASI 90，甚至是 PASI 100，极大改善了患者的生活质量。同时，皮肤作为最大的非经典外周免疫器官，在银屑病领域的研究进展也显著完善和丰富了经典免疫学领域的发展，对其他免疫炎症新疾病的研究和治疗提供了很好的借鉴和提示。

作为一部有关银屑病单一疾病相关研究的系统著作，本书对传统教科书的相关内容进行了补充，对广大临床医学生、科研骨干和临床医生在银屑病相关领域的研究探索和临床实践应用很有借鉴参考价值，有利于推动我国银屑病的研究和转化。

本书的译者团队均为长期从事银屑病基础和临床研究的专家学者。在本书翻译过程中，大家在忠于原著的基础上，尽可能确保内容表述的准确性和易懂性，但由于中外术语规范及语言表述习惯有所不同，中文版中可能遗有疏漏之处，恳请各位读者及同行提出宝贵意见。

广东省人民医院（广东省医学科学院）

目 录

第 1 章 银屑病及其治疗的介绍与发展历程 ·· 001
 一、银屑病的历史 ·· 001
 二、确定银屑病是一种独立疾病 ·· 002
 三、银屑病治疗史 ·· 003

第 2 章 银屑病的病理生理学 / 新信号通路 ·· 006
 一、免疫学原理 ·· 007
 二、免疫失调的提示 ·· 007
 三、皮损内 T 细胞 ··· 008
 四、T 细胞刺激 ·· 008
 五、T 细胞信号 ·· 008
 六、自然杀伤性 T 细胞 ··· 009
 七、树突细胞 ·· 009
 八、细胞因子 ·· 010
 九、银屑病的遗传基础 ·· 011

第 3 章 银屑病：临床回顾与进展 ·· 012
 一、银屑病的亚型及临床表现 ·· 012
 二、银屑病的鉴别诊断 ·· 015

第 4 章 银屑病：流行病学、潜在诱因、病程 ·····································017
 一、流行病学 ·· 017
 二、潜在的诱因 ·· 018
 三、病程 ·· 021

第 5 章 外用治疗 I：皮质类固醇激素和维生素 D 衍生物 ·················· 023
 一、外用皮质类固醇激素 ·· 023
 二、维生素 D 衍生物 ··· 026

第 6 章 外用治疗 II：维 A 酸类药物、免疫调节药和其他 ·················· 029
 一、他扎罗汀 ·· 029
 二、局部外用钙调磷酸酶抑制药（免疫调节药）吡美莫司和他克莫司 ········· 037

三、2% 克立硼罗软膏 040
　　四、焦油 040
　　五、蒽林 041
　　六、保湿剂和角质剥脱剂 041

第 7 章　外用治疗 Ⅱ：光疗及联合维 A 酸类药物、免疫调节药等疗法 043
　　一、UVB 光疗 043
　　二、补骨脂素光化学疗法（PUVA） 046
　　三、住院患者的 Goeckerman 疗法 051
　　四、Ingram 疗法 052
　　五、非医疗区光疗 053
　　六、联合疗法 054

第 8 章　银屑病的激光治疗 057
　　一、银屑病的激光治疗 057
　　二、准分子激光 057
　　三、脉冲染料激光 059
　　四、Nd:YAG 激光 061
　　五、二氧化碳激光 061
　　六、比较研究 062

第 9 章　传统的系统性治疗 Ⅰ：甲氨蝶呤和环孢素 063
　　一、背景 063
　　二、甲氨蝶呤 063
　　三、环孢素 069

第 10 章　传统的系统性治疗 Ⅱ：维 A 酸类药物及其他 075
　　一、背景 075
　　二、阿维 A 077
　　三、羟基脲 080
　　四、霉酚酸酯（MMF） 082
　　五、FDA 批准使用的硫鸟嘌呤（6TG） 083
　　六、系统使用他克莫司 084
　　七、来氟米特 085
　　八、青霉素 V 和红霉素 086
　　九、阿普米司特 086

- 第 11 章 阿普米司特 ········ 090

- 第 12 章 依那西普 ········ 093
  - 一、背景 ········ 093
  - 二、结构与作用机制 ········ 093
  - 三、依那西普在银屑病关节炎治疗中的应用 ········ 094
  - 四、依那西普在银屑病治疗中的应用 ········ 094
  - 五、联合治疗 ········ 096
  - 六、安全性 ········ 096
  - 七、恶性肿瘤 ········ 096

- 第 13 章 阿达木单抗与银屑病 ········ 098
  - 一、阿达木单抗 ········ 098
  - 二、阿达木单抗治疗银屑病及银屑病关节炎的临床试验 ········ 099
  - 三、特殊群体中阿达木单抗的使用 ········ 103
  - 四、生物制剂对照研究 ········ 104
  - 五、TNF 抑制药临床注意事项 ········ 105
  - 六、安全性数据更新 ········ 105
  - 七、黑框警告：感染及恶性肿瘤 ········ 105
  - 八、上市后安全信息 ········ 107
  - 九、阿达木单抗的使用要点 ········ 107
  - 十、银屑病缺乏治疗导致的并发症 ········ 108

- 第 14 章 英夫利昔单抗、戈利木单抗和培塞利珠单抗 ········ 109
  - 一、背景 ········ 109
  - 二、作用机制 ········ 110
  - 三、对银屑病和银屑病关节炎的疗效 ········ 110
  - 四、安全性 ········ 119

- 第 15 章 乌司奴单抗 ········ 125
  - 一、背景 ········ 125
  - 二、药代动力学 ········ 126
  - 三、药效动力学 ········ 126
  - 四、临床疗效 ········ 127
  - 五、银屑病关节炎 ········ 128
  - 六、青少年患者 ········ 129
  - 七、不良反应 ········ 129

八、实验室异常 131
九、妊娠期和哺乳期 131
十、使用抗 IL-12p40 制剂治疗的患者的注意事项 132

第 16 章 古塞奇尤单抗 133
一、背景 133
二、结构与机制 133
三、临床疗效 134
四、安全 / 不良事件 139
五、银屑病关节炎 141
六、化脓性汗腺炎 142
七、患者自控注射器 142

第 17 章 替拉珠单抗 143
一、背景 143
二、靶向 IL-23 的基本原理 143
三、药代动力学 / 药效学 144
四、临床疗效 144
五、银屑病关节炎 145
六、安全性 / 不良事件 146
七、免疫原性 146
八、治疗方案的考虑 146
九、起效速度 146
十、先前使用过生物制剂进行治疗 147
十一、炎症性肠病 147
十二、代谢综合征 147
十三、撤药和重新治疗 147
十四、妊娠期 147

第 18 章 瑞莎珠单抗 149
一、背景 149
二、药理学 149
三、剂量与监测 150
四、临床疗效 150
五、安全性 151
六、妊娠期和哺乳期 152

第 19 章　司库奇尤单抗用于治疗炎症性皮肤和关节疾病 153
- 一、背景 154
- 二、司库奇尤单抗：背景和主要临床研究数据 154
- 三、药理学特性和安全性 157
- 四、IL-17 抑制药治疗慢性炎症性疾病的前景 158

第 20 章　依奇珠单抗 160
- 一、背景 160
- 二、药效动力学 161
- 三、药代动力学 161
- 四、临床疗效 161
- 五、体重 162
- 六、银屑病关节炎 162
- 七、甲银屑病 162
- 八、头皮银屑病 163
- 九、掌跖银屑病 163
- 十、生殖器部位银屑病 164
- 十一、身体部位 164
- 十二、红皮病性和脓疱性银屑病 164
- 十三、不良反应 164
- 十四、特别关注的不良事件 165

第 21 章　布罗利尤单抗 167
- 一、背景 167
- 二、IL-17 在银屑病中的作用 168
- 三、布罗利尤单抗 168

第 22 章　银屑病生物类似药 178
- 一、背景 178
- 二、仿制药与生物类似药 179
- 三、生物类似药的命名 179
- 四、生物类似药的发展 180
- 五、审批流程 180
- 六、皮肤病学中的生物类似药 183
- 七、生物类似药的经济优势 183
- 八、使用障碍和未来发展方向 184

第 23 章	研究路径 Ⅰ：银屑病的口服药物疗法	186
	一、背景	186
	二、JAK 抑制药	187
	三、Tyk2 抑制药	189
	四、PDE4 抑制药	190
	五、RORγt 抑制药	190
	六、富马酸酯	191
	七、S1P 受体拮抗药	191
	八、神经激肽 –1 受体拮抗药	192
	九、腺苷 A3 受体激动药	192
	十、H$_4$ 受体拮抗药	193
	十一、IL-20/PRINS 抑制药	193
	十二、SYK 抑制药	194
第 24 章	研究路径 Ⅱ：即将到来的生物疗法	195
	一、背景	195
	二、发病机制	195
	三、生物治疗	196
	四、临床试验背景	196
	五、银屑病生物制剂研究路径	197
第 25 章	儿童银屑病	200
	一、背景	200
	二、流行病学	201
	三、发病机制	205
	四、肥胖和代谢综合征	206
	五、诊断与临床特征	207
	六、鉴别诊断	211
	七、活组织检查和组织学	211
	八、治疗	213
第 26 章	银屑病治疗的挑战：甲银屑病、头皮银屑病和掌跖银屑病	220
	一、甲银屑病	220
	二、头皮银屑病	226
	三、掌跖银屑病	230

第 27 章　银屑病及其合并症 ··· 233

一、背景 ··· 233

二、肥胖 ··· 234

三、血脂异常 ··· 238

四、高血压 ··· 240

五、非酒精性脂肪性肝病 ··· 240

六、胰岛素抵抗与 2 型糖尿病 ··· 242

七、代谢综合征 ··· 243

八、心血管疾病 ··· 246

九、癌症与淋巴瘤 ··· 251

十、自身免疫性疾病 ··· 253

十一、精神疾病 ··· 254

第 28 章　已发表治疗指南总结 ··· 257

一、背景 ··· 257

二、方法 ··· 257

三、治疗指南 ··· 258

四、系统治疗 ··· 260

五、其他系统治疗 ··· 264

六、特殊群体的治疗选择 ··· 266

第 1 章 银屑病及其治疗的介绍与发展历程
Introduction to and History of Psoriasis and Psoriasis Therapy

John B. Cameron　Abby S. Van Voorhees　著
雷　霞　译　　樊建勇　校

学习目标

1. 了解对银屑病发病机制认识的发展过程。
2. 了解银屑病治疗方法的发展过程。
3. 了解银屑病诊断的不断进展。

摘要

银屑病的发展历程漫长且复杂，正如《圣经》（*Bible*）和其他古代文献中记载那样，银屑病在古时并未得到正确的认识，银屑病最初被误认为是麻风或脓疱疮等其他传染性疾病，使银屑病患者遭到社会的排斥。直到 19 世纪中叶，Camille Gibert 才阐明银屑病是一种丘疹鳞屑性疾病。1000 余年来，我们对银屑病的认识有了长足的进步，其中有些是源于科学研究，有些则是源于偶然发现，即便在过去的 10 年里，我们仍在不断完善对诱导银屑病的免疫失衡的理解。

鉴于对这种疾病的特征认识不够，银屑病患者缺乏有效的治疗方法。我们回顾使用过的治疗方法的发展历程，从发现福勒溶液（Fowler's solution）开始，一些治疗方案有着明显的毒性。焦油（Tar）与地蒽酚（Anthralin）是最早被用于治疗银屑病的药物之一，直至今天仍有人采用。Goeckerman 和 Ingram 的早期观察表明，将这些局部药物治疗与中波紫外线（UVB）相结合可以增强疗效。在 20 世纪 70 年代，甲氨蝶呤（Methotrexate）和补骨脂素光化学疗法（psoralen photochemothemotherapy，PUVA）的方案用于银屑病的门诊治疗。随后，系统/局部使用维 A 酸类药物和窄谱 UVB 方案开始应用。然而，由于偶然发现了环孢素的益处，我们意识到免疫系统在银屑病发病过程中的重要性，随后相继开发出 T 细胞靶向药物、TNF 靶向药物，直到最近的 IL-17 和 IL-23 靶向药物。随着对银屑病认识的不断加深，对异常免疫系统的靶向定位能力也在不断提高，新型药物的疗效也随之有极大提升。

一、银屑病的历史

对疾病的全面了解，尤其是对皮肤疾病的全面了解，一直是现代医学的一个独特部分。银屑病患者过去常因为被误解、被忽视而遭受痛苦。以往，症状常被看作是疾病的本质，导致治疗方式的发展因为缺乏对疾病及其病因的理解而受限。因此，要学习银屑病的历史，就要了解人们对该疾病的认识是如何随时间推移而进步的，还要了解其常用治疗方法发现的过程。

在科学出现之前，社会通常将疾病视为违反神圣秩序、魔法的恶性影响或打破禁忌的结果。

例如，《利未记》（*Book of Leviticus*）全书第 13 章讲述牧师如何判断皮肤上的病变是否是麻风，第 14 章讲述了应当献祭哪种动物（羊羔和鸟）来净化患者[1]。

最早发展出理性科学概念的文化是中华文化和古希腊文化，西方医学起源于古希腊，认为疾病是自然因素通过某种方式打破了机体的平衡或完整的结果。因此，治疗目的就在于重塑机体的平衡或完整。或许希波克拉底（Hippocrates）是西方医学之父，但最有影响力的创始人更可能是帕加玛的 Galen（130—200 年）。Galen 认为，人体是一个非常复杂的有机体，不仅由 4 种体液构成，还包含了干、湿、热、寒 4 种特性的组合（图 1-1）[2]。疾病的治疗不仅仅是放血和清除有害物质，也包含了使用旨在恢复健康的药方。Galen 的理论体系受到了广泛采纳，直到 19 世纪，其体液说和气质说才从医学理念中消失，取而代之的是疾病的微生物理论。

二、确定银屑病是一种独立疾病

由于银屑病与其他多种疾病的混淆，将银屑病及其治疗从古代记录中梳理出来是极其困难的。不仅如此，过去的疾病和症状的命名是随意且不一致的。在埃及，由于银屑病与麻风病被混淆，导致银屑病的鉴别尤其困难[3]。然而，对埃及木乃伊的大量考察表明，麻风病并未在公元前的埃及出现，那时的银屑病有可能被误认成了麻风病。

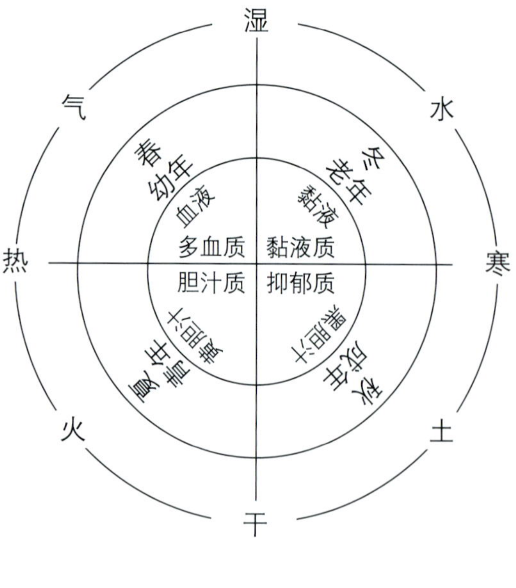

我们在古希腊医学中也面临着同样的术语问题。《希波克拉底文集》（*Corpus Hippocraticum*）中包含了许多易于辨别的皮肤病的精确描述和治疗方法[4]。此外，其中大部分有关麻风病的描述可能实际上是银屑病。公元后早期，真正麻风病的出现加剧了人们对两种疾病的混淆，并且因为麻风患者通常被隔离且禁止与正常人交往，给银屑病患者的治疗造成了极大的阻碍。

第一份无争议的银屑病参考资料来自于 Aulus Cornelius Celsus（公元前 25—公元 50 年）《论医学》（*De Re Medica*）的第 5 部和第 6 部。作为一名古罗马医学家，Aulus Cornelius Celsus 编纂了大量有关疾病及其治疗的资料供庄园主使用[5]。但他并没有使用银屑病这个术语，而是在脓疱疮的章节中对其进行了描述。

在古罗马文明灭亡后，西方对科学医学的实践也停止了，后面也只是作为文艺复兴的一部分才再次出现。1572 年，Geronimo Mercurialis 的著作对已知的皮肤疾病进行了汇总[6]。他将银屑病与其他皮肤疾病如麻风病归类在一起，并提出了几种治疗方法，包括用狼粪、醋、山羊血混合后涂抹患处，以及用斑蝥粉涂抹患处。

Robert Willan（1757—1812 年）在 1809 年制订了明确和统一的皮肤病命名法。然而，不幸的是，他将银屑病称为寻常型麻风病，使得这两种疾病的混淆仍持续存在[7]。而在 19 世纪中叶，Camille Melchoir Gibert（1792—1866 年）放弃了寻常型麻风病这一术语，将银屑病作为该疾病的唯一术语，这种混淆才得以结束，他的著作明确了丘疹鳞屑性疾病之间的重要区别[8]。Gibert 后的研究者更进一步地明确了这些区别。Hebra 在临床实践中将麻风病与银屑病完全区分开来；Heinrich Auspitz（1835—1886 年）在去除了银屑病皮损的鳞屑及薄膜后发现了出血点（Auspitz 征）；Heinrich

▲ 图 1-1 体液、元素、性质与季节关系

Köebner 在 1872 年做出了重要贡献，他发表了一场题为"银屑病病因"的演讲，指出银屑病患者正常皮肤的创伤具有导致银屑病皮损发生的倾向，"Koebner 现象"（同形反应）至今仍被视为银屑病的一个重要表现[9]。在 1898 年，Munro 描述了银屑病皮损中的微脓肿，现在被称为"Munro 微脓肿"。20 世纪初，Leo van Zumbusch 对泛发性脓疱性银屑病的补充，以及 Woranoff 对苍白环的描述（现被称为 Woranoff 环），使得银屑病普遍能够被准确诊断。

三、银屑病治疗史

银屑病治疗的历史很大程度上是由偶然发现推动的。在 18 世纪末和 19 世纪包括如砷（Arsenic）、柯桠素（Chrysarobin）、氯化氨基汞（Ammoniated Mercury）等药物。地蒽酚和焦油在 20 世纪上半叶才开始被广泛应用。从 20 世纪 50 年代开始，局部类固醇被发明，随后在 20 世纪 70 年代、80 年代和 90 年代分别出现了甲氨蝶呤、维 A 酸和免疫抑制药物。在 21 世纪，对银屑病发病机制的进一步理解推动了更多靶向药物的发展。我们现在的治疗手段还包括生物制剂，对免疫系统的各个方面进行靶向调节。

（一）砷、氯化氨基汞和柯桠素

在 18 世纪和 19 世纪，3 种局部药物被发现可用于银屑病的治疗。虽然砷溶液可能最先由古希腊人发明，但在 1786 年才第一次被应用于皮肤病中[10]。不过，在 1806 年，它才第一次被 Girdlestone 报道用于银屑病的治疗，他指出福勒溶液（Fowler's solution）具有改善银屑病皮损的效果[11]。另一种局部药物氯化氨基汞，也在同一时期被应用[12]。1880 年，Fox 博士发现这种汞可用于银屑病的局部治疗，并得到了 Duhring 的支持。这两种局部药物的应用一直持续到了 20 世纪 50 年代和 60 年代，当时出于对它们可能的毒性和意外中毒的担忧导致它们被禁用。第 3 种被确认使用的局部药物是柯桠素，1876 年，Balmonno Squire 通过一个偶然的发现指出，柯桠素对银屑病的治疗有益。他在使用柯桠粉治疗一名疑似真菌感染的患者时，发现患者的银屑病也得到了好转。Kaposi 也在 1878 年发表了他采用这种局部疗法治疗银屑病的经验。

（二）地蒽酚和焦油

在首次明确了柯桠素的潜在益处后，它在 20 世纪受到了更进一步的研究。在 20 世纪早期，科学家们成功将柯桠素转换为地蒽酚，活性物质鉴定为 2- 甲基二萘酚。在第一次世界大战期间，当自然供应中断时，地蒽酚的人工合成方法被开发出来。在 1916 年，Unna 开始认识到这种化合物在银屑病治疗中的潜力[13]。1953 年，Ingram 进一步改良了地蒽酚治疗银屑病的方法[14]。他认为联合应用地蒽酚、水杨酸、氧化锌及紫外线可以加强银屑病的治疗效果。此后数十年间，这种联合疗法在欧洲一直是银屑病的主要治疗方案。

煤焦油也是 20 世纪早期的一线治疗方案。1925 年，Goeckerman 指出了联合煤焦油和中波紫外线治疗对银屑病的益处[15]。虽然阳光对银屑病的益处在当时早已为人所知，Goeckerman 意识到，如果能够联合一种局部的光敏剂，这种效果可能会被增强。随后数 10 年的广泛应用证明了这种方法是成功的。虽然 Goeckerman 和 Ingram 的治疗方案常常都有效，但这些方案的主要局限性在于非常费时，需要患者每年在医院住院数周以控制病情。

（三）糖皮质激素

类固醇的全身和局部应用给包括银屑病在内的许多疾病的治疗带来了革命性的变化。它在 1950 年被首次发现，仅仅 2 年后，这种药物的局部制剂对银屑病的治疗效果就得到了证实[16]。皮质醇，当时又称化合物 F，是治疗银屑病的有效药物。从那时起，局部类固醇一直在多种皮肤病的减轻炎症中发挥着重要作用。如今，局部类固醇仍然是治疗银屑病最常用的处方药。

（四）甲氨蝶呤和补骨脂素光化学疗法

甲氨蝶呤（Methotrexate）是在 20 世纪 50 年

代为治疗恶性肿瘤而研发的。正如以前的治疗方法一样，不久之后人们发现它在治疗银屑病方面的潜力。1946年，Farber为治疗白血病研发了氨基蝶呤（Aminopterin）。5年后，Gubner注意到它在银屑病治疗中的作用[17]。在使用这种药物治疗类风湿关节炎时，他注意到同时患有银屑病的患者，皮肤也有显著改善。1958年，一种毒性更低且稳定的氨基蝶呤衍生物——甲氨蝶呤问世，用于治疗银屑病[18]。1972年，该药物的使用指南首次发表后，被美国食品药品监督管理局（FDA）批准用于治疗银屑病[19]。它至今仍是治疗银屑病的重要药物。

在20世纪70年代，补骨脂素光化学疗法（PUVA）在治疗银屑病方面的疗效也得到证实。虽然紫外线与光敏化合物的结合在古埃及和古印度的白癜风治疗中已经使用了数百年，但是其在银屑病治疗中的作用是新颖的[20]。古代医者让白癜风患者摄入富含补骨脂素的食物，如无花果和柠檬，然后让患者皮肤暴露在自然阳光下。然而，直到1974年，人们才证明了补骨脂素和人工UVA光照（320～400nm）的组合在治疗银屑病方面的有效性[21]。这种治疗方法被称为PUVA，对于许多慢性银屑病患者来说，是一种高效的治疗方法。因其可以让患者在无须长期住院的情况下控制病情，使得PUVA得到广泛应用。然而，在20世纪70年代末，有关皮肤恶性肿瘤的报道首次出现[22]。对最初患者进行的长期随访证实了这一发现[23]。Stern指出，在那些接受高剂量照射和长期治疗的患者中，患鳞状细胞癌（squamous cell carcinoma，SCC）、基底细胞癌（basal cell carcinoma，BCC）和潜在的黑色素瘤皮肤癌的风险会增加。在过去几十年里，对皮肤恶性肿瘤风险的担忧限制了该治疗方法的使用。

（五）窄谱UVB、维A酸类药物和维生素D

随着长期使用PUVA致罹患非黑素细胞皮肤癌的潜在风险越来越明显，20世纪80年代和90年代出现了一些新的治疗银屑病的方法。Parrish和Jaenicke发现了窄谱UVB疗法[24]。他们确定了UVB光谱中最具治疗效果的波长为300～313nm，而其余波长主要导致红斑的形成。随后，311nm被确定为清除银屑病病灶最有效的波长[25]。因此，这种疗法在清除皮损时红斑风险更小，窄谱UVB已经取代了基础的宽谱UVB疗法。

20世纪80年代，曾用于治疗痤疮和角化过度的系统性维A酸类药物也开始被探索其在治疗银屑病方面的可能益处。第二代维A酸类药物阿维A酯（Etretinate）及其代谢产物阿维A（Acitretin）都被证明具有益处[26]。由于阿维A酯具有亲脂性，并在皮下脂肪中持久存在，最终被撤出市场。然而，阿维A至今仍是治疗银屑病的系统性药物。第三代维A酸类药物他扎罗汀（Tazarotene）也作为一种局部制剂被开发出来，并继续在银屑病治疗中使用。

20世纪80年代，人们对维生素D及其衍生物也进行了研究。通过偶然观察到银屑病患者在服用维生素D后，皮肤有所改善，人们开始开发用于局部应用的维生素D衍生物。虽然尚未完全理解其作用机制，但是这些局部制剂对于皮肤科医生治疗银屑病仍然非常重要[27]。

（六）全身免疫抑制药物

认识到免疫抑制药在银屑病治疗中的重要性也是一个通过偶然发现获得成果的例子。当环孢素（Cyclosporine）在20世纪70年代首次开发出来时，人们还没有意识到免疫系统在银屑病发病机制中的关键作用。当患有银屑病的移植患者被给予环孢素以预防移植物排斥时，他们的皮肤病变有所改善[28]。这有助于确定T细胞和免疫系统在银屑病中的重要性。尽管其疗效得到了证明，但出于对该药物可能风险的担忧，FDA的批准推迟到了20世纪90年代[29]。

由于从环孢素中获得了启示，21世纪为针对免疫系统的药物开发打开了大门。最初开发了一些生物制剂，包括针对T细胞、肿瘤坏死因子和IL-12/23的制剂。虽然针对T细胞的药物阿法赛特（Alefacept）[30]和依法利珠单抗（Efalizumab）[31]曾被誉为具有巨大潜力，但后来因其潜在的副作用或缺乏疗效而被撤出市场。然而，肿瘤坏死因子抑制药阿达木单抗（Adalimumab）[32]、依那西普（Etanercept）[33]、英夫利昔单抗（Infliximab）[34]以及IL-12/23抑制药乌司奴单抗（Ustekinumab）[35]已经改变了治疗银屑病的方式，成为该疾病治疗的主要手段。对于乌司奴单抗，最初的假设是IL-12部分起到了关键的阻断作用。然而，现在的研究已经确定在银屑病中，IL-23的抑制作用最为重要。这使我们对免疫系统和IL-17细胞在银屑病免疫级联中的关键作用有了更深入的了解。随着每一类新药的开发，免疫系统在银屑病中的作用变得越来越明显。这一认识为开发包括司库奇尤单抗（Secukinumab）[36]和依奇珠单抗（Ixekizumab）[37]在内的IL-17抑制药、IL-17受体阻断药布罗利尤单抗（Brodalumab）[38]以及IL-23抑制药古塞奇尤单抗（Guselkumab）[39]和瑞莎珠单抗（Rizukizumab）[40]提供了机会。针对炎症级联反应的不同环节的新药目前正在研发中，这可能会进一步加深我们对银屑病的认识和提高治疗手段。

除了了解银屑病的发病机制，我们还逐渐意识到银屑病实质上是一种全身性炎症性疾病。尽管长期以来银屑病可能与银屑病关节炎相关，但我们意识到银屑病患者同时患有其他炎症性肠病、糖尿病和肥胖等并发症的频率越来越高。银屑病患者罹患心血管疾病的风险更大，包括心血管死亡，并且更易患有代谢综合征、睡眠呼吸暂停、肾脏疾病等。

因此，随着时间的推移，我们对银屑病的认识以及如何治疗这种疾病的知识已经紧密地联系在一起。随着治疗的每一次进步，我们都会学到更多的知识，以增进对这种疾病过程的理解。这些新知识促进了药物的开发，使我们能够治疗银屑病，从而使患者能够控制疾病。对疗效的期望已经达到10年前难以想象的水平。在对疾病及其可能的治疗方法的认识中，每一步都是基于先前的教训。美国国家银屑病基金会为那些银屑病患者设定了在治疗期间体表面积≤1的目标。随着我们拥有大量有效药物，光洁或近乎光洁的皮肤几乎成为一个可以实现的目标。我们可能很快就会进入一个"银屑病的心碎"不再存在的时代。

披露声明

John B. Cameron, Ph.D.：无披露。

Abby S. Van Voorhees, MD：曾担任Derm Tech、WebMD、Novartis、Lilly、UCB、Celgene等公司顾问，也曾担任Celgene、Lilly、AbbVie的调查员。

第 2 章 银屑病的病理生理学/新信号通路
Pathophysiology of Psoriasis/Novel Pathways

Jeremy M. Hugh　Jeffrey M. Weinberg　著
沈　柱　译　　樊建勇　校

学习目标

1. 学习银屑病的基础病理生理学。
2. 了解如何随着对银屑病发病途径的理解而开发治疗方法。
3. 理解银屑病的新信号通路。

摘要

1. 银屑病是一种系统性炎症性疾病。
2. 我们现在对参与该疾病的特异性细胞因子有了更多的理解。
3. 已经开发出针对这些细胞因子的治疗方法。

银屑病是易感背景下由环境刺激触发的皮肤细胞、免疫细胞和许多生物信号分子之间的病理性交互免疫反应。这种免疫反应是一种细胞免疫反应；1型（Th1）和17型（Th17）T细胞被皮肤中的抗原呈递细胞（antigen-presenting cell，APC）分泌的 IL-12 和 IL-23 激活。它们通过各种细胞因子，如肿瘤坏死因子 -α（tumor necrosis factor-α，TNF-α），引起慢性炎症状态，并导致表皮过度增殖、分化、凋亡和新生血管生成，从而产生银屑病的皮损表现。新的生物疗法针对银屑病发病机制中确定的免疫信号通路和细胞因子，并提供了显著的临床改善。对银屑病发病机制的进一步研究有助于确定未来治疗的新靶点。

过去 30 年的研究和临床实践彻底改变了我们对银屑病发病机制的理解，即环境因素和遗传刺激引发的免疫失调。银屑病最初被认为是表皮过度增殖的原发性疾病。然而，实验模型和免疫调节疗法的临床治疗结果将银屑病的概念更新为：基因易感背景基础上的涉及皮损驻留细胞、浸润的免疫细胞，以及这些免疫细胞产生的大量促炎细胞因子、趋化因子和生长因子之间的病理交互作用。两类免疫细胞亚群及其各自的信号分子在银屑病发病机制中相互协同：①由抗原呈递细胞（APC）[包括自然杀伤（natural killer，NK）T淋巴细胞、朗格汉斯细胞和中性粒细胞]介导的先天免疫细胞；②由皮肤中成熟的 $CD4^+$ 和 $CD8^+$ T 淋巴细胞介导的获得性或适应性免疫细胞。这种免疫失调和随后的炎症是银屑病临床斑块和组织学炎症浸润特征的发展和持续的原因。

尽管银屑病被认为是一种免疫介导的疾病，其中皮损内 T 细胞及其促炎信号触发启动了基底层角质形成细胞的快速增殖，但促发这一炎症进程的刺激因素，一直是争论和研究的焦点。我们目前的理解认为，银屑病是由遗传易感个体在外源或内源性环境刺激下引发的。此类刺激包括 A 组链球菌性咽炎、脓毒血症、过敏性药物反应、抗疟药物、锂剂、β受体拮抗药、干扰

素 -α（IFN-α）、系统皮质类固醇停用、局部创伤（Köebner 现象）和情绪压力。这些刺激与银屑病病变的发生或复发相关。银屑病遗传学研究主要集中在易感位点和相应候选基因，特别是主要组织相容性复合体（MHC）Ⅰ类区域上的银屑病易感性（PSORS1）基因位点。目前对银屑病发病机制的研究也集中在免疫机制、环境刺激和遗传易感性之间的复杂相互作用。在讨论了银屑病的临床表现和组织病理学特征后，我们将通过银屑病重要的进展来回顾其病理生理学，包括意外的发现、对治疗的反应、临床试验和动物模型系统，这些都塑造了我们对疾病过程的看法。除了典型的皮肤病变外，约 23% 的银屑病患者可发展为银屑病关节炎（可发生于银屑病诊断后 10 年）[1]。

一、免疫学原理

免疫系统旨在保护宿主免受外来入侵者和失调的细胞生长的影响，它采用了两种主要的效应途径，即先天免疫反应和后天（或适应性）免疫反应，这两种途径都参与银屑病的病理生理学的发生发展[2]。先天免疫反应发生在抗原暴露的几分钟至几小时内，但不能形成再次遇到抗原的免疫记忆。而适应性免疫反应在抗原攻击后需要几天到几周的时间才能做出反应。适应性免疫细胞具有对更大范围的抗原做出反应的能力，并通过 B 细胞和 T 细胞上的抗原受体的重排来发展免疫记忆。这些具有免疫记忆的 B 细胞和 T 细胞随后可以迅速动员并分化为成熟的效应细胞，保护宿主免受外来病原体的侵害。先天免疫反应和适应性免疫反应高度交织；它们可以启动、延续和终止导致炎症的免疫机制。它们可以通过改变 1 型（Th1）、2 型（Th2）和最近发现的 17 型（Th17）辅助 T 细胞亚群及其各自信号分子的相对比例来改变免疫反应的性质。Th1 反应对于对细胞内细菌和病毒的细胞免疫反应是必不可少的。Th2 反应促进 IgE 合成、嗜酸性粒细胞增多、针对细胞外寄生虫和蠕虫的肥大细胞成熟，以及增强体液免疫，而 Th17 反应对细胞介导的细胞外细菌免疫很重要，并在自身免疫中发挥作用[3]。先天免疫和适应性免疫反应都释放常见的效应分子（如趋化因子和细胞因子），它们在介导免疫反应中至关重要。

二、免疫失调的提示

我们目前对银屑病发病机制的认识是基于治疗方法的不断摸索尝试（trial-and-error therapies）、偶然发现，以及目前用于各种慢性炎症疾病的免疫靶向药物，包括类风湿关节炎、强直性脊柱炎和炎症性肠病。在 20 世纪 80 年代中叶之前，人们研究的重点是过度增殖的表皮细胞，因为在组织学标本上确实证明了表皮明显增厚。细胞周期动力学的改变被认为是角化过度斑块皮损背后的罪魁祸首。因此，最初的治疗药物以肿瘤学和抗有丝分裂疗法为中心，包括砷、氨化汞和甲氨蝶呤等药物，以阻止角质形成细胞增殖[4]。

然而，在 20 世纪 80 年代，当一例接受环孢素治疗以防止移植排斥反应的患者发现银屑病病变被清除时，人们认识到了从靶向表皮角质形成细胞到免疫细胞群体的转变[5]。环孢素能抑制 T 细胞因子的 mRNA 转录，这提示免疫失调，特别是 T 细胞过度活化参与银屑病的发病机制[6]。然而，表皮中达到的口服环孢素浓度对这些患者的角质形成细胞增殖和淋巴细胞功能都产生了直接影响[7]。因此，人们提出了角质形成细胞还是淋巴细胞驱动银屑病斑块的问题。IL-2 白喉毒素融合蛋白——地尼白介素（Denileukin Diftitox）可特异性作用于具有高亲和力 IL-2 受体的活化 T 细胞，而不与角质形成细胞发生反应，它的使用为人们区分哪种细胞类型负责银屑病发生提供了帮助。这种靶向 T 细胞毒素实现了银屑病斑块的临床和组织学清除。因此，T 淋巴细胞（而不是角质形成细胞）被认为是银屑病斑块背后的决定性驱动因素[8]。

其他研究表明，在没有持续治疗的情况下诱导银屑病皮损长期清除的治疗，如补骨脂素加 UVA 照射，可使斑块中的 T 细胞数量减少至少

90%[9]。然而，需要持续治疗才能获得令人满意的临床结果，如环孢素和阿维A酯，只能抑制T细胞活性和增殖[10,11]。

进一步的证据将细胞免疫与银屑病的发病机制有关，将其定义为Th1型疾病。通过使用严重联合免疫缺陷小鼠模型，自然杀伤T细胞被证明参与其中。它们被注射到移植到免疫缺陷小鼠上的银屑病前期皮肤（prepsoriatic skin）中，形成具有免疫反应的银屑病斑块，其中细胞因子来自Th1细胞而不是Th2细胞[12]。当用Toll样受体7激动药咪喹莫特局部应用于银屑病斑块时，银屑病斑块会加重和扩散。这种加重伴随着浆细胞样树突细胞（dendritic cell，DC）前体诱导产生的Th1型干扰素的增多。研究观察到浆细胞样DC在银屑病皮肤病变中占真皮总浸润炎细胞的16%（基于BDCA2和CD123的共表达）[13]。此外，接受干扰素-α治疗的癌症患者会诱发银屑病[14]。而且，疣体内注射干扰素-α治疗的银屑病患者在先前无症状的邻近皮肤上可出现银屑病斑块[15]。接受干扰素γ（一种Th1细胞因子）治疗的银屑病患者也出现了与注射部位相关的新斑块[16]。

三、皮损内T细胞

银屑病皮损包含大量先天性免疫细胞，如APC、NK细胞和中性粒细胞，以及适应性T细胞和炎症浸润。这些细胞包括CD4和CD8亚型，其中$CD8^+$细胞在表皮中占主导地位，而$CD4^+$细胞则表现出对真皮的偏好[17]。有两组$CD8^+$细胞：一组迁移到表皮，表达整合素CD103，而另一组存在于真皮中，但可能前往或离开表皮，驻留在表皮中的表达整合素CD103的$CD8^+$细胞能够与E-钙黏蛋白相互作用，这使得这些细胞能够行进到表皮并与驻留细胞相结合。免疫表型分析显示，这些成熟的T细胞代表活化的记忆细胞，包括$CD2^+$、$CD3^+$、$CD5^+$、CLA、CD28和$CD45RO^+$[18]。除了T细胞受体（TCR）外，这些细胞中的许多还表达活化标志物，如HLA-DR、CD25和CD27。

四、T细胞刺激

成熟的$CD4^+$和$CD8^+$T细胞都可以对APC提呈的肽段做出反应。尽管这些T细胞反应的特异性抗原尚未阐明，但人们已经提出了几种抗原刺激，包括自身蛋白、微生物病原体和微生物超抗原。自身反应性T淋巴细胞可能参与疾病过程的假说来源于分子模拟理论。在分子模拟理论中，对病原体有力的免疫反应会产生与自身抗原的交叉反应。考虑到感染与银屑病的发病有关，这一理论值得考虑。然而，也观察到T细胞可以在没有抗原或超抗原的情况下被激活，而是可以与辅助细胞直接接触[19]。目前还没有单一的理论可以进行清晰的解释。研究人员还在继续寻找触发T细胞的刺激因素，并试图确定T细胞是对自身来源的抗原还是非自身来源的抗原产生反应。

五、T细胞信号

T细胞信号传导是一个高度协调的过程，其中T细胞通过皮肤中成熟APC（不是淋巴组织中）的呈递来识别抗原。这样的APC通过MHC Ⅰ类或Ⅱ类分子向T细胞表面受体呈递抗原肽。T细胞和APC界面的抗原识别复合物被称为免疫突触，它与大量抗原非依赖性共刺激信号协同作用，调节T细胞信号传导。抗原呈递和共刺激分子和黏附分子的网络优化了T细胞的激活，真皮DC分别释放IL-12和IL-23以促进Th1和Th17反应。这些辅助T细胞释放的生长因子可维持新生血管生成，刺激表皮过度增殖，改变表皮分化，并降低细胞凋亡的易感性，这是银屑病鳞屑性红斑增生病变的特征[20]。此外，免疫反应产生的细胞因子，如肿瘤坏死因子-α（TNF-α）、IFN-γ和IL-2，与银屑病斑块中上调的细胞因子是相对应的[21]。

免疫突触复合体的整体成分包括共刺激信号，如CD28、CD40、CD80和CD86，以及黏附分子，如细胞毒性T淋巴细胞抗原4和淋巴细胞功能相关抗原-1（LFA-1），它们在T细胞上具有相应的受体。这些分子在 T 细胞信号传导中起着关键作用，因为它们的阻断已被证明会降低 T 细胞的反应性和相关的炎症。B7 分子家族通常与 CD28+ T 细胞相互作用，共同刺激 T 细胞活化。细胞毒性 T 淋巴细胞抗原 4 免疫球蛋白是 T 细胞表面的一种抗体，可靶向 B7 并干扰 B7 和 CD28 之间的信号传导。在银屑病患者中，这种阻断被证明可以减弱 T 细胞反应，并与银屑病样增生的临床和组织学缓解相关[22]。破坏免疫突触 LFA-1 成分的生物疗法也已证明在治疗银屑病方面有效。阿法西普（Alefacept）是一种人 LFA-3 融合蛋白，其结合 T 细胞上的 CD2，阻断 APC 上的 LFA-3 和记忆 CD45RO+ T 细胞上的 CD2 之间的相互作用，并诱导这种 T 细胞的凋亡。依法利珠单抗（Efalizumab）是一种针对 LFA-1 的 CD11 链的人单克隆抗体，阻断 T 细胞上的 LFA-1 与 APC 或内皮细胞上的细胞间黏附分子 1 之间的相互作用。阿法西普和依法利珠单抗这两种以前上市的生物疗法都显示出可显著减少银屑病病变，阿法西普已被证明在停止治疗后可使疾病缓解长达 18 个月[23-25]。

六、自然杀伤性 T 细胞

自然杀伤性 T 细胞（NK T 细胞）是存在于银屑病斑块中的一类 CD3+ T 细胞的亚群。尽管 NK T 细胞具有 TCR，但它们与 T 细胞的不同之处在于具有由凝集素和免疫球蛋白家族组成的 NK 受体。这些细胞表现出显著的特异性，并且在识别由 CD1d 分子提供的糖脂时被激活。这一过程与 CD4+ 和 CD8+ T 细胞不同，CD4+ 和 CD8+ T 细胞由于其 TCR 多样性，对 APC 处理并提呈在 MHC 分子上的肽产生反应。NK T 细胞可分为两个亚群：①一组表达 CD4，并优先产生 Th1 或 Th2 型细胞因子；②另一组缺乏 CD4 和 CD8 的表达，仅产生 Th1 型细胞因子。先天免疫系统在免疫反应早期活化 NK T 细胞，因为它们具有直接的细胞毒性和快速产生细胞因子，如促进 Th1 炎症反应的 IFN-γ 和促进 Th2 细胞发育的 IL-4。过量或功能失调的 NK T 细胞与自身免疫性疾病有关，如多发性硬化症、炎症性肠病及变应性接触性皮炎[26-28]。

在银屑病中，NK T 细胞位于表皮，与表皮角质形成细胞紧密相连，这表明其在直接抗原呈递中发挥作用。此外，CD1d 在银屑病斑块的整个表皮中过度表达，而正常情况下，CD1d 的表达与终末分化的角质形成细胞相一致。在一项基于银屑病炎症细胞因子的体外研究中，在凝集素家族的 α- 半乳糖神经酰胺存在的情况下，人们用 IFN-γ 处理培养的 CD1d 阳性角质形成细胞[29]。研究观察到 IFN-γ 增强了角质形成细胞 CD1d 的表达，随后发现 CD1d 阳性的角质形成细胞激活 NK T 细胞产生高水平的 IFN-γ，而 IL-4 的水平检测不到。IFN-γ 的优先产生支持了由 NK T 细胞调节的 Th1 炎症介导银屑病的免疫发病机制的理论。

七、树突细胞

树突细胞是处理其所在组织中抗原的 APC，之后它们迁移到局部淋巴结，在那里它们向 T 细胞呈递其天然抗原。该过程允许 T 细胞在相应组织中接触适当的抗原发生反应。捕获抗原的未成熟 DC 通过迁移到淋巴结的 T 细胞中心而成熟，在那里它们将抗原呈递给 MHC 分子或 CD1 家族。这种呈递导致与所需类型的 T 细胞反应相关的 T 细胞增殖和分化。与正常皮肤相比，多个 APC 亚群，包括髓细胞和浆细胞样 DC，在银屑病斑块的表皮和真皮中高度表达[30]。皮肤 DC 被认为分别通过分泌 IL-12 和 IL-23 来激活 Th1 细胞和 Th17 细胞。这种混合细胞反应通过分泌细胞因子，导致一系列涉及角质形成细胞、成纤维细胞、内皮细胞和中性粒细胞的事件，从而产生银屑病中可见的皮损病变[3]。

尽管 DC 在针对外来入侵者的免疫反应方面发挥着关键作用，但它们也有助于建立耐受性。在整个成熟过程中，DC 持续感知其环境，这决定了它们产生 Th1 型或 Th2 型细胞因子，以及随后的 T 细胞反应的性质。当受到病毒、细菌或未经控制的细胞生长的刺激时，DC 成熟为 APC。然而，在缺乏强刺激的情况下，DC 无法成熟为 APC，不能与 MHC 分子提呈自身肽，从而产生参与外周耐受的调节 T 细胞[31]。如果免疫原性 APC 和管家 T 细胞之间的平衡被破坏，可能会导致银屑病等炎症的发生。

八、细胞因子

细胞因子是一种低分子量糖蛋白，其作用是作为信号产生炎症、防御、组织修复和重塑、纤维化、血管生成和限制肿瘤生长[32]。细胞因子由免疫细胞如淋巴细胞和巨噬细胞，以及非免疫细胞如内皮细胞和角质形成细胞产生。促炎细胞因子包括 IL-1、IL-2、IL-17 家族、IFN-γ 和 TNF-α，而抗炎细胞因子则包括 IL-4 和 IL-10。相对优势的 Th1 促炎细胞因子或不足的 Th2 抗炎细胞因子可诱导局部炎症和额外免疫细胞群的募集，从而产生额外的细胞因子[33]。炎症的恶性循环会导致皮肤表现（如斑块）。银屑病病变的特征是 Th1 型（如 IL-2、IFN-γ、TNF-α、TNF-β）相对于 Th2 型（如 IL-4、IL-5、IL-6、IL-9、IL-10、IL-13）细胞因子表达增加，Th17 型细胞因子也表达增加。CD1d 过表达角质形成细胞刺激的自然杀伤 T 细胞增加了促炎 IFN-γ 的产生，而这对抗炎 IL-4 没有影响。除了 T 细胞产生的细胞因子外，APC 还产生 IL-18、IL-23 和 TNF-α，这些都是在银屑病斑块的浸润炎症中发现的。IL-18 和 IL-23 都刺激 Th1 细胞产生 IFN-γ，IL-23 刺激 Th17 细胞。很显然，银屑病皮损中是 Th1 型和 Th17 型模式支配免疫效应细胞及其各自的细胞因子。

（一）肿瘤坏死因子 –α

尽管细胞因子网络是银屑病发病的原因，但肿瘤坏死因子 –α（TNF-α）由于其广泛的靶点和来源，被认为是先天免疫反应的主要促炎细胞因子。TNF-α 可由活化的 T 细胞、角质形成细胞、NK 细胞、巨噬细胞、单核细胞、朗格汉斯抗原提呈细胞和内皮细胞产生。银屑病皮损被证实含有高浓度的 TNF-α，而银屑病关节炎患者的滑膜黏液可表现出高水平的 TNF-α、IL-1、IL-6 和 IL-8[33]。

在银屑病中，TNF-α 可促进黏附分子（细胞间黏附分子 1、P- 选择素和 E- 选择素）的表达，通过血管内皮生长因子而调控血管生成，促进促炎分子（IL-1、IL-6、IL-8 和核因子 –κB）的合成，以及通过血管活性肠肽促进角质形成细胞过度增殖[34]。

在克罗恩病的一项试验中，人们意外发现了 TNF-α 在银屑病治疗中的作用，在该试验中，观察到人 – 鼠嵌合 IgG-1 抗 TNF-α 单克隆抗体（英夫利昔单抗）可以清除一位合并克罗恩病和银屑病的患者的银屑病斑块[35]。靶向 TNF-α 的免疫疗法，包括英夫利昔单抗、依那西普和阿达木单抗，在治疗银屑病方面显示出显著的疗效[36-38]。TNF-α 被认为是银屑病炎症周期的驱动因素，因为它具有多种产生方式，并能增强其他促炎信号，以及它对银屑病临床改善的有效性和快速性。

（二）IL-23/Th17 轴

研究证实一种新的独特的辅助性 T 细胞亚群在银屑病中发挥重要作用。这些细胞在 IL-23（由真皮 DC 分泌）的帮助下发育，随后分泌细胞因子如 IL-17；因此，它们被命名为 Th17 细胞。CD161 被认为是这些细胞的表面标志物[39]。IL-23/Th17 轴的有力证据已经在小鼠和人类模型及遗传研究中被证实。

IL-23 是一种与 IL-12 共享 p40 亚单位的细胞因子，与小鼠和人类的自身免疫性疾病有关[3]。它是 Th17 细胞从 CD4+T 细胞群暴露于转化生长因子 β₁ 和其他促炎细胞因子组合后优化发育所必须的[40-42]。与未受累的皮肤相比，炎症性银屑病皮肤病变中产生的 IL-23 信使 RNA 水平更高[43]，小鼠皮内注射 IL-23 在宏观和微观上产生类似银屑病的病变[44]。此外，一些系统性治疗已被证明可以调节 IL-23 水平，并与临床改善相关[3]。IL-23 受体基因的改变已被证明对银屑病具有保护作用[45-47]，编码 p40 亚基的基因与银屑病相关[45, 46]。

辅助性 T 细胞 17（Th17）产生多种细胞因子，如 IL-22、IL-17A、IL-17F 和 IL-26；后 3 个被认为是该谱系的特异性因子[41]。IL-22 作用于外部身体屏障组织（如皮肤），并具有抗微生物活性。阻断小鼠体内 IL-22 的活性可以防止皮肤病变的发展[48]，而且银屑病患者的皮肤和血液中 IL-22 水平是升高的[49, 50]。IL-17 细胞因子可诱导促炎细胞因子、集落刺激因子和趋化因子的表达，并募集、动员和激活中性粒细胞[51]。在银屑病皮损中证实了 IL-17 信使 RNA 升高，但在未受影响的皮肤中没有发现[52]，从银屑病皮肤真皮中分离的细胞已被证明能产生 IL-17 因子[53]。IL-17A 在银屑病患者的血清中没有升高（与其他自身免疫性疾病不同）[54]，因此，人们认为 Th17 细胞和 IL-17A 的产生局限于受影响的银屑病皮损。与此一致的是，环孢素 A 和抗肿瘤坏死因子等治疗可以减少病变皮肤中的促炎细胞因子，但不能减少外周的促炎因子[55-57]。除了 Th1 细胞释放的细胞因子外，TH17 细胞释放的这些细胞因子也可作用于角质形成细胞，并产生银屑病特有的表皮过度增殖、棘层增厚和角化过度[3]。

目前已经开发了针对 IL-23/Th17 轴的新疗法。乌司奴单抗（Ustekinumab）被批准用于中至重度斑块状银屑病。这种治疗的效果可以持续长达 3 年，通常耐受性良好。对依那西普等抗肿瘤坏死因子治疗难治的患者可能有用[58]。贝伐珠单抗（Briakinumab）是另一种 IL-12 和 IL-23 的阻断药，在 3 期临床试验中进行了研究，但由于安全问题，其开发已停止[59]。靶向 IL-23/Th17 轴的较新药物包括司库奇尤单抗（Secukinumab）、依奇珠单抗（Ixekizumab）、布罗利尤单抗（Brodalumab）、古塞奇尤单抗（Guselkumab）和替拉珠单抗（Tildrakizumab）。

九、银屑病的遗传基础

银屑病是一种遗传易感个体免疫过度活跃的疾病，由于患者表现出不同的皮肤表型、皮外表现和病程，连锁不平衡导致的多个基因被认为参与了银屑病的发病机制。10 年的全基因组连锁扫描已经确定，*PSORS1* 是通过家族连锁研究证明的最强易感性基因座；*PSORS1* 负责银屑病高达 50% 的遗传成分[60]。最近，*HLA-Cw6* 作为 6p21.3 号染色体 MHC Ⅰ 类区域 *PSORS1* 易感基因座的候选基因受到了最多的关注[61]。该基因可能通过 MHC Ⅰ 类在抗原呈递中发挥作用，MHC Ⅰ 类有助于激活银屑病炎症特征性的过度活跃的 T 细胞。

涉及 IL-23/Th17 轴的研究表明遗传学起着一定作用。*IL23R* 基因中的非同义核苷酸替换突变可以保护个体免受银屑病的发生[46-48]，并且 *IL23R* 的某些单倍型除了其他自身免疫性疾病外，还与银屑病有关[46, 48]。

基因组扫描显示，在染色体 1q21、3q21、4q32-35、16q12 和 17q25 上存在银屑病其他易感基因座。染色体 17q 上的两个区域最近通过比对，证明了 6Mb 的分离，从而表明是独立的连锁因子。基因 *SLC9A3R1* 和 *NAT9* 存在于第一个区域，而 *RAPTOR* 在第二个区域被证明[62]。*SLC9A3R1* 和 *NAT9* 是调节信号转导、免疫突触和 T 细胞生长的参与者。*RAPTOR* 参与 T 细胞功能和生长通路。以这些基因为例，我们可以预测调节基因的改变，包括那些尚未确定的基因的改变，可能增强银屑病中 T 细胞的增殖和炎症。

结论

银屑病是一种复杂的疾病，通过多种外源和内源性刺激，在遗传易感的个体中激发已经增强的先天免疫反应。该疾病过程是一个细胞类型网络的结果，包括 T 细胞、DC 和角质形成细胞，这些细胞连同细胞因子的生成而产生了慢性炎症状态。我们对这些细胞相互作用和细胞因子的理解源于免疫学、细胞和分子生物学及遗传学领域的发展，有些是一丝不苟的研究发现的，有些是偶然发现的。这一进展促进了靶向免疫疗法的产生，该疗法在银屑病治疗中表现出显著的效果。对银屑病潜在病理生理学的进一步研究可能为治疗提供额外的靶点。

第3章 银屑病：临床回顾与进展
Psoriasis: Clinical Review and Update

Ivan Grozdev　Neil J. Korman　著
肖洁平　译　　樊建勇　校

学习目标

1. 了解银屑病的临床特征。
2. 了解银屑病的不同类型。
3. 了解银屑病的鉴别诊断。

摘要

斑块状银屑病（plaque psoriasis）是最常见和广为人知的疾病类型，超过80%以上的患者属于此类型。当皮损主要出现在皮肤脂溢性部位时，我们称之为脂溢性银屑病。点滴状银屑病则是以急性全身爆发鳞屑性小丘疹为主要特点，以"点滴状"的形式分布于全身，皮疹直径通常小于1cm。该病常见于有银屑病家族史的儿童和青壮年，常在上呼吸道感染链球菌之后发生。点滴状银屑病和慢性斑块状银屑病是基因相似的疾病，与 *PSORS1* 基因位点有很强的关联性。脓疱性银屑病是一组以表皮内中性粒细胞浸润为特征的炎症性皮肤病，临床上表现为无菌性脓疱。3种典型的脓疱性银屑病，分别为泛发性脓疱性银屑病、掌跖脓疱病和 Hallopeau 连续性肢端皮炎。根据欧洲罕见和严重银屑病专家网络的共识，脓疱性银屑病的亚型是根据是否存在相关特征进行分类的。红皮病性银屑病是一种严重的银屑病，以全身泛发炎症性红斑和鳞屑为特征，累及至少75%的体表面积。不适当的系统或局部使用强效糖皮质激素可能是其诱发因素。银屑病的其他特殊临床类型，包括指甲和反向型银屑病。在儿童，银屑病表现出相同的临床类型，然而，皮损在分布和形态上可能有所不同。在未来，需要对银屑病进行更明确的临床分类，以便对每种银屑病类型进行更具体的管理。

一、银屑病的亚型及临床表现

银屑病可以表现为多种形态和类型，根据其流行病学、发病年龄、临床表现或严重程度等因素，已经有多种不同的分类方法[1, 2]。然而，通常是通过识别银屑病特有的典型皮损来诊断的，即边界清楚、覆有鳞屑的红色斑块，在组织病理学上对应表现为炎症、毛细血管扩张以及表皮增殖和角化的改变。最常见的部位包括肘部、膝部、下背部和臀部的皮肤对称性受累，但本病可累及任何部位。该病的严重程度和受累范围个体差异很大。目前，已经根据皮疹形态、分布和模式等多种因素将银屑病分为多种类型。这部分将回顾该病的临床形式，并介绍一些关于其特定亚型的最新进展。

（一）斑块状银屑病

这是最常见和广为人知的银屑病，也称为寻

常性银屑病，超过80%以上的患者属于此类型，其特征是明显的红色鳞屑性斑块，通常对称的分布在上肢和下肢的伸侧、下背部和头皮[3]。鳞屑性斑块的程度和数量可能有所不同，皮损大小不一，从硬币到手掌大小，甚至更大。如果以硬币大小的皮损为主，称之为钱币状银屑病[4]。银屑病斑块的临床特征，包括Auspitz征，即从斑块表面刮除覆着的鳞屑时出现针尖大小的出血点。此外还有Woranoff环，即在接受局部治疗或光疗的红色斑块周围存在白色环[5, 6]。众所周知，银屑病好发于身体创伤部位（抓伤、晒伤或手术），这是同形反应（Koebner现象）[7]，发生在11%~75%的患者身上[8]。当皮损主要发生在脂溢性部位，有时为了将其与脂溢性皮炎相鉴别，称之为脂溢性银屑病[9]。斑块状银屑病的皮损随时间的推移相对稳定。当出现皮损从中间开始消退，且边界清楚的斑块，称之为环状银屑病。随着银屑病斑块的消退，局部可出现色素减退斑，主要是由于炎症后色素减退导致的。多达60%~90%银屑病的患者有瘙痒症状[10]。

（二）点滴状银屑病

点滴状银屑病（guttate psoriasis）是以急性全身爆发鳞屑性小丘疹为主要特点，以"点滴状"的形式分布于全身皮肤表面，皮疹直径通常小于1cm。通常皮损发生部位以躯干为主，手掌和足底不受累及。点滴状银屑病常见于有银屑病家族史的儿童和青壮年，通常发生在上呼吸道链球菌感染或急性应激性生活事件之后[11]。它可以是新发的，也可以是原有的银屑病急性加重。本型银屑病的皮疹与其他皮肤病的皮疹有相似之处（如玫瑰糠疹或二期梅毒疹）。儿童患者预后良好，已知其皮疹能在数周或数月内自行缓解。据估计，在第一次发生点滴状银屑病后，发展为慢性斑块状银屑病的风险为25%~40%[12, 13]。点滴状银屑病和慢性斑块状银屑病是基因相似的疾病，与PSORS1基因位点有很强的关联性[14]。尽管点滴状银屑病与链球菌感染高度相关，但使用抗生素或扁桃体切除术治疗这些患者的循证数据很少[15, 16]。

（三）脓疱性银屑病

脓疱性银屑病（pustular psoriasis）是一组以表皮内中性粒细胞浸润为特征的炎症性皮肤病，临床上表现为无菌性脓疱。从历史上看，泛发性脓疱性银屑病、掌跖脓疱病、连续性肢端皮炎这3种典型的脓疱性银屑病，已经被整合在脓疱病的大谱系中（表3-1）。

表3-1 全身性和局限性脓疱病

泛发类型	局部类型
• 急性泛发性脓疱性银屑病（又称von Zumbusch型） • 疱疹样脓疱病 • 急性泛发性发疹性脓疱病	• 单个或多个脓疱性斑块 • 掌跖脓疱病 • 环状皮损（角层下脓疱病，又称Sneddon-Wilkinson病） • 连续性肢端皮炎 • 脓溢性皮肤角化病（以前称为Reiter综合征） • SAPHO综合征（滑膜炎、痤疮、脓疱病、骨质增生、骨炎）

引自Camisa C, 2004[17]

1. 泛发性脓疱性银屑病

泛发性脓疱性银屑病（generalized pustular psoriasis, GPP）的病例是由Leopold von Zumbusch报道的，这是一种严重的银屑病类型，可危及生命。它可以是继发于斑块状银屑病，也可以是新发生的一种银屑病，突然停用系统糖皮质激素治疗可以诱发该病。该类型的银屑病皮损特点是无菌性脓疱，主要分布在躯干和四肢的大片状红斑表面，脓疱最终会干涸并剥落。在某些特定情况下，这些脓疱可能会融合成大片状的脓湖。口腔的损害，可以表现为脓疱和边缘锐利的地图舌。发疹的同时通常伴随有发热、寒战、腹泻和关节痛等全身症状。化验结果常提示有白细胞计数及血沉升高。泛发性脓疱性银屑病可能与多关节炎和中性粒细胞性胆管炎引起的胆汁淤积有关[18]。

据报道，没有合并银屑病关节炎的患者中，脓疱性银屑病的发生率为9%，而合并银屑病关节炎的患者中，脓疱性银屑病的发生率为41%[19]。

2. 疱疹样脓疱病

疱疹样脓疱病（impetigo herpetiformis）最早是由von Herba于1872年报道的，是指没有银屑病病史的女性在妊娠期间出现的一种全身脓疱性皮疹[20]。分娩后症状可以得到缓解，复发可能与月经周期和口服避孕药有关[21]。一些病例已发现有IL-36RN基因突变，这表明疱疹样脓疱病和泛发性脓疱性银屑病是同一种疾病[22]。

3. 急性泛发性发疹性脓疱病

急性泛发性发疹性脓疱病（acute generalized exanthematous pustulosis，AGEP）是一种药物引发的严重皮肤反应，其特征是在红斑基础上迅速发展为非毛囊性无菌性脓疱。多种药物都与这种情况有关，抗生素是最常见的原因。通常，在摄入致病药物48h内，出现急性发热和脓疱病伴白细胞增多。严重者可累及黏膜和全身器官[23]。在一些AGEP病例中，IL-36RN突变与泛发性脓疱性银屑病相同[24]。

4. 局限性脓疱病

掌跖脓疱病（palmoplantar pustulosis）是脓疱性银屑病最常见的变异类型，其特征是在手掌及足底出现瘙痒或灼热的红斑，表面形成多个脓疱，早期为黄色脓疱，之后变为深褐色，并干涸结痂，随后剥落，留下柔软和大片状糜烂创面[25]。这些患者不能正常使用双手和行走，生活质量受到严重的损害。一些作者认为掌跖脓疱病是一种独立的皮肤病，因为它主要影响的是女性患者，发病年龄较高，与吸烟有关（高达100%的病例），并且对局部治疗的反应一直很差。掌跖脓疱病与斑块状银屑病没有PSORS1基因位点的共同关联性，支持了两种类型是不同病种的观点。连续性肢端皮炎是一种罕见的慢性顽固性脓疱病，被广泛认为是脓疱性银屑病的一种局部变异型。脓疱位于指尖或脚趾，特点是非常疼痛和致残，通常会导致指/趾的功能丧失，病重发生率高。通常可见有甲营养不良和甲周红斑[26]。

5. 脓疱性银屑病表型的共识性声明

在临床应用中，脓疱性银屑病仍与寻常性银屑病归为一类。不断积累的数据显示，这两种疾病在遗传和表型上有所不同，对治疗的反应也不同。欧洲罕见和严重银屑病专家网络的成立，旨在确定脓疱性银屑病的诊断和表型的共识标准，分析其遗传和病理生理学，为前瞻性临床试验做准备[27]。根据该专家组的共识，脓疱性银屑病的每个亚型都是根据相关特征的存在与否进行细分的。泛发性脓疱性银屑病被定义为原发的、无菌的、肉眼可见的非肢端皮肤上的脓疱，不包括仅局限于银屑病斑块上的脓疱。它可以在有或没有全身炎症的情况下发生，伴或不伴有寻常性银屑病史，皮疹可以是复发性的（>1次发作），也可以持续性存在（>3个月）。连续性肢端皮炎被定义为原发性、持续性（>3个月）、肉眼可见的影响指甲组织的脓疱，伴有或不伴有寻常性银屑病。

（四）红皮病性银屑病

红皮病性银屑病是一种严重的银屑病，以全身泛发炎症性红斑和鳞屑为特征，累及至少75%的体表面积[28]。它可以由慢性银屑病逐渐或快速进展而来，但也可以是银屑病的最初表现。红皮病性银屑病的重要诱因可能是不适当的系统或局部使用强效糖皮质激素。红皮病性银屑病与皮炎湿疹、脂溢性皮炎、毛发红糠疹、药疹及淋巴瘤或白血病引起的红皮病在临床表现上没有实质性差异。相关症状可能包括淋巴结肿大、体温过低、心动过速、外周性水肿、红细胞沉降率升高、低白蛋白血症、贫血、白细胞增多或减少、乳酸脱氢酶、肝转氨酶、尿酸和血钙升高[29]。由于严重的水和电解质紊乱造成的脱水、蛋白质丢失、高输出量的心力衰竭和感染等的发生，可能会出现严重的并发症。

（五）特殊部位银屑病的表现

1. 头皮银屑病

头皮是银屑病十分常见的好发部位，斑块通

常发生在头皮和发际线处。很多患者是因为头皮脱屑才发现自己患有银屑病。如果头皮是银屑病的唯一发病部位，可能与脂溢性皮炎比较难区分。在这种情况下，可称之为脂溢性银屑病[9]。鳞屑有时可牢固黏附在头皮毛发上，这种特殊情况称为石棉状糠疹，在儿童中更常见[30]。有些患者可能会出现瘢痕性脱发[31]。

2. 甲银屑病

银屑病的患者通常会有指甲损害，在皮损不存在或不明确的情况下，指甲的改变可能有助于诊断银屑病。有两种类型的甲病已被证明是由银屑病引起的[32]。甲基质受累可导致白甲、点状凹陷、甲半月红点和甲碎裂等病变。甲剥离、"鲑鱼斑"或"油点"样外观、甲下角化过度、裂片状出血是银屑病甲床受累的典型特征。甲银屑病会导致指甲美观受影响和功能损害，并被认为是银屑病关节受累的标志。

3. 反向型银屑病（屈侧银屑病）

反向型银屑病影响皮肤皱褶区域，包括腋窝、乳房下、臀沟、耳后和腹股沟等皱褶部位[33]。很多肥胖的银屑病患者属于此型，皮损累及过多的皮肤皱褶[34]。典型的皮损是境界清楚的红色薄斑块，不伴有脱屑。通常这些斑块发生在身体皱褶处，表面糜烂且可有皲裂。反向型银屑病可以单独发生，但更常见在其他地方伴有斑块状银屑病。如果皮损只发生在一个部位，反向型银屑病可能与细菌性、真菌性感染或念珠菌性间擦疹难区分，这时需要行病原学涂片或培养检查以排除感染。

4. 罕见类型和特殊部位皮损

地图舌又称为良性游走性舌炎，可见于银屑病患者，尤其是泛发性脓疱性银屑病患者。其特征是舌背部出现红色斑块，周围有白线包绕，丝状乳头缺失[35]。银屑病可累及唇部，但应与盘状红斑狼疮和剥脱性唇炎相鉴别[36]。如果银屑病只影响龟头，最常见的受累部位是近端[30]，应与增殖性红斑相鉴别。脓溢性皮肤角化病（Reiter综合征）患者可在关节炎发病后1~2个月出现银屑病样皮损，累及手掌、足底和头皮[37]。银屑病样皮损具有独特的圆形鳞屑边界，这些边界是由丘脓疱疹与增厚的黄色鳞屑融合而成的。

（六）儿童银屑病

30%~50%的成年银屑病患者在20岁前已经发病，据报道，儿童银屑病的患病率高达2%[38]。虽然儿童银屑病的临床类型与成人相同，但皮损在分布和形态上可能会有所不同。斑块状银屑病是儿童银屑病中最常见的类型，典型皮损通常表现为更小更薄的白色鳞屑性红色斑块，皮损往往更多地发生在头皮、面部和屈侧部位。幼儿通常表现为尿布皮炎样皮损，但按刺激性尿布皮炎来治疗没有反应[39]。点滴状银屑病是儿童期第二常见的银屑病类型，可由β-溶血性链球菌或病毒感染引起，发病3~4个月内可自行消退。据报道，有一部分患有点滴状银屑病的儿童最终会发展为斑块状银屑病[40]。脓疱性银屑病见于1.0%~5.4%的儿童银屑病患者。其他较少见的儿童银屑病类型有反向型银屑病、掌跖银屑病、孤立性面部银屑病、线状银屑病、红皮病性银屑病。据报道，高达40%的银屑病患儿出现指甲改变。约7%的幼年特发性关节炎患者表现为幼年型银屑病关节炎[41]。与没有银屑病的儿童相比，银屑病儿童患有肥胖症、糖尿病、高血压、类风湿关节炎、克罗恩病和精神障碍等共病的患病率较高[42]。

总体而言，13%~27%的儿童银屑病为中至重度银屑病，体表受累面积达到10%，这些需要系统性治疗。除了传统的治疗方案外，生物制剂［例如，肿瘤坏死因子-α（TNF-α）抑制药依那西普和p40抑制药乌司奴单抗］在美国被批准用于儿童严重斑块状银屑病。在大多数欧洲国家，另一种TNF-α抑制药阿达木单抗也已获得批准[43]。

二、银屑病的鉴别诊断

根据银屑病的临床表现通常足以做出诊断。其鉴别诊断包括其他常见皮肤病（表3-2）。

表 3-2 不同类型银屑病的鉴别诊断

临床类型	鉴别诊断
点滴状银屑病	花斑癣、玫瑰糠疹、二期梅毒疹
掌跖银屑病	手部湿疹、接触性皮炎、皮肤真菌感染
掌跖脓疱病	汗疱疹、皮肤真菌感染
红皮病性银屑病	特应性皮炎、药物反应、皮肤T细胞淋巴瘤、鱼鳞病
甲银屑病	甲真菌感染、药物不良反应、光毒性反应
反向型银屑病	皮肤念珠菌感染、红癣、脂溢性皮炎、接触性皮炎、慢性家族性良性天疱疮（Hailey-Hailey病）
头皮银屑病	脂溢性皮炎、接触性皮炎、头癣

引自 Lisi P 2007[44]

结论

通过对银屑病进行持续性的遗传和其他实验研究，以及对大样本银屑病患者的治疗研究，应该会得出更明确的银屑病类型。这将有助于更好地管理疾病及其病程。

第 4 章 银屑病：流行病学、潜在诱因、病程
Psoriasis: Epidemiology, Potential Triggers, Disease Course

Ivan Grozdev　Neil J. Korman　著

王红燕　译　　樊建勇　校

学习目标

1. 了解银屑病的流行病学。
2. 研究银屑病的诱因。
3. 了解该疾病的临床病程。

摘要

银屑病全球患病率为 0.6%～4.8%。该病好发年龄主要在 20—30 岁，其次在 50—60 岁，呈双峰分布。银屑病有许多潜在诱因，感染是其中一个重要的诱因，多达 50% 以上的银屑病患儿在上呼吸道感染后 2 周内病情加重。心理压力是许多银屑病患者发病或持续疾病状态的因素。其他诱因包括创伤、酒精、吸烟及肥胖。斑块状银屑病病程通常是慢性的，有间歇性缓解。斑块可能在同一部位持续数月至数年，但也可能会出现完全缓解期。

一、流行病学

全世界银屑病的发病率为 0.6%～4.8%[1, 2]。女性和男性的发病率相同。该病的发病率因气候和种族而异，具体机制很复杂。欧洲和美国的高加索人银屑病的发病率相似[3, 4]。但在蒙古人种中并不常见。亚裔美国人的发病率为 0.4%[5]～0.7%[6]。非裔美国人的发病率为 1.3%[7]，而美国印第安人的发病率为 0.2% 或更低[6]。某些人群中没有银屑病，如南美印第安人和澳大利亚土著人[8]，而在北极地区的 Kasah'ye 人，其发病率为 11.8%[9]。紫外线作为银屑病的一种有效治疗手段，推测银屑病的发病率与纬度正相关[10]。然而，Jacobson 等对 22 项基于人口的调查、病例对照研究，以及来自全球众多地区的银屑病发病率的综述进行汇总后发现，纬度与银屑病发病率之间没有关联[11]。这些研究表明，银屑病的发病率是某些因素或多种因素作用的结果，而不只是纬度。同一大陆两个地区的银屑病发病率差异（西非的发病率为 0.05%～0.9%，而南非的发病率为 2.8%～3.5%[12]）表明，遗传因素发挥着重要作用[13]。

虽然新发银屑病可发生于新生儿至 108 岁的所有年龄段[14]，但该病的发病人群往往呈双峰分布，主要发病高峰在 20—30 岁，其次在 50—60 岁。早发型银屑病患者常有银屑病家族史，病程往往不确定，病情反复，对治疗抵抗，易出现重症银屑病。晚发性银屑病倾向于慢性病程，可能与银屑病关节炎、甲受累和掌跖脓疱相关[15, 16]。银屑病的平均发病年龄因研究而异，近 75% 的银屑病患者在 40 岁以前发病，12% 的患者在 50—60 岁发病[17]。最近的研究表明儿童银屑病的发病率

017

在增加[18]。银屑病的家族聚集性提示遗传因素在银屑病发病中起重要作用，单卵双胞胎中67%的发病率提示环境因素也可能是银屑病发病的重要因素[19]。

二、潜在的诱因

（一）创伤

创伤可以诱发银屑病皮损加重或出现新的皮损（称为Koebner现象，最初由Heinrich Koebner在1872年提出）。外伤作为诱因，在早发型银屑病患者和需要多种治疗方法才能控制病情的患者中更为常见[20]。在临床研究中，Koebner现象的发生率为24%～51%，而在曾发生Koebner现象或严重银屑病患者的实验研究中，Koebner现象可高达92%[21]。导致Koebner现象的可能因素包括针灸、接种疫苗、抓伤、去除黏性胶布、昆虫和动物咬伤、烧伤（热烧伤、化学烧伤、电外科烧伤）、辐射、切口、切割、擦伤、文身、刺激性和接触性皮炎、光毒性皮炎，以及痤疮、疖、带状疱疹、扁平苔藓。也有学者观察到"反向"Koebner现象，即银屑病皮损内的创伤导致该银屑病皮损的清除[22]。银屑病的一些治疗方法也是基于反向Koebner现象，如电切术、皮肤磨削术、冷冻疗法和CO_2激光治疗。

（二）感染

感染一直被认为是银屑病加重的重要诱因。多达50%的银屑病患儿在上呼吸道感染后2周内病情加重[23, 24]。众所周知，化脓性链球菌感染与点滴状银屑病相关[25]。高达85%的急性点滴状银屑病患者显示有链球菌感染，表现为抗链球菌抗O抗体滴度阳性[24]。在另一项研究中，84%的银屑病患者在发生皮损前有感染史，其中大多数患者（63%）经证实为链球菌性咽炎[26]。虽然来自于咽部感染最常见，但化脓性链球菌的皮肤感染也可导致点滴状银屑病。链球菌感染也可引起其他类型银屑病的加重和导致银屑病关节炎。银屑病患者发生咽痛的频率比非银屑病患者高得多，

有资料显示，链球菌咽喉感染可诱发银屑病，也会导致慢性银屑病的加重[27]。对111例患者的研究表明，13%的慢性斑块状银屑病伴点滴状的患者、14%的慢性斑块状银屑病患者和26%的急性点滴状银屑病患者中分离出化脓性链球菌，而对照组中7%的患者有化脓性链球菌感染[28]。尽管许多报道指出使用抗生素或扁桃体切除在治疗点滴状银屑病方面有可能发挥作用[27, 29-33]，但是否获益存在争议[34]。

超抗原，如化脓性链球菌的外毒素[35-38]以及各种不同细菌的肽聚糖[39, 40]，可通过固有免疫系统对超抗原的异常反应诱发银屑病进展。基于这一假设，学者们开发并使用实验性疫苗来治疗银屑病[41, 42]。其他可能诱发银屑病的微生物包括葡萄球菌、念珠菌、幽门螺杆菌和马拉色菌[25, 43]，而耶尔森菌感染可诱发银屑病关节炎[25]。

人类免疫缺陷病毒（HIV）的感染可能是银屑病的又一个重要潜在诱发因素。HIV感染和银屑病发病之间的关联似乎是矛盾的，因为免疫抑制应该导致银屑病缓解[44]。有学者认为HIV可作为超抗原，或者其他微生物，包括机会性微生物，因免疫失调在宿主体内诱发银屑病[44]。在HIV感染者中，银屑病的发病率接近5%，约为普通人群的2倍。HIV感染者的银屑病临床表现与非HIV感染者相似。在同一个HIV患者身上经常会发现多个银屑病亚型的皮损[45]。例如，患有慢性斑块状银屑病患者可能伴有点滴状或脓疱性皮损。银屑病可能发生在HIV感染过程中的任何时候，与非HIV感染的银屑病患者相比，HIV感染的银屑病患者病情加重的时间更长，发作频率更高[46]。没有观察到银屑病与CD4细胞计数之间的关系。有一篇报道称，获得性免疫缺陷综合征（AIDS）晚期银屑病得到缓解[47]，另一篇报道了一位发生于HIV和HCV的红皮病性银屑病患者，对银屑病的治疗无效，在接受高活性的抗反转录病毒治疗后完全缓解[48]。突然发生的急性发疹性银屑病、频繁加重或对常规和生物制剂治疗抵抗，要怀疑HIV潜在感染的可能性[48, 49]。据推测

银屑病皮损炎症可能是未知的抗原和病毒来源的超抗原导致，如人乳头瘤病毒 5（HPV5）、人类内源性反转录病毒、柯萨奇病毒、虫媒病毒和其他病毒[43, 50, 51]。

（三）压力

对于多数银屑病患者，心理压力是疾病诱因或持续诱因。在一项研究中，超过 60% 的银屑病患者认为压力是导致其银屑病发作的主要因素[52]。Farber 及其同事对 5000 多例银屑病患者进行了调查，发现 40% 的患者银屑病发生在焦虑的时候，37% 的人因焦虑导致病情恶化[5]。在一项 400 例新发患者的最新研究中，46% 的斑块状银屑病患者和 12% 的点滴状银屑病患者与生活变故有关，包括离婚、患者或家庭成员出现严重或危及生命的疾病、家庭成员死亡、经济负担、被解雇或在学校受到骚扰[53]。在另一项针对 50 例银屑病患者的研究中，26% 的患者在银屑病发病或病情加重前 1 年内出现过生活压力事件，这表明放松疗法和压力管理研究在银屑病治疗方面具有潜在价值[51]。有报道称，压力诱导的儿童银屑病的复发率高达 90%[23]。在一项 784 例希腊银屑病患者流行病学研究中，60% 的患者自称压力是导致病情恶化的主要原因[55]。研究表明，同样采用补骨脂素光化学疗法（PUVA）治疗的"轻度焦虑者"比"重度焦虑者"平均早 19 天清除皮损[56]。其他研究显示，认知行为疗法与药物治疗相结合，可使银屑病的严重程度比单独的药物治疗明显降低[57, 58]。急性心理压力在参与改变银屑病患者下丘脑 - 垂体 - 肾上腺（HPA）反应的作用存在争议。数据显示，压力加剧的银屑病发作导致皮质醇水平下降[59]，而其他数据则未显示这种情况[60, 61]。心理压力与银屑病发病或加重的关联在流行病学数据上也存在争议，有研究支持[62]，有些持反对意见[63, 64]。

（四）药物因素

用于并发疾病的各种药物可能会导致银屑病的加重或恶化。药物性银屑病被定义为在使用一种药物治疗后诱发的银屑病，停药后症状缓解。而药物触发型或药物加重型银屑病被定义为药物治疗后发生的银屑病，在停用药物后不影响疾病的临床病程[65]。从服药开始到银屑病皮疹爆发的时间可能会有所不同，取决于药物的种类，据开始服用药物到银屑病发疹时间可分为 3 种类型，即短（<4 周）、中（4~12 周）和长（>12 周）[66]。一些药物可能引发或加重银屑病。据报道，最常见的诱发银屑病的药物有锂剂、β 受体拮抗药、非甾体抗炎药、四环素类药物和抗疟药[65, 67]。其他一些加重银屑病的药物包括血管紧张素转化酶（ACE）抑制药、特比萘芬、可乐定、碘剂、胺碘酮、青霉素、地高辛、干扰素 -α 和白细胞介素 -2。突然停止使用系统性的或强效的外用糖皮质激素，可诱发或加重银屑病，但发生这种情况的机制仍不清楚。虽然这些结果表明，某些药物可能会诱发银屑病加重，但没有对照试验证实这种情况。

有报道称，应用 TNF-α 抑制药治疗银屑病以外的其他疾病，包括克罗恩病和类风湿关节炎的患者，可能会诱发银屑病[68, 69]。

干扰素在银屑病的发病机制中发挥着重要作用。使用 IFN（α、β、γ）和咪喹莫特等药物可能诱发或加重银屑病[43, 70]。此外，丙型肝炎患者停止使用干扰素通常会使银屑病皮损改善[71]。

（五）饮酒和吸烟

饮酒和吸烟都被认为是银屑病加重的诱发因素。有资料显示，酗酒的患者中，银屑病的发病率增加[72]。然而，对于银屑病患者酒精摄入量增加是否是发病因素之一，还是银屑病等慢性疾病导致更多的酒精摄入以尝试自我治疗，目前存在矛盾。一项对 144 例芬兰银屑病患者的研究表明，过去 12 个月的饮酒量与银屑病的发病有关。这项研究表明，银屑病可能会导致持续酗酒，这种酒精摄入可能会使疾病长期不愈[73]。Qureshi 等对 82 869 名护士组成的队列进行了前瞻性评估，评估了总酒精消耗量与银屑病发病风险之间的关系[74]。与不饮酒的女性相比，多变量相对风险分析发现：每周饮酒 2、3 杯或更多的患者，银屑病患病风险显著增加。此外，关于酒精饮料的类型，非淡啤酒的摄入与女性患银屑病的风险增加有关，而其他酒精饮料的摄入并不增加这种风险。最近，一项病例对照研究的 Meta 分析显示，与不习惯饮酒的人相比，习惯饮酒的银屑病总的风险为 1.531（P=0.002），表明饮酒与银屑病患病风险增加相关[75]。在一项对 60 例澳大利亚双胞胎银屑病患者的病例对照研究发现，酗酒是银屑病患病风险之一[76]。在这项研究中，不同的双胞胎，无论是双卵还是单卵，喝酒量没有差异。也有学者调查增加饮酒量对银屑病严重程度的影响，重度饮酒者比轻度饮酒者的银屑病发病范围更广、更严重[77]。还评估了与银屑病患者饮酒有关的死亡率。一项对 5000 多例患者进行的为期 22 年的研究表明，与对照组相比，银屑病患者的死亡率增加[78]。然而，这项研究没有考虑既往银屑病治疗引发肝毒性或其他情况，并且纳入了最严重的银屑病患者（入院治疗的患者），这些患者的死亡率升高可能被虚高。总之，饮酒在银屑病患者中更为普遍，而且可能增加银屑病的严重程度。酒精诱发银屑病和加重病情之间的关系不太明确。长期酗酒可能导致酒精性肝病，从而降低治疗效果，这可能使病情延长及恶化。

银屑病患者吸烟的比非银屑病患者多。在犹他州的一项大型横断面研究中，37% 的银屑病患者承认自己吸烟。而普通人群中只有 25%[79]。对 144 例芬兰银屑病患者的研究发现，吸烟与银屑病发病之间没有关联[73]，但另一项对 55 例女性银屑病患者的研究表明，与对照组相比，银屑病患者的吸烟率更高[80]。Naldi 等对 560 例患者进行了研究，结果显示，曾经吸烟和正在吸烟的人患银屑病的风险比从未吸烟的人要高[81]。一项以基于医院的中国研究，评估了 178 例银屑病患者和 178 例对照组，发现银屑病患病风险与吸烟强度或持续时间之间呈正相关[82]。此外还发现，有 HLACw6 单倍型的吸烟者患银屑病的风险比没有 HLACw6 单倍型的非吸烟者增加了 11 倍，说明遗传因素对吸烟诱发银屑病的影响是叠加的。Yin 等也发现了基因和吸烟的相互作用[83]。在意大利一项针对 818 例患者的大型研究中，每天吸烟超过 20 支的患者比每天吸烟少于 10 支的患者患重度银屑病的风险增加 2 倍[84]。调查吸烟与银屑病关系的最大和最明确的研究是"护士健康研究Ⅱ"，该研究对 78 000 多名美国护士进行了为期 14 年的前瞻性随访。他们证明了吸烟与银屑病发病风险的"剂量 - 发病风险"关系[85]，在停止吸烟 20 年后，银屑病发病风险几乎降至从未吸烟者的水平。此外，他们还发现，产前和儿童时期被动吸烟与银屑病的发病风险增加有关。

（六）肥胖

许多研究表明，银屑病患者的肥胖症[定义为体重指数（BMI）≥30kg/m^2]发生率增加[79, 86-90]。对多项研究的系统回顾和 Meta 分析结果表明，银屑病患者的肥胖症发病率增加[90]。与无银屑病的对照组相比，银屑病患者肥胖的汇总优势比（OR）为 1.66（95%CI 1.46～1.89）。在一项超过 10 000 例参加生物制剂临床试验的中至重度银屑病患者的回顾研究中[86]，所有患者的平均 BMI 为 30.6kg/m^2。肥胖与银屑病的严重程度也相关[79, 87, 91]，银屑病和肥胖之间的关联得到了进一步的证实。在上述系统综述和 Meta 分析中，重度银屑病患者的肥胖风险（汇总 OR=2.23，95% CI 1.63～3.05）比轻度银屑病患者更明显（汇总 OR=1.46，95%CI 1.17～1.82）[91]。

一项 4065 例银屑病患者和 40 650 例对照组的研究的 Meta 分析，表明疾病严重程度与肥胖之间存在渐进关系。在轻度[≤2% 体表面积（BSA）]、中度（3%～10% 体表面积）和重度银屑病患者（＞10% 体表面积）中，与对照组相比，肥胖的发生率分别增加了 14%、34% 和 66%[91]。患银屑病儿童的肥胖风险也会增加。在一项 409 例银屑病患儿的国际横向研究中，银屑病患儿肥胖（BMI≥95%）的可能性明显高于对照组（OR=4.29，95%CI 1.96～9.39）[92]。与一般人群中的银屑病患者相似，疾病严重程度与肥胖之间存在关联。与轻度银屑病患儿相比，重度银屑病患儿的肥胖风险增加（OR=4.92；95%CI 2.20~10.99 & OR=3.60；95%CI 1.56~8.30）。

肥胖和银屑病之间的关联可能为多因素。虽然最初认为银屑病的负面社会心理影响是银屑病患者体重超标的唯一原因[79]，但最近的数据表明，肥胖可能增加银屑病的患病风险。在对"护士健康研究Ⅱ"中收集的近 80 000 例女性的数据进行分析时，发现脂肪含量增加和体重增加是诱发银屑病的高危因素[93]。与 18 岁时 BMI 为 21.0~22.9kg/m² 的女性相比，同一年龄段 BMI≥30kg/m² 的受试者发生银屑病的风险为 1.73（95%CI 1.24~2.41），而 BMI 为<21kg/m² 的患病风险为 0.76（95%CI 0.65~0.90）。

减肥对银屑病影响的数据很有限。首个旨在探讨减肥对银屑病严重程度影响的国内随机研究发现，与继续食用普通健康食品的同类患者相比，接受低能量饮食的超重或肥胖银屑病患者的病情［银屑病面积严重程度指数（PASI）评分评估］改善程度上无显著性差异[94]。所有患者的基线 PASI 评分的中位数（5.4）为轻至中度银屑病，在 16 周的试验中，分配到低能量饮食的患者平均减重 15.8kg，而对照组的平均减重为 0.4kg。研究结束时，低能量饮食组的 PASI 评分平均降低了 2.3 分，而对照组只有 0.3 分。此外，低能量饮食组的生活质量指数（旨在评估银屑病对患者生活质量的影响变化为该研究的次要测量结果）的改善更为明显。

胃旁路术后银屑病得到改善已有记载[95-97]。其机制尚不清楚，但可能与预防炎症和抗炎的脂肪酸产物改变有关，或者与体重减轻导致抗原刺激清除的皮肤微生态改变相关[98]。但是，减肥和减肥手术后也会出现银屑病加重的情况[99-101]。因此，有必要进一步研究了解减肥对银屑病的影响。

肥胖可能影响一些银屑病患者治疗的效果[102]。一项针对约 2400 例接受系统治疗的银屑病患者（包括传统治疗和生物制剂治疗）的队列研究发现，与 BMI 为 20~24kg/m² 的人相比，肥胖者（BMI≥30kg/m²）无论采取何种治疗方案，病情程度获得 75% 改善的可能性都较低（16 周时的优势比 OR=0.62，95%CI 0.49~0.79）[103]。此外，一项对 61 例肥胖的中至重度银屑病患者的随机研究中，体重减轻可提高对环孢素（每日 2.5mg/kg）的治疗效果[104]。基于体重治疗的乌司奴单抗（一种较新的银屑病治疗方法），按标准剂量治疗肥胖患者时观察到药物疗效下降[102]。

（七）雌激素

雌激素水平升高可能是某些银屑病患者的诱因。青春期新发的银屑病、因雌激素治疗而加重的银屑病，以及可能与月经周期有关的银屑病的报道，均提示与雌激素水平升高有关[105]。然而，也有相反的报道，银屑病在更年期开始时发生或加重。以上表明，雌激素是否为银屑病诱发因素尚不完全清楚。此外，一些患者在妊娠期银屑病病情加重，但也有近 2 倍的患者在妊娠期银屑病病情得到改善[106-108]。产后早期病情复发的情况很常见。银屑病在妊娠期病情改善的机制还不很清楚。然而，现在有数据表明，在妊娠期 Th2 细胞因子的上调抵消了 Th1 细胞因子的促炎作用，而 Th1 细胞因子是银屑病发病机制中的关键因素[77]。

三、病程

银屑病包括一系列不同的皮肤表现，随着时间的推移，不同患者甚至同一位患者的皮肤表现也可以不同。虽然大多数患者一生患慢性斑块状银屑病，但有些患者可能会出现其他类型，包括点滴状、脓疱性、反向型或红皮病性。斑块状银屑病通常是慢性病程，症状有间歇性缓解。同一部位的皮损可以持续数月至数年，中间也有完全缓解的时候。斑块状皮损通常随时间缓慢发展。然而，在病情加重时，斑块往往扩大更快，周围的红斑和鳞屑越来越严重，斑块的厚度也随之增加。新的皮疹可能出现在已有斑块周围正常皮肤上，并与原有的斑块聚集在一起，形成越来越大的斑块。斑块的消退可以呈离心性消退。皮疹消退后可伴有炎症后的色素减退或色素沉着，并逐渐恢复到正常肤色。完全缓解数年后，疾病可再次复发。传统上，慢性斑块状银屑病被认为是单一的病症，然而，最近的证据表明，薄的斑块状银屑病和厚的斑块状银屑病患者具有不同的临床特征[109]。除皮肤受累外，斑块状银屑病还可累及其他部位，包括关节和关节外部位（如眼睛）。高达30%的银屑病患者可并发银屑病关节炎[110]。在少数患者中，银屑病关节炎的症状出现在皮疹之前。银屑病患者眼部受累的患病率尚不清楚，但认为约有10%的患者眼部受累[111]。银屑病几乎可累及眼的任何部位，包括眼睑炎、角膜病变、急性葡萄膜炎、巩膜炎、结膜炎和白内障。点滴状银屑病可在数周至数月内自行消退。发病年龄有年轻化的趋势，在年龄较小的患者中，抗链球菌抗O抗体（ASO）滴度升高。点滴状银屑病可能变成慢性，并发展为斑块状银屑病，尤其常见于有银屑病家族史的患者[112]。

掌跖脓疱病被认为是不同于脓疱性银屑病的一种独立谱系的慢性疾病，通常局限于手掌和脚掌。压力、吸烟和感染等外在因素可明显加重这种症状。它对标准治疗的反应较弱，通常与无菌性骨质损害相关，如SAPHO综合征（滑膜炎、痤疮、脓疱症、骨肥厚和骨炎）。局限性掌跖银屑病仅在手掌和脚掌出现无菌性脓疱，可能伴有或不伴有典型斑块状表型。泛发性脓疱性银屑病是一种严重的急性银屑病，在炎症性疼痛的皮肤上出现单一形态的无菌小脓疱，由妊娠、突然停用皮质类固醇、感染和低钙血症引发。常伴有发热、寒战和疲劳等全身症状，以及电解质紊乱和肝功能异常。这种情况需要积极的治疗，采用系统性的免疫抑制疗法。如果不进行积极治疗，继发于泛发性脓疱性银屑病的败血症死亡率很高[77]。

第 5 章 外用治疗 I：皮质类固醇激素和维生素 D 衍生物
Topical Therapy I: Corticosteroids and Vitamin D Analogues

Eric J. Yang　Shari R. Lipner　著
彭　露　译　　樊建勇　校

学习目标

1. 了解外用皮质类固醇激素和维生素 D 衍生物的作用机制。
2. 了解外用皮质类固醇激素和维生素 D 衍生物的规范使用和效能。
3. 了解外用皮质类固醇激素和维生素 D 衍生物的安全问题。

摘要

银屑病是一种常见疾病，影响着全球约有 2% 的人口。外用药物在治疗轻至中度银屑病方面起着不可或缺的作用。主要是外用皮质类固醇激素、维生素 D 衍生物或这两种药物的联合使用。本章将讨论外用皮质类固醇激素和维生素 D 衍生物在治疗银屑病中的药代动力学和作用机制。此外，本章也将讨论这两种药物的长期不良影响、载体选择、效能，以及这两种药物与其他治疗方法的联合使用。

一、外用皮质类固醇激素

外用皮质类固醇激素（topical corticosteroids，TCS）是大多数炎症性皮肤病的主要治疗药物。TCS 可被分为 7 种效能等级，分别从超强效（Ⅰ级）到非常低效（Ⅶ级）。此分类是基于血管收缩测定法（vasoconstrictor assay，VCA）判断的[1]。该方法是将待测试的皮质类固醇激素溶于 95% 乙醇中，然后将其涂抹在正常志愿者前臂掌侧皮肤；待乙醇挥发后，用封闭性敷料覆盖测试区域 16h；之后，将测试区域清洗干净并进行血管收缩评估。血管收缩测定法具有良好的可重复性，且该方法与 TCS 的临床效能具有良好的相关性（图 5-1）。

（一）药代动力学/作用机制

决定 TCS 的药代动力学和效能的 3 个因素包括皮质类固醇的分子结构、药物载体和接受 TCS 治疗的皮肤部位[2]。氢化可的松（Hydrocortisone）是大多数 TCS 的核心结构，在 11β 位、17α 位和 21 位上增加羟基可形成其异构体。此外，根据核心结构的 3 位和 20 位是否被引入酮基，以及 4 位是否被引入双键，糖皮质激素可被区分为不同的效能等级。在某些位置添加或改变官能团，比如羟基、烃基、酯、氟、氯、丙酮或酮等，可以极大地影响分子的药代动力学[2]。羟基位置的改变会改变分子的亲脂性、溶解度、经皮吸收和糖皮质激素受体结合能力等[2]。

1 号位的双键引入、氟化和氯化都可提高糖皮质激素的效能[2]。此外，6α 或 9α 位置的卤化可增加糖皮质激素受体的结合活性[2]。引入 16α- 甲基、16β- 甲基或 16α- 羟基可降低盐皮质激素活性，比如地塞米松（Dexamethasone）、倍他米松（Betamethasone）和曲安奈德（Triamcinolone）。

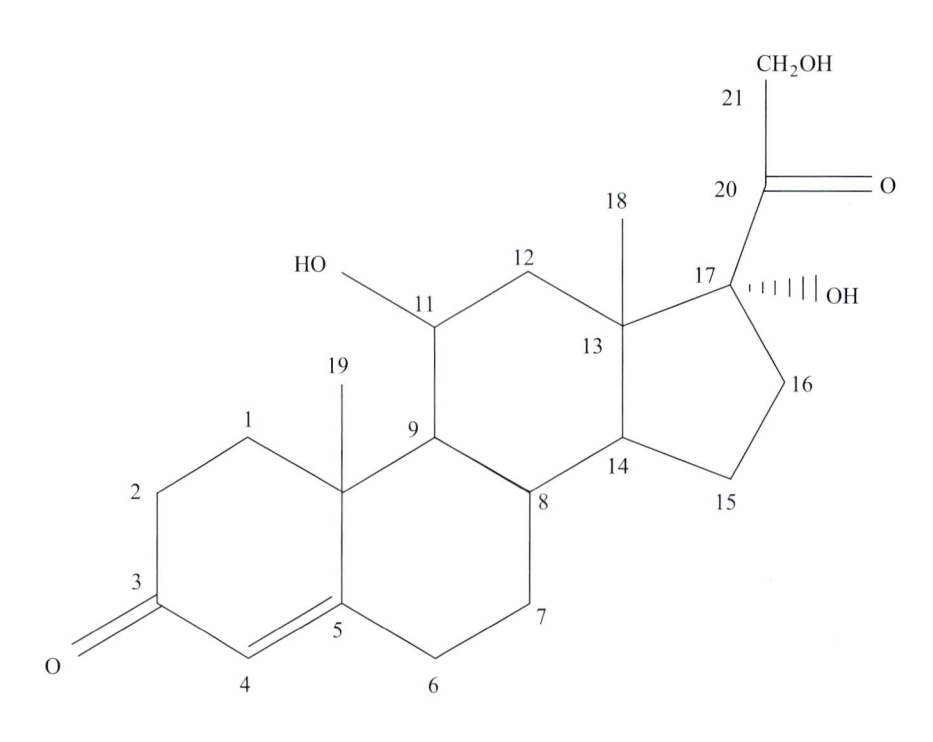

▲ 图 5-1　外用皮质类固醇激素

另外，表皮酶导致的脱酯化可使 TCS 转化为非活性代谢物。因此，卤化 21 位抑制脱酯化作用，可提高 TCS 的效能。

（二）载体

TCS 的载体可以影响其经皮吸收和治疗效果。在选择外用激素时，首先根据皮损的严重程度和部位决定所需的效能。然后，根据待治疗的病变类型、需要水合作用还是收敛干燥效果、皮损部位、载体成分的潜在刺激性以及患者偏好来选择药物的载体形式。洗剂是面部皮损的首选；软膏适用于干性皮损；凝胶更适用于毛发区域或者收敛皮损渗出液。患者通常更喜欢吸收快、不油腻、易于涂抹的载体[3]，比如洗剂和泡沫，但患者的偏好可能会有很大的差异[4]。为了避免增加皮肤萎缩的风险，强效和超强效 TCS 的使用应避开面部和间擦部位等较薄的皮肤组织。

载体可改变皮质类固醇分子的药代动力学，从而影响其效能。研究证明药物浓度更低的新配方 0.01% 丙酸氯倍他索洗剂与 0.05% 氯倍他索乳膏对银屑病具有类似的疗效[5]，其原因是新配方中的载体增加了药物活性成分的递送[6]。丙二醇和乙醇是常见的溶剂，它们可以通过改变外用皮质类固醇分子在载体中的溶解度来影响经皮吸收。丙二醇还可增加药物在角质层的渗透能力以增强药物效能（图 5-2）。

对于某些药物，品牌制剂与仿制制剂可能具有不同的效能。比如，0.1% 万利松乳膏和 0.1% 曲安奈德乳膏均表现出比仿制制剂更强的血管收缩作用[2]。此外，0.025% 氟轻松乳膏的疗效也优于仿制制剂 0.025% 氟西诺酮醋酸酯乳膏[2]。然而，0.025% 和 0.05% 的曲安西龙乳膏的效力明显低于仿制制剂 0.025% 和 0.05% 的曲安奈德乳膏[2]。一般来说，就仿制制剂和品牌制剂之间的血管收缩试验效果差异而言，软膏载体的差异较乳膏载体的差异更小。此外，同一 TCS 的不同仿制制剂和不同品牌制剂之间也存在差异[7]。

TCS 的生物利用度和渗透性随着炎症、皮损程度及角质层水合作用的增加而增加。角质层的厚度与 TCS 的渗透程度成反比。封闭性良好的载体（如软膏），可通过增加角质层的水合作用来增加 TCS 的吸收[8]。

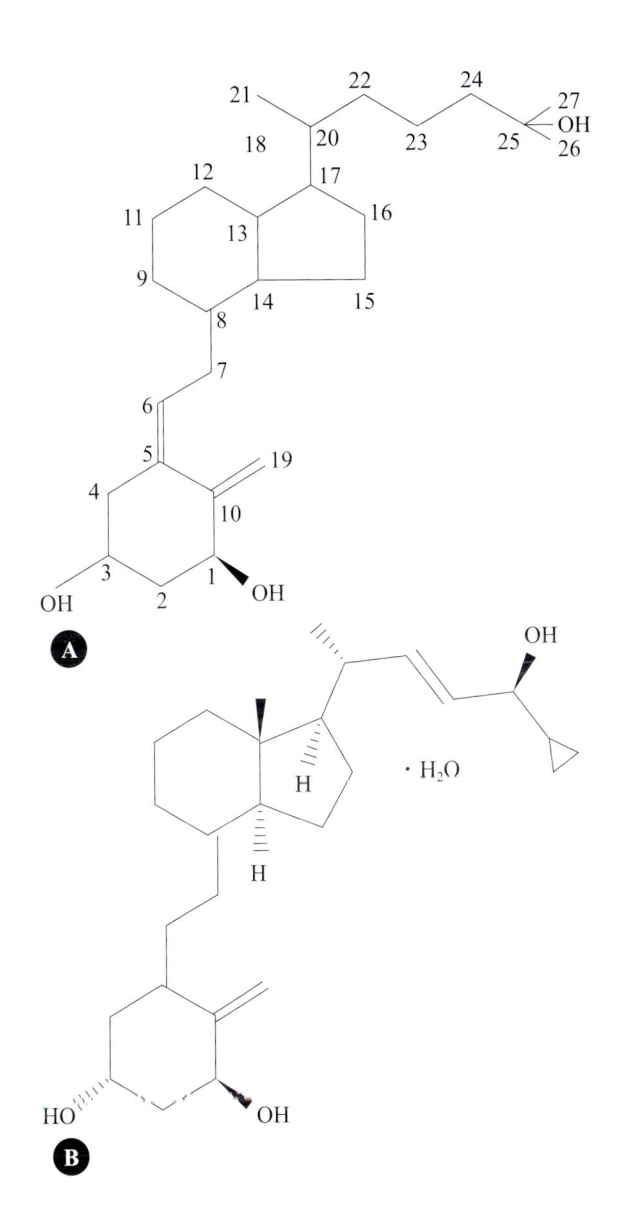

▲ 图 5-2　皮质类固醇分子
A. 骨化三醇的化学结构；B. 钙泊三醇的化学结构

（三）免疫机制

TCS 与体内免疫反应的各个方面密切相关，同时影响着适应性免疫和固有免疫。研究证明 TCS 可抑制朗格汉斯细胞（发现于皮肤中的抗原呈递细胞，在启动免疫反应中起着重要作用）的数量和功能；降低中性粒细胞的数量、血管内皮的黏附性和吞噬功能[9-11]；下调白细胞的抗体依赖性细胞毒性、自然杀伤细胞功能[12,13]；抑制众多细胞因子的产生，包括白细胞介素（IL）-1、IL-2、干扰素 -γ（IFN-γ）、肿瘤坏死因子和粒细胞 - 单核细胞刺激因子等[2]。

TCS 可降低表皮的有丝分裂率，从而导致角质层、颗粒层变薄，基底层变平[14]；TCS 还可通过抑制成纤维细胞的增殖、迁移、趋化和蛋白质（糖胺聚糖和胶原蛋白）合成，引起真皮萎缩[15-17]。

（四）在银屑病中的应用

TCS 的抗增殖和致萎缩特性有益于银屑病的治疗。作为治疗银屑病的主要方法，TCS 不仅是治疗轻至中度银屑病的常规一线选择，也是间擦部位和生殖器部位银屑病的首选治疗，因为这些皮肤较薄的区域在使用其他外用药物时容易受到刺激[18]。一般来说，对于局部斑块状银屑病的治疗，推荐每天使用 2 次强效或超强效 TCS。理想的改善效果通常在使用强效 TCS 的 2 周后达到。银屑病的指甲病变推荐使用超强效 TCS[19]，而间擦部位和生殖器部位皮损通常使用弱至中效 TCS[18]。

Katz 等学者在多项研究中证明了氯倍他索软膏或二丙酸倍他米松软膏在清除斑块状银屑病中的有效性，且每次外用 3.5g，每周 3 次可维持其疗效[20,21]。在一项安慰剂对照试验中 Katz 等学者还证明，维持治疗（仅在周末使用）持续 12 周时，二丙酸倍他米松软膏药物治疗组有 74% 的患者维持缓解，而安慰剂组患者的维持缓解率为 21%[22]。

封包可大大提高 TCS 的渗透性和疗效。有研究表明，封包状态下使用 0.1% 的曲安奈德软膏的疗效优于单纯外用该药或每日 2 次 0.05% 的丙酸氯倍他索软膏[23,24]。氟兰地内酯胶带由于其良好的封闭性，经常被开具给患者。一项斑块状银屑病的随机双侧对比研究证明，使用氟兰地内酯胶带的疗效优于每日 2 次外用双醋酸地氟松软膏[25]。每周 1 次使用丙酸氯倍他索洗剂联合水状胶体敷料（Duoderm ET）封包治疗比每日 2 次单纯外用丙酸氯倍他索软膏能更快地达到缓解银屑病的效果[26,27]。此外，研究发现，在治疗银屑病头皮皮损时，TCS 的泡沫制剂比同类洗剂的疗效更好[28,29]。

（五）联合其他治疗

由于 TCS 与维生素 D 衍生物具有协同作用，

因此在治疗银屑病时两者经常联合使用。此外，TCS 也与光疗以及许多全身药物作用协同。相比于单独使用补骨脂素光化学疗法（PUVA），TCS 联合 PUVA 或 TCS 联合环孢素治疗都可更快地清除银屑病皮损[30]。外用皮质类固醇也可与其他增加渗透性的外用制剂联合使用来提高疗效，如他扎罗汀（Tazarotene）[31,32]、水杨酸（Salicylic Acid）[33,34]、地蒽酚（Anthralin）[35]。

（六）不良反应

TCS 导致的全身性不良反应并不常见，可因年龄小、肝脏疾病、肾脏疾病、药物效能、皮肤表面受累程度、封包、治疗频率和治疗持续时间等情况的增加而增加[2]。皮质类固醇经肝脏代谢，代谢和未代谢的皮质类固醇都经肾脏排泄[36]。由于较高的皮肤表面积-体重比、皮肤高通透性和未成熟的肾脏功能，婴幼儿人群特别容易发生 TCS 导致的全身性不良反应[37]。反跳现象（catch-up）更容易出现在婴幼儿人群中断使用 TCS 时。库欣综合征和下丘脑-垂体-肾上腺（HPA）轴抑制可发生在长期大量使用 TCS 的患者[38-40]。筛查 HPA 轴是否被抑制可在上午 8 点检测血浆皮质醇水平，而明确其诊断还需要做促皮质素刺激试验（cosyntropin test）。

TCS 导致的局部不良反应也很少，但其发生频率相对于全身不良反应更高。皮肤萎缩是最常见的副作用，其特征为毛细血管扩张、萎缩纹、色素减退、皮肤褶皱或光泽感[41]。萎缩纹通常在使用 TCS 数周至数月后出现，其危险因素包括 TCS 的效能、应用部位、封包以及在婴儿期/儿童期使用。"激素恐惧症"（corticosteroid phobia）是人们对使用 TCS 的一种夸张的恐惧，这种恐惧通常是非理性的，而且在患者中很常见[42]，经常导致治疗不依从[43]。患者的主要担忧往往源于 TCS 会"使皮肤变薄"，但在一项 2011 年的研究中，Hong 等学者证明，特应性皮炎儿童长期适当使用 TCS 并不会导致皮肤萎缩[44]。

TCS 的应用也可能导致口周皮炎，其特征是口腔周围分布的红色斑丘疹。治疗口周皮炎的方法包括口服四环素，辅以逐渐减量外用不含氟的 TCS，如醋酸氢化可的松乳膏。

眼睑部位外用糖皮质激素有导致青光眼和白内障的风险[45]，所以不建议在该部位长期使用。身体其他部位外用 TCS 时，不慎接触到眼睛也可能发生上述并发症。

当患者对 TCS 治疗无反应或症状加重时，要怀疑可能发生了 TCS 导致的变应性接触性皮炎[46,47]。可以通过斑贴试验来证实这种过敏是由药物载体还是皮质类固醇分子本身引起的。对 TCS 的过敏反应通常有延迟，并持续至少 96h，因此需要延迟观察[48]。

反复使用 TCS 可能会导致治疗效果的丧失，这种现象被称为快速耐受（tachyphylaxis），更常见于高强效的 TCS，但通常在停药休息几天后可缓解。目前尚无预防快速耐受的既定治疗方案。通常推荐的方案是每日 2 次，持续 2 周后停用 1 周；或仅在周末使用 TCS[49]。

二、维生素 D 衍生物

（一）结构、生物合成和作用机制

维生素 D 作为治疗银屑病的药物，最早是因为一例患者接受口服维生素 D 治疗骨质疏松症后发现其银屑病意外被治愈[50]。骨化三醇是维生素 D_3 的活性形式，有抑制角质形成细胞增殖和调节角质形成细胞分化的作用[51]。然而，口服维生素 D_3 治疗骨质疏松症的剂量会产生高钙血症和高钙尿症，从而限制了其在皮肤科的实际应用。因此，为了尽量减少高钙血症的风险，同时还能保持维生素 D 的其他有益的细胞作用，外用维生素 D 衍生物应运而生。市场上目前有 4 种维生素 D_3 衍生物，即钙泊三醇（Calcipotriene）、骨化三醇（Calcitriol）、他卡西醇（Tacalcitol）和马沙骨化醇（Maxacalcitol）。

皮肤既能合成维生素 D〔其中 7-脱氢胆固醇在紫外线（UV）辐射下转化为维生素 D_3〕，也是维生素 D 活性的靶器官。维生素 D 受体（VDR）

可介导 1,25(OH)₂D₃ 的作用，并且广泛存在于角质形成细胞、朗格汉斯细胞、黑素细胞、成纤维细胞和内皮细胞中[52]。VDR 与其配体［1,25(OH)₂D₃］或合成衍生物（如钙泊三醇、骨化三醇）结合后被激活，该复合体与类视黄醇 X 受体 –a（Retinoid X Receptor-a，RXR-a）形成异源二聚体，并与靶基因上的特异性核酸序列，即维生素 D 反应元件（vitamin D response element，VDRE）相互结合，从而诱导或抑制靶基因的转录表达。除了抑制角质形成细胞的增殖和促进表皮分化外，维生素 D 还可通过增加内披蛋白和谷氨酰胺转氨酶的基因表达以提高其蛋白水平，从而促进角质包膜的形成[53]。

维生素 D 还具有抗炎作用。它可以增加银屑病斑块中抗炎细胞因子 IL-10 的水平，并降低促炎细胞因子 IL-8 的水平[54]。此外，维生素 D 还可抑制 T 细胞产生 IL-2 和 IL-6，阻断 IFN-γ 的转录，抑制细胞毒性 T 细胞和自然杀伤细胞的活性[55]。

1. 骨化三醇

骨化三醇［1,25(OH)₂D₃］是维生素 D₃ 的天然活性形式。钙的代谢受到骨化三醇的影响，该过程包括从骨骼中释放钙、降低甲状旁腺激素、增加肾小管重吸收钙和刺激肠道中的钙运输。因此，如果骨化三醇使用过量，可能导致高钙血症和高钙尿症。市面上有骨化三醇的软膏制剂，如 Vectical（美国）和 Silkis（欧洲）。

2. 钙泊三醇

钙泊三醇是骨化三醇的一种人工合成形式。它是美国多年来唯一在售的维生素 D 衍生物。钙泊三醇的分子结构与骨化三醇略有不同，前者侧链中含有的双键和环状结构使其代谢速度更快。因此，钙泊三醇引起高钙血症的风险比骨化三醇更小。钙泊三醇有软膏、乳膏、溶液和泡沫等不同形式，商品名分别为 Dovonex（美国）、Sorilux（美国）、Daivonex（欧洲和亚洲）、Psorcutan（欧洲）和 Dermocal（南美洲）。

3. 他卡西醇

他卡西醇的结构［1,24(OH)₂D₃］与骨化三醇略有不同，前者的羟基在 24 位而不是 25 位。尽管如此，它们具有相似的维生素 D 受体亲和力和治疗效果。对钙代谢的影响方面，他卡西醇的选择性不如钙泊三醇；在与骨化三醇相同剂量下，他卡西醇被证明可诱导高钙血症。他卡西醇在日本有软膏、乳膏、洗剂和溶液等不同形式，欧洲有洗剂和软膏等形式（Curatoderm）。

4. 马沙骨化醇

马沙骨化醇（1α, 25-dihydroxy-22-oxacalcitriol，Maxacalcitol）在日本的商品名为"Oxarol"，其抑制角质形成细胞增殖的效力是骨化三醇和他卡西醇的 10 倍，而降钙作用是钙泊三醇的 60 倍[56]。马沙骨化醇在治疗银屑病方面显示出优势，并且没有引起高钙血症的显著风险。

（二）银屑病中的应用

维生素 D 衍生物在银屑病的治疗效果方面与中效皮质类固醇激素相当，但不如强效皮质类固醇激素强[57-59]。每天使用 2 次钙泊三醇比每日使用 1 次效果更好，且不会增加皮肤刺激反应[60, 61]。与 TCS 相比，钙泊三醇引起的皮肤刺激反应略微多一些，但极少因此导致停药[59]。

在一项纳入 114 例患者的研究中，Bruce 等学者发现治疗斑块状银屑病的 6 周时间内，钙泊三醇软膏的疗效优于氟西尼软膏[62]。在 2003 年一项纳入 258 例银屑病患者的研究中，Camarasa 等学者发现虽然 0.05% 倍他米松二丙酸软膏的整体改善程度略高于骨化三醇软膏，但骨化三醇治疗后仍保持缓解的患者比例（48%）明显高于倍他米松治疗（25%）[63]。

尽管钙泊三醇会引起烧灼感和刺激反应，但它可用于治疗间擦部位银屑病[18, 60]。减少其使用频率以及交替使用低效能的 TCS 可减少间擦部位的刺激反应。钙泊三醇是治疗头皮银屑病有效且耐受性较好的药物，与其他外用药物联合使用也可提高治疗反应。在数项长程研究中，钙泊三醇已被证明是一种安全有效的慢性管理银屑病的药物。钙泊三醇每日 2 次，连续使用 1 年可持续改善银屑病，且未出现血清钙水平升高的不良反应[64]。

维生素 D 衍生物已被证明在儿童银屑病治疗中有效且耐受性良好。在一项不受控的试点性研究中，Park 等学者对 12 例 15 岁以下儿童进行了长达 106 周的随访，结果显示患者的 PASI 评分与基线相比有显著改善，且未发生严重的不良反应或高钙血症[65]。

（三）与其他治疗联合使用

由于 TCS 与维生素 D 衍生物具有协同作用，因此两者通常联合使用，不仅可以提高临床反应率，还可将两种治疗的不良反应降至最低[60, 66, 67]。外用 TCS 可减少或消除钙泊三醇使用引起的相关刺激。此外，Lebwohl 的一项研究表明，相比于单独使用强效 TCS 的患者，在周末使用强效 TCS、工作日使用钙泊三醇的患者能维持更长的缓解期[68]。

钙泊三醇和二丙酸倍他米松软膏的复方药对银屑病的治疗效果和起效速度都优于单独使用其中任何一种药物[69]。该复方药对头皮银屑病也非常有效，并且较单独使用钙泊三醇引起的副作用更少[70, 71]。之前的研究显示，该复方药的泡沫制剂对银屑病的治疗效果优于凝胶制剂[72]。钙泊三醇/丙酸倍他米松复方药有软膏、混悬液和泡沫等形式。

维生素 D 衍生物联合光疗，与单独使用其中某一种治疗相比，能更快地清除银屑病皮损，并能更大幅度地降低银屑病受累面积和严重程度指数（PASI）[73, 74]。众多研究表明，与单独使用 PUVA 相比，PUVA 联合钙泊三醇的治疗效果更好[75]。PUVA 联合使用维生素 D 衍生物可减少清除银屑病所需的总累积 UVA 暴露量，从而降低患皮肤癌的风险。维生素 D 衍生物的外用应在光疗之后，一方面因为 UV 辐射会导致维生素 D 衍生物的降解，另一方面因为光疗之前涂抹该药会影响 UV 光的穿透[76]。

研究证明钙泊三醇可以增强银屑病患者对阿维 A 和环孢素的反应[77-79]，从而减少药物服用剂量和毒性。钙泊三醇与甲氨蝶呤配伍也可减少甲氨蝶呤的服用剂量，并延长停药后的复发时间[80]。此外，Kircik 在一项研究中证明，依那西普（Etanercept）从 50mg 每周 2 次减量至 50mg 每周 1 次后，0.064% 的二丙酸倍他米松联合 0.005% 钙泊三醇可维持其疗效[81]。对依那西普反应不足的患者在联合钙泊三醇治疗后疗效也出现了改善[82]。

（四）不良反应

维生素 D 衍生物通常具有良好的耐受性，其主要副作用是应用部位的烧灼感和刺激反应。这些症状在皮肤较薄的面部和间擦部位更常见，约 20% 的患者在治疗这些部位时会出现刺激反应[83]。这种反应往往是自限性的，停药后会迅速消退。

建议患者每周外用钙泊三醇不超过 100g[84]，因为外用钙泊三醇对血清甲状旁腺激素分泌和 1, 25(OH)$_2$D$_3$ 水平具有剂量依赖性抑制作用[65, 85]。接受外用维生素 D 衍生物长期治疗的患者，每周超过 100g 时应定期监测血清甲状旁腺激素和维生素 D 水平。有肾脏疾病的患者在接受外用维生素 D 衍生物治疗时发生高钙血症的风险增加，因此即使每周外用少于 100g，也需要定期监测。

第 6 章 外用治疗 Ⅱ：维 A 酸类药物、免疫调节药和其他
Topical Therapy II: Retinoids, Immunomodulators, and Others

Lyn C. Guenther　著

程昱帆　译　　樊建勇　校

学习目标

1. 了解局部外用维 A 酸、免疫调节药和其他外用药的作用机制。
2. 了解局部外用维 A 酸、免疫调节药和其他外用药的规范用法和效能。
3. 了解局部外用维 A 酸、免疫调节药和其他外用药物的安全性问题。

摘要

他扎罗汀是唯一被批准用于治疗银屑病的局部外用维 A 酸类药物。虽然它主要用于治疗斑块状银屑病，但其对掌跖银屑病和甲银屑病可能也有一定益处。与中强效的局部外用皮质类固醇激素联合使用可增强疗效，并且减少类固醇激素的刺激性和致组织萎缩的副作用。每周使用 3 次，联合每周 2 次局部外用超强效类固醇激素可以达到长期改善病情的疗效。含有超强效类固醇激素氯倍他索（Halobetasol）和 0.045% 他扎罗汀的联合乳液 Duobrii™ 使用方便，每日只需使用 1 次，使用时间不受限制，且可以提供协同作用，直到皮损被清除。使用他扎罗汀时联合宽谱和窄谱 UVB 可以增强治疗的有效性，并减少 UV 的累积剂量。钙调磷酸酶抑制药吡美莫司和他克莫司以及磷酸二酯酶 -4 抑制药克立硼罗未被批准用于治疗银屑病，虽然其在治疗间擦部位、面部、生殖器部位的银屑病也是有效且可以耐受的。焦油和蒽林的使用也逐渐减少，因为新的满足化妆美容需求的有效的治疗手段越来越多，且这些治疗手段不会弄脏皮肤或衣服。虽然煤焦油中含有多种已知的致癌物质，但是在银屑病中煤焦油的使用与皮肤肿瘤的增加无关。焦油也不会增强 UVB 的红斑效应（erythemogenic UVB）[译者注：此处不是 UVB 的治疗效应（therapeutic effects of UVB）]。

除了常用的局部外用皮质类固醇激素和维生素 D 类似物外，还有其他几种局部外用治疗方法用于银屑病的治疗。他扎罗汀是一种受体选择性外用维 A 酸药物，是第一个也是唯一一个被批准于治疗银屑病的局部外用维 A 酸药物。局部外用全反式维 A 酸和异维 A 酸被放弃用于治疗银屑病[1-5]，原因是全反式维 A 酸的疗效不稳定和它的刺激性，以及与安慰剂相比，异维 A 酸并没有表现出更优越的疗效[6]。钙调磷酸酶抑制药吡美莫司和他克莫司通常超说明书用于间擦部位、面部和生殖器部位的银屑病[7]。煤焦油和蒽林曾经被广泛使用，但是随着更美观，更有效的药物发展，他们的使用量已下降[8]。

一、他扎罗汀

他扎罗汀（Tazarotene）有 0.05% 和 0.1% 的凝胶和乳膏[9]（图 6-1）。他扎罗汀也可以与氯倍他索（Halobetasol）共同组合成乳液 Duobrii。

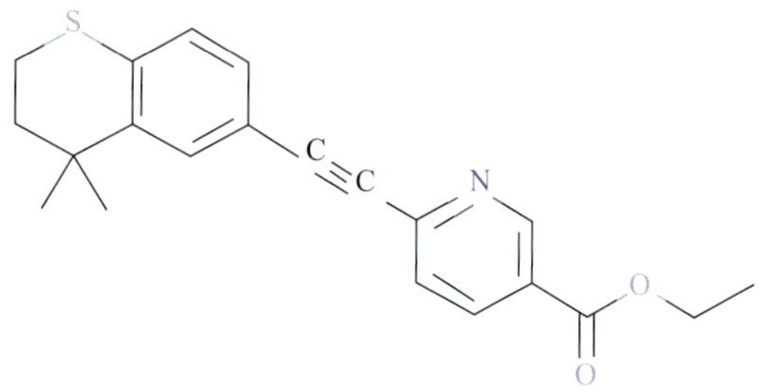

▲ 图 6-1 他扎罗汀又被称作 Tazorac, Zorac, Avage, 118292–40–3, tazaroteno, tazarotenum, Suretin, Tazoral, AGN-190168 分子式为 $C_{21}H_{21}NO_2S$，分子量为 351.46194

他扎罗汀（商品名为 Tazorac、Avage 和 Zorac）是一种需要处方的局部外用维 A 酸类药物，以乳膏或凝胶形式出售。丙酸氯倍他索/他扎罗汀乳液是一种局部外用的联合了超强效类固醇激素与维 A 酸类的处方药。他扎罗汀被批准用于治疗银屑病、痤疮及光损性皮炎，而氯倍他索/他扎罗汀则被批准用于治疗成人斑块状银屑病。与其他含有外用类固醇的产品不同，这种组合产品对产品的使用时间没有限制。

（一）他扎罗汀作用机制

他扎罗汀是一种合成的乙炔类维 A 酸，是一种前体药物。其游离酸活性代谢物他扎罗汀酸（Tazarotenic）与核视黄酸受体（RAR）β 和 γ 结合，与 RARα 结合能力较弱，但不与视黄酸 X 受体（RXR）结合[10]。RARγ 是表皮中主要的亚型[11]。RAR 在与 RXR 形成异二聚体后影响基因的转录[12]。他扎罗汀酸不能转化为其他维生素 A 的衍生物，因为其不含可异构化的双键[10]。

在银屑病中，他扎罗汀可减少炎症反应，并使异常增殖和分化的角质形成细胞正常化[10]。他扎罗汀治疗后，真皮中的淋巴细胞浸润、表皮和真皮中的 HLA-DR 和细胞内黏附分子（ICAM-1）阳性细胞的数量、表皮生长因子受体（EGFR）的表达、过度增殖的角蛋白 K16 和 K6、皮肤来源的抗白细胞蛋白酶（SKALP）和巨噬细胞迁移抑制因子相关蛋白 –8（MRP-8）、角质形成细胞谷氨酰胺转移酶 I 型（TGaseK）和内披蛋白都会减少，而在棘层上部和颗粒层的丝聚蛋白表达会增加[10, 13]。SKALP 是银屑病表皮基底上层的弹性蛋白酶抑制因子[14]，在正常表皮中不存在[15]。TGaseK 和内披蛋白参与交联包膜（cross-linked envelope）的形成，并在银屑病皮损中被过早地表达[16]。他扎罗汀还可以诱导他扎罗汀诱导基因（TIG）的表达。TIG1 是一种细胞黏附分子，可促进细胞间的接触（cell-to-cell contact），并抑制角质形成细胞的增殖[17]。TIG2 不能抗增殖，但其参与调节角质形成细胞的分化[18, 19]。TIG3 通过激活 1 型谷氨酰胺转氨酶（TG1）调节角质形成细胞的终末分化和角化包膜（cornified envelope）的形成[20]。

（二）他扎罗汀药代动力学

他扎罗汀的半衰期为 2～18min[10]。他扎罗汀通过酯酶代谢转化为其活性代谢形式他扎罗汀酸，这种活性代谢形式药代动力学形式为线性，消除半衰期为 1～2h[10]。随后他扎罗汀酸被代谢成无活性的砜、亚砜及其他极性化合物[10]。给药后 2.5 天通过粪便排泄可达到峰值，1 周内可完成有效代谢[21]。给药 2～3 天后经尿路排泄几乎可以完全代谢[21]。因此他扎罗汀和他扎罗汀酸不会在组织中累积[10]。在一项针对 6 例银屑病患者的研究中，给患者 2mg 的给药剂量（给药浓度约为 2.5μg/cm²），角化层可吸收 4.54%，表皮层吸收 1.38%，真皮层吸收 0.97%，粪便中的回收率为 0.43%，尿液回收率为 0.33%[21]。给 6 例健康男性患者背部行封包给药 2mg 0.1% 的他扎罗汀凝胶（给药浓度约为 2.5μg/cm²）10h 后，系统吸收率为 5.3%，药物在血液和尿液中的消除半衰期为 17～18h[22]。将 0.1% 的他扎罗汀凝胶应用于健康志愿者的 20% 体表面积（BSA），7 日后他扎罗汀酸的平均 $C_{max} \pm SD$ 为（0.72 ± 0.58）ng/ml[23]。在接受 0.05% 或 0.1% 他扎罗汀凝胶治疗的患者中，分别有约 2.8% 的患者（2/72）和 47.2%（34/72）的患者出现了较低的他扎罗汀的血药浓度（＜0.15ng/ml）和较低的他扎罗汀酸的血药浓度（0.05～6.1ng/ml）[24, 25]。一项相似的研究显示，治疗 12 周后，只有 1 例银屑病患者的他扎罗汀血药浓度较低（0.069ng/ml），而69.4%的患者均可以检测到他扎罗汀酸[26]。在2项Ⅲ期他扎罗汀乳膏的研究中，约1/2的受试者可检测到他扎罗汀酸，最高血药浓度为0.874ng/ml[27]。

（三）他扎罗汀毒理学

与反式维A酸相比，他扎罗汀和他扎罗汀酸对中国仓鼠卵巢细胞没有细胞毒性[28]。除此之外，他扎罗汀也没有致突变性[10]。在一项为期21个月的小鼠试验中，他扎罗汀未表现出致癌性。但是在无毛小鼠光致癌性的研究中，与其他维A酸类似，他扎罗汀增强了紫外线照射相关的光致癌性[21]。0.05%和0.1%的他扎罗汀凝胶在健康成年高加索人群中未表现出光毒性或光致敏性[29]。与其他维A酸一样，系统使用他扎罗汀有致畸性[10]。虽然在临床试验中，8例意外怀孕的女性均生下了健康的婴儿，但在妊娠期仍禁止局部外用他扎罗汀[30]。

（四）他扎罗汀在斑块状银屑病中的临床研究

他扎罗汀和其他外用药的临床试验总结于表6-1。在两项Ⅱ期临床实验中，0.01%的他扎罗汀水凝胶被报道无治疗效果，但是在每日1次或2次的使用频率下，0.05%和0.1%的他扎罗汀凝胶早在用药1周时均出现了疗效相似的明显的临床改善，包括斑块的脱屑红斑程度和总体严重度均有了明显的改善[32]。与治疗相关的不良反应（主要为烧灼感、瘙痒、刺痛和红斑）在第一项临床试验中发生率为30%，第二项临床试验中为22.2%。在第二项试验中，高达50%的斑块皮损周围出现了红斑。

一项Ⅲ期安慰剂对照研究显示，每日用1次0.05%或0.1%的他扎罗汀，在第12周时疗效相似，且所有疗效指标均明显优于对照组（$P<0.05$）[24]。在治疗结束时，0.05%的他扎罗汀组有59%的患者出现了至少50%的改善，0.1%的他扎罗汀组有70%的患者出现了至少50%的改善。停止治疗12周后，0.05%组仍有52%的患者有持续的50%临床症状的改善，0.1%组有41%的患者仍持续维持50%的临床症状的改善。治疗相关的不良反应（AE）主要包括有轻至中度的局部刺激症状。一项小型的非对照研究（$n=43$）显示，在不影响疗效的情况下，可以通过短期用药20min后，使用流水冲洗来最小化这些不良反应[33]。2项涉及1303例患者的Ⅲ期安慰剂对照的乳膏研究试验表明，0.05%和0.1%的他扎罗汀乳膏在总体严重程度的评估、总体治疗反应、斑块厚度及鳞屑消退的评估中均明显优于对照组[27]。其中一项研究包括了为期12周的随访期，而患者在停药后均维持了一定的治疗疗效。在这项研究中，12周治疗期结束后，对照组有24.4%的患者总体病变评分为轻至中度好转，0.05%他扎罗汀组有41.7%的患者总体病变评分为轻至中度好转，0.1%组总体病变评分为轻至中度好转的患者比例为39.4%。12周随访期结束后，对照组有21.8%的患者总体病变评分为轻至中度好转，0.05%他扎罗汀组有33.4%的患者总体病变评分为轻至中度好转，0.1%组总体病变评分为轻至中度好转的患者比例为30.3%。而皮肤的治疗相关AE（包括瘙痒、烧灼感、红斑、皮肤刺激感、刺痛和脱屑）在他扎罗汀组，尤其是0.1%组更常见。一项激素对比研究显示，治疗12周后，0.05%和0.1%他扎罗汀凝胶的疗效与0.05%氟轻松乳膏相当[26]。但激素组银屑病复发更快。在第12周随访期结束时，0.1%他扎罗汀组约18%的患者总体治疗评分从轻至中度好转复发为皮损轻至中度甚至更差，0.05%他扎罗汀组相同改变的患者约为37%，而氟轻松组为55%（0.1%他扎罗汀组和氟轻松组之间$P<0.05$）。一项小型的右/左对照研究表明，0.1%他扎罗汀组每日1次+润肤剂每日1次和卡泊三醇（每日2次）的功效相似，但是他扎罗汀更具刺激性，但在治疗停止后具有更好的维持效果（总体严重程度$P=0.007$，红斑$P=0.01$，鳞屑$P<0.001$，斑块厚度$P<0.001$）[34]。一项纳入了20例患者的小型非双盲左右对照试验发现，每日2次卡泊三醇与每日1次0.1%他扎罗汀疗效相当，但比每日1次0.05%的他扎罗汀更有效[35]。另一项小型（$n=30$）非双盲开放的左右对照研究表明，他扎罗汀与5%粗煤焦油软膏的疗效相当[36]。

表 6-1 银屑病中他扎罗汀应用的临床试验

研 究	样本量	治疗方式	有效性	安全性
Krueger 等（1998）[32]	45 对（90 例双侧对称性斑块）	0.01% 或 0.05% Taz 凝胶及对照载体凝胶 BID 治疗 6 周	0.01% 组有效性最低。0.05% 组约 45% 患者获得了 75% 的改善效果，而对照载体凝胶组仅有 15% 的患者获得了改善	33% 的斑块出现了 Rx 相关治疗相关 AE，尤其是红斑和瘙痒
Krueger 等（1998）[32]	108 对（216 例双侧对称斑块）[31]	0.05% Taz 凝胶 OD 或者 BID，0.1% 组 OD 或 BID 治疗 8 周，随访 8 周	无论是受试期还是随访期，组间≥75% 的改善比例没有显著差异（0.05%OD 组 = 48%，0.05%BID 组为 63%）	22.2% 的患者报道了 Rx 相关的 AE（烧灼感、瘙痒、刺痛、红斑；0.05%OD 组 13% vs. 0.1% BID 组 30%）。1/2 的患者出现了病灶周围红斑。由于不良事件而退出的 Rx 为 5.1%
Weinstein 等（1997）[24]	324 例患者中 318 例可评估[24]	0.05%、0.1% Taz 和对照载体凝胶给药 12 周，随访 12 周	0.05% 组和 0.1% 组疗效相似且在所有疗效数据上均优于对照组（P<0.05）。0.05% 组 59% 的患者及 0.1% 组 70% 的患者均获得了≥50% 的改善。随访期，0.05% 组 52% 的患者获得了改善，而 0.1% 组改善患者为 41%	轻至中度的刺激：瘙痒（对照组发生率为 8% 0.05% 组为 13%，0.1% 组为 23%），烧灼感（发生率分别为 6%、15%、19%），红斑（发生率分别为 1%、7%、8%）。因 AE 退出率分别为 3%、10% 和 12%
Weinstein 等（2003）[27]	2 项研究共 1303 例患者	0.05% 和 0.1% Taz 乳膏及对照载体组治疗 12 周（其中一项研究随访了 12 周）	0.05% 组与 0.1% 组疗效优于对照。12 周汇总数据示总体病变评估为≤轻度的患者比例：对照组 25.3%，0.05% 组 41.1%，0.1% 组 44.9%	两项研究中，对照组、0.05% 及 0.1% 瘙痒发生率：对照组分别为 12.2% 和 8.9%，0.05% 组分别为 16.1% 和 7.1%，0.1% 组为 29.4% 和 15.6%。Taz 组均表现出更多的烧灼感、刺痛感、脱屑、皮肤刺激和红斑
Lebwohl 等（1998）[26]	348 例患者中 340 例可评估有效性	0.05% Taz 或 0.1% Taz 凝胶 OD 或 0.05% 氟轻松 BID 给药 12 周，随访 12 周	治疗 12 周，Taz 和氟轻松组未见明显差异。氟轻松组停止治疗后复发更快	Taz 组报告轻至中度瘙痒、烧灼感、红斑。氟轻松组刺激最小。因 AE 退组患者比例为：0.05% Taz 组 12%、0.1% Taz 组 18%、氟轻松组 2%
Tzung 等（2005）[34]	23 例，仅 19 例可评估，共 44 对病变	0.1% Taz 凝胶 OD + 凡士林或 0.005% 卡泊三醇软膏 BID 治疗 12 周，随访 4 周	Taz 组治疗 12 周时出现了显著的疗效，同时能更好维持改善情况	Taz 组 35% 报告了刺激感，而卡泊三醇组刺激感报告率为 0%
Kaur 等（2008）[35]	20 例	左侧：0.05% Taz 或 0.1% 凝胶 OD 治疗 8 周；右侧：卡泊三醇 0.005%，BID	0.1% Taz OD 治疗组与卡泊三醇 BID 治疗组疗效相当，优于 0.05% Taz OD 给药组	没有因 AE 中断治疗的患者。2 组之间的 AE 无统计学差异

(续表)

研 究	样本量	治疗方式	有效性	安全性
Kumar 等（2010）[36]	30 例，可评估 27 例	右侧：0.1% Taz 凝胶；左侧：5% 粗煤焦油（CCT）软膏 OD 治疗 12 周，随访 8 周	2 组之间无显著差异（Taz 组 ESI 减少 74.15%，而 CCT 组为 77.37%，P>0.05）	Taz 组 AE 比例为 48.1%，CCT 组未报 AE
Lebwohl 等（1998）[37]	300 例，其中 284 例可评估有效性，299 例可评估安全性	0.1% Taz 凝胶 OD+[0.01% 醋酸氟轻松乳膏或 0.1% 糠酸莫米松乳膏或 0.05% 氟轻松乳膏或安慰剂（Glaxal® Base）]治疗 12 周，随访 4 周	第 2、8、12 周时，Taz+0.1% 糠酸莫米松或 0.05% 氟轻松组效果较 0.1% Taz+安慰剂组好。醋酸氟轻松组疗效与安慰剂组类似	治疗第 4 周时，烧灼感达到顶峰，其中 Taz+安慰剂组发生率为 19%，而 Taz+类固醇组发生率为 7%～15%
Dubertret 等（1998）[39]	398	0.1% Taz 凝胶与 1% 氢化可的松、0.05% 阿氯米松双丙酸酯、0.1% 戊酸倍他米松或安慰剂隔夜交替使用	皮损的厚度、脱屑和红斑改善程度在 Taz+戊酸倍他米松组改善最佳。皮损改善 50% 的中位时间为 2 周，而其他组为 4 周	与类固醇激素联用减少治疗相关 AE（联用氢化可的松发生率为 36%，联用阿氯米松双丙酸酯发生率为 32%，联用倍他米松发生率为 31%，安慰剂组发生率为 42%）
Dhawan 等（2005）[41]	10	0.1% Taz 乳膏 OD+0.12% 戊酸倍他米松泡沫剂型 OD 治疗 12 周（开放实验）	2 例患者在第 4 周时皮损清除，4 例患者在第 8 周时皮损清除。1 例患者未表现出明显改善	无 AE
Green 和 Sadoff（2002）[42]	259 例，其中 229 例可进行评估	0.1% Taz 凝胶临睡前使用，加用和不加用上午类固醇[0.005% 氟轻松软膏、0.1% 糠酸莫米松软膏、0.05% 二氟拉松二乙酸酯软膏、0.05% 二丙酸倍他米松乳膏、0.005% 丙酸氟替卡松软膏或 0.05% 二氟拉松二乙酸酯乳膏]治疗 12 周	二丙酸倍他米松乳膏组疗效最佳（平均缓解率为 50%，单药治疗缓解率仅 20%，P≤0.001），其次时糠酸莫米松软膏（缓解率为 41%，P≤0.05）和二氟拉松二乙酸酯乳膏组（缓解率 38%，P≤0.05）。第 8 周时改善最明显	糠酸莫米松治疗方案耐受性最好（药物相关 AE 发生率仅 17%，而 Taz 单药治疗发生率为 40%）。糠酸莫米松治疗方案组没有因 AE 中途退出的病例，而 Taz 单药治疗组中途因 AE 退出率为 18%
Koo 和 Martin（2001）[43]	73	0.1% Taz 凝胶 OD+0.1% 糠酸莫米松乳膏 OD 或 0.1% 糠酸莫米松乳膏 BID 治疗最长 12 周。如果在第 4 周前皮损被清除或到第 12 周时症状改善 50%，则随访 12 周	与类固醇激素单药治疗相比，Taz+类固醇激素治疗组的患者整体改善、斑块厚度及鳞屑改善程度更佳，改善更快速	糠酸莫米松组出现 1 例皮炎。Taz+类固醇组：第 4 周时，Rx 相关 AE 比例为 19%，第 8 周比例为 17%，12 周时为 0%。烧灼感 11%，瘙痒感 11%，刺激反应 9%，出疹 6%，银屑病新发或加重 6%

（续表）

研 究	样本量	治疗方式	有效性	安全性
Guenther 等（2000）[44]	120	0.1%Taz+0.1% 糠酸莫米松乳膏 OD 或 0.005% 卡泊三醇 BID 治疗 8 周，随访 12 周（若第 2、4 周皮损清除或第 8 周时皮损改善 50%）	第 2 周时，Taz+ 类固醇激素组 45% 患者达到了 75% 的改善程度，卡泊三醇组仅 26%（$P\leq 0.05$）。同时 Taz+ 类固醇激素组 BSA 评分、皮损厚度、脱屑和红斑具有更佳的改善	Taz+ 类固醇激素组报告了更高比例的 AE［42%vs. 8% 烧灼感，32% vs.13% 瘙痒感，28% vs.12% 刺激感，25% vs.7% 红斑（每组 $P\leq 0.05$）］
Tanghetti 等（2000）[45]	1393	0.05% Taz 或 0.1% Taz 凝胶 OD 治疗 12 周，可作为单药治疗或与其他外用药联合使用（开放非双盲研究）	与润肤剂或者皮质醇激素联合使用可提高疗效；联合中或强效类固醇激素与超强效效果抑制，并通常优于超强效类固醇激素	联合类固醇激素可提高患者耐受性；单药治疗 AE 更多（第 4 周出现 22%）联合中强效激素治疗 AE 率为 13%，联合超强效 AE 发生率为 12%
Bowman 等（2002）[48]	15 例，28 对病变	0.1% Taz 凝胶 OD+ 0.005% 卡泊三醇凝胶 BID 或氯倍他索软膏 BID 治疗 2 周，随后随访 4 周（开放非双盲）	两侧皮损鳞屑、厚度和总体病变严重程度均显著降低（$P<0.0001$），两侧之间无显著差异；联合氯倍他索可显著缓解红斑（$P<0.01$）	没有 Rx 因为 AE 中途退出，联合氯倍他索组没有 Rx 相关 AE；Taz/ 卡泊三醇组：53% 出现无症状红斑，33% 出现脱皮；7 例出现瘙痒，7% 出现刺激反应
Sugarman JL 等（2017）[50]	212	二期：0.01% HP / 0.045% Taz 乳液 vs. HP vs. Taz vs. 对照 OD 治疗 8 周	在第 8 周时，以上各组治疗成功率（IGA 清除 / 完全清除 + 与基线相比至少改善 2 个程度）分别为 52.5%、33.3%、18.6%、9.7%	药物应用部位的疼痛、瘙痒和红斑最常见于 Taz 组（22.4%）和 0.2%HP/Taz 组（10.2%）；因为报告大于 1 件 AE 导致中途退组的患者比例分别为：HP/Taz 组 3.4%、Taz 单药治疗比例 12.2%、对照组 3.2%
Stein Gold L 等（2018）[51]	418	3 项 II 期临床研究：HP/Taz vs. 对照 OD 治疗 8 周	第 8 周时，35.8%（研究 1），45.3%（研究 2）的患者达到了治疗成功的标准（IGA 清除 / 完全清除 + 与基线相比至少改善 2 个程度）	最常见的 AE 为接触性皮炎（6.3%），瘙痒（2.2%），应用部位的疼痛（2.6%）
Lebowohl MG 等（2019）[52]	555	每天使用 HP/Taz 乳液治疗 8 周，随后按需间断使用 4 周，最多连续 24 周	到 24 周时，20.9% 的患者因缺乏疗效而中断治疗	7.5% 的患者因治疗中出现的 AE 而停药：皮炎（7 例）、瘙痒（7 例）、疼痛（6 例）
Koo（2000）[53]	54 例患者 108 个目标皮损	1/2 躯体照宽谱 UVB3 次 / 周 +2/3：UV 照射前 2 周不用任何外用药、对照剂、0.1% Taz 凝胶 OD 治疗 2 周，随后照射 UVB 3 次 / 周	改善 50% 所需时间缩短 50%（25 天 vs. 53 天），累积 UVB 剂量减少 76%	Taz+UVB 无光敏性或光毒性；16.7% 出现 Rx 相关 AE（刺激感、烧灼感和瘙痒感）

第 6 章　外用治疗 Ⅱ：维 A 酸类药物、免疫调节药和其他
Topical Therapy Ⅱ: Retinoids, Immunomodulators, and Others

（续表）

研　究	样本量	治疗方式	有效性	安全性
Behrens 等（2000）[54]	10	一半躯体使用 0.05% Taz 或润肤剂 +311nm 的窄谱中波 UVB 5 次 / 周	4 周时，Taz 组 PASI 缓解率为 64%，对照组为 48%	Taz 组轻度刺激感，但无光毒性
Stege 等（1998）[55]	20	窄谱中波紫外线（NB-UVB）照射前 1 周及照射 3 周期间使用 0.1% 他克莫司凝胶或 5% 水杨酸	接受他克莫司治疗的半边身体好转更快，更有效	
Dayal 等（2018）[56]	30	左右两侧身体选择目标斑块；右侧涂抹 0.05% 他克莫司凝胶 + NB-UVB 每周 2 次；左侧 NB-UVB 每周 2 次	12 周时，目标斑块评分分别降低了 99.64% 和 84.92%；完全清除率分别为 96.7% 和 6.7%；完全清除时间分别为 16.4 ± 2.8 个疗程和 23.33 ± 1.2 个疗程	他克莫司组皮损刺激率 6.67%，烧灼率 3.33%，瘙痒率 6.67%，两侧没有统计学意义的差异（P=0.352）
Behrens 等（1999）[58]	12	1/2 身体使用 0.05% 他克莫司或对照载体 + PUVA 照射 4 周	他克莫司组好转更快，疗效更佳。3 周时 PASI 中位评分从 76.5% 下降至 58.5%（P＜0.05）	无光毒性。他克莫司组轻度刺激（短暂烧灼感和红斑）
Tzaneva 等（2002）[59]	31	1 侧皮损 PUVA 照射 4 周 +0.1% 他克莫司凝胶（无法耐受改 0.05%），对侧皮损使用他卡西醇软膏	他克莫司组和他卡西醇组疗效相似，与 PUVA 单治疗组相比，他克莫司或他卡西醇组累积 UVA 剂量更小（P＜0.01）	他卡西醇组：1 例报告轻度刺激性皮炎，1 例多毛症；他克莫司组 7 例报告了 AE（干燥、刺激性皮炎、瘙痒、灼热）剂量改为 0.05% 症状缓解

Taz. 他扎罗汀；AE. 不良反应；HP. 丙酸氯倍他索；OD. 每日 1 次；BID. 每日 2 次

　　加用中效类固醇激素（0.1% 糠酸莫米松）或强效类固醇激素（0.05% 氟轻松乳膏）可加强疗效，并减少他扎罗汀不良反应[37]。加用中效类固醇激素组约 91% 的患者达到了至少 50% 的改善，强效类固醇激素组约 95% 的患者达到了至少 50% 的改善，而安慰剂组达到相同疗效的患者比例约为 80%。与安慰剂组（总体发生率为 23%）相比，中效类固醇激素组发生烧灼感的累积频率仅为对照组的 61%（总体发生率为 14%），强效类固醇激素组发生烧灼感的累积频率仅为对照组的 52%（总体发生率为 12%）。而添加弱效类固醇激素（0.01% 氟轻松丙酮）的附加好处则最小。他扎罗汀还可以减少类固醇激素诱导的表皮萎缩的发展。一项为期 4 周的健康志愿者参与的研究显示，二氟拉松_醋酸软膏单药治疗组 43% 的患者出现了表皮厚度的减少，而与 0.1% 他扎罗汀凝胶联用组，仅 28% 的患者出现了表皮厚度的减少（P≤0.003）[38]。另一项研究表明，将 0.1% 戊酸倍他米松与 0.1% 他扎罗汀凝胶每晚交替使用的联合治疗，可增强疗效和耐受性[39, 40]。一项涉及了 10 例患者的小型开放非双盲的研究探究了 0.12% 的戊酸倍他米松泡沫制剂，除 1 例患者外，其余患者均有改善，4 例患者在第 8 周时皮损达到完全清除[41]。为了确定与他扎罗汀一起使用的最佳类固醇激素，他扎罗汀单体分别与 3 种不同的中强效激素、3 种不同强效激素联合使用，并进行疗效的比较[42]。其中，疗效最好的配比为使用 0.1% 他扎罗汀凝胶与 0.05% 二丙酸倍他米松软膏，其次是 0.1% 糠酸莫

米松乳膏和0.05%二乙酸二氟拉松乳膏。耐受性最好的联合方案是他扎罗汀+0.1%糠酸莫米松乳膏，该方案能使疗效与耐受性达到最佳平衡。0.1%他扎罗汀凝胶与0.1%糠酸莫米松乳膏联合每日使用1次，疗效比每日单用2次糠酸莫米松乳膏[43]和每日单用2次0.005%卡泊三醇[44]更有效。

一项大型（n=1393）开放非双盲的有效性研究也表明，中强效的类固醇激素最适合与他扎罗汀联合使用，超强效类固醇激素效果反而并不优越[45]。166例患者从卡泊三醇±类固醇激素转换为他扎罗汀+类固醇激素。这些患者的疗效和患者满意度均有了实质性的改善。71%的患者总体银屑病严重程度评估均改善了至少1级[46]。另一项类似的纳入了246例患者的研究显示，在基线时从卡泊三醇+类固醇激素转用他扎罗汀+类固醇激素，75%的患者在最后一次就诊时（长达12周）总体至少获得了50%的改善[47]。一项小型开放非双盲的左右对照试验示（n=15），他扎罗汀+卡泊三醇软膏的疗效与超强效氯倍他索软膏的疗效相似[48]。

他扎罗汀也可用于维持治疗改善效果，一项开放非双盲试验使用0.1%他扎罗汀凝胶+0.05%丙酸氯倍他索软膏治疗6周后，5个月的双盲维持疗效评估阶段结果显示，与对照组相比，周一、周三、周五使用他扎罗汀，周二、周四加用氯倍他索的患者至少维持了约75%的总体改善程度（与对照组相比，$P\leq0.001$，与他扎罗汀/对照组相比，$P<0.05$），那些周一、周三、周五使用他扎罗汀，周二周四使用载体对照的患者，维持期改善为50%，而那些周一、周三、周五使用载体对照，周二周四使用凡士林的患者，维持期症状改善仅为25%[49]。

在一项Ⅱ期、多中心、双盲研究中，固定联用0.01%的丙酸氯倍他索（HP）和0.045%他扎罗汀乳液表现出了显著的疗效，体现在使用研究者整体评估量表（IGA）进行疗效评价，治疗8周时，联用组达到与基线相比起码改善2个级别的患者比例为52.5%，单独HP组为33.3%（$P=0.033$），单独他扎罗汀组为18.6%（$P<0.001$），对照组为9.7%（$P<0.001$）[50]。在两项Ⅲ期试验中，治疗到第8周时，联用治疗组成功率分别为35.8%（试验1）和45.3%（试验2），而对照组的治疗成功率分别为7.0%和12.5%（$P<0.001$）[51]。这两项研究均发现联用乳液起效时间快，治疗到第2周时，与对照组相比，联用乳液组已表现出了具备统计学差异的疗效[50, 51]。一项为期1年聚焦安全性的开放非双盲研究（n=555）显示，HP/他扎罗汀乳液联用每日给1次，连用8周，随后可按需给药[52]。那些在第8周时若没有达到IGA评价标准中皮损清除或完全清除标准的患者可再治疗4周。到第12周时，使用IGA评估标准示与基线相比仍无改善的患者停止给药治疗（4.7%）。研究的其余部分显示，如果患者在就诊时IGA评估为2或更高分，则连续使用HP/他扎罗汀乳液联用4周，最多可持续治疗24周。到第24周时，20.9%的患者因疗效改善不明显而停止治疗。不良事件发生率与关键性临床试验（pivotal trials）类似，在治疗第60天时达到峰值，随后从第90天开始至研究结束保持稳定。治疗相关不良反应导致约7.5%的研究参与者中断了治疗。

在光疗中加用他扎罗汀可以增强疗效，并降低紫外线（UV）辐射的总剂量。每日涂抹0.1%他扎罗汀预治疗2周，随后使用宽谱紫外线立即治疗，每周3次，可使疗效改善速度迅速提升，并提高整体疗效。达到50%改善效果的时间从53天减少为25天，中位累积UVB暴露剂量减少76%（390mJ/cm^2 vs.1644mJ/cm^2）。达到75%改善效果的时间为28天或更早。到第81天时，UVB单项治疗组50%的患者改善效果为75%或更好，而达到相同疗效的患者比例在UVB+0.1%他扎罗汀组为82%。未发现与治疗相关的光敏性或光毒性。窄谱紫外线（NB-UVB）治疗中也观察到了相似的结果。在一项小型研究（n=10）中，在5周疗程的第4周后，与添加润肤剂组相比，睡前添加0.05%他扎罗汀组的银屑病皮损面积及严重指数（PASI）评分从18.3下降为6.5（95%CI 5.29～7.91），而仅涂抹润肤剂组下降的评分为9.5（95%CI

7.70～11.70）（$P<0.05$）[54]。一项纳入 20 例患者的半身试验显示，NB-UVB 联合他扎罗汀疗效比 NB-UVB 联合 5% 水杨酸更好[55]。一项开放非双盲试验（$n=30$）在躯体两侧相似部位选择目的斑块[56]，两侧均照射 NB-UVB，但右侧同时也局部外用 0.05% 他扎罗汀凝胶。治疗 12 周后，他扎罗汀 +NB-UVB 组的平均靶斑块减少了约 99.64%，而单用 NB-UVB 组的斑块减少约为 84.92%。治疗 12 周时，他扎罗汀联用 NB-UVB 组的完全清除率为 96.67%，而单独 NB-UVB 组完全清除率为 6.67%。他扎罗汀侧皮损清除所需的治疗疗程更短（16.40=/-2.799 vs. 23.33=/-1.212）。一项纳入 10 例患者的研究发现，他扎罗汀联合 NB-UVB 治疗的疗效与卡泊三醇联合 NB-UVB 治疗的疗效相似[57]。

补骨脂素光化学疗法（psoralen photochemotherapy, PUVA）研究也显示，外用他扎罗汀有额外的益处。一项 1/2 身体的 PUVA 照射自体研究试验（$n=12$）发现，接受他扎罗汀治疗的一侧躯体皮损改善更快，治疗程度更好[58]。3 周后，PASI 中位值降低了约 76.5%（95%CI 65～86），另一侧降低为 58.5%（95%CI 50～69）。未见光毒性作用。一项口服 PUVA 研究（$n=31$）示，加用他扎罗汀凝胶或他卡西醇软膏可加快皮损清除率，使 PUVA 的暴露次数从 16 减少为 14 次[59]。

（五）他扎罗汀在其他类型银屑病（掌跖、指甲）中的临床研究

他扎罗汀在治疗掌跖和指甲银屑病上也有一定的疗效。一项为期 12 周，纳入 30 例掌跖银屑病患者的随机试验中，患者被随机分配至 0.1% 他扎罗汀乳膏或 0.05% 丙酸氯倍他索乳膏组，结果显示两组的皮损完全清除（52.9% vs. 61.5%）和红斑鳞屑浸润裂隙（ESFI）评分（52.9% vs. 61.5%）上没有显著的差异[60]。

一项双盲、载体对照的研究（$n=31$，为期 24 周）显示，予以指甲 0.1% 他扎罗汀凝胶封包或不封包涂抹后，甲剥离（4 周及 12 周，$P≤0.05$）及点状凹陷（24 周 $P≤0.05$）有了明显的缓解。一项开放性研究（$n=35$）显示，在甲板、甲褶和甲周皮肤上非封包涂抹 0.1% 他扎罗汀凝胶仅 4 周后指甲就能得到改善[62]。角化过度和油滴变化改善很快，而点状凹陷是最持久的。指甲和脚趾甲治疗 12 周后，平均视觉缓解评分甲剥离从 26 下降为了 2，角化过度从 25 下降为了 2，油滴变化从 18 下降到了 3，点状凹陷从 13 下降为 1（每一项 $P<0.0001$）。一项 6 岁儿童的病例报道显示，使用 0.05% 他扎罗汀凝胶治疗 8 周可改善指甲银屑病，尤其是角化过度症状[63]。一项纳入了 46 例指甲银屑病患者双盲研究显示，封包涂抹 0.1% 他扎罗汀乳膏和 0.05% 丙酸氯倍他索乳膏疗效相似[64]。每一种治疗方法在缓解甲剥离、角化过度、甲鲑鱼斑及点状凹陷上均表现出了显著的疗效。

（六）他扎罗汀使用注意事项

由于他扎罗汀是光稳定性的，其可在一天中的任何时间使用[65]。当与局部类固醇激素联合外用时，两种药物均可以在一天中的同一时间使用，不会对彼此的稳定性造成不利影响[66]。凝胶和乳膏配方均可方便涂抹，不会染色。每次需少量给药，大量给药会增加刺激风险[67]。使用棉签涂抹他扎罗汀，并在银屑病皮损周围涂抹润肤露，可以最大限度地减少无意中涂抹到未受影响的皮肤上的周围刺激感。在穿衣之前，凝胶和乳膏应尽量晾干，以免将药膏涂抹至未受影响的皮肤上。皮肤敏感的患者推荐 0.05% 的浓度[67]。如果出现刺激反应，应使用 0.05% 乳膏代替凝胶，隔日涂抹，短时接触吸收 5min，随后洗去他扎罗汀，并涂抹糖皮质激素或润肤露[67]。

二、局部外用钙调磷酸酶抑制药（免疫调节药）吡美莫司和他克莫司

局部外用的吡美莫司有 1% 乳膏，他克莫司有 0.03% 和 0.1% 软膏。两者分别于 2001 年和 2000 年获得 FDA 的批准[68]。吡美莫司是子囊霉素大环内酰胺的衍生物，而他克莫司则是从苏卡巴链霉菌中分离出来的[69]。它们适用于治疗特应性皮炎。

虽然它们没有被FDA批准用于治疗银屑病，但它们对治疗皮肤间擦部位、面部和生殖器银屑病有一定疗效[69]（图6-2）。

从苏卡巴链霉菌株培养液中分离出的一种大环内酯，在体内具有强大的免疫抑制活性，并能在体外抑制抗原或有丝分裂原刺激的T细胞激活。

（一）钙调磷酸酶抑制药作用机制

与Macrophilin-12蛋白结合后，局部外用钙调磷酸酶抑制药可以抑制钙依赖性的钙调磷酸酶活性，进而抑制活化T细胞的核因子（NFAT）的转位和相关细胞因子合成的下调[7]。

（二）钙调磷酸酶抑制药毒理学

FDA于2006年3月发布了一条有争议的淋巴瘤的"黑框"警告[68]。该警告指出，尽管尚未明确因果关系，但在接受局部外用钙调磷酸酶抑制药治疗的患者中报告了罕见的恶性肿瘤（如皮肤肿瘤和淋巴瘤）。一项纳入了293 253例特应性皮炎患者的研究显示，未发现使用钙调磷酸酶抑制药会增加淋巴瘤的风险[70]。与淋巴瘤发生风险相关的主要是疾病本身的严重程度[70]。2015年一篇关于他克莫司的Cochrane综述发现，没有证据支持他克莫司会导致癌症的发生[71]。

与局部外用类固醇激素相比，钙调磷酸酶抑制药不会导致皮肤的萎缩[72]。他克莫司已被证明可增加胶原蛋白的合成[73]，而吡美莫司可逆转皮肤的萎缩[74]。

（三）钙调磷酸酶抑制药在银屑病中的相关研究

在斑块状银屑病治疗的2项小型相关研究中，非封包涂抹他克莫司被证明有效（一项研究使用

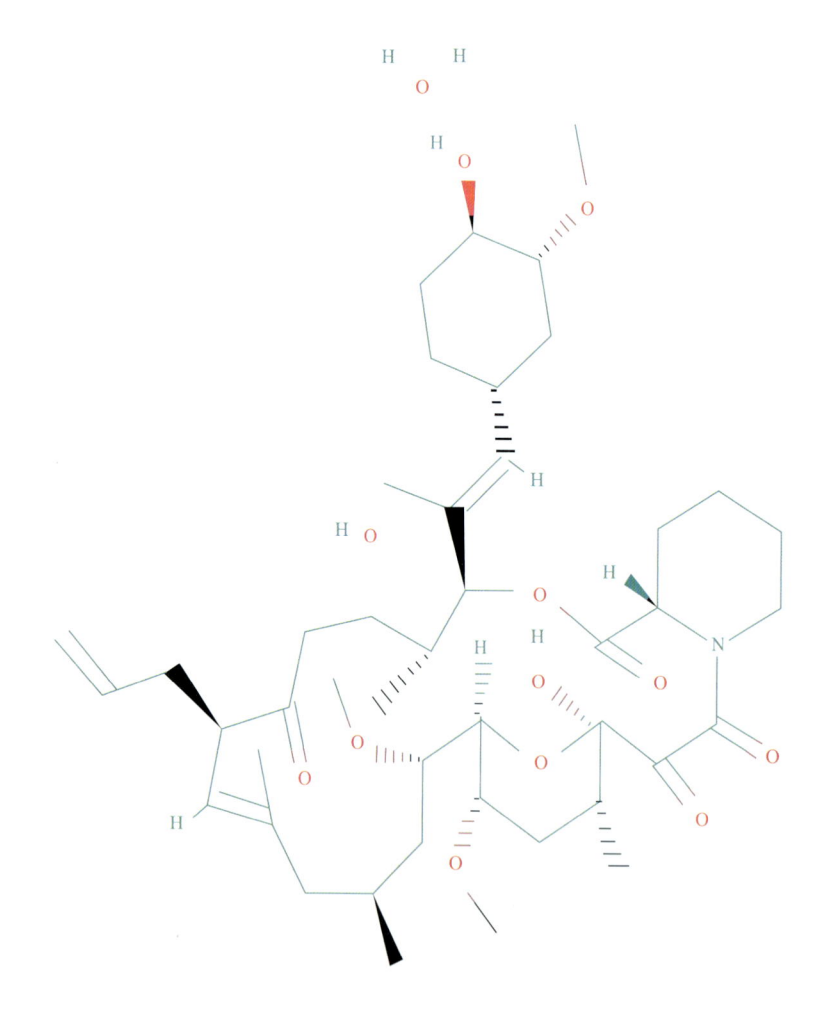

◀ 图6-2 他克莫司（USAN/INN），也被称为TACROLIMUS MONOHYDRATE, Protopic（TN），109581-93-3, FK-506一水合物，他克莫司水合物（JP16），F4679_SIGMA

分子式为$C_{44}H_{71}NO_{13}$；分子量为822.03344

他克莫司单药治疗[75]，另一项研究同时使用6%的水杨酸凝胶[76]），但是在另一项研究中，无论是封包涂抹他克莫司[75,78]，还是吡美莫司均没有效果[79]。表6-2总结了银屑病中的相关研究。一项样本量为57例的研究显示，使用1%的吡美莫司2周后，实验组约71.4%的皮损达到了清除或近乎清除的水平，而对照组的比例仅为20.7%（$P<0.0001$）[80]。只有1例接受了吡美莫司治疗的患者报告了治疗相关的不良反应（感觉异常）。然而另外一项为期4周的研究显示，吡美莫司疗效并未优于对照组[81]。在一项小型研究中（$n=15$），使用0.1%他克莫司软膏60天后，面部、生殖器和间擦部位的红斑、鳞屑和斑块厚度的平均总分从基线6.88下降到了0.37。2例患者是使用他克

表6-2 钙调磷酸酶抑制药在间擦部位银屑病中的研究

研 究	#样本量	治疗方式	有效性	安全性
Gribetz等（2004）[80]	57	1%吡美莫司（P）乳膏或对照载体（V）每日2次（BID）治疗8周	完全清除/近乎完全清除：第3天时，P组14.3%，V组0%（$P=0.0477$）。第8周时，P组71.4%，V组20.7%（$P<0.0001$）	P组1例应用部位轻度感觉异常；V组1例中度压痛。无患者因AE中途退组
Kreuter等（2006）[81]	80	1%P乳膏或0.005%卡泊三醇（C）或0.1%戊酸倍他米松（B）或对照载体（V）治疗4周	M-PASI评分平均减少：B组：86.4%；C组：62.4%；P组：39.7%；V组：21.1%。BC组间无显著差异，PC组间无显著差异，PV组间无显著差异。B组效果较P组（$P<0.05$）及V组（$P<0.01$）好。C组比V组效果好（$P<0.01$）	P组：5/20轻度瘙痒和烧灼感，C组：2/20红斑、发热及刺激性增加；B组：没有不良反应（AE）；V组：1/20生殖器疱疹
Matyin Rzquerra等（2006）[75]	15	0.1%他克莫司（Tac）软膏治疗60天（开放非双盲研究）	红斑评分从基线2.9减少至0.19，浸润评分从基线2.1减少至0.11，脱屑从1.8下降至0.07（每项评分$P<0.001$）（包括面部及生殖器银屑病在内）	2例患者有短暂的发热
Freeman等（2003）[82]	21例间擦部位银屑病患者和（或）面部银屑病（2/21仅有面部皮损）	0.1% Tac治疗8周（开放非双盲研究）	81%的完全清除，19%的75%99%清除（包括2例仅面部病变的银屑病患者）	2例报告了瘙痒和发热
Lebwohl等（2004，2005）[83,84]	104例间擦部位银屑病患者，167例间擦部位和（或）面部银屑病患者	0.1% Tac软膏或V BID治疗8周	Tac组81%皮损清除；V组仅14%（$P<0.001$）	Tac组烧灼感比例为8%，V组比例为7.3%；Tac组感觉过敏率为4.5%，V组为0%；Tac瘙痒率7.1%，V组为1.8%
Steele等（2005）[86]	13例儿童患者	12例使用0.1%Tac，1例使用0.03%Tac（回顾性研究）	0.1%Tac组12/12例患者在2周内皮损完全清楚，0.03%组的1例患者无明显改善，但该患者依从性差	0.03%组的1例患者报告了烧灼感和刺激感
Brune等（2007）[87]	8例间擦部位儿童银屑病患者/11例面部和（或）间擦部位银屑病患者	0.1%Tac BID治疗180天（开放非双盲研究）	8例完成了实验的患者整体严重程度（包括面部）评分从1.63降低至0.71（$P<0.0001$）	1例患者报告了瘙痒

莫司后，出现了面部皮损的潮热感。一项为期 8 周的开放性研究纳入了 21 例接受 0.1% 他克莫司治疗间擦部位和（或）面部银屑病患者，所有的患者改善率至少达到 75%，约 81% 皮损完全清除[82]。在一项针对 167 例间擦部位和（或）面部银屑病患者的研究中，使用 0.1% 他克莫司治疗第 8 天后，实验组约 24.8% 的患者好转程度高达 90%，而对照组比例仅为 6%（$P=0.004$）；到第 8 周时，实验组好转程度达 90% 的患者比例上升至 66.7%，对照组患者比例为 36.8%（$P<0.0001$）[83]。面部及间擦部位的皮损也出现了相似的改善（42% 的面部皮损还有 48% 的间擦部位的皮损达到了完全清除）[84]。另一项开放性的面部研究（$n=21$）中也可见相似的疗效（47.6% 皮损完全清除），但是 5/10 皮损完全清除的患者在随访 1 个月期间复发[85]。他克莫司的不良反应与对照组相比无显著差异[83]。在儿童中的相关研究也显示他克莫司对面部及间擦部位的银屑病皮损有疗效[86, 87]。一项开放性研究显示，10 例慢性生殖器和面部银屑病的患者在使用了 0.1% 他克莫司软膏 1 周后，皮损均有了明显改善[88]，在另一项研究中（$n=12$），每日 2 次使用 0.1% 他克莫司软膏连续使用 8 周后，男性生殖器皮损 PASI 评分从 15.8 降低至 1.2（$P<0.001$）[89]。吡美莫司也被报道可以成功治疗男性生殖器银屑病皮损[90]。

三、2% 克立硼罗软膏

2% 克立硼罗软膏是一种被批准用于治疗轻中度特应性皮炎的磷酸二酯酶 4 抑制药。但是并未批准用于治疗银屑病。在一项包含 21 例间擦部位、肛门生殖器或面部银屑病患者的双盲对照研究中，经过 4 周克立硼罗的治疗，实验组目标皮损严重程度量表（TLSS）改善了 66%，而对照组仅改善了 9%[91]。未报道使用部位出现如萎缩或毛细血管扩张等不良反应[91]。

四、焦油

尽管德国指南[7]不推荐使用焦油治疗银屑病，并将其描述为"过时的治疗"，但在世界许多地区焦油仍被广泛用于治疗银屑病[92]。焦油已被使用了 2000 年，并在 1925 年被 Goeckerman 报道成为与 UVB 光疗一同为银屑病的标准治疗手段[92]。焦油有 3 种，即煤焦油和木焦油（包括松树、山毛榉、桦木、杜松）和页岩（鱼麻和沥青焦油）[93]。煤焦油产生于焦炭制造过程中的煤蒸馏，含有包括多环芳烃，如苯、萘、苯酚类在内的 10 000 种化合物[94]。蒸馏的温度和所用煤的类型会影响最终焦油的成分[96]。Liquor Carbonis Detergens（LCD）是一种煤焦油的酒精提取物，可以混合进乳膏、软膏或者乳液中，浓度通常为 5%~15%[94]。

（一）焦油作用机制

焦油抑制 DNA 的合成，进而减少表皮的增殖[92]。除此之外，其还具有促进血管收缩、抗真菌、抗寄生虫和止痒的作用[92]。

（二）焦油毒理学

与木焦油和页岩不同，煤焦油气味恶臭，会弄脏头发和衣物，并且在 330~550nm 波长的光下有光敏性[92]。它还会导致烧灼感、刺激感、毛囊炎、痤疮样皮疹、刺激反应、接触性皮炎、红皮病、焦油样角化症和棘皮角化病[92]。如果口服焦油或局部外用大量焦油后，可能发生急性焦油中毒；红皮病性银屑病和儿童发生此副作用的风险更大[92]。伦敦外科医生 Percival Pott 将清扫烟囱的煤烟可能与发生阴囊癌的高风险联系起来时[96]，提出了煤焦油致癌的可能。然而一项纳入了 719 例银屑病患者研究[97]，与另一项为期 25 年随访了 280 例接受过煤焦油和 UVB 治疗的银屑病患者的研究显示[98]，煤焦油与癌症发生之间没有相关性。

（三）焦油在银屑病中的临床研究

5 名受试者研究显示，从油中提取出来的焦油提取物疗效优于油基（oil base）[99]，但在另一项研究中，煤焦油的效果明显低于戊酸倍他米松（两项研究 PASI 的平均降低比例为 38% vs. 69%)[100]。浓度为 1% 和 6% 的粗煤焦油与 UVB 一同使用时，疗效相似[101]。一项纳入 123 例患者的研究显示，每日照射 UVB 1 次，联合外用煤焦油软膏 3 次，平均使用至 20 天时，95% 的患者出现了良好甚至极佳程度的皮损改善，缓解率为 2 个月至 8 年（平均为 1.7 年）[102]。另一项类似的研究显示，60% 的患者在治疗 2 年后仍处于缓解期[103]。然而，许多研究未能成功证明，在联合致红斑剂量的 UVB 照射情况下，煤焦油的疗效比凡士林更有效[104-108]。但是在另一项研究中，研究者发现，联合亚致红斑剂量的 UVB 照射，与润肤剂对照组相比，若使用煤焦油联合治疗，该组紫外线使用的能量更低，副作用更少[109]。在凡士林中添加 1% 的粗煤焦油使患者皮损相比单纯添加凡士林组，改善更快（每周改善 22% vs. 每周改善 14.7%，$P<0.0005$）。一项研究示 5% 的焦油提取物组皮损较单纯油基组改善更快（每周 19.6% vs. 每周 11.4%，$P<0.0005$）[107]。但在另一项研究中[110]则显示没有区别。Menkes 等在一项纳入 49 例银屑病患者的研究中发现，亚致红斑 UVB 添加煤焦油的疗效与最大致红斑 UVB 联合润肤剂相似，但是在亚致红斑 UVB 联合煤焦油组达到皮损清除的最大 UVB 剂量比对照组要少 44%[111]。

五、蒽林

蒽林（1,8-二羟基蒽酮）于 1916 年由德国 Galewsky 首次合成，是继 Chysarobine（一种来源于巴西柯桠粉树所产的 GOA 粉的相关化合物）之后，被认为可以有效治疗银屑病的药物[112]。20 世纪 30 年代，Ingram 在 Lassar 膏中（包含凡士林、水杨酸、氧化锌、淀粉）添加蒽林，并配合焦油浴和 UVB 光疗治疗银屑病[112]。Ingram 的方案在临床上使用了几十年，但现在已很少使用。蒽林也被配制成软膏[112]、凝胶[113]及易清洁且不易染色的乳膏基质[114]。由于更为有效、方便且更符合美容要求的替代品逐渐被开发出来，加拿大已不再批准使用包含蒽林的商业配方。

（一）蒽林作用机制

在体外，蒽林被报道可以抑制 DNA 的复制和 DNA 的修复合成[115]、干扰线粒体功能[116]、降低角质形成细胞 TGF-α 的表达和表皮生长因子（EGF）受体的结合[117]、抑制中性粒细胞产生白三烯[118]，并抑制单核细胞分泌 IL-6、IL-8 和 TNF-α[119]。

（二）蒽林毒理学

蒽林的药物不良反应包括蒽林氧化导致的皮肤、指甲和衣物的染色，皮肤的烧灼感、刺激感还有变应性接触性皮炎[112]。为了尽量减少刺激反应，给药时应尽量避免涂至未受损皮肤，且同时需避免应用到间擦部位。

（三）蒽林的临床研究

1961 年 Maclennan 和 Hellier 报道了 Ingram 治疗方案对 2120 例患者的益处；住院患者在平均第 15.2 天时皮损达到了 95% 的清除，门诊患者在平均第 19.5 天时皮损达到了 95% 的清除[120]。在其他研究中，住院患者的皮损平均清除时间波动在 11～20 天[112]。短期（10min 至 1h）涂抹蒽林软膏可以尽量减少蒽林的染色及刺激性的不良反应[121]。其与传统使用蒽林软膏[122]、醋酸二氟烷[122]、每日 2 次涂抹卡泊三醇[123]的疗效一样。如果在门诊考虑需行蒽林治疗，推荐短时接触初始浓度为 1% 的蒽林，并在耐受的情况下逐渐增加浓度[69]。

六、保湿剂和角质剥脱剂

保湿剂和角质剥脱剂（如水杨酸和尿素）被认为是银屑病的"基本治疗"[7]，虽然目前并没有安慰剂对照研究支持他们在银屑病中的使用。保湿剂可以减少鳞屑，缓解皮肤皲裂的疼痛，并具有止痒的作用。水杨酸不应大面积的使用，因为其可发生全身系统的毒性反应，特别是涂抹面积超过体表面积的 20% 或应用于肾功能不全的患者[69]。

结论

虽然他扎罗汀被报道单药治疗银屑病有效，但是在局部外用时，其经常与类固醇激素联合应用以增强疗效，并减少类固醇激素致皮肤萎缩的副作用[50, 124]。含有 0.01% 超强效类固醇激素丙酸氯倍他索乳液和 0.045% 他扎罗汀乳液 Duobrii™ 每天使用 1 次的疗效比他扎罗汀单药效果好，且治疗相关不良反应更少。在美国处方中，此乳液没有持续使用的时间限制，但是在皮损清除后，还是应停止使用。他扎罗汀联合宽谱和窄谱 UVB 光照治疗可以增强疗效，并减少 UVB 照射的累积剂量。虽然在临床研究中并未发现他扎罗汀有光毒性，但是若要在正在进行的光疗中加入他扎罗汀，紫外线剂量需谨慎考虑，一旦鳞屑斑块减少，UVB 剂量可减少 30%~50%，UVA 的剂量可减少至 $2J/cm^2$。因为一项研究表明，在光照前外用他扎罗汀 2 周，可使平均 UVB MED 从 56.25 下降至 $42.5mJ/cm^2$（$P<0.01$）[125]。掌跖和指甲银屑病，尤其是累及甲床的皮损，也被报道使用他扎罗汀治疗有效。

局部外用钙调磷酸酶抑制药他克莫司和磷酸二酯酶 -4 抑制药克立硼罗不会导致皮肤的萎缩，且其在治疗间擦部位、面部及生殖器部位的银屑病上均表现出了良好的疗效及患者的可耐受性。

近年来，随着更美观有效的治疗产品的推出，焦油和蒽林已较少被用于治疗银屑病。一些研究对焦油治疗银屑病的功效提出了质疑；同时在致红斑 UVB 中添加焦油对银屑病的治疗似乎也并没有任何益处。

第 7 章 外用治疗 Ⅱ：光疗及联合维 A 酸类药物、免疫调节药等疗法

Topical Therapy II: Retinoids, Immunomuodulators, and Others/Ultraviolet Therapy for Psoriasis

Kristen M. Beck　John Koo　著

刘广仁　译　　樊建勇　校

学习目标

1. 了解银屑病光疗的作用机制和类型。
2. 了解银屑病光疗的适应证和疗效。
3. 了解使用光疗治疗银屑病的安全问题。

摘要

中至重度银屑病的全身紫外线疗法（UV）包括窄谱中波紫外线（波长 311~313nm）和宽谱中波紫外线（波长 290~313nm）、补骨脂素光化学疗法（PUVA——其中补骨脂素可口服或局部外用）、住院光疗（如 Goeckerman 疗法、Ingram 疗法）、非医院光疗（如使用商业日光灯、日光浴、气候疗法或家用紫外线治疗银屑病），以及 UVB/PUVA 与维 A 酸或生物制剂的联合应用。本章讨论的每种类型的紫外线疗法，都讨论了有关剂量和管理、疗效（包括可用的比较数据）、短期副作用和长期光疗致癌风险的基本信息。全面了解每种光疗方案的优点和缺点，可以帮助医生优化临床效果，并提高这种慢性皮肤患者的生活质量。

一、UVB 光疗

自 20 世纪初以来，UVB 光疗已在全球范围内使用。它包括窄谱中波紫外线（NB-UVB）和宽谱中波紫外线（BB-UVB），目前仍是银屑病患者最常选择的光疗方法。

（一）剂量和管理

初始 UVB 剂量的计算可在评估 MED（在非受累皮肤上引起几乎感觉不到的红斑的最小红斑剂量）或评估每个患者的 Fitzpatrick 皮肤类型后进行[1]。为确定 MED 而进行的皮肤测试会使第一次光疗的时间明显延长。因此，剂量测定通常是基于对 Fitzpatrick 皮肤类型的估计。随后的剂量取决于银屑病的反应和此前剂量的光毒反应。如果患者出现轻度或中度瘙痒或不适（但没有皮肤灼伤），应使用相同的光照剂量，直到这些反应消失[1]。如果出现皮肤烧伤或强烈的皮肤炎症（即"牛肉红"红斑、严重的瘙痒等），应暂停对患者的光照治疗，直到红斑完全消退。在后一种情况下，医生可以考虑使用"冷却程序"来减缓强烈的皮肤炎症，如局部使用非常有效的类固醇激素，

然后再谨慎地恢复光疗。最近经历过光毒性反应的皮肤往往对重新暴露在紫外线下格外敏感。请参见表 7-1 和表 7-2[2]。

每周最佳的 UVB 照射次数是 3 次，因为每周少于 3 次的治疗可能会导致疗效降低，而每周超过 3 次的治疗也没有一致的证据表明会更有效[3]。如果患者的银屑病得到明显改善，那么治疗方案就可以慢慢减至每周 1 次。由于这种维持治疗的强度较低，且耐受性良好，因此便于长期坚持，以防止银屑病复发[1, 3]。

表 7-1　宽谱 UVB 的剂量指南

根据皮肤类型		
皮肤类型	初始 UVB 剂量（mJ/cm²）	每次治疗后的 UVB 增加量（mJ/cm²）
I	20	5
II	25	10
III	30	15
IV	40	20
V	50	25
VI	60	30

根据 MED	
初始 UVB	50% 的 MED
第 1 至第 10 次	增加 25% 的初始 MED
第 11 至第 20 次	增加 10% 的初始 MED
≥21 次	按照医生的要求

如错过了随后的治疗	
4～7 天	保持剂量不变
1～2 周	剂量减少 50%
2～3 周	剂量减少 75%
3～4 周	重新开始

MED. 最小红斑量；UVB. 紫外线，治疗 3～5 次 / 周
经许可转载自 Menter et al[2]

表 7-2　窄谱 UVB 的剂量指南

根据皮肤类型			
皮肤类型	初始 UVB 剂量，mJ/cm²	UVB 每次治疗后增加量，mJ/cm²	最大剂量，mJ/cm²
I	130	15	2000
II	220	25	2000
III	260	40	3000
IV	330	45	3000
V	350	60	5000
VI	400	65	5000

根据 MED	
初始 UVB	50% 的 MED
第 1 至第 20 次	增加 10% 的初始 MED
≥21 次	按医生要求增加

如错过了随后的治疗	
4～7 天	保持剂量相同
1～2 周	剂量减少 25%
2～3 周	减少 50% 的剂量或重新开始
3～4 周	重新开始

NB-UVB 清除率 > 95% 后的维持治疗		
1 次 / 周	NB-UVB 持续 4 周	保持剂量相同
1 次 /2 周	NB-UVB 持续 4 周	减少剂量 25%
1 次 /4 周	NB-UVB	50% 的最高剂量

MED. 最小红斑量；NB. 窄谱；UVB. 紫外线，治疗 3～5 次 / 周
因为不同皮肤类型的 NB-UVB 的 MED 范围很广，一般建议进行 MED 测试。每周对 UVB 机进行一次测量是非常重要的。紫外线灯会稳定地失去能量。如果不定期测量紫外线输出并将实际输出校准到机器上，临床医生可能会错误地以为患者可以用更高的剂量进行治疗，而实际上机器提供的剂量比输入的剂量低很多。为成功维持治疗，每周所需的最低光疗频率以及维持治疗的时间因人而异。上表是最理想的情况，患者可以逐渐减少光疗。在现实中，许多患者需要每周 1 次。NB-UVB 光疗是成功的长期维持疗法。上表经许可转载自 Menter et al[2]

（二）疗效

在 Green 等的一项研究中，难得比较研究记录了宽谱和窄谱 UVB 之间的疗效差异，比实践中通常观察到的差异要大得多。52 例斑块状银屑病患者接受 NB-UVB 治疗，6.6 周完全清除皮损，而 25 例患者接受 BB-UVB 治疗，需 22 周才能完全清除皮损[4]。在 1 年的随访中，38% 的 NB-UVB 队列保持了清除，而 BB-UVB 队列中只有 5%。如此大的疗效差异还没有被其他研究者或惯例环境下所重复。

另一项涉及 22 例银屑病患者的研究结果较为接近，这些患者半身接受 BB-UVB，另半身接受 NB-UVB 治疗。治疗 3 周后，86% 接受 NB-UVB 治疗斑块和 73% 接受 BB-UVB 治疗斑块出现临床清除[5]。Karawaka 等报道了 NB-UVB 的长期疗效，他们研究的 52 例银屑病队列，有 56% 患者在每 4 周 1 次 NB-UVB 光疗后，仍保持 PASI 50 应答至少 1 年[6]。

BB-UVB 和 NB-UVB 之间存在疗效差异，后者在某种程度上是治疗银屑病的最佳选择，值得解释的是 BB-UVB 灯发出的一些紫外线（如 254nm、280nm 或 294nm）在清除银屑病方面的效果不如长波段的紫外线（如 311nm 或 312nm）[7]。NB-UVB 灯发出的 311nm 紫外线，只需 0.4 倍的 MED 剂量就能够清除银屑病斑块。此外，与相同剂量的 BB-UVB 疗法相比，NB-UVB 疗法给患者带来的光毒性反应更少。

图 7-1、图 7-2 和图 7-3 旨在说明 UVB 光疗在医院的应用。

（三）副作用和安全性

UVB 光疗的副作用包括可见的红斑、烧灼感、水疱、不适感和炎症后色素沉着[1, 5, 8]。此外在 2 例报道中，过度暴露于 UVB 与进展为红皮病性银屑病有关[9]。如果患者是红皮病或接近红皮病，建议不要照射紫外线。

（四）UVB 光疗的致癌性

对小鼠的研究并不能反映人类暴露于 UVB 情况。不应从表面上这些研究结果，推断出 UVB 光疗对人类有致癌风险。例如，对 30 只轻度色素沉着的、非癌症易感、无毛小鼠进行 30 周的 UVB 照射，有 83% 的小鼠发展为皮肤鳞癌[10]，这项研究缺乏一个对照小鼠组。此外，小鼠每周接受 5 天的 UVB 照射，而银屑病患者通常每周接受 3 次治疗。

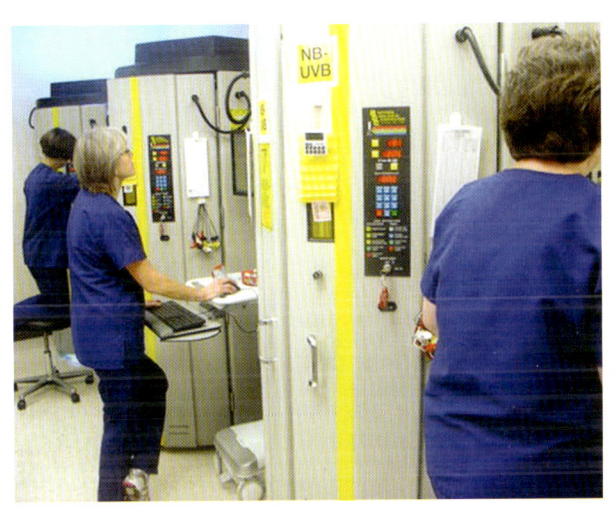

▲ 图 7-1　用于医院 UVB 光疗的护士站和灯箱

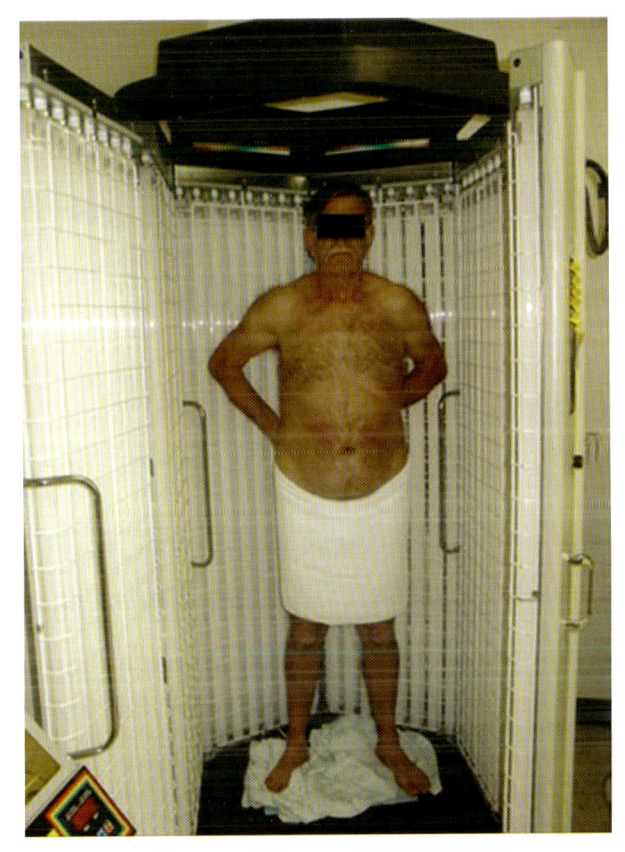

▲ 图 7-2　全身 UVB 照射的护眼装置

在另一项研究中，使用轻度色素沉着无毛小鼠，所有小鼠都发生了皮肤肿瘤，而接受311nm UVB的小鼠比接受BB-UVB的小鼠更早发生皮肤肿瘤[11]。值得注意的是，一些小鼠全身暴露在UVB中的剂量是MED的数倍（也被称为"超致红斑"的剂量）。对人类患者来说，做全身超致红斑的剂量是不可行的，因为非病变的皮肤受到强烈的UVB照射可能会导致频繁、严重的灼伤，这可能会增加皮肤癌的风险。

同时，对世界范围内的人类经验文献的复习显示，没有令人信服的数据表明长期UVB光疗治疗银屑病会增加致癌风险。在Lee等发表的一篇文章中，回顾的11项医学文献研究中，有10项研究没有发现与UVB光疗有关的致癌风险增加[12]。一个例外是来自芬兰一项大规模的银屑病患者研究的30例/137例对照亚群的报道，其中有UVB治疗史的患者发生皮肤鳞癌的相对风险比为1.6。这一风险略有升高，但结果没有统计学意义。

此外，在484例北爱尔兰患者中，分别接受过至少18次NB-UVB照射的患者患皮肤癌的风险没有增加[13]。一项更大的回顾性研究涉及3886名在苏格兰医院接受UVB治疗的患者，发现27例基底细胞癌、7例皮肤鳞癌和6例黑色素瘤，分别与匹配人群中这3种皮肤癌的预期发病率相当[14]。在这项研究中，只有同时接受NB-UVB和PUVA的患者的基底细胞癌发病率[15]高于苏格兰普通人群的预期发病率[14]，但在那些单独接受UVB的患者中却没有[14]。

在对195例接受BB-UVB或NB-UVB治疗的银屑病患者进行的随访研究中，只有1例患者出现原位黑色素瘤。该患者的肿瘤是在接受光疗的同一年被诊断出来的。因此，其发展可能与有限的UVB照射无关[16]。另一项研究对1908例长期接受UVB治疗的苏格兰患者进行了平均4年的跟踪。值得注意的是，没有出现黑色素瘤或鳞状细胞癌（squamous cell carcinoma，SCC）[17]。10例患者发生了基底细胞癌（basal cell carcinoma，BCC），主要是在面部，而在匹配的人群中，预期的发病率为4.7[17]。BCC对面部的偏爱证明了太阳照射作为一个不受控制的变量可能会增加这个风险，因为银屑病患者经常采取这种做法以增强光疗。相比之下，有面部皮损的银屑病患者在全身紫外线照射时通常会被遮盖。

二、补骨脂素光化学疗法（PUVA）

（一）剂量和管理

PUVA是植物来源的化合物补骨脂素和UVA（320～400nm）照射的组合，用于治疗银屑病。在美国有过甲氧沙林10mg胶囊（Oxsoralen Ultra®），补骨脂素可在UVA照射前1h内口服或稀释在浴液中进行局部治疗。在治疗的开始阶段，鼓励患者每周接受3次PUVA治疗。在银屑病的维持改善或清除阶段，每周接受PUVA治疗的次数可以逐渐减少到每周1次、每隔1周1次，甚至更少的频次。表7-3和表7-4描述了PUVA的照射剂量[2]。有关错过PUVA照射后的剂量信息可在表7-5中找到。

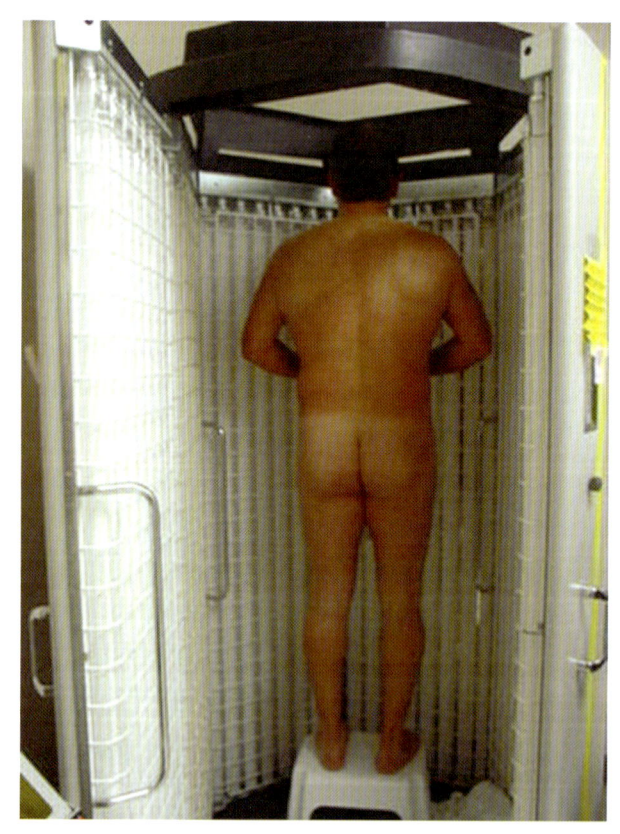

▲ 图7-3 站在凳子上进行全身UVB照射以增加下半身的照射量

请参阅图 7-4，了解"手部"PUVA（仅用于手部的 PUVA）的图示。图 7-5、图 7-6、图 7-7 和图 7-8 为浴用 PUVA 图示。

（二）疗效

经 UVA 照射激活后，银屑病皮肤的各种类型细胞（如角质形成细胞、T 细胞等）发生 DNA 交联，可抑制炎症和细胞增殖。一项涉及 40 例银屑病患者的随机、双盲、安慰剂对照试验显示，在 12 周的治疗后，PUVA 照射手臂组的 PASI 75 应答率为 86%，UVA 照射手臂组的 PASI 75 应答率为 0%[18]。在另一项 3175 例银屑病患者研究中，88.8% 的患者在平均 20 次 PUVA 照射后达到 95%～100% 的清除率[19]。

与 NB-UVB 光疗相比，PUVA 在小样本研究中的疗效较差，但在大样本研究中疗效较好。一项涉及仅 17 例患者的比较试验报告显示，PUVA 治疗组的 PASI 评分下降 45%，而 NB-UVB 治疗组为 77%[20]。在这个研究中，每周进行 3 次

表 7-3 PUVA 中口服 8- 甲氧补骨脂素的剂量

患者体重		药物剂量（mg）
磅	千克	
<66	<30	10
66~143	30~65	20
144~200	66~91	30
>200	>91	40

经许可转载自 Menter et al.[2]

表 7-4 PUVA 中 UVA 辐射的剂量

皮肤类型	初始剂量（J/cm²）	递增量（J/cm²）	最大剂量（J/cm²）
Ⅰ	0.5	0.5	8
Ⅱ	1.0	0.5	8
Ⅲ	1.5	1.0	12
Ⅳ	2.0	1.0	12
Ⅴ	2.5	1.5	20
Ⅵ	3.0	1.5	20

经许可转载自 Menter et al.[2]

表 7-5 PUVA 的后续用药方案

错过的天数	后续剂量
3~5	继续常规增加剂量
6~14	保持剂量
15~21	减少 25% 的剂量
22~28	减少 50% 的剂量
>28	重新进行光疗和剂量测定

经作者（JK）许可，改编自 UCSF Psoriasis Center

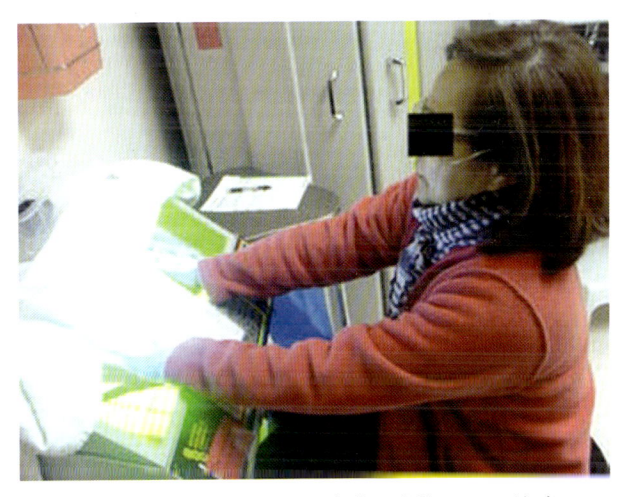

▲ 图 7-4 手 / 足部银屑病或湿疹的 PUVA 治疗

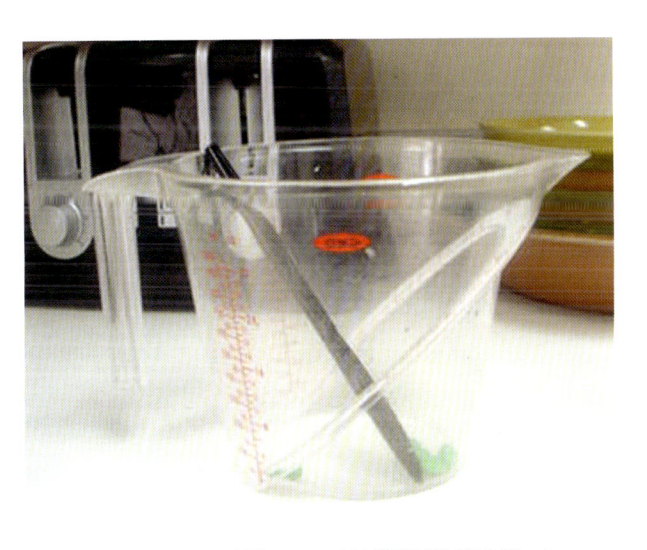

▲ 图 7-5 用于沐浴 PUVA 的过甲氧沙林胶囊 10mg

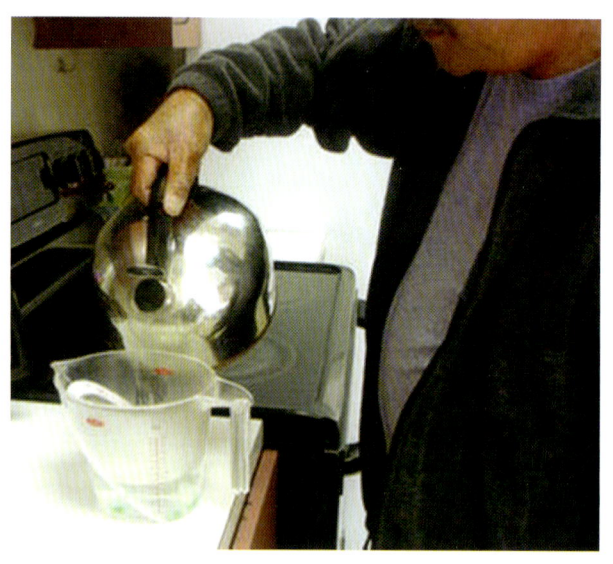

▲ 图 7-6 用沸水溶解过甲氧沙林胶囊 10mg

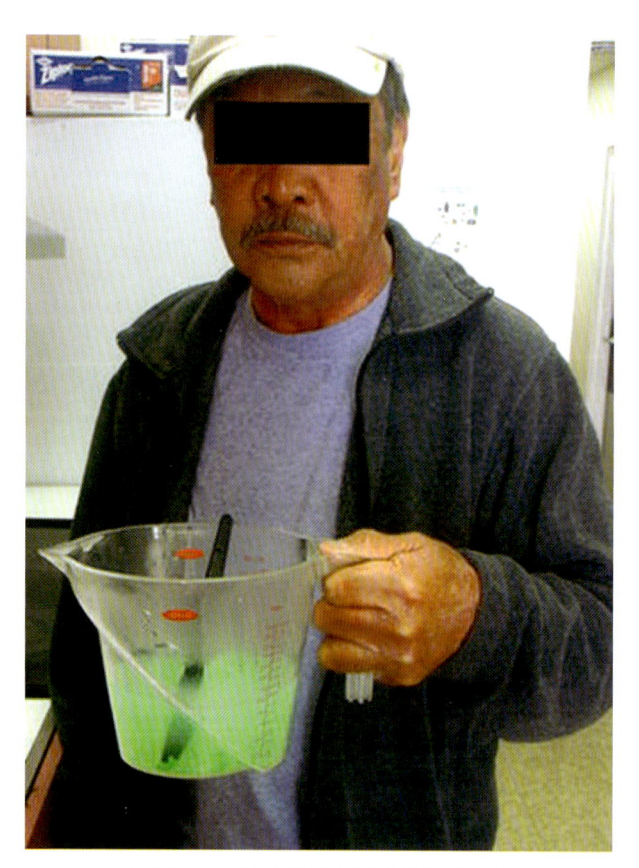

▲ 图 7-7 制成的过甲氧沙林浓缩溶液

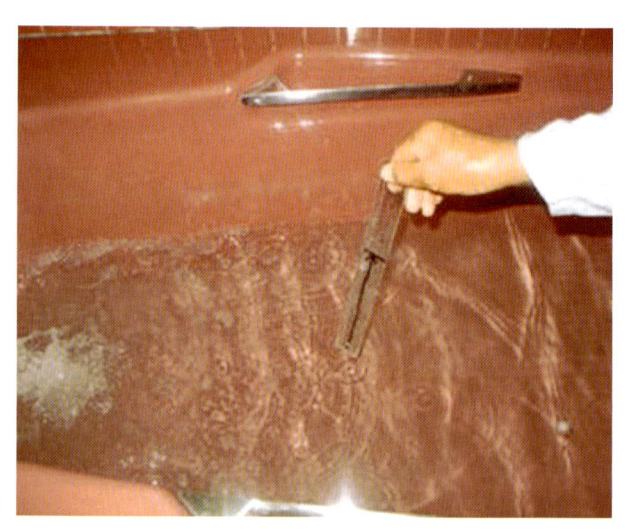

▲ 图 7-8 测量 PUVA 浴的水位。标尺上显示的是 100L

PUVA 和 NB-UVB 照射，无论哪个先照，最多 30 次照射可清除。在另一项针对 28 例银屑病患者的研究中，54% 的 PUVA 治疗组与 78% 的 NB-UVB 治疗组在最多 30 次照射后获得清除[21]。有趣的是，在这项研究中，PUVA 每周照射 2 次，这并不是实现快速清除银屑病的最佳方案。

在一项更大样本"头对头"的比较研究中，Gordon 等对 100 例患者每周进行 3 次 PUVA 或 NB-UVB 光疗。84% 的 PUVA 治疗者在 16.7 次照射后银屑病皮损被清除，而 NB-UVB 治疗组在 25.3 次照射后，有 63% 的皮损被清除[22]。此外，PUVA 治疗的患者在治疗后仍保持 6 个月清除的人数几乎是 NB-UVB 治疗患者的 2 倍[22]。Yones 等的一项类似研究，涉及 93 例患者，结果显示，PUVA 治疗组在 17.0 次照射后有 84% 的清除率，而 NB-UVB 治疗组在 28.5 次照射后有 65% 的清除率[23]。68% 的 PUVA 治疗受试者与 35% 的 NB-UVB 治疗受试者在治疗结束后 6 个月内仍处于缓解状态。这些大样本随机试验的证据似乎支持 PUVA 的疗效优于 NB-UVB，特别是在治疗效果的持续时间方面。

（三）副作用

PUVA 的剂量依赖效应包括皮肤刺激、皮肤烧伤和晒黑。此外，摄入补骨脂素与恶心、头痛、头晕和极其罕见的精神障碍（即失眠症、抑郁症）有关[8]。为了减少恶心，患者可以尝试减少补骨脂素的剂量和（或）在一天中晚些时候与食物一起摄入补骨脂素[8]。经过几十年的使用，PUVA 与白内障风险增加的关系还没有以证据的方式得到证实[24]。作者（JK）认为，眼科检查主要用于记录是否存在原有的白内障。因此，对作者（JK）来说，即使存在 PUVA 前的白内障，也不一定构成启动 PUVA 治疗的绝对禁忌证。经过几十年的全球使用，没有令人信服的数据证明 PUVA 会增加白内障的风险，只要患者在摄入补骨脂素后 24h 内遵守 UVA 眼睛保护措施。长期暴露于 PUVA 与光老化有关，表现为皮肤过早衰老和色素沉着[25]。

（四）PUVA 的光致癌性

长期的 UVA 照射与黑色素细胞非典型性（即大的、有异型性细胞核和双核）有关，称为"PUVA 黑子"，提示细胞动力学异常[26]。表 7-6 列出了在全世界进行的 25 项 PUVA 随访研究。在已发表的 25 项研究中，有 24 项没有显示出与长期 PUVA 暴露有关的黑色素瘤风险升高。然而，Stern 等发表的一项研究记录了与 PUVA 相关的皮肤黑素瘤的风险增加。在这项研究中，有 1380 例美国患者在光化学疗法期间和之后接受了长达 21 年的监测。在最初的 15 年随访中，根据 SEER（surveillance, epidemiology and end results）程序的癌症统计数据，相对的黑色素瘤的发病率与美国普通人群的预期没有差别[49]。在接下来的 5 年随访中，有 7 个新的黑色素瘤病例被诊断出来，相对危险度为 5.4[49]。作者因此假设，在与长期 PUVA 治疗有关的黑色素瘤风险变得可识别之前，存在一段潜伏期。

全面了解 SEER 如何得出其癌症统计数据可以影响人们如何解释 Stern 等的结果和他们研究的意义。SEER 根据医院的病历审阅和指定地区的"私人实验记录搜索"来估算美国普通人群中黑色素瘤的发病率，截至 1990 年，这些人群占美国总人口的 9.6%。与 SEER 数据库主要针对的系统性癌症不同，许多原位黑色素瘤和早期浸润性黑色素瘤的病例是由执业皮肤科医生在门诊时切除的，没有在上述任何数据库中登记[15,53]。因此，SEER 产生的数据可能低估了美国普通人群中黑色素瘤的实际发病率。这可能会夸大 Stern 等的研究中计算的 PUVA 的黑色素瘤风险。此外，该研究缺乏一个匹配的对照组来说明混杂的变量，如晒伤史、皮肤肿瘤家族史、其他紫外线治疗或有癌基因风险药物等。

研究在原基础上又延长了 5 年，对同一队列的 1380 例 PUVA 治疗的患者进行了跟踪。在这个最新的 5 年期内，再次基于 SEER 的癌症统计数据，相对风险比是 7.4[50]。相比之下，Lindelof 等在瑞典进行了迄今发表的大样本的 PUVA 研究，他们研究了 4799 例 PUVA 治疗的银屑病患者队列。Lindelof 等公布的数据显示，在平均 15~16 年的随访期间，与瑞典普通人群相比，黑色素瘤的风险没有增加[51]。在随访时间超过 15 年的 1867 例患者的子队列中，也没有增加黑色素瘤的风险[51]——这就是 Stern 等声称观察到 PUVA 增加致癌风险的时间点。在 Lindelof 等的研究中，用于计算黑色素瘤相对风险比的黑色素瘤患病率来自瑞典癌症登记处。它可能反映了瑞典人口的实际患病率，因为在瑞典黑色素瘤诊断的报告是强制的，不像美国那样没有黑色素瘤报告的要求。

关于非黑色素瘤性皮肤癌的风险，Lindelof 等的研究结果支持长期使用 PUVA 有关的皮肤鳞癌风险增加，女性的相对风险比为 3.6，男性为 5.6[51]。此外，Nijsten 和 Stern 对 1380 例美国 PUVA 患者队列的分析显示，与美国一般人群相比，皮肤鳞癌和基底细胞癌的发病率高于预期（基于 SEER 的统计）。这种非黑色素瘤性皮肤癌风险在终生接受过 200 次以上 PUVA 治疗的患者中尤为明显[54]。相反，一项对 944 例瑞典和芬兰银屑病患者的随访研究显示，在平均 14.7 年的随访期后，仅接受浴式 PUVA 治疗，而非系统性 PUVA 治疗，没有显示任何皮肤鳞癌或恶性黑素瘤风险的增加[52]。不管是涉及不同的细胞机制还是较低的总 UVA 剂量，浴式 PUVA 似乎比口服 PUVA 的光致癌风险要小。

要充分地认识到，关于 PUVA 治疗的长期安全性的现有数据的研究大多来自于白种人。Murase 等对非白种人的各种光敏性皮肤病患者的 PUVA 相关皮肤癌发病率进行了唯一的回顾。他们的分

表 7-6 与 PUVA 治疗有关的黑色素瘤风险

作者（年份）	国　家	受试者人数	黑色素瘤病例数	随访期（年）	随访平均或中位数	侵入性黑色素瘤的相对风险
Honigsmann 等（1980）[27]	奥地利	418	0	1～5	a	a
Lobel 等（1981）[28]	澳大利亚	489	0	a	a	a
Lassus 等（1981）[29]	芬兰	525	0	1～3.6	2.2	a
Lindskov（1983）[30]	丹麦	198	0	1～6	3.5	a
Ros 等（1983）[31]	瑞典	250	0	0～7	4.1	a
Reshad 等（1984）[32]	英国	216	0	0～7	4.8	a
Eskelinen 等（1985）[33]	芬兰	1047	0	0～8	a	a
Tanew 等（1986）[34]	奥地利	297	0	3.4～8.0	5.3	a
Henseler 等（1987）[35]	欧洲	1643	1 例侵入性	0～11	8.0	a
Barth 等（1987）[36]	德国	6820	0	0～10	a	a
Cox 等（1987）[37]	英国	95	0	0～8	a	a
Torinuki & Tagami（1988）[38]	日本	151	0	0～10	a	a
Abdullah & Keczkes（1989）[39]	英国	198	1 例原位	0～10	a	a
Forman 等（1989）[40]	美国	551	1 例侵入性	0～10	4.8	a
Bryunzeel 等（1991）[41]	荷兰	260	0	0～12.8	8.7	a
Chuang 等（1992）[42]	美国	492	0	0～14	5.4	a
Lever & Farr（1994）[43]	英国	54	0	6～15	11.2	a
Gritiyarangsan 等（1995）[44]	泰国	113	0	2～14	6.2	a
Maier 等（1996）[45]	奥地利	496	0	0.4～17.2	6.2	a
McKenna 等（1996）[46]	北爱尔兰	245	0	2～15	9.5	a
Hannuksela 等（1996）[47]b	芬兰	527	0	0～16	11	a
Cockayne & August（1997）[48]	英国	150	0	5～17	a	a
Stern 等（1997）[49] 和 Stern（2001）[50]	美国	1380	18 例侵入性、7 例原位、1 例肉眼可见	0～24	19[49]	1975—1990 年：1.0 1991—1996 年：4.7（1.4～16.1） 1996—1999 年：7.4（2.2～25.1）
Lindelof 等（1999）[51]	瑞典	4799		0～21	16	男性：1.1（0.4～2.3） 女性：1.0（0.5～2.2）
Hannuksela-Svahn 等（1999）[52]b	瑞典、芬兰	944	0	0～18	14.7	男性：0.7（0～3.8） 女性：1.3（0～7.2）

a. 未提供信息或无法从数据中计算出信息
b. 仅浴盆 PUVA

析包括在日本、韩国、泰国、埃及和突尼斯进行的研究中的 4294 例长期 PUVA 治疗患者，他们至少有 5 年的随访。与 PUVA 随访数据来源的每个国家的一般皮肤病门诊患者相比，这些患者发生皮肤肿瘤的相对风险为 0.86（95%CI 0.36~1.35）。这意味着亚洲和北非患者与长期 PUVA 有关的皮肤癌风险增加尚未得到证实[55]。这些提示，需要对深色皮肤的保护性机制进行深入研究。

三、住院患者的 Goeckerman 疗法

Goeckerman 疗法制订于 1925 年，是治疗银屑病的最古老的光疗方式之一[56]。在美国得到了广泛的应用，直到疾病诊断相应分组（DRG）使皮肤病的长期住院治疗成为不可能。它仍然被许多皮肤科医生认为是黄金标准的治疗方法，因为它具有很高的疗效，没有任何内在安全因素要求，且延长缓解时间。此外，Goeckerman 疗法可用于局部外用类固醇以外的一些治疗方法失败的患者，如 PUVA、UVB 和生物制剂[57]。

（一）剂量和管理

Goeckerman 疗法是一种强化治疗，需要在医院病房或银屑病日间护理中心全天连续治疗 4~6 周（图 7-9 和图 7-10）[58]。因为紫外线在涂抹粗制煤焦油（CCT）后不会产生作用[59]，所以治疗方案从每天的 UVB 照射开始。第二步是用石油中的粗制煤焦油（图 7-11）浸泡患者的皮肤，它有 2%、5% 和 10% 的制剂，用露得清洁肤液中的 20% 煤焦油灰溶液（LCD）浸泡患者的头皮（图 7-12）[58]。在每个患者离开设备之前，将优色林软膏中 20% 的 LCD 涂抹在患者的全身。在睡前再涂一次，患者也可以被送回家。如果患者的病情非常严重，煤焦油和 UVB 不能控制，那么可以加入复方蒽林，甚至局部 PUVA[1]。极少数情况下，顽固的银屑病可能需要联合口服维 A 酸和外用维生素 D 衍生物，以达到清除目的[1]。

（二）疗效

Goeckerman 疗法对顽固性银屑病有很高的

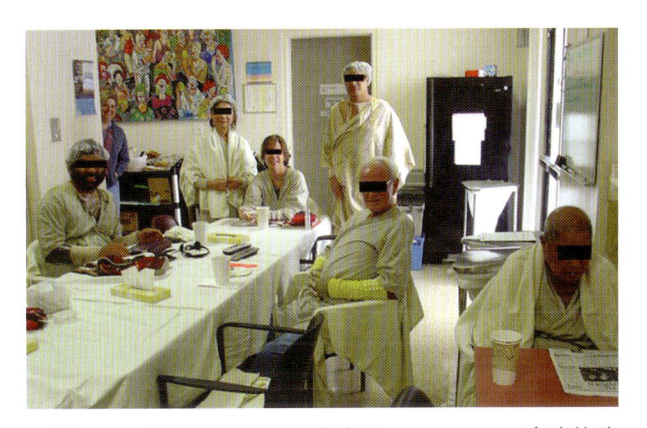

▲ 图 7-9　银屑病日间护理中心里 Goeckerman 疗法的公共区域，通常会变成一个治疗环境
即患者在治疗过程中能体验到周围的支持氛围

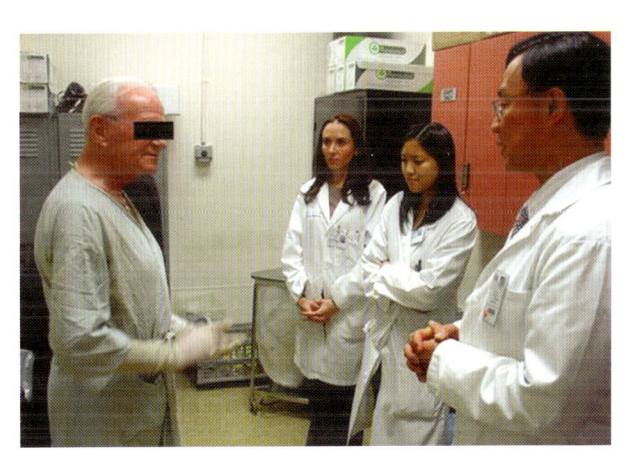

▲ 图 7-10　医生对接受 Goeckerman 治疗的患者进行查房

疗效，甚至一种或多种生物制剂未能改善的银屑病[57]。在一项前瞻性研究中，25 例接受 Goeckerman 疗法的银屑病患者中，95% 的患者在第 8 周达到 PASI 75，100% 的患者在第 12 周达到 PASI 75[60]。在另一项研究中，300 例患者中有 90% 的人在 18 天后清除了银屑病。在这些受试者中，有 90% 的患者记录了 8 个月的缓解期[58]。应该注意的是，第二项研究的特点是比常规的 Goeckerman 疗法更密集的治疗方案：紫外线和焦油疗法每天进行 2 次，患者每周进行 6 天而不是 5 天的治疗[58]。这可能解释了他们显著快速的清除率。

1979 年，DesGroseilliers 等实施改良，使 Goeckerman 疗法不那么耗时且更具成本效益。200 例患者在家里涂抹煤焦油，并在第 2 天到医院进行 UVB 照射，每周 5 天进行治疗。经过 1 个月的

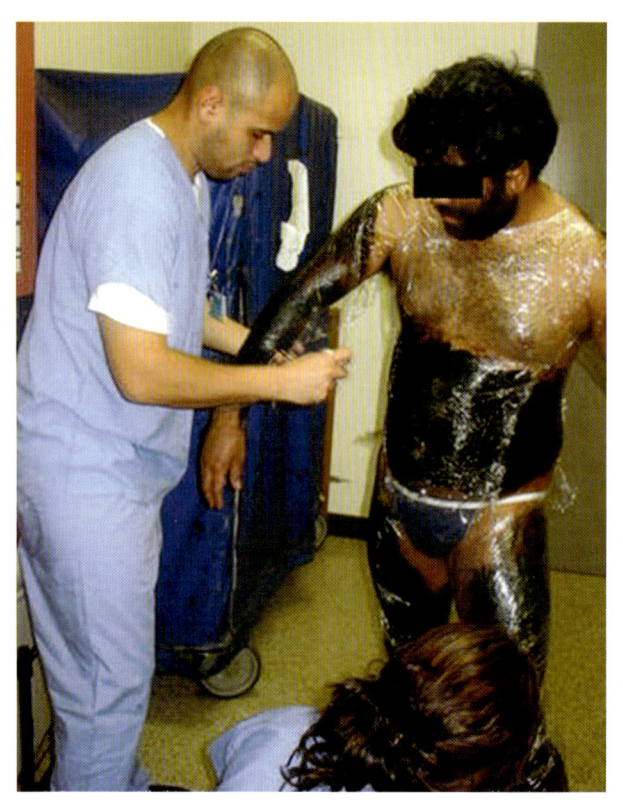

▲ 图 7-11　护理人员在银屑病皮肤上涂抹并封包粗煤焦油

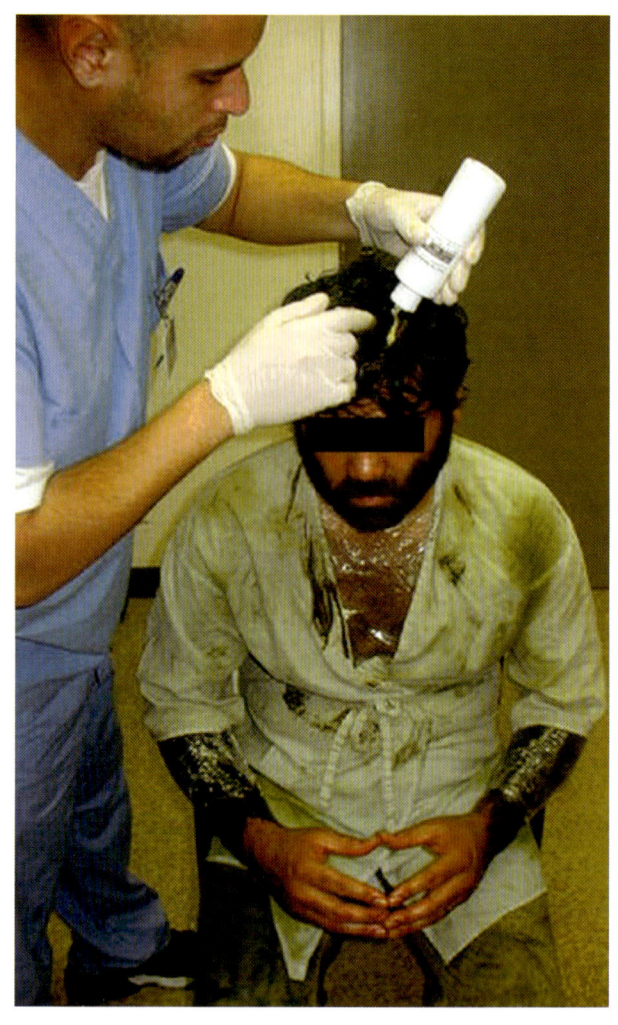

▲ 图 7-12　护理人员在一例银屑病患者的头皮上涂抹露得清乳液中的 20% 煤焦油灰溶液

治疗，86% 的患者实现了银屑病的清除[61]。平均缓解期为 5.1 个月，这是根据 185 例患者在观察期间的复发情况计算的[61]。但是，该研究中有 15 例患者在整个观察期内没有复发。如果将这 15 例患者包括在内，计算出的平均缓解期会比 5.1 个月长。

（三）副作用和长期安全性

Goeckerman 疗法的副作用包括毛囊炎和光毒性反应，这些都可以通过调整煤焦油和 UVB 的剂量来控制。与 Goeckerman 疗法相关的脓疱可发生在未受累的皮肤上，因此与脓疱性银屑病皮损不同[62]。很少的继发红皮病性银屑病已有记录，这是对粗制煤焦油过敏[63]。为了调查长期安全性，有学者对 280 例接受 Goeckerman 治疗超过 5 年期的银屑病患者进行了为期 25 年的跟踪研究。结果包括 1 例黑色素瘤、22 例基底细胞癌、7 例皮肤鳞癌和 3 例未知类型的肿瘤[64]。根据匹配人群的癌症统计数据，这些患者患皮肤癌的风险没有增加[64]。

四、Ingram 疗法

Ingram 疗法是用紫外线照射和蒽林对银屑病进行住院治疗，该疗法于 1916 年被引入皮肤科[65]。它包括连续的焦油浴、光照治疗和涂抹蒽林膏剂或糊剂在银屑病皮损上。在蒽林中加入粗煤焦油已被证明可以减少皮肤刺激而不影响银屑病的疗效[66]。在 De Bersaques 的一项回顾性研究中，275 例在医院接受 Ingram 疗法治疗的银屑病患者在平均 25 天后获得痊愈[65]。患者在治疗后的 8～11 个月内不需要再次治疗或住院[65]。然而，作为一项单中心研究，存在早期复发而向其他医生寻求治疗的可能，故这些结果可能受到患者随访丢失的影响。

五、非医疗区光疗

（一）商业日光浴疗法

在商业日光浴设施中，银屑病光疗使用的"日光浴床"发出高强度的 UVA 射线，并混合少量的 UVB。这与门诊的 UVB 光疗不同，在门诊，医护人员经常进行临床评估和光剂量调整。在 20 例接受日光浴床治疗的银屑病患者中，有 16 例患者的初始平均 PASI 评分为 7.96（±1.77），在治疗 6 周后降低到 5.04（±2.5）[67]。即使那些没有完成整个治疗过程的人，他们的 PASI 评分也有 23.5% 的改善[67]。此外，大多数患者报告说与健康有关的生活质量有明显改善，而轻度烧灼感和一过性瘙痒不常发生，且耐受性良好[67]。

围绕暴露于商业性紫外线日光浴设备（即太阳灯、日光浴床）与黑色素瘤风险增加之间是否存在关联存在争议。2006 年，国际癌症研究机构发布了一份关于人工紫外线暴露的光致癌风险的详细报告，其中涉及有关室内日光浴和黑色素瘤的 23 项对照研究。黑色素瘤的风险与"曾经使用"（一生中接触过任何日光浴灯/日光浴床）、"青年时首次使用"（35 岁或以下开始接触日光浴灯/日光浴床）、"远期使用"（从访谈时起 5 年或以上）和"近期使用"（从访谈时起不到 5 年）室内日光浴设备进行了比较和对比。对这 23 项研究中的 19 项进行的 Meta 分析（表 7-7）显示，"曾经使用"室内日光浴设备计算出的总的相对风险为 1.15（95%CI 1.00~1.31）[68]。当采用队列和基于人群的病例对照的数据进行计算时，"曾经使用"室内日光浴设备相对风险略微提高到 1.17（0.96~1.42）（表 7-8）[68]。Meta 分析显示，青年时期首次暴露的相对风险高于"曾经使用"室内日光浴设施的相对风险，"远期使用"暴露比"近期使用"暴露的相对风险较高[68]。

在一项系统回顾病例对照研究中，在 19 个研究中，有 6 个报告了日光浴灯/日光浴设施剂量与黑色素瘤风险之间的关系[69]。另一项目回顾了 10 个病例对照研究报告，"曾经使用"与"从未使用"（一生中没有接触过）日光浴灯/日光浴床的比值跨度从 0.7（0.5~1.0）至 2.9（1.3~6.4）[70]。值得注意的是，与那些一生少于 10 次的女性白人相比，一生中超过 10 次日光浴的女性白人有更明显的侵袭性黑素瘤风险[71]。这项研究的结果不适用于男性白人使用者，可能是由于他们使用日光浴设施

表 7-7 Meta 分析所有研究项目

暴露	研究数量	总相对风险（95%CI）	异质性[a] P 值 χ^2	H
曾经使用的室内日光浴设备	19	1.15（1.00~1.31）	0.013	1.37
青年时首次使用	7	1.75（1.35~2.26）	0.55	0.91
远期使用	5	1.49（0.93~2.38）	0.018	1.65
近期使用	5	1.10（0.76~1.60）	0.81	0.67

a. χ^2 检验的自由度是由包含的数据库数量减去 1 得出的，而不是由研究的数量决定的
经 IARC（2005）[68] 许可转载

表 7-8 纳入的队列和基于人群的病例对照研究的 Meta 分析

暴露	研究数量	总相对风险（95%CI）	异质性[a] P 值 χ^2	H
曾经使用室内日光浴设施	10	1.17（0.96~1.42）	0.011	1.540
青年时首次使用	5	1.71（1.25~2.33）	0.435	0.973
远期使用	2	1.58（0.25~9.98）[a]	0.502	0.830
近期使用	2	1.24（0.52~2.94）	0.762	0.521

a. 置信区间非常宽，因为该分析仅包括 2 项研究，其中一项有 2 个估计值
经 IARC（2005）[68] 许可转载[68]

的频率比女性使用者低[71]。此外，10次日光浴的界限是基于一项研究结果的任意建议。我们需要更有说服力的数据来确定日光浴设备的紫外线照射的光致癌阈值。

（二）家用 UVB 疗法

多数用于家庭的光疗设备发射 UVB，这种形式的光疗是为稳定期银屑病患者和后勤困难的患者量身定制的，如没有时间在医院进行光疗，或没有交通工具前往有 UVB 能力的皮肤科诊所。在一项涉及 196 例银屑病患者的随机试验中，70% 接受家庭 UVB 治疗的患者达到了 PASI 50，而门诊治疗组的患者为 73%[72]。两组患者的短期安全状况没有明显差异[72]。此外，家庭光疗患者的治疗负担（方法和时间投入的函数）明显低于门诊患者[73]。

（三）日光疗法

日光疗法是利用阳光来治疗银屑病和其他光敏感性皮肤病的疗法。确定日光疗法疗效的大型随机研究不多，更不用说涉及其他形式光疗的比较研究。在一项有 373 例受试者的研究中，治疗 1 个月后，银屑病完全清除率为 22%，PASI 75 的应答率为 84%[74]。缓解时间的中位数为 2.6 个月（80 天）[74]。短期副作用与其他光疗方式相似，即皮肤灼伤、刺激、红斑、发热等。尚无银屑病患者长期日光疗法的相关皮肤癌风险研究。

（四）死海的气候疗法

气候疗法是将皮肤暴露在特殊的气候中用于治疗银屑病，一项涉及 64 例患者的研究证实了其疗效：在死海进行气候疗法 1 个月后，PASI 75 反应为 75.9%，中位缓解期为 5.8 个月（23.1 周）[75]。对 1738 例丹麦患者队列随访平均 6.1 年的皮肤癌数据进行分析，发现气候疗法与黑色素瘤风险增加之间没有关联[76]。然而，这个队列发现 8 例皮肤鳞癌和 28 例基底细胞癌，而预期的皮肤鳞癌和基底细胞癌分别为 0.8 和 6.6[76]。后来发现，这项随访研究中的受试者接受了超过 3 倍的必要 UVB 以达到治疗效果[77]。这一重要信息可能部分解释了观察到的非黑色素瘤皮肤癌和预期发病率之间的显著差异。

六、联合疗法

对于大面积皮损覆盖或对传统单一疗法有抵抗力的严重银屑病患者，可选择联合疗法进行治疗。

（一）UVB 联合维 A 酸疗法

阿维 A 是一种口服维 A 酸制剂，已被证明可提高 UVB 光疗的疗效。在一项为期 8 周、有 82 名银屑病患者参与的随机比较研究中，60% 的 BB-UVB 联合阿维 A 组（re-UVB）与 24% 的 BB-UVB 组达到 PASI 75[78]。光疗每周进行 3～5 次，阿维 A 以 25mg 片剂的形式每天服用 1 次[78]。在另一项研究中，每日口服 25mg 阿维 A 联合每周 3 次的 NB-UVB 治疗，40 例患者中有 30 例的银屑病得到 75% 的改善[79]。

2011 年，一例银屑病患者在可以耐受的 UVB 剂量基础上，增加每天 25mg 阿维 A 口服，出现了严重的光毒性反应，被描述为"延迟性维 A 酸灼伤"现象[80]。由于阿维 A 会诱导细胞分化，导致银屑病斑块的角质层脱落，在已经进行的光疗过程中引入阿维 A 可能会导致过多的光穿透，从而对之前的耐受剂量产生光毒性。因此，光疗提供者应考虑在开始联合维 A 酸类药物治疗时减少紫外线剂量。作者建议，一旦联合使用阿维 A，应立即将 UVB 剂量减少 50%，如果没有发生光毒性，则逐渐回到阿维 A 之前的 UVB 剂量水平[80]。如何进行这种治疗由每个光疗机构自己决定。

（二）PUVA 联合维 A 酸疗法

同样，通过在 PUVA 中加入口服维 A 酸制剂，可以快速改善顽固性银屑病。一项研究比较了 PUVA 联合阿维 A 每天 1mg/kg（re-PUVA）与单独 PUVA 的疗效，在 11 周的治疗后，96% 的联合治疗组和 80% 的 PUVA 治疗组达到了完全清除[81]。如果这项研究的 48 例受试者每周接受 3 次而不是 4 次 PUVA 治疗，两组的清除率可能不会那么高，它们的差异也更容易理解。

此外，另一项 re-PUVA 和 re-UVB 的头对头比较研究显示，经过 6 周的治疗，re-PUVA 组的清除率为 100%，而 re-UVB 组为 93%[82]。联合口服异维 A 每天 1mg/kg，而不是阿维 A，re-PUVA 组患者与 re-UVB 组患者相比，疗效的持续时间更长[82]。然而，这项研究的局限性在于其样本量小（每个队列由 15 例患者组成），而且每次联合治疗都是每周进行 2 次 PUVA 或 UVB。

一项研究对 60 例银屑病患者按最佳治疗方案（每周 3 次）进行光疗时，63.3% 的 re-PUVA 队列实现了清除，而 re-UVB 队列则为 56.6%[83]。该研究报告的清除率低于以前的研究，因为阿维 A 的剂量为每天 0.3～0.5mg/kg，而不是每天 1mg/kg。尽管这些对比研究之间存在剂量差异，但都一致证明 re-PUVA 比 re-UVB 联合治疗更有效地降低银屑病的临床严重程度。

（三）UVB 联合生物制剂

UVB 疗法可加入生物制剂，以加快清除中至重度银屑病。一项涉及 14 例患者的 6 周研究显示，UVB 联合依那西普帮助患者实现了 64%±28.8% 的改良 PASI 评分下降，相比之下而单独使用依那西普治疗的患者为 53.7%±36.9% 的 PASI 评分减少[84]。UVB 每周 3 次，依那西普每周给药 2 次，每次 25mg。De Simone 等进行了一项独立开放性研究，33 例中至重度银屑病患者接受每周 1 次依那西普 50mg，外加每周 3 次 NB-UVB 的治疗，为期 8 周。此后继续仅使用依那西普 4 周。在治疗的第 4 周、第 8 周和 12 周，有 24.2%、66.7% 和 81.8% 的研究者达到 PASI 75[85]。

一项涉及 20 名重症银屑病患者的独立、单中心、开放性研究的结果令人鼓舞。联合使用阿达木单抗每隔 1 周 1 次 40mg，NB-UVB 每周 3 次，12 周后 95% 和 85% 的患者分别达到 PASI 75 和皮损清除[86]。此外，65% 的患者在治疗结束后的 12 周内保持 PASI 75 的应答[86]。一项类似但规模更大的试验（缩写为"UNITE"），采用每周 3 次的 NB-UVB 加每周 2 次的依那西普 50mg，也显示了联合治疗的高效性：在第 12 周，86 例银屑病患者中有 84.9% 达到 PASI 75[87]。几乎所有 UNITE 研究对象的健康相关生活质量也同样明显改善[87]。

（四）联合治疗的光致癌性

口服维 A 酸制剂可以通过促进角质形成细胞分化来降低与光疗有关的皮肤癌风险，有一个病例报告，患者每天服用 1 次 25mg 阿维 A，在服用阿维 A 时鳞状细胞癌的数量减少，而在停用阿维 A 时，鳞状细胞癌的数量增加[88]。此外，对 135 例接受 PUVA 联合阿维 A 或异维 A 超过 6 个月的银屑病患者进行的 15 年随访研究，其结果似乎令人信服：在使用和不使用阿维 A/异维 A 期间诊断出的鳞状细胞癌数量分别为 196 和 302[89]。调整后的鳞状细胞癌发病率比被计算为 0.79，这意味着口服维 A 酸制剂可能降低光疗患者的非黑素瘤皮肤癌风险[89]。这些药物是否对黑色素瘤风险有任何影响，是一个尚未在文献中得到解决的问题。

光疗联合生物制剂的致癌性是一个持续关注的问题。2011 年，Gamblicher 等在 11 例研究对象中比较了用 2 倍 MED 的 BB-UVB 或 2 倍 MED 的 BB-UVB 联合依那西普 50mg 治疗银屑病斑块。在 BB-UVB 治疗后 1h、24h 和 72h，对治疗区域进行了打孔活检[90]。免疫组化分析显示，与单 BB-UVB 治疗相比，BB-UVB 联合依那西普治疗部位的存活蛋白 Survivin（一种肿瘤标志物）表达增加，cyclin D（细胞周期蛋白 D）和 p53（肿瘤发展的调节因子）的活性降低[90]。目前需要进行大规模的随机对照试验，以确定在接受联合光（化）疗和生物制剂治疗的银屑病患者中是否存在增加的黑素瘤或非黑色素瘤皮肤癌风险。

结论

时至今日 Goeckerman 疗法仍是治疗中至重

度银屑病最有效的方案之一，并且其安全性仍然有吸引力[91, 92]。PUVA 已被证明具有较高的清除率，但 PUVA 与浅肤色的白种人患非黑色素瘤皮肤癌的风险增加有关，因此，与窄谱 UVB 相比，PUVA 如今不太受欢迎[92]。PUVA 是否会导致黑色素瘤风险的增加迄今仍是一个有争议的话题，因为美国的一项 16 个中心的研究和主要来自欧洲的许多其他研究的结果相互矛盾[49, 93]。幸运的是，在 PUVA 中加入口服维 A 酸制剂疗法可以赋予一些皮肤癌的化学保护作用，但仅限于同时使用维 A 酸时期[92]。

就疗效而言，两种 UVB 疗法都不如 Goeckerman 疗法或 PUVA 有效，但远比日光浴疗法好[91, 92, 94]。UVB 联合口服维 A 酸或生物制剂比单独使用这些方式使患者的治疗更成功。UVB 光疗的短期副作用是可以容忍的，到目前为止，没有研究表明长期 UVB 治疗与皮肤癌风险增加之间有任何关系。如果医院 UVB 治疗不可行，气候疗法、商业和家庭紫外线疗法仍应被视为治疗银屑病患者的有效替代方案。

最后，本书另一章专门介绍了准分子激光疗法，该疗法针对顽固性斑块状银屑病已在全球开展了 10 多年（图 7-13）。目前关于其疗效的数据显示，需要较少的光照就能诱导缓解[95-98]。目前没有关于准分子激光治疗使用增加皮肤癌风险的相关报道。此外，准分子激光还保护了无皮损的

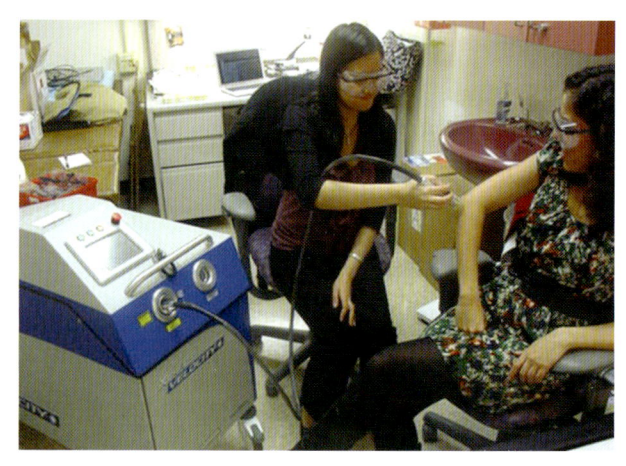

▲ 图 7-13　准分子激光治疗需要强大的准分子激光机，以充分治疗中至重度银屑病

皮肤，因此，就皮肤恶性肿瘤的安全性而言，这种有针对性的光疗甚至可能优于传统的 UVB 或 PUVA 的全身照射。

作者的责任和归属　本书稿的内容是有依据支撑的。本稿和 Kristen Beck 所撰写的内容基本相似的稿件均未在其他地方发表过或正在考虑发表。John Koo 和 Kristen Beck 博士都对本书稿有重大贡献。John Koo 同意指定 Kristen Beck 作为与编辑对接的主要联系人，负责审查和校对编辑后的稿件，并对向媒体、联邦机构发布书稿中的信息做出决定。

财务披露　两位作者在本稿中没有相关的财务利益。

第8章 银屑病的激光治疗
Laser Therapy in Psoriasis

Quinn Thibodeaux　John Koo　著
杨 杰 译　　樊建勇 校

学习目标

1. 了解银屑病激光治疗的作用机制和类型。
2. 了解激光治疗银屑病的正确使用方法和疗效。
3. 了解使用激光治疗银屑病的安全问题。

摘要

银屑病的治疗选择很多，涵盖多种方式。对于轻至中度银屑病，局部治疗可能足以完全控制病情；而中至重度银屑病通常需要系统性药物或光疗。激光也是治疗银屑病的有效方法之一。对于外用药物无法充分控制的局部皮损或难治部位的病变，激光可能是一种理想的治疗选择。激光能够将局限性放射治疗传递到病变皮肤，从而使非病变皮肤免受任何可能的不良事件的影响。在过去的几十年中，各种激光设备已被证明是治疗银屑病的安全有效的选择。最常用的设备包括308nm准分子激光和585/595nm脉冲染料激光。尽管最近在靶向生物治疗方面取得了进展，但激光在银屑病的治疗中仍然继续发挥着重要作用。

一、银屑病的激光治疗

银屑病是一种累及皮肤和指甲的慢性炎症性疾病，在美国超过3%的成年人受到影响[1]。这种疾病最常见的类型是斑块状银屑病，表现为鳞状红斑，经常累及头皮、肘部、膝盖、脐部和下背部。轻至中度银屑病的一线治疗包括外用药物，例如，皮质类固醇激素、维生素D衍生物、煤焦油和外用维A酸。对于更严重的皮损，可能需要口服系统性药物、注射生物制剂或光疗来达到充分控制病情的目的。对于皮损仅限于局部或斑块较少而使用其他治疗方法无效时，可以采用激光疗法。与非病变皮肤相比，银屑病斑块能够承受更大剂量的照射而不会引起灼伤或水疱。激光治疗允许用超致红斑剂量（即超过最小红斑剂量）的放射治疗靶向损伤皮肤，从而提高疗效。不照射非病变皮肤有助于减少与治疗相关的不良反应，如灼痛、起疱和过度色素沉着。激光疗法也适用于难治部位皮损，例如，头皮、小腿、手掌、足底和间擦部位。在银屑病治疗中已对多种激光的疗效和安全性进行了评估。在本章中，将回顾有关准分子激光、脉冲染料激光、Nd:YAG激光和二氧化碳激光的文献。

二、准分子激光

（一）背景

准分子激光是使用最广泛的银屑病靶向光疗设备，也可用于治疗其他皮肤病，包括白癜风、斑秃和皮肤 T 细胞淋巴瘤。该装置发明于 1970 年，在"激发二聚体"解离时产生单色波长，该技术因此得名。最初使用氙二聚体，后续进一步的研发发现了一种氙 - 氯化物（XeCl）二聚体，它产生的 308nm 的波长位于紫外线 B（UVB）光谱（290～320nm）内。1997 年，Bónis 等第一个报道使用准分子激光治疗银屑病，他们发现，与窄谱 UVB（311nm）治疗相比，准分子激光能够在更短的时间内清除银屑病斑块，并且累积放射治疗剂量更低[2]。

（二）作用机制

准分子激光治疗银屑病的作用机制被认为是多因素的，并且是从分析其他形式的 UVB 光疗的研究中得出的。目前已经提出了许多机制理论，包括使细胞因子谱从 Th1/Th17 轴转移，诱导表皮和真皮角质形成细胞和 T 淋巴细胞凋亡，促进局部免疫抑制，以及诱导细胞周期停滞[3]。p53 是一种细胞周期停滞和细胞凋亡的促进剂，已证实在准分子激光照射后的皮损中 p53 有所升高[4]。

（三）疗效

2 项早期疗效研究评估了中剂量和高剂量治疗方案之间的差异。在中等剂量研究中，20 例受试者每周接受 3 次治疗，持续 8 周。治疗方案允许每次治疗可以增加 25%～30% 的剂量。完成方案的 15 例受试者，平均治疗次数 10.6 次，皮损的清除>95%，平均缓解时间（<25% 疾病复发）为 3.5 个月[5]。高剂量研究组治疗了 16 例患者的 32 处皮损，剂量是其 MED（最小红斑剂量）的 8 倍和 16 倍。在这种单一的高剂量治疗后，PASI 评分的平均改善情况从基线时的 6.31 下降到 2 个月后随访时的 3.875（P=0.002），仅 1 个月后 16 例患者中的 11 例皮损就得到了部分清除[6]。

最早评估准分子激光治疗斑块状银屑病的大规模研究从多个中心招募了 124 例患者。受试者最初接受平均 3MED 治疗，然后每周 2 次，并根据治疗反应调整剂量。完成该方案的患者中有 72% 在平均 6.2 次治疗中达到了 PASI 75。总的来说，有 84% 的患者在不到 10 次治疗中达到了 PASI 75，其中 50% 达到了 PASI 90 或更高[7]。

在另一项大型开放标签研究中，120 例患者接受的治疗方案为：最初 3MED 剂量，然后每次增加 1MED。治疗每周 2 次，持续 3 周，然后每周 1 次，直到皮损清除。在 10 个疗程内，65.7% 的受试者达到了 PASI 90，85.3% 的受试者在 13 个疗程后达到 PASI 90。平均治疗时间为 7.2 周[8]。

一项规模较小的研究评估了 26 例丘疹型和 14 例慢性斑块状银屑病患者。平均 13.7 次治疗后，丘疹组和斑块组的 PASI 评分改善情况分别为 90.12% ± 10.12% 和 77.34% ± 17.04%[9]。

（四）安全性

正确的使用准分子激光是治疗银屑病的安全选择，目前没有使用后严重或长期副作用的相关报道。常见的不良事件与广谱的光疗相似，但仅限于接受治疗的区域。这些常见的反应包括疼痛、灼痛、红斑、水疱、糜烂和过度色素沉着，通常是轻微的和可以自愈的[7, 8]。尽管尚无关于准分子激光治疗银屑病与皮肤癌发生之间关系的研究，但一项对 5000 多例韩国白癜风患者的回顾性队列研究发现，光化性角化病、非黑色素瘤皮肤癌或黑色素瘤的风险并未因此增加[10]。这可能也适用于银屑病的治疗，因为尽管使用了 20 多年，但还没有关于皮肤癌风险增加的报道出现，即使是传闻也没有。

（五）剂量/方案

据作者所知，比较各种治疗方案的疗效的数据很少。通常，初始剂量基于预定的 MED 或单个斑块的浸润程度。MED 是通过对健康、无银屑病的皮肤应用增加剂量的放射治疗并观察产生边界清楚、颜色最淡的红斑的最小剂量来确定的。在最早的大型开放标签研究中，无论斑块特征如何，初始剂量都是 MED 的 1～3 倍[7]。其他研究利用 mPASI 评分的浸润程度来确定特定斑块的初始剂量，而与患者的皮肤类型无关。随后的剂量会根据浸润程度的变化而改变[11]。通常，根据对治疗的反应或不良事件的发生增加或减少剂量。治疗应至少间隔 48h，在大多数方案中通常每周进行 2～3 次。

虽然上述方案是最常用的，但也有报道其他更激进的治疗方法。包括了一例患者在使用基于斑块的亚起疱剂量测定仅进行 2 次治疗后就达到了 PASI 79[12]，另一组 13 例患者中，他们的整体 PASI 评分在单次"TURBO"剂量是其 MED 的 10 倍后 8 周后下降了 42%[13]。在准分子激光的开发早期，人们就已经注意到能量密度越高疗效越好。Asawanonda 等第一个报道了高剂量（MED 的 8 倍和 16 倍）与中等（MED 的 2 倍、3 倍、4 倍和 6 倍）和低剂量（MED 的 0.5 倍和 1 倍）治疗相比，银屑病的皮损清除更快和缓解时间更长[14]。

很少有学者评估维持阶段的治疗策略。有一项治疗方案在达到 PASI 75 后将治疗频率降低到每周 1 次，持续 4 周，然后每隔 1 周 1 次，持续 4 周，然后在 4 周后停止治疗。使用该方案，5 例接受治疗的患者在 3 个月逐渐减量期间均未出现 > 50% 的 PASI 评分增加情况[15]。一般而言，据报道停止治疗后缓解时间为 3～4 个月[5, 6, 14]。

（六）其他类型和特殊群体

除了慢性斑块状银屑病外，准分子激光治疗也显示出对其他类型的银屑病有效，包括掌跖脓疱病[16, 17]、TNF-α 抑制药诱导的掌跖脓疱性银屑病[18]、反向型银屑病[19, 20]、头皮银屑病[21, 22]、掌跖银屑病[21, 23-25]。一项包含 10 例患者的并列研究比较了准分子激光与局部 PUVA 治疗掌跖银屑病的疗效，发现 5 周后 PASI 的降低程度几乎相当（准分子激光为 –63.57%；局部 PUVA 为 –64.64%）[26]。

准分子激光的安全性和有效性也已在儿童中得到证实[27]。

（七）辅助治疗

目前已证实同时使用各种局部药物，准分子激光的安全性和有效性也随之增加。一项左右对比研究将每周 2 次的准分子治疗与每周 2 次的准分子加每天 2 次的卡泊三醇软膏进行了比较。到第 6 周时，联合治疗组的平均 PASI 评分（1.82 ± 0.74）显著低于单一治疗组（5.08 ± 1.65）。除了疗效更好外，联合治疗组需要的累积放射治疗量更少[28]。另一项研究将准分子激光联合氟米松 / 水杨酸软膏与单独使用准分子激光进行了比较，结果相似，激光加局部治疗组在 PASI 评分改善方面更大，光疗平均累积剂量更低[29]。除了准分子外，还评估了各种外用药物的组合。一项研究使用每周 2 次的准分子激光治疗患者 12 周，此外还交替使用每天 2 次的氯倍他索喷雾剂和骨化三醇软膏。在登记的 30 例患者中，83% 的患者在第 12 周达到 PASI 75[30]。

准分子激光也被评估为 PUVA 的辅助治疗。一项研究对 272 例患者进行了评估，这些患者每周接受 4 次 PUVA 单一疗法，或者在前 2 周内接受每周 4 次 PUVA 加最多 4 次准分子治疗。两种治疗的总体疗效相当，67.3% 的单一治疗组和 63.6% 的 PUVA 加准分子组达到了 PASI 90；然而，PUVA 加准分子组在几乎一半的治疗时间内就可以达到 PASI 90（15 ± 6 天 vs. 27 ± 7 天），并且累积的 UVA 暴露显著减少[31]。

三、脉冲染料激光

（一）背景

脉冲染料激光（pulsed dye laser，PDL）是一种激光装置，由混合在溶剂中的各种有机染料组合组成。这些组合由激发染料分子的外部高能量源"泵送"，导致波长为 585nm 或 595nm 的辐射脉冲发射。在此波长下，氧合血红蛋白是皮肤内的主要靶标。脉冲染料激光主要用于治疗鲜红斑痣、血管瘤、毛细血管扩张等血管病变；此外，它在治疗银屑病方面的疗效也得到了评估。

（二）作用机制

脉冲染料激光基于选择性光热作用原理发挥其生物学效应，从而优先破坏特定的目标组织，而使周围组织完好无损[32]。在 PDL 的情况下，氧合血红蛋白吸收能量会导致微血管系统的破坏。

由于银屑病的定义组织学特征之一是真皮乳头中扩张和曲折的毛细血管，PDL 能够通过消融为皮肤病变供应血液、氧气和营养的血管来治疗银屑病。

斑块严重程度评分的降低与 PDL 治疗后斑块微血管面积的减少相关，在治疗前后面积减少较大的斑块中可以观察到更具有临床意义的改善[33, 34]。一项早期的组织学研究表明，与更垂直的血管相比，更曲折或水平的血管模式对治疗的反应更差[35]。另一项免疫组织化学评估发现，PDL 治疗的热溶解作用仅限于浅层毛细血管床，不影响网状真皮上层的深层血管。在类似的模式中，$CD4^+$ 和 $CD8^+T$ 细胞在乳头状真皮中观察到被减少，但在表皮或网状真皮上层没有观察到[36]。虽然浅表毛细血管的热分解是 PDL 斑块治疗的结果，但与未受累的皮肤相比，总体血流量继续显著升高，这表明更深的血管也参与了银屑病的发病机制[37]。

（三）疗效

Hacker 和 Rasmussen 是第一个报道 PDL 在慢性斑块状银屑病中疗效的学者。他们以 $5.0J/cm^2$、$7.0J/cm^2$ 和 $9.0J/cm^2$ 的能量密度治疗了 20 例患者的单个斑块，留下一个象限作为未治疗的对照。19 例患者中有 11 例（57%）在单剂量 $9.0J/cm^2$ 能量密度照射后皮损有明显的改善，$5.0J/cm^2$ 和 $7.0J/cm^2$ 剂量治疗的象限区域皮损改善不明显，而对照象限区域皮损没有改善[38]。在脉冲染料激光可以治疗银屑病这个概念得到验证之后，Katugampola 等招募了 8 例患有对称性皮损的慢性斑块状银屑病的患者，每 2 周用 PDL 治疗 1 个斑块，持续 3 个疗程，而相应的对照斑块未经治疗。在第 16 周，8 例患者中有 5 例患者的治疗区域斑块改善了≥50%。一例患者在 10 个月的随访后仍然保持病灶清除的状态[39]。Ros 等的另一项早期研究发现 10 例接受治疗的患者中有 6 例在 1～3 次治疗后有明显改善[40]。Zelickson 等治疗了 2 个治疗组的 36 例患者，发现 PDL 在 2～5 个疗程中显著改善了斑块状银屑病。短脉冲（450μs）和长脉冲（1500μs）宽度处理之间没有显著差异[35]。

有 2 项研究将 PDL 与局部阳性对照进行了比较，结果都发现 PDL 显著改善了目标银屑病的斑块；然而，一项研究发现活性对照药（丙酸氯倍他索 + 水杨酸）效果更好，而另一项研究发现活性对照药效果较差（钙泊三醇 / 倍他米松）[41, 42]。一个案例系列研究将 PDL 与皮肤磨削术进行了比较。在接受 PDL 治疗的 11 例患者中，有 3 例患者完全缓解，而接受皮肤磨削治疗的 6 例患者中有 5 例出现完全缓解[43]。

另一项研究比较了 PDL、NB-UVB 的疗效以及 PDL 联合 NB-UVB 与不治疗的疗效差异。结果发现，虽然这两种方式患者在第 13 周时都有显著改善，但两者之间没有显著差异，而且两种方式的获益并不协同[44]。

（四）安全性

PDL 的副作用与其他光疗相似；然而，由于该方法直接针对并破坏脉管系统，因此要注意到红细胞外渗的更具体的影响。PDL 最常见的不良事件包括瘀点、紫癜、疼痛、糜烂、过度色素沉着、色素减退和萎缩性瘢痕[39, 40, 44]。除了瘢痕有很少量的报道外，其他副作用通常是轻微且短暂的。

（五）其他形态皮损

de Leeuw 等证明 PDL 可能对掌跖银屑病有效。他们的研究涉及 41 例每 4～6 周接受一次治疗的患者，发现 76% 的参与者在平均接受 4.2 次治疗后病变改善＞70%，超过 50% 的患者改善超过 90%[45]。

许多关于 PDL 和银屑病的研究都集中在甲病的治疗上。一项比较 PDL 和 PDT（甲基氨基乙酰丙酸封闭 3h，然后以 PDL 作为光源）治疗甲银屑病的疗效的研究发现，两种方式的甲基质和甲床疾病均有明显改善，但两者之间的差异无显著性[46]。另一项针对 5 例接受每月 PDL 治疗 3 个月的患者的小型研究发现，指甲基质（平均 NAPSI 从 7.0 ± 1.4 到 2.2 ± 0.7）和甲床（平均 NAPSI 从 14.6 ± 2.5 到 0.5 ± 0.5）病变[47]。一项涉及 20 例患者和79个病甲的更大规模研究也显示甲床和指甲基质NAPSI评分都有显著改善，较长（6ms）和较短（0.45ms）脉冲持续时间之间没有显著差异[48]。在一项涉及20例患者和192个病甲的随机、单盲研究中，每月进行PDL治疗6个月可显著改善指甲基质和甲床疾病。在治疗组中，平均NAPSI评分从基线时的25.45±5.38下降到最后一次治疗后1个月的4.95±4.03[49]。

四、Nd:YAG激光

（一）背景

Nd:YAG激光是一种固态设备，它使用掺钕钇铝石榴石晶体作为激光介质。激光发射波长为1064nm的红外辐射，在眼科、肿瘤科、泌尿科和皮肤科等多个专业中用作消融设备。然而，几乎没有证据表明它可用于治疗银屑病。因为激光能够穿透高达7mm的皮肤，所以假设银屑病病变得到改善可能是由于更深的脉管系统结构被破坏。

（二）疗效

Ruiz-Esparza是第一个在1999年的病例系列研究中报道使用Nd:YAG激光治疗银屑病的学者。他使用1320nm Nd:YAG激光治疗了3例患者，每例患者进行了4次治疗，并注意到所有受照射的病变都有所改善。本报道中未使用定量测量或经过验证的量表[50]。van Lingen等比较了每月1次使用1064nm Nd:YAG治疗与每天使用钙泊三醇/双丙酸倍他米松（CBD）软膏治疗3个月的4例患者，使用了患者自身左右对照的研究设计。在研究的第4周、第8周和第12周，发现使用CBD软膏可显著改善银屑病斑块。使用两种不同光斑大小的Nd:YAG激光治疗在第4周时显著改善了病变，但这些改善在研究的后续时间里并未得到维持。他们得出结论，Nd:YAG激光"在慢性局部斑块状银屑病的一系列治疗方式中没有附加价值"[51]。Nd:YAG激光也被评估用于治疗甲银屑病。Kartal等对16例患者进行了3个月的Nd:YAG疗程治疗，并评估了NAPSI评分的变化。患者的平均NAPSI评分从基线时的26±7.2分别下降到第1个、第2个和第3个疗程后的22±6.6、13±6和5.7±4.3。所有时间点的NAPSI分数均较基线有显著改善[52]。

五、二氧化碳激光

（一）背景

二氧化碳（CO_2）激光是一种高功率激光装置，在红外光谱范围内工作，波长范围通常为9.4~10.6μm。在这个波长下，水吸收能量并将其转化为热量，从而导致局部组织破坏。该设备用于多个医学专业的软组织手术，由于不良事件和斑块复发的可能性很高，因此很少用于银屑病。

（二）疗效

Békássy和Astedt是第一个报道使用CO_2激光治疗银屑病的学者。他们的病例系列研究包括3例患者，他们在局部麻醉后接受了约1mm的多处斑块的汽化。病变在4~6周内愈合，据报道缓解时间为3~5年；然而，他们的恢复因2例需要使用系统性抗生素的细菌重复感染而变得复杂[53]。Alora等比较了通过在单个斑块的单独象限中使用刮除术、清创术和增加CO_2激光治疗次数来改变消融深度的效果。在一组中，6例患者中有5例在8周内发现整个斑块复发，而最后1例患者在12周后发现复发。在第二组中，6例患者中有4例在8周时出现复发，但有2例受试者在治疗后4个月没有复发[54]。

另一项研究比较了单个斑块内CO_2激光、电干燥和刮除术（ED&C）的效果。Asawanonda等发现在4个月的随访中，和对照组相比，使用CO_2激光和ED&C治疗均显著改善了银屑病的皮损。然而，这种改善在接下来的2个月后就消失了。在任何时间点，CO_2激光治疗与ED&C治疗之间均未发现显著差异[55]。

（三）安全性

CO_2激光治疗经常报告不良事件，包括继发性伤口感染、色素脱失和增生性瘢痕[53,55]。

六、比较研究

最近的一项自身左右对照的单盲研究比较了准分子激光和脉冲染料激光治疗指甲银屑病的疗效。42例患者接受了每周2次的右手指甲准分子激光治疗和每周1次的左手指甲脉冲染料激光（PDL）治疗。准分子组的平均NAPSI分数从基线时的29.8改善到第24周的16.3，而PDL组的平均NAPSI分数从基线时的29.5改善到第24周时的3.2。PDL组的NAPSI改善明显大于副作用最小的准分子组[56]。另一项涉及22例斑块状银屑病患者的研究比较了每周2次准分子激光与每周1次水杨酸预处理的PDL，发现准分子治疗斑块（4.7标准差2.1）的平均PASI改善高于PDL治疗斑块（2.7标准差2.4）[57]。一项比较PDL和Nd:YAG激光治疗甲银屑病患者的左右对照研究发现，当与钙泊三醇/倍他米松凝胶联合使用时，两种方式的NAPSI评分降低之间没有统计学差异[58]。

第 9 章 传统的系统性治疗 I：甲氨蝶呤和环孢素
Traditional Systemic Therapy I: Methotrexate and Cyclosporine

Erin Boh　Andrew Joselow　Brittany Stumpf　著
邓　辉　译　　樊建勇　校

学习目标

1. 了解甲氨蝶呤和环孢素的作用机制。
2. 了解甲氨蝶呤和环孢素的合理用药和疗效。
3. 了解甲氨蝶呤和环孢素的安全性问题和适当的监测。

摘要

本章将回顾传统的系统性药物甲氨蝶呤和环孢素，这两种药物都用于治疗中至重度或难治性银屑病患者。同时，将介绍这些药物在银屑病患者治疗中的药理学和使用方法，以及筛选患者的参数、监测指南和不良反应。

一、背景

银屑病是一种慢性炎症性疾病，影响超过 700 万人。它可能导致严重的残疾，并与全身性合并症如关节炎、高血压、高脂血症和胰岛素抵抗有关[1-3]。最近，有学者提出银屑病可能与代谢综合征相关或是其一部分[4-6]。除了局部治疗和光疗外，系统性药物，包括一类新开发的生物制剂，也被用于治疗银屑病。系统治疗通常适用于中至重度银屑病患者。治疗目标是快速清除或减轻银屑病皮损，通过缓解症状使患者感到舒适，并为患者提供毒性最小的长期维持治疗。

过去，系统治疗常用于中至重度银屑病的患者，其定义为超过 10% 的体表面积或有致残性疾病。随着生物制剂的发展，治疗方法发生了巨大变化，为我们提供了额外的治疗选择，而这些治疗选择对肝脏、肾脏和骨髓的毒性可能更小，并且不会致畸。对于一些中至重度的患者，传统药物仍有一席之地。尽管生物制剂具有很好的安全性和疗效，但它们尚未完全取代传统治疗银屑病的药物。传统的系统疗法在银屑病的治疗中继续发挥着重要作用，其口服给药途径和低成本（与生物制剂相比）使其成为适合患者的重要治疗选择。

合并症、保险限制以及药物成本可能是限制这些生物制剂使用的因素。

本章将回顾传统的系统性药物甲氨蝶呤和环孢素，以及它们如何作为单药治疗以及辅助治疗（联合疗法）用于治疗中至重度或难治性银屑病患者。

二、甲氨蝶呤

（一）概述

甲氨蝶呤（Methotrexate，MTX）是治疗中至重度银屑病最常用的系统性治疗药物。美国国家银屑病基金会和美国皮肤病学会最近发布了详细的给药和监测指南[7, 8]。甲氨蝶呤是叶酸的合成类似物，具有免疫抑制和抗炎作用。50多年来，它一直被成功地用于治疗银屑病。1951年Gubner等首次报道了使用氨蝶呤（甲氨蝶呤的前体）治疗癌症患者时，其银屑病皮损得到了清除[9]，而Edmunson和Guy于1958年首次报道了甲氨蝶呤治疗银屑病的有效性[10]。美国食品药品管理局（FDA）于1972年批准甲氨蝶呤用于治疗银屑病[11]。有趣的是，直到20世纪80年代初，甲氨蝶呤才被批准用于治疗类风湿关节炎。从那以后，甲氨蝶呤已成为治疗中至重度银屑病和银屑病关节炎的"金标准"[12]。多年来，剂量不断被调整以最大限度地降低与甲氨蝶呤相关的毒性[7, 8]。

（二）作用机制

甲氨蝶呤具有抗增殖、抗炎和免疫抑制作用，作为叶酸的合成类似物，甲氨蝶呤竞争性抑制二氢叶酸还原酶的活性，该酶负责将叶酸转化为还原叶酸（四氢叶酸）（图9-1）。四氢叶酸在胸腺嘧啶和嘌呤合成途径中转移一碳单位时起到重要作用[13]。这种抑制作用阻断了DNA合成所必须的脱氧胸腺嘧啶的合成。因此，甲氨蝶呤导致细胞分裂在S期停止。

研究表明，高剂量甲氨蝶呤的抗增殖作用可以通过高剂量叶酸逆转，从而支持其抑制DNA合成的机制[13, 14]。低剂量甲氨蝶呤可能表现出其他作用机制，包括抗炎和免疫调节作用。这一观察结果得到了皮肤科医生和风湿病学家广泛临床实践的支持，即给正在接受甲氨蝶呤治疗的患者补充低剂量叶酸（即每日1mg），以在不影响疗效的情况下最大限度地减少不良反应[15]。

高剂量甲氨蝶呤主要通过抑制二氢叶酸还原酶来抑制DNA合成，而在银屑病治疗中使用的较低剂量甲氨蝶呤则主要发挥抗炎和免疫调节作用，这些抗炎作用似乎涉及甲氨蝶呤的细胞内代谢产物的形成[13, 16]。

甲氨蝶呤一旦被吸收，就会在细胞内代谢为多聚谷氨酸衍生物，这些衍生物是多种叶酸依赖性酶的有效抑制药，可导致细胞内咪唑产物的积累。这些产物抑制腺苷脱氨酶，最终导致腺苷的积累[16]。腺苷抑制巨噬细胞和中性粒细胞分泌炎性细胞因子，并减少黏附分子的表达。此外，腺苷与A_2受体结合，通过抑制中性粒细胞白三烯的合成，发挥强效的抗炎作用[13]。活化的T细胞在银屑病中发挥重要作用，甲氨蝶呤似乎不仅抑制

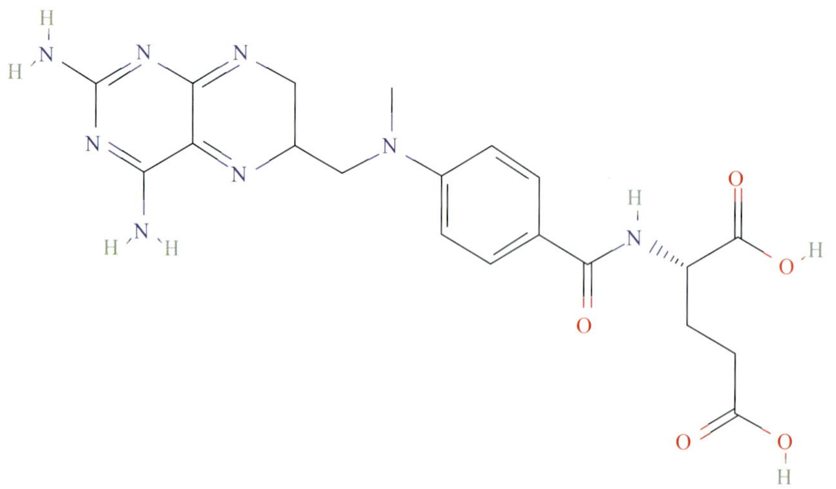

▲ 图9-1 甲氨蝶呤的结构

甲氨蝶呤（$C_{20}H_{22}N_8O_5$）https://pubchem.ncbi.nlm.nih.gov/compound/Methotrexate。访问日期：2019年6月14日。资料来源：U.S. National Library of Medicine

这些T细胞的DNA复制，还可减少抗原刺激的T细胞增殖。通过抑制丝裂原活化T细胞，使得这些细胞变得更容易发生凋亡[17]。Johnston等最近驳斥了这种对细胞凋亡易感性增加的观点[18]。这些作者提出，甲氨蝶呤通过叶酸依赖性机制（降低抗原刺激的T细胞合成）和叶酸非依赖性机制（通过腺苷的改变调节黏附分子的表达）发挥作用。最有可能的是，观察到的益处涉及这两个过程，甲氨蝶呤应被视为一种免疫抑制药和免疫调节药。在我们目前的认识中，甲氨蝶呤似乎具有多种作用机制。研究显示，甲氨蝶呤可通过降低Th1和Th17细胞水平以及增加Th2和Treg细胞水平来恢复典型的T细胞免疫平衡，从而实现从促炎性到抗炎性T细胞表型的转变[19]。

（三）吸收和生物利用度

甲氨蝶呤可以口服、肌内注射、皮下注射或静脉注射给药，食物摄入不会影响成人的吸收，但对儿童可能会有影响[14]。甲氨蝶呤一旦被吸收，就会被主动转运到细胞内，然后被代谢成多聚谷氨酸咪唑产物，而这似乎是更具活性的药物形式。这些产物的积累，导致腺苷增加，对毒性和疗效都有影响[16]。目前的数据表明，甲氨蝶呤在细胞内代谢，包括在肝脏中代谢，形成对多种组织产生影响的多聚谷氨酸代谢产物。

大约在口服给药后1h左右，其血药浓度达到高峰，相对于其他给药途径较慢。摄入后的吸收可能会受到剂量的影响，即较高剂量具有不完全或可变的吸收。在每周1天的12～24h内使用较小剂量甲氨蝶呤，稳态水平可能更可靠。血浆水平呈三相反应。药物被吸收后，血浆水平在第1h内迅速下降，反映了分布到全身组织。第二阶段的降低反映了接下来2～4h的肾脏排泄。重要的是，肾功能如肾小球滤过和肾小管分泌可以显著影响其血药浓度。最后阶段是指在摄入后10～27h内从组织中缓慢释放，反映其半衰期（$T_{1/2}$）。

约50%的甲氨蝶呤与血浆蛋白结合运输，游离或未结合的部分是药物的活性形式。血药浓度可能会受到其他药物与这些血浆蛋白结合的影响，这些药物取代或阻断甲氨蝶呤，导致血药浓度升高。药物相互作用将在下文中讨论。

口服甲氨蝶呤已被发现具有饱和的肠道吸收和非线性药代动力学，这对药物生物利用度和临床疗效具有显著影响。目前的证据表明，与口服给药相比，经肠外给药的甲氨蝶呤吸收迅速而完全、血清水平更高和暴露变化更少。近期，经肠外甲氨蝶呤的使用，特别是皮下注射给药，引起了人们的极大兴趣，以克服口服甲氨蝶呤的局限性。

各种临床经验表明，皮下注射甲氨蝶呤比口服甲氨蝶呤更有效，即使在口服甲氨蝶呤效果不佳的患者中也可能带来明显的益处。与口服甲氨蝶呤相比，皮下注射甲氨蝶呤的疗效增加，具有类似的安全性，并且在各种报道中有较低频率的胃肠道不适[20]。

未来，新型胶体药物递送系统可能比现有制剂更具有改善皮肤渗透性的优势，靶向递送系统可提高银屑病患者的疗效并降低毒性[21]。

（四）在银屑病中的应用

甲氨蝶呤已获得FDA批准用于治疗成人中重度银屑病和银屑病关节炎[13]。Roenigk等于1973年发表了首个关于甲氨蝶呤在银屑病中的治疗指南[22]；从那时起许多关于甲氨蝶呤和其他系统性药物治疗银屑病的新治疗指南已陆续发表[7, 8, 14, 23]。美国国家银屑病基金会和美国皮肤病学会于2019年发布了甲氨蝶呤治疗银屑病的最新指南[7, 8]。

这些指南以及对文献的系统回顾，为甲氨蝶呤在银屑病治疗中的应用提供了循证依据，包括关于剂量、给药途径、肝毒性风险和监测的具体指导[8, 24]。

当选择甲氨蝶呤治疗时，有几个重要的参数需要考虑。其中包括疾病的严重程度、患者的合并症（如相关性关节炎）、社会经济因素及患者配合治疗的能力。一般而言，甲氨蝶呤建议用于至少10%体表面积（BSA）受累的患者、局部治疗失败或无法再进行局部治疗的患者、光疗失败或有光疗禁忌证的患者。表 9-1 中列出了甲氨蝶呤治疗的绝对和相对禁忌证，在开始用药前应仔细审查并与患者讨论。患者选择的考虑因素应基于患者病史、实验室检查结果和合并症。绝对禁忌证要求采用替代治疗。甲氨蝶呤是一种致畸物，育龄女性应采取避孕措施。妊娠期和哺乳期都是禁忌证。男性也应被告知在停药后 3 个月内不要备孕。相对禁忌证包括 2 型糖尿病、胰岛素抵抗、饮酒、肥胖和高甘油三酯血症。一般而言，对这些患者应该评估其他治疗方法。有相对禁忌证的患者可以在适当的预防措施下使用甲氨蝶呤。例如，消化性溃疡病的患者可以同时接受质子泵抑制药治疗。治疗决策应该基于患者的个体情况。

虽然多年来一直用于治疗银屑病关节炎，但 SEAM-PsA 试验只是少数研究之一，表明甲氨蝶呤（每周 20mg）在未接受治疗的银屑病关节炎患者中作为单药治疗或与生物制剂联合使用是有益的[25]。

同样，Appani 等发现甲氨蝶呤起始剂量（每周＞15mg）可显著改善指（趾）炎和其他银屑病关节炎症状[26]。

表 9-1 甲氨蝶呤治疗的禁忌证

绝对禁忌证	相对禁忌证
饮酒过量导致肝脏损伤	肾功能不全
酒精性肝病或其他慢性肝病，包括乙型或丙型肝炎	高龄
骨髓异常：贫血、血小板减少、白细胞减少	饮酒：既往或当前饮酒
免疫缺陷	消化性溃疡病
哺乳期女性	同时使用肝毒性药物
妊娠期	遗传性肝病家族史
对甲氨蝶呤过敏者	糖尿病
活动性感染	高脂血症
	病态肥胖
	活动性感染

（五）剂量

甲氨蝶呤通常以每周单次的口服剂量给药，持续 12h。它的规格包括 2.5mg、7.5mg、10mg、15mg 的片剂和 25mg/ml 的注射液。当口服给药引起胃肠道不耐受或对患者的依从性有疑虑时，肌内注射或皮下给药是有益的。皮下注射同样有效，患者可在家自行注射。

无论选择口服还是注射的方式，剂量是相等的，许多医生会给予 2.5mg 或 5mg 的单次试验剂量，以评估易感患者是否出现明显的骨髓抑制或急性肝损伤。尽管没有明确的甲氨蝶呤最大或最小剂量，每周剂量通常为 7.5～25mg。

在给予 5mg 甲氨蝶呤试验剂量后，5～6 天后进行血液检查（包括血常规、肝功能和肾功能检查）。如果血液检查结果在正常范围内，治疗剂量将从每周 10～15mg 开始。甲氨蝶呤可以每 2～4 周增加 2.5～5mg，直至起效，最高推荐剂量为每周 25mg。

已有报道表明，叶酸可以预防胃部不适、恶心、口腔溃疡，甚至可能影响骨髓毒性，尤其是在类风湿关节炎患者中[15]。

最近的一项研究发现，甲氨蝶呤治疗中补充叶酸患者的药物存活率（即停药前特定药物的治疗时间）明显高于甲氨蝶呤单药治疗的患者（分别为 27.6 个月和 18.5 个月）[27]。

因此，专家建议每天补充 1mg 叶酸[15]。一些医生建议患者在服用甲氨蝶呤的当天不要服用叶酸，但其意义尚未被研究。

所有的用药方案都应根据患者个体进行调整，以达到或维持足够的疾病控制，并尽量减少副作用。为确保一定的安全性，应进行持续监测。

Vena 等对使用皮下注射和口服甲氨蝶呤治疗炎症性关节炎和银屑病患者的现有文献进行了回顾[20]。这些作者得出结论，目前的证据表明，与口服甲氨蝶呤相比，皮下注射甲氨蝶呤具有线性和可预测的药代动力学特性，使药物生物利用度更高，尤其是在每周 15mg 的剂量下。皮下注射甲氨蝶呤对胃肠道不耐受或口服给药没有获得最大

第 9 章 传统的系统性治疗 I：甲氨蝶呤和环孢素
Traditional Systemic Therapy I: Methotrexate and Cyclosporine

反应的个体非常有用。

（六）监测指南

在开始甲氨蝶呤治疗之前，患者应行治疗前的血液检查，包括肝功能、肌酐、乙型和丙型肝炎筛查、结核病筛查、完整的病史（重点关注用药史和合并症）和全面体格检查。患者应被告知甲氨蝶呤及其潜在副作用的相关事项。记录应包括银屑病的类型、治疗史、患者的生活质量评估、受累体表面积、肝毒性和其他潜在毒性的风险因素。服用甲氨蝶呤的患者应定期监测潜在的器官毒性。表 9-2 列出了基线和持续监测指南。

表 9-2 甲氨蝶呤治疗的监测指南

基线
- 病史和体格检查
- 仔细回顾用药史并评估低风险与高风险患者

实验室检查
- 血常规
- 生化全项 – 肝功能和肾功能
- 乙型和丙型肝炎筛查
- 通过 PPD 或血液检测进行结核病筛查
- 血清或尿液妊娠筛查

持续监测
- 定期回顾用药史
- 体格检查

实验室检查
- 每月复查血常规，连续 3 个月，之后每 3 个月复查 1 次
- 每月复查生化全项，连续 3 个月，之后每 3 个月复查 1 次
- 每年进行结核病筛查

血液指标的监测应在调整剂量后 2~4 周进行。保持最低有效剂量并记录甲氨蝶呤的总累积剂量，同时保持疾病控制和药物耐受性是很重要的。对于长期治疗或有明显肝毒性风险的患者，应考虑进行肝活检。

尽管医生的行医风格各不相同，但仍建议对接受甲氨蝶呤治疗的患者进行定期病史询问和体格检查，以确保提供最高质量的护理并最大限度地减少潜在的不良事件。如果实验室检查出现异常，可能需要重复血液检查并进行更频繁的监测。肝功能检查应在最后一次用药后间隔 5 天进行，因为甲氨蝶呤摄入后 1~2 天内的数值可能会升高。如果肝功能化学检查持续异常，应暂停甲氨蝶呤治疗 1~2 周，并复查血液指标。还需与患者讨论是否近期使用了其他新的药物或出现了其他情况。

（七）肝活检

银屑病患者肝活检指南于 1998 年发布，并于 2009 年在美国皮肤病学会（AAD）银屑病治疗指南中进行了更新 [23, 24, 28]。最初的指南建议在治疗开始时进行肝活检，以及此后每累积 1.5g 剂量后再进行一次 [28]。AAD 和国家银屑病基金会的监测指南已更新，以区分肝毒性低风险患者和高风险患者 [7, 8]。表 9-3 概述了甲氨蝶呤治疗患者的肝毒性高风险因素。对于低风险患者，可以在不进行基线肝活检的情况下开始使用甲氨蝶呤。在累积剂量达到 3.5~4.0g 时应进行肝活检。高风险患者在累积剂量达到 300~600mg 时应进行肝活检，以确保在患者接受活检风险之前对治疗有反应。表 9-4 总结了 Roenigk 等提出的肝活检组织学结果的分级系统 [28]。一般来说，Ⅰ级和Ⅱ级的患者可以继续使用甲氨蝶呤。如果没有更好的替代方案，ⅢA 级的患者可以在更严格的监测下谨慎地继续治疗。

表 9-3 甲氨蝶呤肝毒性的高风险因素

风险因素
- 饮酒（既往或当前饮酒）
- 肝脏生化检测持续性异常
- 肝病病史，包括慢性乙型或丙型肝炎
- 遗传性肝病家族史
- 糖尿病
- 肥胖
- 严重肝毒性药物或化学品的暴露史
- 潜在的严重药物相互作用
- 叶酸缺乏
- 高脂血症

表 9-4 肝活检的结果评估

分级	病理结果	处理
Ⅰ	脂肪浸润，轻度核变异性，轻度汇管区炎症	正常；继续用药
Ⅱ	中重度脂肪浸润，中重度核变异性，汇管区扩张，汇管区炎症和坏死	继续用药
ⅢA	轻度纤维化，汇管区轻度扩张，无中断	纤维化；停药，尽快重复活检
ⅢB	中度至重度纤维化，肝硬化	纤维化；停药
Ⅳ	肝硬化	肝硬化；停药

只有在没有其他选择的情况下，患者才应该继续使用甲氨蝶呤。ⅢB 级和Ⅳ级的患者应停用甲氨蝶呤。肝病学家也了解最新出版的指南，与其密切合作很重要。

尽管监测甲氨蝶呤诱导肝纤维化的非侵入性检测已被研究，并显示可有效减少肝活检次数，但还没有出现一种单一的检查来代替肝活检。有一系列肝纤维化相关的非侵入性检测可用，这些检测包括血清生物标志物和患者生物统计信息，这些指标被代入专利数学模型，生成预测肝纤维化的分数。

非酒精性脂肪性肝炎（non-alcoholic steatohepatitis, NASH）FibroSure（LabCorp）类似于用于评估丙型肝炎纤维化的 FibroTest，但专门为非酒精性脂肪性肝病（non-alcoholic fatty liver disease, NAFLD）患者开发。NASH FibroSure 结合年龄、性别、身高和体重使用了 10 个生化标志物，通过计算算法提供肝纤维化、脂肪变性和非酒精性脂肪性肝炎（NASH）的定量替代标志物。据报道，NASH FibroSure 在检测显著纤维化风险方面的灵敏度为 83%，特异度为 78%，在识别 NAFLD 患者显著脂肪变性风险方面的灵敏度为 71%，特异度达 72%[29]。

Bauer 等推测，NASH FibroSure 无法完全取代肝活检；然而，他们支持使用非侵入性检测如 NASH FibroSure 可显著减少肝活检次数的观点[30]。

（八）不良反应

使用甲氨蝶呤有许多常见和不常见的不良反应，常见的不良反应包括疲劳、恶心、呕吐、头痛和口腔炎。在这些不良反应中多数都可通过服用叶酸来消除。如果胃肠道症状持续，甲氨蝶呤可以通过皮下注射或肌内注射给药，也可在 24h 内分次给药。3 个潜在的主要毒性包括肝毒性、骨髓抑制和肺纤维化。

1. 肝毒性

甲氨蝶呤具有急性和慢性肝毒性的不良反应。急性肝细胞损伤表现为肝酶升高，可能是由于甲氨蝶呤血药浓度过高引起的。当剂量超过每周 25mg、显著的药物相互作用或者结合的甲氨蝶呤被另一种药物取代时，就会引起高血药浓度。急性肝细胞损伤几乎总会导致肝酶检查结果异常。然而，即使肝脏血液指标维持正常，肝脏也可能出现慢性损伤。慢性肝毒性是由甲氨蝶呤对门脉系统的累积作用导致的纤维化。只有通过肝活检才能评估组织学损伤和随后的纤维化。如上所述，对于肝毒性低风险患者，可以推迟肝活检，但对于高风险患者，则应缩短检查间隔。甲氨蝶呤诱导的肝毒性的组织病理学特征类似于非酒精性脂肪性肝炎，这种相似的模式在肥胖、高脂血症或糖尿病患者中也可观察到。甲氨蝶呤可能会加重先前存在的脂肪性肝炎。

如上所述，甲氨蝶呤相关肝损伤的风险在已有肥胖和高胆固醇血症等危险因素的患者中增加。尽管早期的研究估计转氨酶升高和超过正常上限 2 倍的风险分别为 50% 和 17% 左右，但最近的研究表明，给予合适的剂量和监测，上述风险可能会显著降低[31]。

Conway 等[31] 在最近的综述中更精确地提出转氨酶升高和超过正常上限 2 倍的风险分别接近 20% 和 1%。

用于评估肝纤维化的血清学检测方法，如测量Ⅲ型前胶原氨基末端肽，已在欧洲用作肝活检的替代方法，但目前在美国尚不可用[32]。目前，除了肝活检或 FibroSure 外，美国没有足够的血液检测或诊断方法来监测慢性肝毒性。

2. 骨髓抑制

骨髓抑制是甲氨蝶呤治疗中潜在的非常严重的毒性反应。甲氨蝶呤可引起白细胞减少、血小板减少和贫血。这是由于对骨髓的直接毒性作用，且通常是剂量依赖性的。有一种罕见的特发性骨髓抑制，会发生在治疗早期。特发性反应更可能发生于高龄、肾功能不全、潜在骨髓疾病、低白蛋白血症、合并用药或叶酸缺乏的患者。因此，医生会给予患者甲氨蝶呤试验剂量。在开始甲氨蝶呤治疗之前，必须对患者进行适当的筛查，并在治疗期间进行监测，以将这些风险降至最低。如果出现急性贫血、血小板减少或白细胞减少，可以通过叶酸或在严重情况下通过亚叶酸（Leucovorin）治疗来逆转。高剂量的叶酸或亚叶酸可以口服或静脉注射，每 6 小时 15mg，持续 1~2 天或直到甲氨蝶呤水平接近零。在使用甲氨蝶呤期间每天补充叶酸，可以最大限度地减少胃肠道和肝毒性，但其对骨髓毒性的影响仍有争议[15]。

3. 肺纤维化

肺纤维化和间质性肺炎在接受甲氨蝶呤治疗的银屑病患者中可能不常见，而在其治疗类风湿关节炎的患者中更为常见。肺纤维化通常与大剂量甲氨蝶呤治疗有关。应监测患者的体征和症状，如干咳、静息呼吸困难和低热。其他非常罕见的肺部并发症包括隐源性机化性肺炎（COP）、胸膜炎和胸腔积液。

（九）药物相互作用

甲氨蝶呤有许多已报道的以及推测的药物相互作用，可能导致甲氨蝶呤水平降低或增加，并增强最终器官毒性。因此，完整的用药史是甲氨蝶呤治疗前筛查的非常重要的一环。告知患者可能的药物相互作用也非常重要，尤其是非处方药和常用处方药。表 9-5 列出了一些常见的潜在药物相互作用。有许多药物可以通过将甲氨蝶呤从蛋白质结合位点置换、阻断其结合以及通过细胞色素 P_{450} 系统改变其代谢来增加或降低甲氨蝶呤的血药浓度。其他药物也可能对终末器官损伤产生叠加效应。

表 9-5 常见的与甲氨蝶呤相关的药物相互作用

甲氧苄啶	吩噻嗪类
磺酰胺类	水杨酸类
氯霉素	非甾体抗炎药
四环素类	系统性维 A 酸
氨苯砜	丙酸
苯妥英钠	三甲基二烯

三、环孢素

（一）概述

环孢素（Cyclosporine，CsA）是一种由 11 个氨基酸组成的环形多肽，于 1970 年从土壤弯颈霉菌属中分离出来（图 9-2）。环孢素是一种高效且起效迅速的系统性治疗银屑病的药物。它于 1970 年被发现，最初用作器官移植中的免疫抑制药，1979 年首次证明对银屑病有效[33]。环孢素主要通过与亲环蛋白结合抑制 T 细胞功能和 IL-2 发挥作用。

最初的制剂（Sandimmune，山地明）在吸收和生物利用度方面存在较大的差异。新型微乳液剂配方（Neoral/ 改良环孢素）具有更好和更可预测的生物利用度，并且更具成本效益。Neoral 于 1997 年被美国 FDA 批准用于治疗银屑病和类风湿关节炎。环孢素被认为是安全有效的治疗银屑病的方法。然而，人们对其在银屑病中的应用仍持

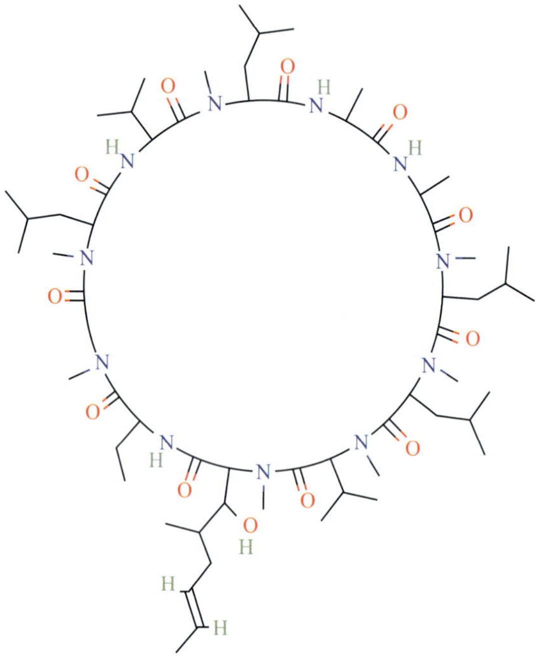

▲ 图 9-2　环孢素的结构

环孢素 |C₆₂H₁₁₁N₁₁O₁₂ https://pubchem.ncbi.nlm.nih.gov/compound/5280754. 访问日期：2019 年 6 月 14 日。资料来源：U.S. National Library of Medicine

保留态度。由于其起效迅速以及对其他疗法无反应的银屑病患者有效，因此它在处理银屑病急症、过渡到其他疗法及在其他药物轮换方案中起到了非常关键的作用[34]。适当的患者筛选和监测将显著降低副作用发生的风险。

尽管已经有环孢素治疗银屑病的指南，但在治疗策略和监测方面仍存在争议和分歧[34]。与其他传统药物如甲氨蝶呤和羟基脲相比，环孢素没有显著的细胞毒性，不会抑制骨髓，也不会致畸。它确实有潜在的显著的肾脏副作用，包括高血压。

大量临床试验已经证明了环孢素在银屑病治疗中的疗效。评估环孢素治疗银屑病疗效的原始研究证明了银屑病是一种 T 细胞驱动的免疫性疾病，而不是角质形成细胞生长和分化改变的疾病。给予 2.5~5mg/（kg·d）的环孢素治疗 12~16 周，可使 80%~90% 的银屑病患者得到快速而显著的改善[35]。当以 3mg/（kg·d）给药时，环孢素在 50%~70% 的患者中达到 PASI 75 应答率，在 30%~50% 的患者中达到 PASI 90 应答率[36]。

2016 年发表的一项大规模、组织良好的系统回顾发现，环孢素和甲氨蝶呤在治疗银屑病的疗效在 PASI 或 PGA 评分方面没有显著差异[37]。

（二）作用机制

环孢素主要通过抑制 T 细胞功能和 IL-2 发挥作用[38]。抗原呈递细胞与 T 细胞结合后，细胞质内钙离子水平增加，导致钙调磷酸酶的钙调蛋白活化。钙调磷酸酶使活化的 T 细胞核因子（NFAT）去磷酸化，使其转位到细胞核并启动促炎基因的转录，包括 IL-2、IL-4、IFN-γ 和转化生长因子 β。

环孢素 - 亲环蛋白复合物对钙调磷酸酶的抑制阻碍了钙调磷酸酶的激活，从而阻止了下游促炎基因尤其是 IL-2 的转录，以及 IL-2 受体的上调[38]。因此，T 细胞的活化和炎性细胞因子的产生受损。现在人们普遍认为银屑病是由这些活化的 T 细胞及其细胞因子产物介导的。环孢素似乎还可抑制角质形成细胞和内皮细胞上细胞间黏附分子（ICAM）-1 的表达。此外，环孢素还可降低银屑病发病机制中关键的细胞因子，即肿瘤坏死因子的表达，并抑制 *Th17* 基因表达，IL-17、IL-22 和 IL-23p19 亚基等均在银屑病皮损中过表达[39]。

（三）吸收和生物利用度

环孢素是亲脂性的，其水溶性很差。因此，该药物的悬浮剂和微乳剂形式已被用于口服和注射。第一种制剂 Sandimmune 于 1983 年问世。由于其高度依赖胆汁溶解度，它在患者中的生物利用度存在差异且不可预测。1995 年 7 月推出的微乳剂 Neoral 改善了这一情况。其他几种改良的环孢素制剂随后被推向市场。仿制的环孢素的生物利用度约为 30%，某些品牌的产品可能会略有增加。环孢素胶囊和口服液制剂被认为是生物等效的。尽管人们普遍认为这些制剂存在差异，但很少有发表的报告比较不同仿制制剂的生物利用度和疗效[40]。由于环孢素的治疗窗很窄，因此需要严密监测并确保仿制药的一致性。

环孢素在小肠中被吸收，峰浓度出现在 1~8h。

其吸收依赖于胆汁盐，与高脂食物一起摄入时吸收增加。同时摄入西柚汁会影响其新陈代谢[41]。环孢素分布于包括皮肤在内的多个器官系统，并可在母乳中检测到。它可以穿过胎盘，但不能穿过血脑屏障。

环孢素由肝脏细胞色素 P_{450} 3A4（CYP3A4）酶系统进行代谢，几乎完全经胆汁排泄，再通过粪便排出。肝功能不全患者可能需要减少剂量，但肾功能不全或血液透析患者则不需要。环孢素的消除半衰期约为 19h，其代谢与年龄相关，成人的半衰期是儿童的 2 倍。

（四）在银屑病中的应用

环孢素被美国 FDA 批准用于治疗严重银屑病、难治性/顽固性银屑病和致残性银屑病。与其他传统口服药物相比，它有起效快和基于体重计算剂量的优势。这些特点使得它能够迅速控制银屑病的进展。许多关于环孢素的研究已被发表，包括其疗效评估，与甲氨蝶呤和阿维 A 酯的比较，以及其长期维持/缓解的数据。一项随机研究显示，予环孢素和甲氨蝶呤治疗 16 周后，两者疗效相似，分别有 71% 和 60% 达到 PASI 75 [37, 42]。在一项比较口服阿维 A 酯与环孢素的研究中，仅 47% 的患者服用阿维 A 酯后达到 PASI 75，而 71% 的患者在服用环孢素后达到 PASI 75 [43]。环孢素可迅速控制银屑病，但突然停药可能导致反跳。1999 年和 2001 年发表了评估环孢素在治疗 1 年后逐渐减量（每周 1mg/kg）或突然停药的开放性研究[35, 44]。两组均未发现明显的反跳，复发的中位时间也无显著差异。由于超过 50% 的患者在 4 个月后会复发，因此应在减量或银屑病复发时增加新的治疗方法。

根据美国国家银屑病基金会最近发布的建议，环孢素应谨慎使用，且适用于较为严重的病例[34]。出于某些原因，皮肤科医生很少使用环孢素治疗顽固性银屑病，并将其视为紧急救助药物。只有正确选择患者，了解患者的合并症和用药史，并进行适当的临床监测，该药物的使用才非常安全。

由于环孢素起效迅速，在 2~4 周内即可显著减轻症状，因此可以用于快速控制患者的病情，从而有时间计划并过渡到长期维持方案。它还成功地用于治疗红皮病性和脓疱性银屑病。尽管在类风湿关节炎的治疗试验中首次观察到环孢素对银屑病治疗有效，但其对关节炎的作用不如对银屑病皮损的作用。

虽然环孢素未被批准用于儿童或孕妇，但在这些患者群体中使用环孢素取得了不错的效果。它被归类为 C 类药物，在妊娠期和哺乳期应谨慎使用[45]。在肾移植患者中使用环孢素与低出生体重（<2500g）和早产（<37 周）有关。关于环孢素对患有银屑病的孕妇的影响，目前已知的信息有限，而这些孕妇通常会被开较低剂量的处方。环孢素似乎不具有致畸作用，已被用于治疗患者并取得了成功。总体而言，作者认为，如果环孢素在严重病情中的益处远远大于风险，那么在高危银屑病患者妊娠期使用是安全的。然而，目前已经出现了在妊娠期相对安全的生物制剂[46]。如果孕妇使用环孢素，应有高危产科医生仔细监测母亲和胎儿。环孢素已用于儿童，并且似乎安全有效[47]。剂量与成人类似，每日 2.5~3.0mg/kg，分次给药，疗程应限制在 6 个月的周期[34, 44]。由于疗程有限且剂量低于每日 5mg/kg，接受皮肤病治疗的儿童患恶性肿瘤和淋巴增殖性疾病的风险似乎很小。

环孢素禁用于未控制或难以控制的高血压患者以及患有严重肾脏疾病或频繁感染的患者。应特别注意有皮肤恶性肿瘤病史的个体，因为环孢素可能会随着时间的推移增加皮肤癌的风险。对接受过大量 PUVA 治疗（超过 200 次治疗）的患者也应格外谨慎，因为非黑色素瘤皮肤癌特别是鳞状细胞癌，以及黑色素瘤的风险可能会增加[48]。与甲氨蝶呤一样，应根据患者的个人情况决定是否使用环孢素。

（五）剂量

通常情况下，患者以每天 2.5~3mg/kg 的剂量治疗，通常是分次给药。药品说明书建议根据理想体重给药；但根据作者的经验，在严重肥胖患者的理想体重下给药是治疗不充分的。剂量可能需要调整，尤其是在最初几周，因为生物利用度是可变的，并且不同的仿制药可能存在差异。儿童最好空腹时服用环孢素。然而，成人患者可以与食物一起服用，应保持用药方案的一致性，即在同一时间和相同的食物摄入量下进行用药。食物可能会轻微改善成人的吸收情况。在这两种人群中，西柚汁都可能会降低其血药浓度[41]。与移植患者不同，银屑病患者不需要常规进行峰值和谷值检测以确保足够的血药浓度。如果存在服药依从性或吸收的问题，可以进行血药浓度的检测。环孢素治疗通常以短期为基础，用于控制严重的病情发作，很少超过6~12个月。

（六）监测指南

在开始环孢素治疗之前，患者应进行治疗前的血液检查，包括肌酐、尿常规、血镁、结核病筛查、完整的病史（重点关注药物和合并症）、全面体格检查和基线血压测量。应告知患者环孢素治疗的不良反应和仔细监测的必要性。表9-6列出了基线和持续监测指南。

治疗期间需进行频繁监测，尤其是对医源性高血压和肾功能不全患者[34]。通常，复诊咨询与血液检查的时间相一致。如果有必要，患者还可以在家中监测血压。药品说明书建议，如果多次尝试降低环孢素剂量后血压仍升高，则停止使用环孢素。许多医生在血压正常的成年患者中开始使用低剂量的氨氯地平或其他钙通道阻滞药来保护肾脏[49]。由于长期治疗可能导致肾脏永久性损伤和肾功能丧失，环孢素是一种需要慎重选择患者并进行后续监测才能安全使用的药物。因此，在评估环孢素治疗的风险收益比时，仔细评估银屑病病情的严重程度至关重要。考虑到其他有效治疗银屑病药物的广泛应用，如果血压或肾功能指标在2次检查后仍然升高，那么应该考虑其他替代方案。环孢素治疗期间，患者也会出

表 9-6　环孢素基线和持续监测指南

基线
- 病史和体格检查
- 仔细回顾用药史
- 血压评估

实验室检查
- 血常规
- 生化全项 – 肾脏和肝脏
- 乙型和丙型肝炎筛查
- 通过 PPD 或血液检测进行结核病筛查
- 血清或尿液妊娠筛查

持续监测，每隔 2 周 *1，每隔 4 周 *3，之后每隔 2 个月
- 定期回顾用药史

体格检查
- 每次就诊测血压，必要时居家监测血压

实验室检查
- 2 周后复查血常规，之后每月复查 1 次，连续 3 个月，再每 2 个月复查 1 次
- 2 周后复查生化全项，之后每月复查 1 次，连续 3 个月，再每 2 个月复查 1 次
- 每年进行结核病筛查

现免疫抑制，更容易受到细菌、病毒和真菌感染。应在患者治疗前和治疗期间检查和筛查此类感染。

（七）不良反应

尽管在银屑病的治疗剂量下，副作用的发生频率和严重程度有所降低，但与环孢素相关的主要毒性仍然是肾功能不全和高血压。表9-7列出了环孢素治疗最常见的副作用，包括头痛（15%）、多毛症（6%）和牙龈增生，牙龈增生在移植患者中更常见，但在银屑病患者中相对罕见。其他副作用包括震颤、腹泻、高甘油三酯血症、低镁血症、恶心/呕吐、感觉异常和流感样症状。血液异常包括低镁血症、高脂血症和高尿酸血症。由于这些潜在的异常，应该定期检查血镁和尿酸水平。不需要经常进行血脂监测，但对于长期治疗的患者应考虑进行监测。罕见的副作用包括神经系统症状，包括癫痫发作阈值降低、短暂的胃肠道症

表 9-7 环孢素的副作用
• 恶性肿瘤风险增加
• 感染风险增加
• 肾功能损害
• 高血压
• 头痛、震颤、感觉异常
• 多毛症
• 牙龈增生
• 高胆红素血症
• 痤疮加重
• 恶心/呕吐/腹泻
• 流感样症状
• 肌痛
• 昏睡
• 高甘油三酯血症
• 低镁血症
• 高钾血症

状以及咳嗽和鼻炎的呼吸道症状。

1. 肾毒性

肾毒性是临床上最常见和最重要的不良反应，可表现为急性氮质血症或慢性、缓慢进展的肾功能不全或衰竭。尽管肾脏的可逆变化可能与血管效应有关，但长期治疗可能会导致永久性瘢痕形成和肾功能丧失。因此，对环孢素治疗的患者常规监测血清肌酐、尿常规以及血压是非常重要的。还应记住的是，老年患者的肾小球滤过率（GFR）可能会降低，而肌酐不降低。建议使用环孢素治疗 1 年的患者每年进行 1 次肾小球滤过率检查。这不是常规操作，因为患者通常不会连续使用环孢素超过 1 年。如果血清肌酐在 2 次（间隔 2 周）检测中均比基线升高超过 25% 的患者，应将剂量减少 25%～50%。如果肌酐水平仍然升高，环孢素剂量应再次减少 25%～50%。如果经过这些调整，肌酐水平仍未接近基线水平，则应停止使用环孢素。

2. 高血压

高血压是由肾血管收缩和钠潴留引起的，通常在治疗过程的早期出现。减少剂量或添加抗高血压药物如氨氯地平可以缓解这种不良反应。告知患者他们可能会出现依赖性水肿，这是环孢素和氨氯地平共同的副作用。由于已报道氨氯地平对接受环孢素治疗的移植人群具有肾脏保护作用，在这种情况下添加氨氯地平是合理的。事实上，许多熟悉该药物的临床医生会在治疗开始时以低剂量如每天 5mg 的氨氯地平治疗，即使对于正常血压的个体也作为预防措施[49]。

（八）药物相互作用

由于环孢素由肝脏 CYP3A4 系统代谢，因此可能发生多种药物相互作用。表 9-8 列出了环孢素治疗中常见的一些药物相互作用。与同时利用 CYP3A4 系统代谢的药物竞争作为底物，可能会增加血药浓度并增强毒性。酶的诱导或抑制可以分别降低或增加血药浓度。食物通常不会影响环孢素水平，但西柚汁可以通过抑制 CYP3A4 而增加环孢素水平。非处方营养品、草药和维生素制剂也可能与其发生相互作用。例如，圣约翰草可能会降低环孢素的血药浓度。在患有严重肝病的患者中，代谢可能会降低，从而导致药物水平升高。虽然大量饮酒会增加环孢素水平，但轻至中度饮酒几乎没有影响。

环孢素是 CYP3A4 的抑制药，会影响其他药物代谢，如钙通道阻滞药、治疗勃起功能障碍药物和他汀类药物。已有报道称，在与他汀类药物同时治疗时，患者可出现严重横纹肌溶解症[50]。应限制可能增强肾毒性的药物，如氨基糖苷类或非甾体抗炎药，以及可能升高血钾水平的药物。考虑到与环孢素有关的药物相互作用很多，在开始治疗之前，必须获得患者全面的用药史，并应告知患者在持续治疗中引入新药物的相关事项。

一般来说，应谨慎使用会影响细胞色素 P_{450} 系统的药物，并尽可能避免使用可能在环孢素治疗期间损害肾功能的潜在肾毒性药物，如非甾体抗炎药、氨基糖苷类药物、环丙沙星、克霉唑和贝特类降脂药。

结论

甲氨蝶呤和环孢素都通过减少炎症和抑制T细胞介导的炎性细胞因子的产生来改善银屑病，这些炎性细胞因子在银屑病的发病机制中起着关键作用。虽然在合理选择患者并进行监测的情况下，甲氨蝶呤和环孢素用来治疗银屑病是安全可靠的，但其严重潜在并发症的风险仍然存在。患者和医生应该了解这些副作用，并在开始治疗前讨论风险和收益。从医生的角度来看，谨慎选择患者对于消除潜在的并发症至关重要。从患者的角度来看，患者需要了解定期随访和适时血液监测的重要性。当接受生物制剂治疗的患者近期出现恶性肿瘤、生物制剂禁忌证或在不可用的情况下，这些传统药物可能会起作用（表9-8）。

表9-8 潜在的与环孢素（CyA）相关的药物相互作用

药物类别	增加环孢素水平	降低环孢素水平	环孢素增加药物水平
抗心律失常药	胺碘酮		
钙通道阻滞药	地尔硫䓬、维拉帕米		维拉帕米、地尔硫䓬
利尿药	噻嗪类、呋塞米		
抗真菌药物	唑类	灰黄霉素	
抗生素	喹诺酮类，头孢菌素类，多西环素	β-内酰胺类药物；萘夫西林，利福平	
抗HIV药物	蛋白酶抑制药	依非韦仑	
抗疟药	羟氯喹		
选择性5-羟色胺再摄取抑制药	氟西汀、舍曲林		
食物	西柚		
抗肿瘤药物	伊马替尼		
类固醇	地塞米松、甲泼尼龙		
抗惊厥药		苯妥英钠、苯巴比妥、丙戊酸	
其他	口服避孕药		他汀类药物
维A酸类药物		贝沙罗汀	

第10章 传统的系统性治疗 Ⅱ：维 A 酸类药物及其他
Traditional Systemic Therapy Ⅱ: Retinoids and Others

Vignesh Ramachandran Ted Rosen Misha Koshelev Fareesa Shuja Sandoval 著

王儒鹏 译　沈 柱 校

学习目标

1. 理解维 A 酸类药物和其他口服药物治疗银屑病的作用机制。
2. 理解维 A 酸类药物和其他口服药物在银屑病治疗中的合理应用及疗效。
3. 理解在银屑病治疗中，使用维 A 酸类药物和其他口服药物的安全性问题和适当的监测。

摘要

部分银屑病患者对公认的一线系统药物治疗无应答，或者会产生明显的毒性。因而，可以考虑一些二线系统药物，例如，阿维 A 对红皮病性银屑病、掌跖脓疱病、泛发性脓疱性银屑病有显著的疗效。由于阿维 A 不诱导免疫低下，它可以用来治疗与 HIV 感染相关的银屑病。中波紫外线 B（UVB）或补骨脂素光化学疗法（PUVA）与阿维 A 联合治疗有协同作用。虽然 FDA 没有批准羟基脲治疗银屑病，但已经证明它对慢性斑块状银屑病及短期内复发的脓疱性银屑病有效。

霉酚酸酯（mycophenolate mofetil，MMF）常作为中重度慢性斑块状银屑病的维持治疗。硫鸟嘌呤（6-thioguanine，6TG）可用于治疗对其他系统药物抵抗的斑块状银屑病和掌跖脓疱病，但由于可能的肝毒性，不建议长期维持治疗。系统使用他克莫司（Tacrolimus）最好用于治疗严重、顽固性斑块状银屑病，肾毒性限制了它的长期使用。虽然来氟米特（Lefunomide）通常用于类风湿关节炎，但也可考虑用于治疗抵抗的慢性斑块状银屑病或银屑病关节炎。当点滴状银屑病与感染相关（通常是上呼吸道系统）时，可以选择青霉素 V 或红霉素。阿普米司特（Apremilast）是一种新批准的治疗银屑病和银屑病关节炎的药物，它不会引起免疫抑制，具有良好的安全性，不需要实验室监测，并且可以口服。然而，其较低的疗效可能会限制它的应用。

一、背景

调查表明，每 50 例中就有 1 例患银屑病，出现皮肤、指甲和关节受累[1]。外用药物是银屑病患者最常用的治疗，对 70%~80% 的患者有效[2]。系统治疗倾向用于受累体表面积（BSA）超过 10% 以上，或头皮、手掌和足底、生殖器、间擦部位的严重银屑病。即便处在这个生物制剂的时代，传统的系统治疗仍然是有用和合适的。这些药物价格相对低、口服治疗，并且它们的短期和长期风险已众所周知[3]。虽然甲氨蝶呤和环孢素被认为是银屑病的一线治疗药物，但对于疗效不佳或出现毒性的患者，可以选择二线系统药物。

在这一章里，我们对几个治疗银屑病的二线

系统药物进行了以临床为导向的综述。具体来说，本文讨论的药物是阿维 A、羟基脲、霉酚酸酯（MMF）、6- 硫鸟嘌呤（6TG）、他克莫司、来氟米特、青霉素 V、红霉素和阿普米司特（图 10–1、图 10–2 和图 10–3）。因此，我们希望通过对最佳使用实践、副作用、监测和疗效的循证证据，帮助临床医生根据患者的情况，在多种可供选择的传统系统药物中选择合适的治疗。

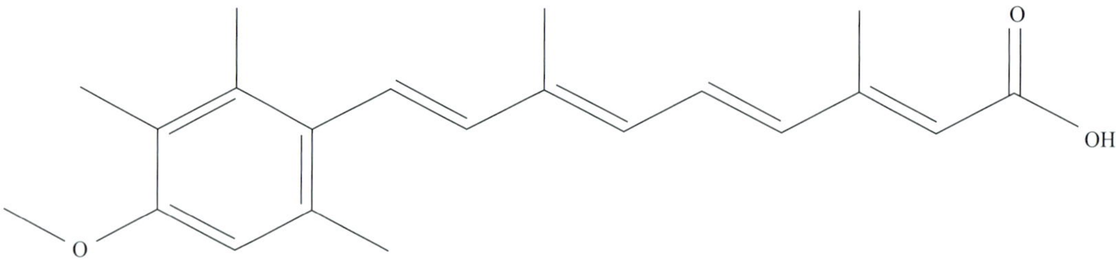

阿维 A

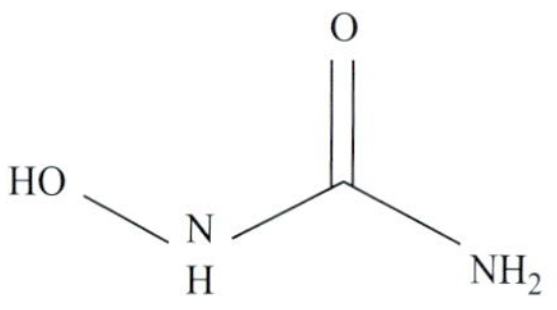

羟基脲

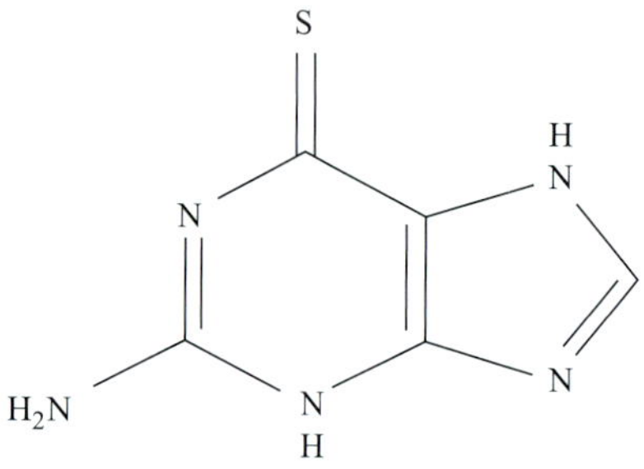

硫鸟嘌呤（6TG）

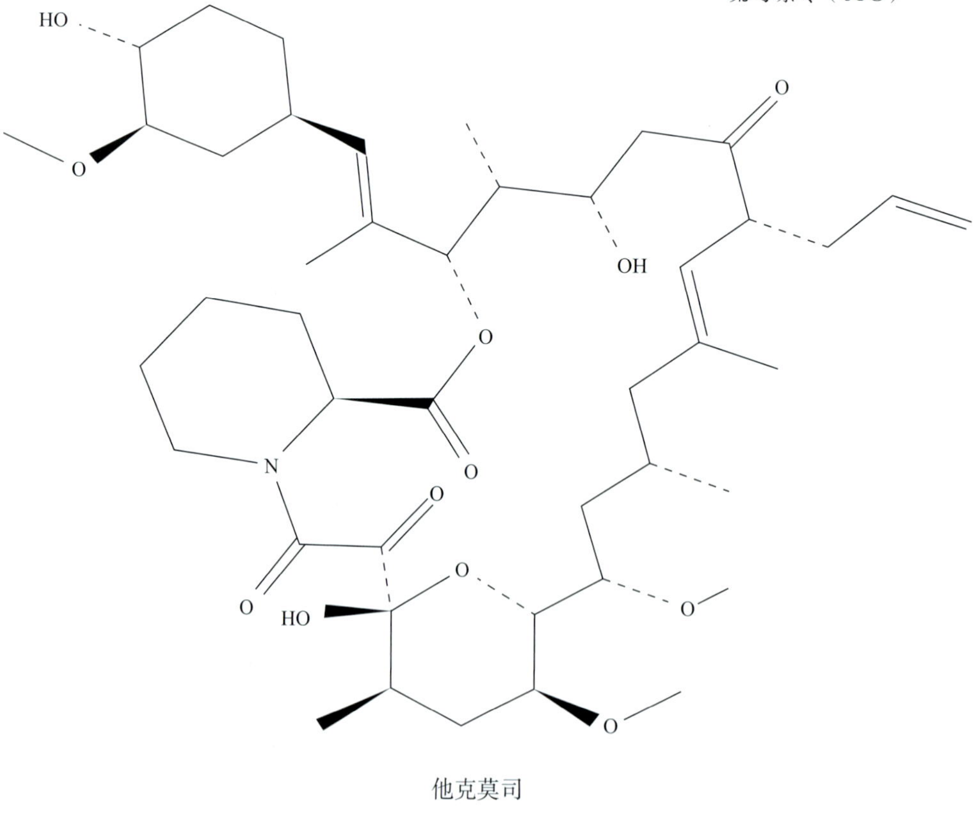

他克莫司

▲ 图 10–1 阿维 A、羟基脲、硫鸟嘌呤（6TG）和他克莫司的化学结构；摘自相应药品说明书 [4-7]

二、阿维 A

（一）FDA 批准的适应证

FDA 批准阿维 A 用于治疗成人严重银屑病[4]。对育龄期女性，阿维 A 酸仅推荐用于对其他银屑病药物没有应答或有使用禁忌的非妊娠女性使用。FDA 建议由熟知系统使用维 A 酸的医生处方[4]。

（二）作用机制

阿维 A 与细胞内作为转录因子的胞浆蛋白和核因子相互作用。除此之外，尽管与阿维 A 具有抑制表皮增殖和诱导分化的能力有关[4]，但其在银屑病中的确切作用机制尚不清楚。

（三）最佳使用时机

建议阿维 A 用于治疗相对稳定的泛发性脓疱

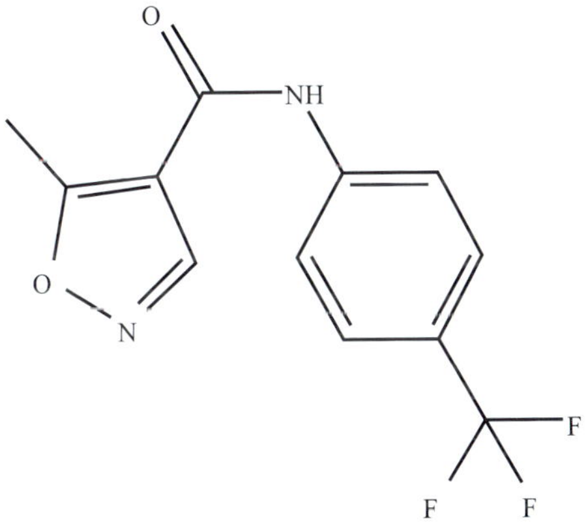

来氟米特

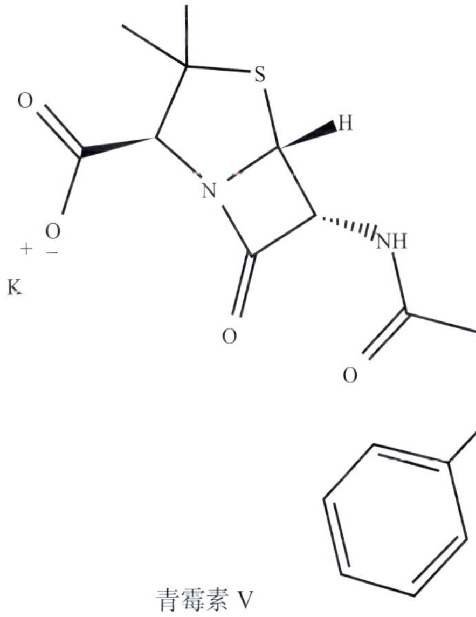

青霉素 V

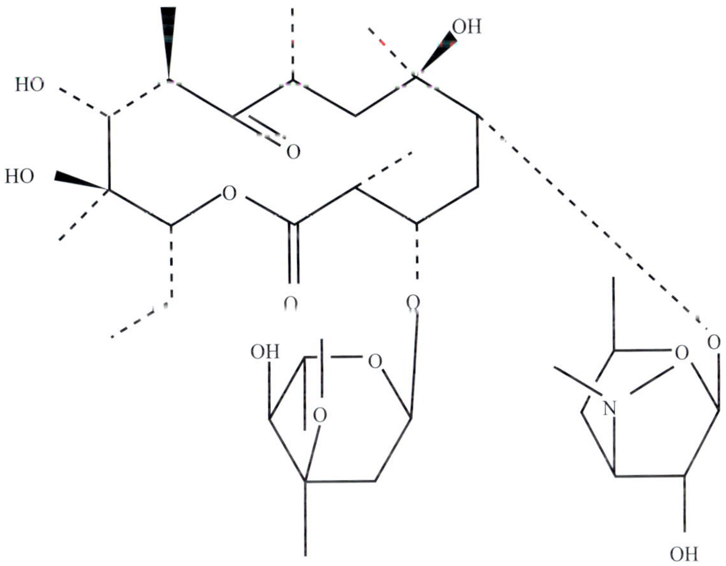

红霉素

▲ 图 10-2　来氟米特、青霉素 V 和红霉素的化学结构；摘自相应药品说明书[7-10]

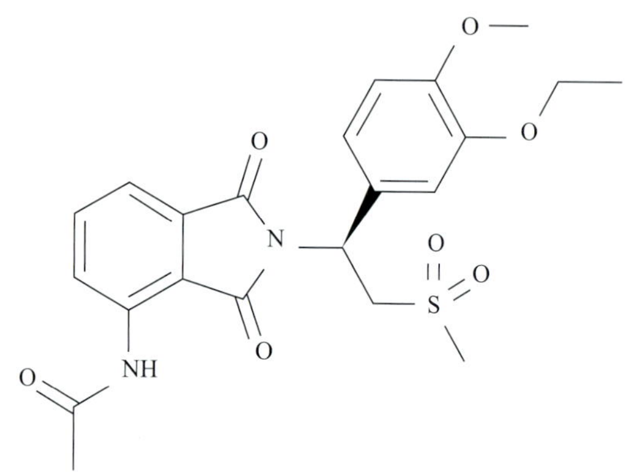

▲ 图 10-3　阿普米司特的化学结构（OTEZLA®）

性银屑病，也可有效治疗不是很急性的剥脱性红皮病性银屑病[11]。由于阿维 A 没有免疫抑制作用，因此也推荐用于人类免疫缺陷病毒（HIV）感染的银屑病传统的系统治疗[12]。在掌跖脓疱病中，阿维 A 通常用于减轻角化过度和减少脓疱。对阿维 A 治疗有应答的慢性斑块状银屑病患者中，它是一种有效的维持治疗手段[11]。

阿维 A 可以安全地与光疗结合，以增强其疗效。此外，它可以与生物治疗联合使用，包括依那西普（可减少依那西普剂量）和阿达木单抗。目前缺乏其与其他生物制剂联合使用的随机对照试验证据[13]。尽管阿维 A 的处方信息提示有肝毒性风险，但单一治疗疗效不佳时，阿维 A 和甲氨蝶呤仍被联合使用，尤其是在泛发性脓疱性银屑病的情况下。联合使用时，密切监测肝功能是非常重要的[4, 14]。当阿维 A 与环孢素一起用于短期治疗时，需经常监测血脂。阿维 A 也曾与羟基脲联合治疗顽固性掌跖脓疱病。

（四）剂量

阿维 A 通常剂量为每日 10～50mg，随餐服用[4, 15]。泛发性脓疱性银屑病通常需要 25～50mg 的阿维 A[8]。起效后，剂量逐渐减少到每日 10～25mg。剥脱性红皮病性银屑病每日需要阿维 A 25～50mg[15]。

临床试验采用不同剂量的阿维 A 治疗慢性斑块状银屑病，每日 25mg 或更少的剂量可最大限度地减少不良事件。治疗应从低剂量开始，并逐步增加剂量，以避免初始疾病加重并提高耐受性[4, 15]。最大的应答通常出现在治疗 3～6 个月后[15]。

两项随机对照试验（8 周和 16 周）评估了阿维 A 酸（10mg、25mg、50mg、75mg）与安慰剂在治疗中重度斑块状银屑病中的疗效[13]。每日约 25mg 定义为低剂量治疗，高剂量治疗为每日约 50mg。研究表明，总体而言，低剂量阿维 A 不仅比高剂量阿维 A 更安全，而且可能更有效地治疗银屑病。

（五）不良事件

阿维 A 与许多不良反应有关（表 10-1）。常见不良事件与表皮更新时间延长、皮肤干燥及其相关并发症有关。

（六）推荐的监测

获取病史和体格检查、血常规、尿素氮/肌酐、肝功能、血脂，并在开始使用阿维 A 前进行妊娠试验[14, 15]。临床医生应该在最初的 3～6 个月内每月对患者进行 1 次体格检查，并检测血常规、尿素氮/肌酐、肝功能和血脂，以后每 3 个月进行 1 次[14]。如果需要，可以每隔 1 个监测周期安排一次尿素氮/肌酐和血常规。建议妊娠试验可以每月做 1 次。

（七）危险和陷阱

阿维 A 禁用于维 A 酸类药物过敏、慢性血脂升高、肾或肝功能严重受损、哺乳期和孕妇[4]。阿维 A 的平均半衰期为 49h，其异构体顺式阿维 A 的平均半衰期为 63h；然而，在酒精的存在下，可形成阿维 A 酯，其平均半衰期为 120 天。在停止治疗后 2.1～2.9 年仍可检测到阿维 A 酯，很可能是由于它储存在脂肪组织中。这就是为什么停止用药后 3 年内计划怀孕的女性是禁忌人群，对育龄期的女性是非常谨慎的（如果有的话）。建议患者从开始治疗到停止治疗后 3 年内不要献血。使用维 A 酸类引起的胎儿异常包括脊膜脊髓膨出、脑膜脑膨出、颅内体积减小和心血管畸形[4, 15]。

表 10-1 临床试验报告阿维 A 酸不良事件的发生频率

发生不良时间的概率	报告的不良事件
>75%	• 唇炎
50%~75%	• 脱发 • 皮肤干燥
25%~50%	• 鼻炎 • 干燥症 • 指甲变形 • 瘙痒
10%~25%	• 寒战 • 干眼症 • 口干 • 鼻出血 • 关节痛 • 脊柱骨质增生 • 红斑 • 过敏症 • 感觉异常 • 甲沟炎 • 皮肤萎缩 • 皮肤黏湿
<10%	• 恶心 • 腹痛 • 夜间视力减退 • 头痛 • 肌痛

阿维 A 可与许多药物相互作用。它干扰小剂量孕激素丸的避孕效果[4, 15]。当与四环素联合使用时，会升高颅内压和出现脑假瘤的风险[4]。阿维 A 能增强格列本脲的降糖作用，并能降低苯妥英蛋白结合。阿维 A 不应与其他口服维 A 类药物一起服用，也不应与过量的维生素 A 补充剂一起服用，以避免维生素 A 过多症[4, 15]。

肝胆异常如血清胆红素和转氨酶升高、中毒性肝炎、急性可逆性肝损伤和肝硬化与阿维 A 有关[1]。在临床试验中，66% 接受阿维 A 治疗的患者甘油三酯升高；值得注意的是，这些患者可能有酒精摄入量增加、糖尿病、肥胖、先前存在脂质代谢紊乱或有这些情况的家族史。阿维 A 引起

的血清甘油三酯水平超过 800mg/dl 与致命性暴发性胰腺炎有关。阿维 A 诱导的胰腺炎没有血清甘油三酯增加的也有报道。在临床试验中，40% 接受阿维 A 治疗的患者 HDL 水平下降，1/3 的患者血清胆固醇升高。停用阿维 A 酸后，脂质水平的变化消退。目前有血栓栓塞事件、急性心肌梗死、脑假瘤、抑郁症、自残的想法、攻击性感觉和其他精神症状的报道。接受阿维 A 治疗的成年人很少出现异常骨化。

（八）证据的强度

阿维 A 可作为慢性斑块状银屑病患者短期和长期的有效治疗[16]。在对 37 例成人银屑病进行为期 12 个月阿维 A 治疗的多中心试验中，每月调整 10mg 剂量（增加或减少，每天 10~70mg），79% 的患者达到 PASI 75 应答率[17]。一项前瞻性研究纳入了 17 例甲氨蝶呤、环孢素或 PUVA 治疗失败，或 BSA 至少 10% 的斑块状银屑病患者，以评估阿维 A 的疗效[18]。阿维 A 以 0.3mg/(kg·d) 开始，1 个月后视临床反应增加至 0.5mg/(kg·d)；平均剂量为 0.4mg/(kg·d)。4 个月后 PASI 平均下降 59.4%[18]。

目前还没有比较阿维 A 与甲氨蝶呤或环孢素治疗慢性斑块状银屑病疗效的头对头试验，但美国皮肤病学会的普遍共识是单用阿维 A 酸疗效要差一些[15]。然而，环孢素与阿维 A 酯（阿维 A 酸前体药，美国没有）的头对头的研究比较表明环孢素对严重斑块状银屑病更为有效[19]。

已有阿维 A 治疗掌跖脓疱病的研究[11, 20]。一项纳入 67 例掌跖脓疱病患者的随机、开放标签研究评估了阿维 A 的疗效。患者阿维 A 10mg/d，连续 4 周，随后根据临床反应调整剂量，连续 8 周。12 周后，患者平均有 3.9 个脓疱，而基线时平均有 57.8 个[20]。

阿维 A 与光疗联合疗效更好[15]。一项对中重度银屑病患者（20%~80% BSA）的随机对照研究评估了宽谱 UVB（BB-UVB）联合阿维 A 或安慰剂的疗效。总体而言，联合治疗 12 周后银

屑病严重程度评分降低 74%，而单独阿维 A 酸治疗的患者降低 42%，单独 UVB 治疗的患者降低 35%[21]。另一项多中心、随机、对照试验对 82 例严重银屑病（慢性斑块状或发疹性脓疱型）患者进行了研究，比较了阿维 A 加 UVB 与安慰剂加 UVB 的疗效。治疗组患者每日服用 35mg 阿维 A 加 BB-UVB，连续 4 周，随后每日服用 25mg 阿维 A 加 BB-UVB[22]。与对照组（安慰剂和 UVB）相比，阿维 A 联合 UVB 的治疗组 PASI 平均降低了 79%，对照组（安慰剂和 UVB）为 34%。阿维 A 联合 UVB 组达到 75% 改善所需的累积中位 UVB 剂量比对照组（安慰剂和 UVB）低 41%[22]。值得注意的是，这些较早的研究使用 BB-UVB 来代替窄谱（NB-UVB），而窄谱 UVB 在是大多数临床实践中更容易获得和更常用。

阿维 A 联合生物制剂治疗证据有限。然而，一项随机、对照、双盲研究观察了单用阿维 A 酸、单用依那西普以及阿维 A 与依那西普联合治疗中重度斑块状银屑病。观察 6 个月以上，20 例每日口服阿维 A 0.4mg/kg，22 例每周 2 次皮下注射依那西普 25mg，18 例每日口服阿维 A 0.4mg/kg，以及每周 1 次皮下注射依那西普 25mg。阿维 A 组有 30% 的患者达到 PASI 75，而单独使用依那西普组为 45%，同时使用依那西普和阿维 A 为 44%。总的来说，阿维 A 似乎不如依那西普有效。依那西普联合阿维 A 酸与单独使用依那西普效果相当。当然，结果可能是药物剂量依赖性的[23]。

评估阿维 A 治疗银屑病的其他临床试验研究有限。一项 108 例中重度斑块状银屑病患者的多中心、随机、对照、双盲试验，评估了单用阿维 A（加安慰剂）或联合中药白芍总苷（TGP，一种传统中药）的疗效。12 周后，加用 TGP 治疗组 90% 的患者达到 PASI 50，对照组为 70.5%（$P<0.05$）[24]。同样，在另一项随机、对照、双盲试验中，对 15 例中重度斑块状银屑病患者使用阿维 A 与姜黄素（姜黄根茎的主要活性成分，具有多种抗炎、抗增殖和抗血管生成作用）纳米颗粒的联合治疗。在研究期结束时（12 周），与对照组相比，联合姜黄素纳米颗粒治疗具有更高比例的患者达到 PASI 50（93% vs. 66%）、PASI 75（43% vs. 20%）和 PASI 90（36% vs. 13%）的比例更高（均 $P<0.001$）[25]。这些结果必须在更大的队列中验证，并评估可能未考虑的混杂因素，以确定这些数据的强度。

三、羟基脲

（一）FDA 批准的适应证

FDA 批准羟基脲（HYDREA®）用于治疗抵抗的慢性粒细胞白血病和头颈部（不包括唇部）局部晚期鳞状细胞癌，同时联合放化疗[5]。FDA 批准羟基脲（DROXIA®）的另一个适应证是用于减少镰状细胞成年患者疼痛危象的频率和减少输血需求[26]。

（二）作用机制

羟基脲在银屑病中的确切作用机制尚不清楚[5, 15, 27, 28]。羟基脲抑制核糖核苷酸还原酶和抑制 DNA 合成，对银屑病具有抗增殖作用。

（三）最佳使用时机

羟基脲已用于使用已达到推荐累积剂量的甲氨蝶呤或不能耐受甲氨蝶呤副作用的中至重度慢性斑块状银屑病患者[29]。羟基脲还与小剂量环孢素短期联合治疗顽固性严重银屑病，与阿维 A 酸联合治疗顽固性掌跖脓疱病[30]。羟基脲对泛发性脓疱性银屑病也可能有效[27]。

（四）剂量

羟基脲起始剂量为 500mg，每日 2 次，并在耐受的情况下增加到每日 3g（总剂量）。也有用到每周 3~4.5g 的剂量[15, 27, 29]。有经验的学者在泛发性脓疱性银屑病发作期间使用羟基脲作为短期"抢救"治疗药物，从每日 3g 开始，每日减少 500mg，共 1 周。

（五）不良事件

羟基脲与许多不良事件有关，其中大多数与高度增殖细胞的细胞更新或增生有关，包括骨髓和胃肠道细胞（表 10-2）。

表 10-2 羟基脲的不良反应
• 骨髓抑制，包括贫血*、白细胞*和血小板减少*
• 胃肠道症状，包括腹泻*、口腔溃疡*、恶心、呕吐、便秘、厌食和口腔炎
• 皮肤科症状，包括指甲色素沉着*、脱发*、瘙痒*、皮肌炎样皮损、皮疹和溃疡
• 全身症状，包括水肿*、虚弱、寒战、不适和发热
• 神经系统症状，包括幻觉、头晕、头痛、定向障碍、抽搐、血肌酐、尿素氮、尿酸升高并暂时性肾小管功能损害
• 肝功能升高
• 罕见肺纤维化
• 罕见排尿困难
• 羟基脲联合其他抗反转录病毒药物治疗 HIV 患者导致非致命性和致命性胰腺炎、肝毒性和严重周围神经病变

*. 银屑病患者报告的不良反应[9, 19, 20, 22, 23]

（六）推荐的监测

在开始羟基脲治疗之前，临床医生应该获得完善的病史，进行全身体格检查，及实验室检查（血常规和妊娠测试）（如果有需要）[9]。每周复查血常规，直到达到稳定的剂量。此后，只要维持该药治疗，每月需复查血常规。应该每半年重复做一次体格检查，重点是皮肤癌和检查淋巴结肿大。如有必要，定期进行妊娠测试。

（七）危险和陷阱

对羟基脲过敏以及白细胞减少、严重贫血或血小板减少的患者禁用羟基脲。此外，在妊娠期和哺乳期也禁用[5, 15]。羟基脲可能会升高尿酸水平，需要调整促排尿酸尿药物的剂量来防止痛风发作[5]。在给予羟基脲和地达诺新的 HIV 患者中，严重的周围神经病变、致命性和非致命性胰腺炎、肝毒性和致命性肝功能衰竭已有报道，不管这些患者是否服用司坦夫定[31]。这些不良事件在正常人群中很少见。

据报道，长期服用羟基脲的患者可出现淋巴瘤和非黑色素瘤皮肤癌。在接受羟基脲治疗骨髓增生性疾病的患者中，可发生继发性白血病。接受羟基脲治疗的患者也可出现坏疽和血管炎性溃疡，但大多数同时接受过干扰素治疗。自限性巨幼红细胞生成可能发生在羟基脲治疗的早期。

接受羟基脲治疗的患者可能出现骨髓抑制。通常首先出现白细胞减少，其次是贫血或血小板减少。停止治疗时骨髓抑制迅速恢复，当羟基脲与放射治疗或抑制骨髓药物同时使用时，骨髓抑制可能会加重[15]。

（八）证据的强度

在有 30 例患者（每个治疗组 15 例）的甲氨蝶呤与羟基脲的对比研究中，研究者评估了这些治疗对中重度斑块状银屑病的疗效[29]。这些患者 BSA 受累≥20%、PASI≥10。甲氨蝶呤组每周给药 15mg，连续 4 周；然后，在 PASI 减少小于 25% 的患者中，剂量每周增加到 20mg。接受羟基脲治疗的患者先给予 500mg，每日 2 次，连续 2 天，共 1 周，再给予 500mg，每日 3 次，连续 2 天，共 3 周。4 周后，PASI 减少≤25% 的患者，每日 3 次，每次 500mg，连续 3 天。总体而言，10/15 例（66.7%）甲氨蝶呤治疗组和 2/15 例（13.3%）羟基脲治疗组 12 周时达到 PASI 75（$P<0.05$）。尽管大多数接受羟基脲治疗的患者未达到 PASI 75，但患者 PASI 平均降低了 48.47%，同时不良事件比甲氨蝶呤组少[29]。然而，在甲氨蝶呤（对照）和羟基脲治疗 24 例中重度斑块状银屑病的短期（8 周）对比研究中[28]，结果表明，各组治疗前后 PASI 评分虽明显下降（$P<0.05$），但两组 PASI 评分下降平均百分率无显著性差异（$P>0.05$）[32]。

34 例对局部治疗和甲氨蝶呤抵抗的重度斑块状银屑病、红皮病性或泛发性脓疱性银屑病患者，采用羟基脲治疗进行了前瞻性研究，以评估羟基脲的疗效[27]。患者开始服用 500mg 羟基脲，每日 2 次。如果羟基脲耐受并且 2 周后 PASI 下降小于 25%，则增加到 1.0g 和 1.5g 隔天使用，耐受后每天增加到 1.5g。如果达到 95% 以上的清除率，治疗将在 4～8 周内逐渐减少。10～12 周 PASI 平均下降 76%。3 例患者出现白细胞减少，停止治疗后恢复，12 个月内复发 5 例[27]。

对 31 例患者（包括 26 例有系统性银屑病治疗史的患者）进行前瞻性、非随机系列研究，每日给予羟基脲 1.0~1.5g，平均随访 36.1 周（±13.8）。在 8 周或之前，近 75% 的队列显示出充分的反应（定义为 PASI 降低≥35%），超过 50% 的患者显示 PASI 降低＞70%[33]。

四、霉酚酸酯（MMF）

（一）FDA 批准的适应证

FDA 批准 MMF 用于与皮质类固醇激素和环孢素联合使用，以防止肝、心和肾移植患者的器官排斥反应[34]。

（二）作用机制

MMF 被水解为其活性代谢产物霉酚酸，抑制新的鸟苷核苷酸的合成，选择性抑制淋巴细胞的生长和分裂[34]。因此，银屑病作为一种 T 细胞介导的炎症性疾病，会对 MMF 的作用产生应答。

（三）最佳使用时机

MMF 用于治疗不能耐受任何一线药物的中重度慢性斑块状银屑病患者[35]。对于需要环孢素来控制急性阶段症状的患者，MMF 可以与环孢素一起给药，它既起到桥梁，又起到维持治疗的作用[36]。

（四）剂量

MMF 剂量为 1.0~2.0g，每日 2 次[35]。

（五）不良事件

据报道，给予 MMF 治疗的银屑病患者可出现腹部痉挛、腹泻、恶心、肝功能异常、严重的高胆红素血症、严重的高血压、危及生命的高尿酸血症、危及生命的低钾血症、眼眶周围水肿、荨麻疹、疥病和瘙痒[35, 37, 38]。给予 MMF 的移植患者可出现呕吐、尿频、尿急、排尿困难、无菌脓尿、头痛、失眠、周围水肿、高胆固醇血症、低磷血症和高钾血症。

（六）推荐的检查

临床医生应了解病史和进行体格检查。在开始 MMF 前，基线实验室检查应包括血常规分类计数、血生化、肝功和必要时完善妊娠试验。治疗开始后，每周 1 次检查全血细胞和血小板计数，持续 1 个月，然后每 2 周检查 1 次，持续 2 个月，之后每月检查 1 次。每月进行血清化学和肝功检查，每半年进行 1 次针对皮肤癌和淋巴结的体检，并进行必要的妊娠试验[39]。

（七）危险与陷阱

对 MMF 或霉酚酸过敏的患者、妊娠期和哺乳期母亲禁用 MMF。MMF 可导致妊娠早期自然流产和胎儿畸形。它可与阿昔洛韦、更昔洛韦、缬更昔洛韦、丙戊酸、黄嘌呤支气管扩张药、高剂量水杨酸盐、考来烯胺、苯妥英、抗生素、钙、铁和含铝或镁的抗酸药相互作用。由于这些其他药物对 MMF 的影响各不相同，建议查阅 FDA 批准文件以评估对生物利用度和后续疗效的影响。

接受 MMF 治疗的患者可出现严重的中性粒细胞减少症。在临床试验中，2% 的肾和心脏移植患者和 5% 的肝移植患者接受 MMF 后发生了致命的感染/败血症。不应对服用 MMF 的患者接种减毒活疫苗。纯红细胞再生障碍性贫血、贫血、白细胞减少和血小板减少也有报道。

在接受 MMF 联合其他免疫抑制药物治疗的移植患者中，有 0.4%~1% 的患者发生淋巴瘤或淋巴细胞增生性疾病。延长 MMF 疗程的成人患皮肤癌的风险增加，尤其是鳞状细胞癌的风险增加。有报道称，在存在免疫功能损害和其他免疫抑制药治疗等危险因素的患者中，使用 MMF 导致进行性多灶性白质脑病（PML）的死亡病例。

（八）证据强度

一项随机、开放标签的临床试验评估了 MMF 与甲氨蝶呤在慢性斑块状银屑病（PASI 评分 10 分以上）和局部治疗反应不足的患者中的疗效和安全性。17 例患者接受 MMF 治疗，每次 1g，每日 2 次，持续 12 周。15 例患者接受甲氨蝶呤每周

7.5mg 治疗，治疗1周，然后每周15mg，连续3周，随后每周20mg，连续8周。MMF组17例患者中有10例（58.8%）达到PASI 75，甲氨蝶呤组15例患者中有11例（73.3%）达到PASI 75（P>0.05）。

另一项随机开放标签临床试验评估了MMF与环孢素在PASI评分≥10的慢性斑块状银屑病患者中的疗效。16例患者接受MMF治疗，每次1g，每日2次，持续6周。如果PASI减少60%或以上，则接受MMF 500mg，每天2次，如果PASI减少25%~60%，则接受MMF 1g，每日2次，如果PASI减少25%或以下，则接受MMF 1.5g，每日2次。21例患者在前6周接受1.25 mg/kg环孢素，每日2次治疗，然后根据与MMF组相同的PASI降低阈值，每日1次1.25mg/kg、每日2次1.25mg/kg或每日2次2.5mg/kg环孢素治疗。12周后，MMF组的平均PASI从22.4降至10.6，环孢素组从24.6降至6.6。

在9例单独使用环孢素不能清除或不能耐受更高剂量环孢素的严重顽固性银屑病患者中，联合MMF和环孢素治疗。随访3~11个月后，3例患者临床改善良好，4例患者疾病得到中度控制。已经服用环孢素的患者在开始使用MMF后没有发现额外的毒性。值得注意的是，本研究包括1例红皮病性银屑病患者和1例泛发性脓疱性银屑病患者。

一项开放标签的探索性研究涉及20例银屑病患者（PASI>10），评估了霉酚酸钠肠溶片720mg，每日2次，持续6周；然后360mg，每日2次，持续6周。到第6周，没有患者达到PASI 75。然而，8/20（40%）的患者达到PASI 50。到第12周，2/8（25%）的患者达到PASI 75。队列中的一些患者在第12周复发（4/13）。25%（2/8）在第24周达到了PASI 75。

另一项研究通过前瞻性、连续、交叉、非随机、Ⅱ期、开放标签的研究，比较了MMF和环孢素对80例慢性斑块状银屑病患者的疗效。两种治疗均有效，PASI评分较基线下降。然而，环孢素出现疗效更快，并且PASI评分下降更显著（在3周、8周和16周时，霉酚酸酯分别为45.7%、60.2%和60.5%，而环孢素分别为89.7%、95.3%和95.3%）。

五、FDA批准使用的硫鸟嘌呤（6TG）

硫鸟嘌呤（6TG）被FDA批准用于诱导和维持急性非淋巴细胞白血病患者的缓解，最常见的是与其他化疗药物联合使用。由于肝毒性的显著风险，不建议用于长期治疗。

（一）作用机制

6TG是一种嘌呤核苷酸类似物，干扰核酸合成，抑制细胞增殖。

（二）最佳使用时机

6TG可用于治疗对更常用的系统药物抵抗或使用这些药物有禁忌的斑块状银屑病和掌跖脓疱病，它可以被认为是一种三线的传统系统治疗。

（三）剂量

6TG每周给药2~3次，以降低骨髓抑制的风险。起始剂量为80mg，每周2次；每2~4周增加20mg。最大剂量为160mg，每周给药3次。

（四）不良事件

根据各种报道，22%~68%的银屑病患者给予6TG后出现骨髓抑制。高达12%服用该药的患者报告了胃肠道不良事件，包括恶心、呕吐、口腔溃疡、胃溃疡、胃食管反流和吞咽困难。在接受6TG治疗的银屑病患者中，有1/4出现肝功升高。用该药治疗的患者还会出现头痛、疲劳、光敏性皮炎、带状疱疹、多发疣、高尿酸血症、肝静脉闭塞性疾病、门静脉高压和非黑素瘤皮肤癌。用6TG治疗的银屑病患者很少发生肝毒性，如果发生这种不良事件，停止治疗会好转。

（五）推荐的监测

临床医生应了解病史和体格检查。在开始6TG治疗之前，实验室评估包括血细胞分类计数、血生化检查、乙型和丙型肝炎检查、结核病筛查和妊娠试验（如有必要）。开始治疗后，应每2~4

周检查 1 次血细胞分类计数，每 3 个月检查 1 次血生化，每半年检查 1 次淋巴结和皮肤癌；如有必要，应定期进行妊娠试验。

（六）危险与陷阱

已知对该药物过敏的患者禁用硫鸟嘌呤。肝脏疾病、免疫抑制、贫血、白细胞减少和（或）血小板减少症患者也禁用。妊娠期和哺乳期女性也禁止服用 6TG。

胞浆酶硫嘌呤甲基转移酶（TPMT）可协助 6TG 和其他硫嘌呤代谢。白种人的 TPMT 活性因遗传多态性而异。具体来说，10% 的高加索人 TPMT 中等活性，约 300 个高加索人中就有一个 TPMT 没有活性。较低的 TPMT 活性增加了服用 6TG 患者骨髓抑制的风险。氨基水杨酸衍生物，如奥沙拉嗪、美沙拉嗪和柳氮磺吡啶，可抑制 TPMT。由于 6TG 诱导的粒细胞减少症导致危及生命的感染已有报道。建议医生在开始使用硫鸟嘌呤之前测量所有银屑病患者的 TPMT 活性，以确定初始剂量并评估骨髓抑制的风险。

（七）证据强度

硫鸟嘌呤治疗 18 例中重度斑块状银屑病患者的 4 年回顾性分析中，总体而言，14/18（78%）患者有 90% 以上的改善；3 例患者（17%）改善 50%～90%，仅有 1 例患者改善不足 50%。

在一项对 14 例严重顽固性斑块状银屑病患者的开放研究中，探讨了 6TG 脉冲给药的疗效。每周 2～3 次（120mg，每周 2 次；至 160mg，每周 3 次），14 例患者中有 10 例（71%）显著改善[43]。

在一项回顾性研究中，评价了 81 例患者（76 例斑块状银屑病，6 例掌跖脓疱病）使用 6TG 治疗的疗效[45]。总体而言，78% 的患者完全或几乎完全清除，11% 的患者部分改善，11% 的患者皮损很少或没有变化。5 例掌跖脓疱病患者中有 4 例完全或几乎完全清除。患者维持疗效 3～145 个月（平均 33 个月）。最常见的副作用是骨髓抑制[45]。

病例报告证实了这些发现，尽管证据强度有限[42, 46]。

六、系统使用他克莫司

（一）FDA 批准适应证

FDA 批准口服他克莫司与皮质类固醇激素联合使用，可预防肾、肝或心脏移植患者的器官排斥反应。

（二）作用机制

他克莫司抑制钙调磷酸酶活性，从而通过抑制 DNA 复制抑制 T 细胞的活化和增殖。

（三）最佳使用时机

系统使用他克莫司最适合用于治疗严重、顽固性、慢性斑块状银屑病。也有证据表明，在心血管风险增加的患者中，它可以代替环孢素[47, 48]。

（四）剂量

系统使用他克莫司起始剂量为 0.05mg/（kg·d）[7, 15, 47]。3 周后可增加剂量至 0.10mg/（kg·d），6 周后可增加至 0.15mg/（kg·d）[47, 48]。

（五）不良事件

与口服或静脉注射（即系统使用）他克莫司相关的不良反应包括失眠、震颤、头痛、感觉功能改变、肌肉疼痛、瘙痒、不适或疲劳、畏光、恶心和腹泻[47]。在移植患者中常报告震颤、恶心和肾功能异常，而给予系统他克莫司的患者则较少报告高血糖（和糖尿病）、高钾血症、高血压、心肌肥厚、肝功能升高、白细胞增多、呼吸困难、贫血（包括单纯红细胞再生障碍性贫血）、水肿、发热、肾毒性、神经毒性和关节痛[7, 15, 47]。

（六）推荐的监测

基线时，被治疗者应获得详细的病史并进行体格检查，基线和重复血清肌酐、钾和空腹血糖应定期检查及评估。应在临床指导下监测药物代谢浓度和血液成分[47]。由于系统用药时他克莫司可使血糖水平升高，因此必须定期复查血糖（血清浓度和糖化血红蛋白）。在开始系统使用他克莫司之前，应进行血细胞分类计数、尿素氮和肌酐水平、肝功能和妊娠试验（如有必要）[9]。开始治疗后，应对患者的血压、血生化和妊娠试验（如有必要）进行一系列评估[7, 15, 47]。监测频率尚未确定。即使无症状，也应通过反复测量来监测高血压的症状体征[15]。

（七）危险与陷阱

系统使用他克莫司禁用于已知对他克莫司或其代谢物过敏的患者和哺乳期母亲[7, 15]。它会对怀孕的动物造成胎儿伤害[7, 15]。接受他克莫司治疗的移植患者患淋巴瘤和皮肤恶性肿瘤的风险增加，对感染的易感性增加[7]。由于银屑病患者已经有淋巴瘤的基线风险增加，这一特殊的潜在问题需要密切关注。临床医生必须建议口服他克莫司的患者是否与食物同服应保持一致，因为食物的存在会影响药物的生物利用度。他克莫司依赖细胞色素 P_{450} 酶代谢，因此它与许多药物相互作用[15]。他克莫司不能与环孢素同时使用；前一种药物停用至少 24h 后才开始使用另一种药物。

（八）证据强度

一项为期 9 周的随机对照试验评估了 50 例严重顽固的斑块状银屑病患者系统使用他克莫司[0.1mg/（kg·d），根据反应和副作用滴定]与安慰剂对照的安全性和有效性[48]。在研究期结束时，他克莫司组 PASI 评分平均下降 83%，而安慰剂组为 47%（$P<0.02$）[48]。最常见的副作用是腹泻和感觉异常。

一项开放标签的探索性研究调查了 26 例严重难治性斑块状银屑病患者口服他克莫司[0.1mg/（kg·d），平均分为每日 2 次]的疗效。总体而言，21/26（80.37%）的患者在试验结束时平均 PASI 评分有所改善。在这 21 例改善的患者中，19 例达到至少 PASI 75，其中 11 例达到 PASI 90。最常见的不良事件包括腹泻、腹痛、肢端感觉异常和肌痛[49]。

有研究报道，联合应用依韦莫司和他克莫司完全清除 1 例移植后难治性慢性斑块状银屑病的皮损[50]。

七、来氟米特

（一）FDA 批准的适应证

FDA 批准来氟米特用于治疗成人活动性类风湿关节炎[8]。

（二）作用机制

来氟米特抑制新合成的嘧啶，从而抑制细胞增殖和炎症[8]。

（三）最佳使用时机

来氟米特可考虑用于治疗难治性、皮损广泛的慢性斑块状银屑病二线治疗或作为疾病修饰抗风湿药用于银屑病关节炎[15, 51]。

（四）剂量

来氟米特的剂量为 100mg/d，连续 3 天，然后维持 20mg/d 的剂量[8, 15, 51]。

（五）不良事件

来氟米特最常见的不良反应是腹泻、恶心、上呼吸道感染、头痛、高血压和脱发。建议基线查肝功能，因为一些患者可出现肝酶升高[39]。罕见情况下，服用来氟米特的患者发生全血细胞减少症、粒细胞缺乏症、血小板减少症、Stevens-Johnson 综合征和中毒性表皮坏死松解症[8]。

（六）推荐的监测

临床医生应了解病史并进行体格检查。此外，在基线时，服药者应检查血细胞分类计数和肝功能。在开始来氟米特治疗前进行妊娠试验（如有必要）[39]。开始治疗后，应在 6 个月内每月检查血细胞分类计数和肝功能，然后每 6~8 周检查 1 次[8]。如有必要，应检查妊娠试验[8]。

（七）危险与陷阱

对来氟米特过敏的患者以及妊娠期或哺乳期女性禁用[8]。使用来氟米特治疗的患者有肝毒性和致死性肝衰竭的报道，值得注意的是，同时使用甲氨蝶呤治疗会增加肝毒性的风险。同时使用利福平导致来氟米特活性代谢物的峰值水平增加和潜在毒性[8]。

（八）证据强度

一项随机、安慰剂对照试验，评估了来氟米特与安慰剂对照在 109 例活动性银屑病关节炎和 BSA≥3% 的斑块状银屑病患者中的安全性和有效性。来氟米特治疗组 17% 的患者达到 PASI 75，而安慰剂组为 8%（P=0.048）。此外，59% 的来氟米特治疗患者达到 20% 的银屑病关节炎应答标准，而安慰剂组为 30%（P<0.0001）[51]。

八、青霉素 V 和红霉素

（一）FDA 批准适应证

在其他适应证中，青霉素 V 和红霉素都被批准用于治疗轻至中度化脓性链球菌相关感染。

（二）作用机制

青霉素 V 抑制青霉素敏感微生物细胞增殖过程中细胞壁黏肽的生物合成[10]。红霉素通过与 50S 亚基内的 23S 核糖体 RNA 分子结合，阻止肽链伸长，从而抑制敏感微生物的蛋白质合成[9]。

（三）最佳使用时机

当点滴状银屑病病情与细菌感染相关时，通常是上呼吸道感染（典型的链球菌性咽炎），青霉素 V 或红霉素可用于治疗[52-54]。如果在点滴状银屑病出现前，患者经过可能的感染后情况好转，那么就不适合抗生素治疗。

（四）剂量

两种抗生素（青霉素 V 或红霉素）均口服，剂量为 250mg，每日 4 次，连用 14 天[54]。

（五）不良事件

给予青霉素 V 的患者有时报告恶心、呕吐、腹痛、腹泻和黑毛舌[10]。服用红霉素的患者常出现恶心、呕吐、腹痛、腹泻和厌食[9]。

（六）推荐的监测

短期使用青霉素 V 或红霉素治疗时不建议进行特殊的血液学或生化监测[9, 10]。这些药物具有良好的安全性。

（七）危险与陷阱

对青霉素药物过敏的患者禁用。据报道，过敏反应是致命的[10]。接受青霉素 V 治疗的患者可出现难辨梭菌相关性腹泻。少见情况下，大剂量青霉素与白细胞减少、贫血、血小板减少、肾病和神经病变有关[10]。

红霉素禁用于服用特非那定、阿司咪唑、匹莫齐特或西沙必利的患者，因为会引起致命性室性心律失常的风险增加，对红霉素过敏的患者也禁用红霉素[9]。服用红霉素的患者可出现肝功异常、肝炎、假膜性结肠炎、Q-T 间期、室性心律失常、多形性红斑、Stevens-Johnson 综合征、中毒性表皮坏死松解、胰腺炎、惊厥和可逆性听力损失[9]。

虽然银屑病与咽部链球菌感染的关联是众所周知的，但在检查中肛周来源的感染可能被遗忘，这可能导致抗生素的漏用[55]。

（八）证据强度

目前已经研究了几种抗生素治疗点滴状银屑病方案，包括青霉素 V、红霉素、利福平（通过抗炎机制起作用），或这些治疗方法的联合（红霉素加利福平）。这些研究很大程度上局限于小型和非对照的研究[52-59]。

2019 年，Cochrane 数据库的一项系统综述试图评估抗链球菌干预对点滴状银屑病和慢性斑块状银屑病的影响。研究的结论是，主要缺乏设计良好的研究，使得证据被限制在可能存在各种偏差的低质量研究中。总的来说，抗链球菌疗法治疗点滴状和慢性斑块状银屑病的有效性和安全性尚不确定，目前还不能强烈推荐[60]。

九、阿普米司特

（一）FDA 批准适应证

FDA 批准阿普米司特（OTEZLA®）用于治疗成人活动性银屑病关节炎和中至重度斑块状银屑

病，这些患者都是需要光疗或系统治疗的[61]。

（二）作用机制

阿普米司特是一种选择性磷酸二酯酶（PDE）4 抑制药（PDE4 是炎症和免疫细胞中主要的 PDE 亚型），导致细胞内环磷酸腺苷（cAMP）水平升高[62]。升高的 cAMP 水平调节参与银屑病发病机制的炎症细胞因子的表达。诱导型一氧化氮合酶、肿瘤坏死因子 -α（TNF-α）、干扰素 –γ（IFN-γ）、白细胞介素 –17A/F、IL-22 和 IL-23 均降低，而抗炎细胞因子 IL-10 升高[62, 63]。

（三）最佳使用时机

阿普米司特治疗斑块状银屑病有几个益处，体现在一些最佳使用的原则中。由于阿普米司特不具有免疫抑制作用，因此适用于有潜在 / 活动性传染病（如病毒性肝炎、结核病）或感染风险较高的患者（如肝硬化、糖尿病、静脉注射吸毒者）。在已有疾病相关（免疫缺陷、获得性免疫缺陷综合征、恶性肿瘤）或医源性免疫功能低下状态（如化疗），阿普米司特是一种有价值的治疗[12]。此外，阿普米司特可用于因不能耐受副作用或有禁忌不能使用生物制剂的患者，以及因感染、心力衰竭、脱髓鞘疾病而不能使用生物制剂的患者[64]。

银屑病患者可能有多种合并症，日常需要大量的药物治疗[65]。在这些患者中，阿普米司特可能是有益的，因为它与细胞色素 P450 的相互作用最小。服用抑制细胞色素 P450 药物的患者阿普米司特的血清水平不会升高[66, 67]。此外，它不像其他疾病修饰抗风湿药物，阿普米司特可用于肝功能损害患者[60]。而且对于肥胖患者，体重减轻的副作用是有益的[61]。

口服阿普米司特也可提高针头恐惧症（或"针疲劳"）患者、老年患者或因注射而面临社交生活或工作活动障碍患者的依从性[69]。

（四）剂量

无论何种用途，FDA 批准的阿普米司特每日剂量为 30mg，每日 2 次。这一最终推荐剂量得到临床 II 期试验的支持，该试验评估了阿普米司特不同剂量和频率的临床应答，表明 30mg 每日 2 次是最佳方案。为了提高耐受性，建议在达到最终推荐剂量时逐渐增加剂量。建议以下方案[73]。

- 第 1 天：早晨 10mg。
- 第 2 天：早晨 10mg，晚上 10mg。
- 第 3 天：早晨 10mg，晚上 20mg。
- 第 4 天：早晨 20mg，晚上 20mg。
- 第 5 天：早晨 20mg，晚上 30mg。
- 第 6 天及以后：早晨 30mg，晚上 30mg。

严重肾功能损害（终末期肾病 3b 期及以上）的成人建议服用 30mg，每日 1 次。在治疗开始时的滴定阶段，只给予早晨剂量[74]。

（五）不良事件

由于阿普米司特的作用是抗炎而不是免疫抑制药，因此没有观察到机会性感染的风险增加[68]。在评估阿普米司特治疗银屑病疗效和安全性的III期试验（ESTEEM 1 和 2）中，比较了 0~16 周（安慰剂对照）期间的不良反应，并评估了阿普米司特单独暴露期（0~52 周）的不良反应（表 10-3）[75, 76]。

最常见的不良事件是腹泻、恶心、上呼吸道感染、鼻咽炎和头痛（表 10-2）。其中，与安慰剂组最不同的不良事件是腹泻和恶心。对来自 ESTEEM 1 和 ESTEEM 2 的数据进行长期（0 至≥156 周）调查显示，未观察到影响≥5% 队列的新不良事件[77]。总的来说，长期用药并没有增加不良事件、严重不良事件和导致停药的不良事件。此外，主要心脏事件、抑郁和恶性肿瘤的发生率也与 ESTEEM 1 和 ESTEEM 2 研究中观察到的极低发生率没有什么不同[77]。这些短期和长期的研究结果得到了 LIBERA TE 研究的证实和验证[78, 79]。临床试验之外的真实世界调查也验证了III期试验数据中发现的高安全性[80]（表 10-4）。

总的来说，安全性数据似乎没有显示严重感染、机会性感染、主要心脏事件、器官损伤或恶性肿瘤的显著增加。此外，实验室检查指标无异常变化[75-79]。

表 10-3　阿普米司特 ESTEEM 1 和 2 的 Ⅲ 期临床试验的不良事件数据

	安慰剂对照期（0～16 周）				阿普米司特暴露期（0～52 周）	
	安慰剂 ESTEEM 1 (*n*=282)	安慰剂 ESTEEM 2 (*n*=136)	阿普米司特 STEEM 1 (*n*=560)	阿普米司特 STEEM 2 (*n*=272)	阿普米司特 STEEM 1 (*n*=804)	阿普米司特 STEEM 2 (*n*=380)
≥1 AE	157（55.7%）	82（60.3%）	388（69.3%）	185（68.0%）	633（78.7%）	296（77.9%）
≥1 严重 AE	9（3.2%）	6（4.4%）	20（3.6%）	12（4.4%）	48（6.0%）	33（8.7%）
≥1 危重 AE	8（2.8%）	3（2.2%）	12（2.1%）	5（1.8%）	34（4.2%）	18（4.7%）
≥1 导致停药 AE	9（3.2%）	7（5.1%）	29（5.2%）	15（5.5%）	59（7.3%）	27（7.1%）
≥1 导致死亡 AE	1（0.4%）	0（0.0%）	1（0.2%）	0（0.0%）	1（0.1%）	0（0.0%）

AE. 不良事件

表 10-4　阿普米司特 ESTEEM 1 和 2 的 Ⅲ 期临床试验的副作用数据

	安慰剂对照期（0～16 周）				阿普米司特暴露期（0～52 周）	
	安慰剂 ESTEEM 1 (*n*=282)	安慰剂 ESTEEM 2 (*n*=136)	阿普米司特 STEEM 1 (*n*=560)	阿普米司特 STEEM 2 (*n*=272)	阿普米司特 ESTEEM 1 (*n*=804)	阿普米司特 ESTEEM 2 (*n*=380)
腹泻	20（7.1%）	8（5.9%）	105（18.8%）	43（15.8%）	150（18.7%）	55（14.5%）
上呼吸道感染	21（7.4%）	6（4.4%）	57（10.2%）	13（4.8%）	143（17.8%）	35（9.2%）
恶心	19（6.7%）	9（6.6%）	88（15.7%）	50（18.4%）	123（15.3%）	63（16.6%）
鼻咽炎	23（8.2%）	6（4.4%）	41（7.3%）	20（7.4%）	108（13.4%）	55（14.5%）
头痛	13（4.6%）	1（0.7%）	31（5.5%）	17（6.3%）	52（6.5%）	22（5.8%）
紧张性头痛	12（4.3%）	2（1.5%）	31（5.5%）	14（5.1%）	52（6.5%）	29（7.6%）

（六）推荐的监测

阿普米司特的另一个好处是不需要实验室监测，如肝肾功能检查，因为该药物缺乏器官特异性或累积毒性[47]。然而，监测患者不良反应的后遗症是必要的。虽然风险较低，但有抑郁史、自杀意念或自杀史的患者在治疗期间应密切监测症状有无恶化[69, 81]。建议将这些副作用告知患者、家属和护理人员。此外，体重减轻的风险需要定期进行体重检查，尤其是体重过轻的患者。临床显著的体重减轻应提示停药[68, 81]。

（七）危险与陷阱

已知对阿普米司特或其制剂中的任何赋形剂过敏的患者禁用本药物[82]。同时使用细胞色素 P_{450} 激活药（如利福平）可导致疗效丧失[82]。阿普米司特对人类妊娠、分娩和哺乳的影响尚不清楚。尽管存在关于其在儿科患者中使用的病例报告，但阿普米司特尚未在该人群中进行研究，并且在该人群中属于适应证外用药[82]。

剂量滴定很重要，因为如果不进行，胃肠道副作用非常普遍，导致更高的药物停药率[73]。咖啡因中的黄嘌呤可以通过抑制 PDE 来增加 cAMP。这可能会增加腹泻或其他副作用的风险[83]。

有一些证据表明，阿普米司特对未使用过生物制剂的患者更有效，在 ESTEEM 试验中，这组患者的疗效更高[75, 76]。

（八）证据强度

在一项Ⅲ期、多中心、双盲、安慰剂对照研究（ESTEEM 1）中，844 例成年人随机（2∶1）服用阿普米司特或安慰剂。第 16 周结果显示，银屑病面积和严重程度指数（PASI）75（33.1%）、PASI 50（58.7%）、静态医师总体评估（sPGA）评分为 0 或 1（21.7%）。与安慰剂组相比，阿普米司特组的皮肤病生活质量指数（DLQI）平均变化（-6.6%），瘙痒视觉模拟评分法（VAS）评分下降（-31.5%），差异有统计学意义（分别为 5.3%、17.0%、3.9%、-2.1% 和 -7.3%）(均 $P<0.0001$)[75]。

同样，另一项Ⅲ期、多中心、双盲、安慰剂对照研究（ESTEEM 2）将 274 例成年人（2:1）随机分配到阿普米司特或安慰剂组。到第 16 周，阿普米司特治疗的患者达到 PASI 75（28.8%）、PASI 50（55.5%）、sPGA 评分为 0 或 1（20.4%）、DLQI 平均变化（-6.7%）、瘙痒 VAS 评分下降（-33.5%），而安慰剂治疗的患者（分别为 5.8%、19.7%、4.4%、-2.8% 和 -12.2%），阿普米司特治疗组或安慰剂组相比治疗结果有显著差异（均 $P<0.0001$）[55]。LIBERA TE 长期（104 周）研究验证了前 2 项研究的结果[78, 79]。

与其他生物制剂相比，阿普米司特的 PASI 75 评分较低，这表明阿普米司特似乎没有其他生物制剂那么有效[84, 85]。德国皮肤病学会的银屑病治疗指南一致指出该药是效果最差的生物制剂[86]。然而，真现实世界的多中心研究将阿普米司特作为皮肤科医生治疗银屑病的重要手段之一。一项针对 148 例患者的回顾性研究发现，与接受联合治疗（阿普米司特加光疗、全身治疗、生物治疗中的一种）的患者相比，阿普米司特单药治疗患者获得缓解的比例（PASI 75，26/59，44.1%）更高，联合治疗组为（33/89，37.1%）（$P=0.396$）。然而，作者指出，这部分是由于联合治疗的患者皮损更广泛/难治或有银屑病关节炎（$P<0.001$）[80]。真实世界研究中 PASI 75 患者的比例与 ESTEEM 1 和 ESTEEM 2 试验数据相似[75, 76]。

然而，阿普米司特可在真实世界中作为单一疗法或联合疗法有效地使用，特别是在未使用过生物制剂的患者中。这一观点得到了阿普米司特比生物制剂治疗患者每月费用更低的证据的补充[87]。

结论

在为银屑病患者选择治疗方案时，应考虑几个因素，包括先前存在的合并症、特殊患者群体、经济条件限制和依从性。许多治疗，特别是系统性治疗，都有基于先前存在的合并症或风险的禁忌证[12]。在本章中，我们提供了一个临床导向的二线传统系统药物的总结，以指导各种治疗选择。然而，一个重要的普遍原则是，最好的治疗方法是患者能够坚持的治疗方法[88-91]，在决定治疗方法时可考虑这一概念。此外，与其他方式联合治疗（如光疗）通常更有效。

第 11 章 阿普米司特
Apremilast

Jerry Bagel　Elise Nelson　著
李元朝　译　　樊建勇　校

学习目标

1. 了解阿普米司特的作用机制。
2. 了解阿普米司特的适应证和疗效。
3. 了解阿普米司特的安全性。

2014 年，美国 FDA 批准了近 20 年来的第一种口服药——阿普米司特（Apremilast）。尽管阿普米司特在第 16 周的疗效（PASI 75，33%）低于同期批准的生物制剂，如乌司奴单抗和阿达木单抗（PASI 75，71%），但阿普米司特的安全性使得许多皮肤科医生给银屑病患者使用该药。阿普米司特被广泛使用是因为没有发生恶性肿瘤、严重感染、机会性感染的风险，也不需要实验室监测。

部分由于直接面向消费者营销的结果，许多银屑病患者已经开始担心生物制剂的副作用，在局部治疗效果不佳时，希望能够多一个选择。研究证实，除对斑块状银屑病有效外，阿普米司特对银屑病关节炎（美国 FDA 批准）、甲银屑病、头皮银屑病，以及掌跖银屑病都有疗效。

2014 年，美国 FDA 批准阿普米司特用于治疗寻常性银屑病和银屑病关节炎。阿维 A 和环孢素则分别于 1996 年和 1997 年获批。在这个时间段内，有 6 种生物制剂获批，但阿普米司特是近 20 年来第一种获批的口服制剂。

与结合细胞外靶点（即 TNF-α、IL-12、IL-23、IL-17）的生物制剂不同，阿普米司特是一种在细胞内起作用的小分子。阿普米司特的作用机制是抑制磷酸二酯酶 4（PDE4）的活性。在炎症细胞中，PDE4 催化 cAMP 转化为 AMP。cAMP 与 AMP 的比例调节着抗炎介质或炎症介质的转录：较高的细胞内 AMP 浓度导致炎症介质（即 IL-17、IL-22、TNF-α）的转录增加，以及抗炎介质的转录降低。具体来说，细胞内 cAMP 的增加激活蛋白激酶 A（PKA）。PKA 激活一系列转录因子，但抑制核因子 -κB，这样就能减少促炎介质的总量。因此，通过抑制 PDE4，阿普米司特增加细胞内 cAMP，并通过激活 cAMP 反应元件结合蛋白促进抗炎介质的转录。

美国 FDA 批准阿普米司特是基于两项 III 期临床试验，即 ESTEEM 1 和 2。ESTEEM 1 和 2 的随机、安慰剂对照研究评估了阿普米司特 30mg BID 在患有慢性中重度斑块状银屑病（PASI≥12、BSA≥10、PGA≥3）的成年患者中的作用。既往曾经接受过光疗、系统用药和生物制剂治疗的患者，也有资格参加试验。主要终点是第 16 周的 PASI 75 的应答情况。

在 ESTEEM 1 中，844 名银屑病患者参与了试验（阿普米司特 562 例，安慰剂 282 例），平均年龄46岁，病史约20年。平均PASI=19，BMI=31，超过50%的患者曾接受过系统治疗或生物制剂治疗。在第16周，阿普米司特组的PASI 75应答率为33.1%，而安慰剂组为5.3%。此外，阿普米司特组的PASI 50、PASI与基线相比的变化、头皮PGA=0~1、NAPSI 50和DLQI%的应答率分别为59%、52%、47%、33%、70%，安慰剂组则分别为17%、17%、18%、15%、34%。在评估甲银屑病时，NAPSI评分在16周内改善了22%。PASI 75应答持续到第32周。在第32周达到PASI 75的患者，到第52周时，PASI改善达到了80%。

据报道，阿普米司特组中，发生率超过5%的最常见的不良事件是腹泻、恶心、上呼吸道感染和头痛。没有严重的机会性感染发生，阿普米司特组和安慰剂组的恶性肿瘤发生率和实验室异常率相当。

LIBERATE研究对比了阿普米司特和安慰剂，并以依那西普作为阳性对照。在第16周时，安慰剂、阿普米司特和依那西普的PASI 75应答率分别为12%、40%和48%。在这项研究中，阿普米司特维持使用到第104周时，不良事件没有增加。

有报道称，阿普米司特可减轻体重。鉴于超过35%的患者的BMI>30，体重减轻通常不令人担忧。然而，对于那些更瘦的人和老年人来说，体重减轻就是一个问题了。此外，腹泻和（或）呕吐可能导致电解质失衡，尤其是那些服用利尿药的人。腹泻被列为警告，往往发生在前2周，并随着时间的推移和继续用药而缓解。对于严重的腹泻，如有必要，可以减少剂量或者停药。

许多令人讨厌的副作用，如头痛、腹泻、恶心和呕吐，可以通过在治疗开始时延长阿普米司特的剂量调整周期来改善。即不是从第1天的10mg开始，用5天的时间增加到第6天的30mg，每日2次，而是用10天或15天的时间来逐渐增加剂量，这样可以显著降低这些令人讨厌的副作用的发生率。有一个与抑郁症有关的警告，因此排除有严重抑郁症发作史的患者非常重要。

根据Ⅲ期PALACE 1~3临床试验，阿普米司特被美国FDA批准用于银屑病关节炎的治疗。在第16周，阿普米司特的ACR 20应答率为32%~41%，安慰剂则为19%。在第260周，阿普米司特的ACR 20、50和70应答率分别为67%、44%和27%。这些受试者中有相当一部分是生物制剂治疗失败的患者。在第16周，生物制剂治疗失败患者的ACR 20应答率为23%，低于未用过生物制剂患者的43%的应答率。在260周的时间里，肿胀关节总数和压痛关节总数分别下降了87%和80%。此外，在治疗260周时，80%和54%的受试者的指炎计数为0，附着点炎评分为0。

虽然阿普米司特不是治疗银屑病最有效的药物，但考虑到其安全性，该药还是很受欢迎的。根据其作用机制，阿普米司特不像单克隆抗体那样强力抑制胞外的促炎分子。由于没有强力抑制过多促炎分子，严重感染不会增加，因此，阿普米司特起到的是免疫调节作用，而非免疫抑制作用。没有严重的机会性感染，在经验上恶性肿瘤没有累积增加，实验室异常也是少见且短暂的，所以也就没有必要进行实验室监测。

此外，一项Ⅳ期研究评估了阿普米司特30mg，每日2次，对患有中至重度掌跖银屑病的成年人的作用。在第32周，24%的随机接受阿普米司特治疗的患者的皮损被完全清除或几乎完全清除。在对ESTEEM 1和2的事后分析以及一项Ⅱ期研究中，约48%（n=92）的患者的皮损在第16周被完全清除或几乎完全清除，但安慰剂组的平均清除率也达到了27%（n=52）。基线PPPGA≥3。

在一项针对中至重度头皮银屑病（SSA≥20%）患者的Ⅲ期研究中，第16周时，43%的阿普米司特组患者的皮损被完全清除或几乎完全清除，安慰剂组是14%。分别有47%和45%的患者出现头皮瘙痒和全身瘙痒。

根据作者的经验，许多选择阿普米司特的患者往往对生物制剂的风险有所顾忌，或者有针头恐惧症。然而，根据数据，如果患者在8周内没有获得25%以上的改善，那么治疗成功的可能性就不大了。需要让患者知道，如果阿普米司特对他们不起作用，还有其他更有效的选择。

阿普米司特与生物制剂的联用尚未被评估。乌司奴单抗可以清除银屑病皮损，但不能改善银屑病关节炎。加用阿普米司特，可获得比加用甲氨蝶呤更好的疗效和更小的毒性。阿达木单抗也有类似的情况：对关节可能会很好，但却不能完全清除皮损，加用阿普米司特可能会比加用甲氨蝶呤更优。此外，阿普米司特与 UVB 联合应用也显示出协同作用。

第 12 章 依那西普
Etanercept

Andrew F. Alexis　Charlotte M. Clark　著
黄庚史　译　樊建勇　校

学习目标

1. 了解依那西普的作用机制。
2. 了解依那西普的规范用法和疗效。
3. 了解依那西普的安全性。

摘要

依那西普（Etanercept）是一种可溶性二聚体融合蛋白，是第一个被批准用于治疗银屑病和银屑病关节炎的抗肿瘤坏死因子（TNF-α）药物。它通过自行皮下注射给药。与其他用于治疗银屑病的生物制剂一样，依那西普提供了一种靶向性的治疗方法，没有传统系统性治疗药物如甲氨蝶呤、环孢素或阿维A的内脏副作用。依那西普在银屑病药物的市场经验超过8年［自1998年批准用于中重度类风湿关节炎（rheumatoid arthritis，RA）以来已超过14年］，拥有大量安全数据。在这里，我们回顾了依那西普在治疗斑块状银屑病和银屑病关节炎方面的安全性和有效性，重点介绍已发表的3期和4期临床试验数据。还讨论了安全性考虑、推荐的监测和联合治疗方面的研究。

一、背景

依那西普是第一个被批准用于治疗银屑病和银屑病关节炎（psoriatic arthritis，PA）的抗肿瘤坏死因子-α（TNF-α）药物。作为一种TNF-α阻断药，依那西普能调节固有和外源性免疫反应的炎症过程、细胞迁移以及银屑病中异常的急性和慢性炎症反应。在本章中，将回顾依那西普在治疗斑块状银屑病和银屑病关节炎方面的安全性和有效性，重点介绍已发表的Ⅲ和Ⅳ期临床试验数据。

银屑病是一种慢性炎症性疾病，其特征是由于T细胞激活和相关的促炎细胞因子释放造成的角化过度性表皮损害[1]。尽管银屑病的确切发病机制尚未完全阐明，但TNF似乎在与银屑病和银屑病关节炎相关的炎症级联反应中起着关键作用。与未受累皮肤相比，银屑病皮损角质层中TNF-α的表达更高[2]。

依那西普是一种TNF-α抑制药，被FDA批准用于治疗需要全身治疗或光疗的慢性中重度斑块状银屑病成人患者。依那西普还被批准用于治疗其他由TNF介导的炎症性疾病，如类风湿关节炎、银屑病关节炎、强直性脊柱炎和多关节型幼年特发性关节炎。

二、结构与作用机制

依那西普是一种可溶性二聚体融合蛋白，包

含 2 个与人 IgG-1 恒定区（Fc）融合的 TNF-α 受体，使其能够特异性地结合游离的 TNF-α [1, 3, 4]。依那西普结合并使 TNF 失活 [3]。此外，依那西普调节 TNF 活性诱导的反应，如黏附分子表达（白细胞迁移所需）和血液中细胞因子水平 [5]。可由患者在家自行皮下注射给药治疗。依那西普的吸收峰浓度时间为 51h，平均半衰期为 68h [4]。

三、依那西普在银屑病关节炎治疗中的应用

银屑病皮损通常先于关节症状出现，因此，皮肤科医生可以通过仔细的病史询问和检查，早期诊断银屑病关节炎。与骨关节炎对照组相比，银屑病关节炎关节液中 TNF-α 水平升高 [2]。已显示银屑病关节炎患者接受依那西普治疗后银屑病皮损显著减少及其关节炎改善 [1, 6]。依那西普（25mg 皮下注射每周 2 次）已被证明在治疗银屑病关节炎方面是有效的，美国风湿病学院标准（ACR 20）评分降低 20% 或更多的受试者比例显著更高 [6]。在依那西普治疗银屑病关节炎的对照性临床试验中，也显示其对疾病放射学进展（使用改良的总 Sharp 评分测量）的显著抑制 [6, 7]。

四、依那西普在银屑病治疗中的应用

大规模双盲安慰剂对照试验已经证明了依那西普的安全性和有效性 [8-10]。根据美国和全球Ⅲ期试验数据，美国 FDA 批准的治疗斑块状银屑病剂量为 50mg 皮下注射，每周 2 次，持续 12 周，然后每周 50mg 皮下注射。与安慰剂相比，更高比例的接受依那西普治疗的受试者达到了 75% 或更高的银屑病面积和严重度指数评分（PASI 75）降低，差异有统计学意义（表 12-1）[6, 7]。使用依那西普

表 12-1 美国和全球Ⅲ期银屑病临床试验；研究设计、基线特征和临床结果 [6, 7]

	美国Ⅲ期临床试验 [6]	全球Ⅲ期临床试验 [7]
研究设计	多中心（47 家单位）、随机、双盲、安慰剂对照、平行组	多中心（50 家单位）、随机、双盲、安慰剂对照、平行组
患者数目	672 例患者被随机分组，652 例参加研究	611 例患者被随机分组，583 例参加研究
研究时长	24 周	24 周
药物方案	1. 安慰剂（n=166）治疗 12 周，然后依那西普 25mg BIW 治疗 12 周 2. 低剂量（25mg QIW）（n=160） 3. 中剂量（25mg BIW）（n=162） 4. 高剂量（50mg BIW）（n=164）	1. 安慰剂（n=193）治疗 12 周，随后依那西普 25mg BIW 治疗 12 周 2. 依那西普 25mg BIW（n=196）治疗 24 周 3. 依那西普 50mg BIW（n=194）治疗 12 周，随后 25mg BIW 治疗 12 周
疗效终点	主要终点：第 12 周达到 PASI 75 次要终点： 1. 第 12 周达到 PASI 50 或 90 2. 医师总体评估（physician's global assessment） 3. 患者总体评分（patient global assessment） 4. 皮肤病生活质量指数（dermatology life quality index，DLQI）	主要终点：第 12 周达到 PASI 75 次要终点： 1. 第 12 周达到 PASI 50 或 90 2. 患者总体评分（patient global assessment）

（续表）

人口学和基线临床特征	安慰剂组（平均值）	低剂量组（平均值）	中剂量组（平均值）	高剂量组（平均值）	安慰剂组（中位数）	依那西普 25mg BIW组（中位数）	依那西普 50mg BIW组（中位数）
银屑病病程（年）	18.4±0.9	19.3±0.9	18.5±0.9	18.6±0.9	17.5（1.4~51.2）	21.5（0.8~64.6）	18.1（0.8~60.5）
PASI评分	18.3±0.6	18.2±0.7	18.5±0.7	18.4±0.7	16.0（7.0~62.4）	16.9（4.0~51.2）	16.1（7.0~57.3）
受累体表面积（%）	28.8±1.4	27.7±1.5	28.5±1.6	29.9±1.6	20.0（10.0~95.0）	23.0（7.8~95.0）	25.0（10.0~80.0）
有效性	安慰剂组	低剂量组	中剂量组	高剂量组	安慰剂组	依那西普 25mg BIW组	依那西普 50mg BIW组
结果			12周			12周	
PASI 50	14%	41%[a]	58%[a]	74%[a]	9%	64%[b]	77%[b]
PASI 75	4%	14%[a]	34%[a]	49%[a]	3%	34%[b]	49%[b]
PASI 90	1%	3%[a]	12%[a]	22%[a]	1%	11%[b]	21%[b]
PASI值平均改善	14.0±2.6	40.9±2.4[a]	52.6±2.7[a]	64.2±2.4[a]	NA	NA	NA
结果			24周			24周	
PASI 50	NA	58%	70%	77%	NA	NA	NA
PASI 75	33%	25%	44%	59%	28%	45%	54%
PASI 90	NA	6%	20%	30%	NA	NA	NA
PASI值平均改善	NA	50.3±2.5	62.1±2.5	71.1±2.2	NA	NA	NA

a. 在第12周与安慰剂相比，$P<0.001$
b. 在第12周与安慰剂相比，$P<0.0001$

治疗的银屑病患者的生活质量指标还表现出具有临床意义的改善[6]。

停止治疗后，逐渐观察到疾病复发。在一项研究中，PASI 50和PASI 75应答者中，疾病复发（从基线开始治疗24周后，获得的PASI改善损失≥50%）的中位时间分别为3个月和2个月[8]。研究还展示了成功停药和再次使用依那西普治疗的数据[8,9]。

12周时，剂量从50mg皮下注射每周2次减少至每周1次50mg皮下注射后，大多数患者的治疗效果仍可以维持，这一点通过"逐步减量"治疗后仍能维持PASI 50或更高指标的受试者的占比变化得到证明[8]。

此外，在经过12周的减量治疗后，"无应答者"（指那些第12周时未达到PASI 75的患者）中约有30%在第24周时达到了PASI 75[8]。

在一项为期96周的开放标签延长试验中，已经研究了依那西普50mg皮下注射每周2次在银屑病患者中的长期安全性和有效性[11]。

一项评估手段包括贝克抑郁量表（BDI）和汉密尔顿抑郁量表（HAM-D）的研究表明，接受依那西普治疗的患者（与安慰剂相比）银屑病相关抑郁症有显著改善[12]。最近一项回顾性研究探讨了潜在的种族和民族差异，发现白人、非裔美国人和西班牙裔之间在安全性和有效性指标（包括不良事件率和受累体表面积的改善）方面没有差异[13]。

五、联合治疗

依那西普可以安全地与其他药物联合使用以增强或维持疗效。在已发表的试验报告中，联合使用的药物包括辅助性外用0.005%的钙泊三醇、0.064%的倍他米松二丙酸酯软膏[14]、窄谱UVB光疗法[15]或甲氨蝶呤[16,17]。在单用依那西普治疗效果减弱或不足的情况下，可以考虑上述辅助治疗方法。然而，在联合治疗时，必须考虑潜在的风险和收益，并建议进行适当的监测［尤其是那些具有潜在免疫抑制和（或）恶性肿瘤风险的治疗］。

六、安全性

在开始依那西普治疗之前，研究提供了一个总体纲要，建议进行风险评估，以及在开始和维持治疗时对症状和常规实验室检查的具体监测建议（表12-2）[4,5,18,19]。

与其他抗TNF治疗一样，在接受依那西普治疗的患者中也观察到严重的机会性感染（包括细菌、分枝杆菌、真菌、病毒、寄生虫）。此类生物制剂存在再激活潜伏结核（TB）的风险，因此需要在基线和每年进行TB筛查[4,5,18,19]。乙型肝炎病毒再激活致死病例也有报道，因此，在开始使用依那西普治疗之前，需要对病毒性肝炎进行基线筛查[4,5,18,19]。

需考虑的其他非感染性因素包括充血性心力衰竭（CHF）和脱髓鞘疾病。在接受依那西普治疗的患者中，有报道出现CHF恶化和罕见的新发CHF病例[3-5,19,20]。此外，在使用依那西普的患者中，有少数脱髓鞘疾病恶化或新发的报道[4,5,19]。因此，对于既往患CHF或脱髓鞘疾病的患者，应谨慎考虑使用TNF抑制药，包括依那西普[4,5,19]。

七、恶性肿瘤

在使用依那西普和其他抗肿瘤坏死因子药物的患者中已有恶性肿瘤的报道。有多项研究利用临床试验数据和大规模风湿病生物治疗数据库分析了接受抗TNF治疗的患者中恶性肿瘤的发生率[21-25]。报告的恶性肿瘤包括淋巴瘤、非黑色素瘤皮肤肿瘤（NMSC）、白血病和罕见的梅克尔细胞癌[26]。

在接受依那西普治疗长达36个月的临床试验（n=4410）的成人银屑病患者中，观察到的淋巴瘤发生率与一般人群相当[5]。在这些试验的对照部分中，未观察到依那西普治疗组或安慰剂治疗组患者中出现淋巴瘤病例。然而，在依那西普治疗成人风湿病患者［类风湿关节炎（RA）、强直性脊柱炎（ankylosing spondylitis，AS）和银屑病关节炎（PA）］的临床试验对照部分中，依那西普治疗组患者观察到2例淋巴瘤，而对照组患者为0例[5]。在代表12 845患者年的依那西普治疗成人风湿病患者（RA、AS和PA）的临床试验对照和非对照部分的综合数据中，观察到的淋巴瘤发生率（每100患者每年0.10例）是美国普通人群预期发生率的3倍，后者基于监测、流行病学和结果（SEER）数据库[5]。然而据报道，与一般人群相比，RA患者群体中的淋巴瘤发病率更高（高达数倍）[5]。

在接受依那西普治疗的银屑病患者中，观察到NMSC发生率较高。在成人银屑病患者对照临床试验中（n=1245），接受依那西普治疗组观察到的NMSC发生率为每年3.54/100例，而对照组为每年1.28/100例[5]。上市后期间曾报道了罕见的梅克尔细胞癌案例[5]。对于所有有患皮肤癌风险的依那西普患者，建议进行全身皮肤检查[5]。

在依那西普临床试验对照部分（涵盖所有适应证），除淋巴瘤和NMSC外，观察到依那西普和安慰剂治疗组患者之间暴露调整后的恶性肿瘤发生率没有差异[5,27]。

在儿童人群中，包括淋巴瘤和白血病在内的恶性肿瘤已有报道，特别是在同时使用免疫抑制药的儿童或青少年中[5]。

表 12-2 开始依那西普治疗之前建议进行风险评估（A）和在开始和维持依那西普治疗时建议监测的症状和实验室检查（B）[4, 5, 18, 19]

风险评估（A）	禁忌证	• 同时接种活疫苗 • 依那西普诱发的超敏反应史 • 接受免疫治疗的韦格纳肉芽肿患者（与实体恶性肿瘤的高发病率相关，与单独的标准治疗相比不会改善临床结果） • 脓毒血症或活动性感染
	相对禁忌证/注意事项	• 妊娠（妊娠分级 B），母乳喂养风险评估数据不足，慎用 • 充血性心力衰竭（CHF）患者慎用，尤其是纽约心脏协会（NYHA）分级为Ⅲ～Ⅳ级时 • 患有脱髓鞘疾病或有脱髓鞘疾病风险的患者慎用 • 乙肝病毒携带者慎用 • 频繁或反复感染病史，包括慢性开放性伤口史的个人。如果有结核病风险、潜伏性结核病史，或者患者到有地方性结核病或真菌病的地区旅行或居住，请注意 • 中重度酒精性肝炎慎用 • 未控制的糖尿病个人史 • 过去 5 年内的恶性肿瘤病史或恶性肿瘤风险增加的患者 • 血液病或骨髓抑制病史 • 65 岁以上患者慎用 • 在接受免疫抑制药治疗的患者中谨慎使用——不建议在依那西普治疗中与阿那白滞素（Anakinra）或阿巴西普（Abatacept）联用 • 在明确接触过水痘病毒的患者中，应暂时停止依那西普治疗，并考虑使用水痘带状疱疹免疫球蛋白进行预防性治疗 • 在乳胶过敏患者中谨慎使用——预装注射器的针头盖和针头帽内的针头盖含有乳胶衍生物
症状和实验室检查（B）	基线监测	• 需要进行 PPD（基线和每年 1 次）或 QuantiFERON Gold test（QFT）（用于潜伏性 TB）检查，以及胸片检查以排除活动性 TB • 肝功能检查（基线和每 2~6 个月 1 次）、乙型和丙型肝炎检测、全血细胞计数（基线和每 2~6 个月 1 次）、基础生化（基线和每 2~6 个月 1 次）和可选的基线抗核抗体（ANA）
	体征和症状的监测	• 在活动性感染期间停止依那西普治疗。考虑对有侵袭性真菌感染风险的患者或居住或前往真菌病流行地区的患者进行经验性抗真菌治疗 • 手术前 1~2 周停用依那西普，并在非复杂性外科手术后 2 周重新开始依那西普治疗 • 在接种疫苗前 4 周停止依那西普治疗，并在接种疫苗后 4 周重新开始治疗（以防疫苗接种效力下降） • 如检出恶性肿瘤，应停止依那西普治疗，皮肤基底细胞癌除外 • 定期评估机会性感染的体征和症状 • 每年进行皮肤癌检查 • 如果发生妊娠，权衡风险与收益（妊娠 B 类药物） • 考虑心血管合并症患者的风险与收益 • 提供每年一次的灭活流感疫苗接种，最好在生物治疗开始之前 • 在开始依那西普治疗期间和之后几个月，监测乙型肝炎病毒携带者的复发情况。如果发生病毒再激活，考虑停止使用依那西普并开始抗病毒治疗

CHF. 充血性心力衰竭；PPD. 纯化蛋白衍生物

第13章 阿达木单抗与银屑病
Adalimumab for Psoriasis

Cooper B. Tye　Jennifer C. Cather　著
万建绩　译　　樊建勇　校

学习目标

1. 理解阿达木单抗的作用机制。
2. 了解阿达木单抗的疗效及合理应用。
3. 了解阿达木单抗的安全性信息。

摘要

银屑病是一种免疫介导的炎症性疾病，影响全球人口总数的2%～3%[1]。银屑病的特征性皮损为红斑、浸润性斑块及鳞屑，无规律反复发作，很少能自愈。除了躯体症状，银屑病患者还承受社会心理问题，与健康相关生活质量（health-related quality of life，HRQoL）差[2]。银屑病是遗传和环境因素共同导致的复杂性疾病[3]。部分银屑病患者可能进展为银屑病关节炎，表现为疼痛性、易导致身体虚弱的炎症性关节病（占调查人群的6%～42%）[4]。银屑病还有可能合并肥胖、心血管疾病、2型糖尿病、精神失常或代谢综合征等许多疾病[5-7]。银屑病患者也有合并克罗恩病和化脓性汗腺炎等其他炎症性疾病的风险[8,9]。目前有多种手段治疗银屑病，中重度的银屑病患者可以考虑系统性治疗[10,11]。多种生物制剂已获批用于治疗银屑病，而且有更多的靶向药物已处于临床研究阶段。我们简要回顾一下阿达木单抗（Adalimumab，商品名修美乐），一种全人源的肿瘤坏死因子-α（tumor necrosis factor alpha，TNF-α）单克隆IgG-1抗体，可以阻断在炎症反应中升高的细胞因子TNF-α[13]。阿达木单抗与细胞表面TNF受体p55及p75亚基有高亲和力，可以阻断游离型及跨膜型TNF-α与受体的相互作用。

一、阿达木单抗

阿达木单抗于2002年首次获批用于治疗类风湿关节炎，目前已被批准用于包括强直性脊柱炎、克罗恩病、甲银屑病、化脓性汗腺炎、幼年特发性关节炎、银屑病关节炎、斑块状银屑病、类风湿关节炎、溃疡性结肠炎及葡萄膜炎在内的10个适应证[14,15]。阿达木单抗通过皮下注射给药，剂量依适应证而不同，有一次性预充式注射笔（40mg/0.8ml）和一次性预充式注射器（40mg/0.8ml或20mg/0.4ml）两种包装，近期上市的不含柠檬酸盐配方给患者带来更好的注射体验。阿达木单抗是第3个获批用于治疗银屑病及银屑病关节炎的TNF抑制药，获准用于上述疾病的TNF抑制药还包括依那西普（商品名恩利）、英夫利昔单抗（商品名类克）和培塞利珠单抗（商品名希敏佳）。戈利木单抗也属于TNF抑制药，仅被批准治疗银屑病关节炎。

包括美国皮肤病学会[16-18]，德国[19,20]、加拿大[21]、欧洲[22,23]、意大利[24]及英国治疗指南在内[25]，目前已颁布多个银屑病治疗指南，在使用和监管生物制剂[26]及监控银屑病共病[27]方面达成共识，也探讨了其他基于个案的治疗方法[28,29]，本书有专门章探讨治疗指南。

本章对阿达木单抗治疗银屑病、银屑病关节炎，以及甲银屑病、化脓性汗腺炎等并发症情况做一个概述，并简单讨论其在炎症性肠病的使用。我们回顾了银屑病、银屑病关节炎、甲银屑病及化脓性汗腺炎的关键Ⅲ期临床试验以及后续安全及监测性数据，也提出对特殊人群使用生物制剂和生物制剂对照研究的观点，生物仿制药的数据见本书其他章。

二、阿达木单抗治疗银屑病及银屑病关节炎的临床试验

已开展大量阿达木单抗治疗银屑病及银屑病关节炎的临床试验，REVEAL（阿达木单抗隔周使用治疗中重度银屑病的随机对照研究）、CHAMPION（比较阿达木单抗与甲氨蝶呤及安慰剂治疗银屑病患者的对照研究）及ADEPT（阿达木单抗治疗银屑病关节炎的有效性及安全性研究）。此外，我们将简述几个生物制剂对照研究，具体细节见本书其他章。

（一）REVEAL

REVEAL是一个关键的银屑病Ⅲ期临床试验，共52周的前瞻性、多中心、安慰剂对照、随机双盲试验，按计划入组1212例中重度银屑病患者，以评估阿达木单抗的有效性、安全性及耐受性[13]。入组标准与多数生物制剂临床试验相似，18岁及以上成人，确诊为中重度银屑病6个月以上，至少2个月内银屑病皮损保持稳定，中重度银屑病的定义为：皮损≥10%体表面积，银屑病面积和严重程度指数（PASI）≥12，基线期医生整体评估（PGA）至少为中度。治疗洗脱时间与其他生物制剂研究相似，包括局部治疗（2周）、光疗（UVB治疗2周，PUVA4周）、系统性治疗（4周）、生物制剂治疗（12周，依法珠单抗6周）。掌跖、面部及间擦部位允许外用弱到中效的糖皮质激素制剂。所有适合入组的受试者都需要筛查潜伏结核，如证实潜伏结核，患者开始适当抗结核治疗后即可入组。有慢性感染性疾病、脱髓鞘疾病、恶性肿瘤及淋巴细胞增生性疾病的患者需要被排除。

52周的研究设计为3个治疗阶段，在前16周（A阶段），患者以2:1的比例随机分配至阿达木单抗组及安慰剂组，阿达木单抗组患者第0周使用80mg阿达木单抗，后续的15周中，第1周及随后每2周使用一次阿达木单抗40mg，对照组在相应时间注射安慰剂。第16~32周为B阶段，第16周，安慰剂组患者使用80mg阿达木单抗，第17周开始每2周使用40mg阿达木单抗。另外，在第16周，所有应答率≥75%的患者被分入一个17周的开放标签延伸试验，每2周1次使用40mg阿达木单抗，未达到PASI 75的受试者被分入另外一个开放标签延伸试验，每2周1次使用40mg阿达木单抗。C阶段为第33~52周，应FDA要求，该阶段观察第16和33周应答率达到PASI 75患者应答下降的情况。在C阶段，PASI 75应答患者按照1:1的比例重新随机分配至阿达木单抗组及安慰剂组，收集这些患者应答下降所需时间及恢复治疗的相关数据。

第16周，通过治疗意向（intent to treat，ITT）分析，阿达木单抗组达到主要疗效终点PASI评分改善超过75%（PASI 75）的比例为71%，安慰剂组为7%，ITT分析中将失访患者判定为治疗无效。第16周，阿达木单抗组PASI 90和PASI 10的比例分别为45%和20%，安慰剂组为2%和1%。第24周，全部患者的70%达到PASI 75。第33周开始出现应答下降，安慰剂组受试者应答下降比例高于阿达木单抗组（28%比5%），且安慰剂组患者应答下降所需时间更短。

REVEAL研究的第33周，阿达木单抗组中保持PASI 75应答的患者被进一步随机分配到阿

达木单抗（n=250）组或安慰剂组（n=240）。第52周的次要研究终点，阿达木单抗组中，68%的患者PGA评分维持在清除或极轻度，安慰剂组为28%[13]。另外，第52周的PASI评分显示，79%阿达木单抗组患者达到PASI 75，54%达到PASI 90，32%达到PASI 100，对照组相应分别为43%达到PASI 75，18%达到PASI 90及8%达到PASI 100。

REVEAL研究还有一个开放标签延伸（open label extension，OLE）阶段，参与者可以接受约3年的阿达木单抗治疗[30]。对疗效达到PASI 75且能保持3年的患者，采用末次观察值结转（last observation carried forward，LOCF）分析，属于一种观察停药及恢复阿达木单抗治疗产生的后果的亚分析[30]。持续接受阿达木单抗治疗患者的疗效略高于停药后恢复给药者（第108周LOCF分析，分别为75%和73%）。恢复用药时PASI 50应答以上的患者疗效恢复最佳。

此外，REVEAL研究及其他3个临床试验的患者满足下列条件之一时，可参与一个长期的OLE研究：第16周PASI应答<75，第33周PASI应答为50~75，在研究结束时失去应答者，其他完成52周REVEAL的受试者均可以参加。REVEAL OLE研究中，患者接受每月2次注射阿达木单抗40mg，至少108周，与REVEAL研究基线期的数据比较分析疗效。REVEAL OLE研究结束时，接受治疗的患者88%达到PASI 75，57%达到PASI 90，38%达到PASI 100，而且71%患者PGA达到清除或者极轻度。

REVEAL显示阿达木单抗的耐受性良好，多数不良事件（adverse effect，AE）为轻至中度。不到2%患者因为AE停止用药，无死亡病例。感染包括上呼吸道感染、鼻咽炎及鼻窦炎。阿达木单抗组的注射部位反应更常见，为3.2%，安慰剂组为1.8%。第16周时，两组严重不良事件（serious adverseevent，SAE）情况相似。

因为16周时间不足以明确AE，3年的延伸试验可以更深入了解潜在安全性问题。3年的OLE中，阿达木单抗耐受性良好，出现2例结核病，5例念珠菌感染，2个死亡病例（一例75岁老年男性冠心病患者和一例47岁不明原因死亡的男性），无淋巴瘤、狼疮样综合征及脱髓鞘疾病的病例。OLE的一个局限性在于，部分患者逐渐将阿达木单抗加量至40mg每周1次被认为偏离方案，虽然这些患者继续接受阿达木单抗治疗，但是LOCF仅分析加量前的数据。

银屑病不仅有躯体症状，还会影响患者的工作能力[31]。REVEAL研究采用工作效率和活动障碍（work productivity and activity impairment，WPAI）调查问卷来评估阿达木单抗对工作效率的影响[32]。第16周开始观察到阿达木单抗改善WPAI相关的工作效率和活动障碍，阿达木单抗组及安慰剂组的WAPI评分改善率分别为15.5%和11.1%。失业和WPAI评分较高的患者银屑病评估也相对较严重，银屑病加重时，患者疼痛加剧、WAPI评分增加，对身心方面影响的评价也相应加重[33]。

REVEAL研究开展了多个亚分析，其中一个用于验证前16周不同亚组患者使用阿达木单抗的疗效及安全性是否存在差异[34]。虽然各亚组均观察到银屑病病情改善，但是发现体重或体重指数（body mass index，BMI）较大的患者对阿达木单抗应答下降，在肥胖的患者尤为明显（BMI≥30），PASI 75应答率为65%，而超重患者（25≤BMI<30）PASI 75应答率为75%，正常体重（18.5<BMI<25）应答率为79%。使用阿达木单抗和安慰剂的各亚组间SAE无显著性差异，分组因素包括年龄、性别、种族、基线期体重区间、基线期BMI、病程、基线期严重程度、既往治疗及合并疾病。

另外一个亚分析评估了确诊的合并症（包括高血压、银屑病关节炎、高脂血症、肥胖、抑郁症、关节炎、糖尿病和心血管疾病）对疗效的影响[35]。受合并疾病影响较大的指标包括：健康相关生活质量（HR-QoL）、皮肤病生活质量指数（dermatology life quality index，DLQI）中的工作生产率、健康调查（SF-36）简表及WPAI调查问卷。第16周，阿达木单抗组患者DLQI、SF-36的躯体健康、心理健康状况及WPAI评分一致获得改善。一项Ⅱ期研究的分析显示，采用Zung抑郁自评量表（self-rating depression scale，SDS）比较，阿达木单抗组患者的抑郁症状较安慰剂组减轻[36]。

（二）CHAMPION

CHAMPION是另外一个引人注目的银屑病研究，在欧洲和加拿大开展，该研究设置了一个甲氨蝶呤对照组和经典的安慰剂对照组[37]，除了要求患者筛选时未使用过甲氨蝶呤和TNF抑制药，其他入组标准和洗脱期要求与REVEAL研究相似（详见上一节段）。CHAMPION是一个随机、双盲、双模拟、安慰剂对照临床研究，217例患者按照2:2:1比例随机分配到阿达木单抗组（负荷剂量80mg后隔周40mg）、甲氨蝶呤组（每周7.5~25mg）及安慰剂组。

主要研究终点是患者在第16周达到PASI 75疗效应答。在第16周，阿达木单抗组79.6%患者达到PASI 75，甲氨蝶呤和安慰剂组这一比例分别为35.5%和18.9%，达到PASI 100的比例分别是阿达木单抗组16.7%，甲氨蝶呤组7.3%，安慰剂组2%。该研究因为把传统的系统性用药甲氨蝶呤作为阳性对照而被认可，但也有不同意见认为甲氨蝶呤组研究时间过短，经典有效的甲氨蝶呤治疗周期更长，而且需要调整剂量。

73.8%阿达木单抗组患者，80.9%甲氨蝶呤组患者及79.2%安慰剂组患者报告了不良事件，绝大多数为轻度。15例患者（5%）退出研究，其中8例因不良事件退出，阿达木单抗组1例、甲氨蝶呤组6例及安慰剂组1例。甲氨蝶呤组肝酶升高较阿达木单抗组及安慰剂组更常见，分别为9.1%、1.9%和7.5%。CHAMPION研究的另一个附加分析是评估各组的无不良事件天数[38]，在16周内，阿达木单抗组的无不良事件天数（36.9天）多于甲氨蝶呤组（8.3天）及安慰剂组（6.7天）。虽然这一数据令人鼓舞，但是受限于对照组的研究周期过短，仅获取了前16周内的不良事件。

按基线期BMI分层，阿达木单抗对照甲氨蝶呤及安慰剂的16周疗效分析结果已发布，在第16周，正常体重（BMI<25kg/m²）、超重（25≤BMI<30kg/m²）及肥胖（BMI≥30kg/m²）患者对阿达木单抗的PASI 75应答率分别为85%、85.7%和61.3%，对甲氨蝶呤的PASI 75应答率分别43.4%、29.3%和26.1%，对安慰剂的PASI 75应答率分别为28.6%、16.7%和0%。在第16周，对阿达木单抗的PASI 90应答率分别70%、53.6%和35.5%，对甲氨蝶呤的PASI 90应答率分别为26.7%、7.3%及8.7%，对安慰剂的PASI 90应答率分别为9.5%、16.7%和0%，阿达木单抗组DLQI评分改善最为显著[39]。

（三）ADEPT

ADEPT是一个观察阿达木单抗治疗银屑病关节炎疗效与安全性的随机、双盲、安慰剂平行对照的Ⅲ期临床试验[40]。和其他银屑病关节炎的研究相似，受试人群为非甾体抗炎药（non-steroidal anti-inflammatory drug，NSAID）疗效不佳的中重度活动性银屑病关节炎患者，分层因素为是否使用过甲氨蝶呤及皮损面积（BSA≥3%或<3%），近半数患者在基线期开始使用甲氨蝶呤，阿达木单抗组患者每2周接受1次阿达木单抗40mg皮下注射，共48周。如果第12周病情无改善（病情改善定义为连续2次访视关节压痛、关节肿胀指数均下降≥20%），受试者将接受糖皮质激素或改善病情抗风湿药（diseasemodifying anti-rheumatic drug，DMARD）治疗。主要研究终点为12周时达到ACR 20（美国风湿病学会20%改善率）和24周时结构损害的改良Sharp评分（modifiedtotal Sharp score，mTSS）变化。此外，所有患者进行HR-QoL评估，记录基线期BSA≥3%患者的银屑病皮损改善情况。

第12周，58%阿达木单抗组患者达到ACR 20，安慰剂组为14%。第12和24周，阿达木单抗组改良的银屑病关节炎反应标准（modified psoriatic arthritis response criteria，PsARC）应答率分别为62%和60%，而安慰剂组应答率分别为26%和23%。

阿达木单抗也表现出类似依那西普和英夫利昔单抗等其他TNF抑制药的阻止关节破坏的作用[41]。分别在基线期、第24周及48周拍放射片，第24周，阿达木单抗组患者mTSS均值变化为–0.1，安慰剂组患者均值变化为0.9。第48周，阿达木单抗组患者mTSS均值变化为–0.2，关节侵蚀评分改善优于安慰剂组（均值变化分别0及0.6），关节狭窄评分均值变化为–2，安慰剂组为0.4。

患者的银屑病皮损也有所好转，HR-QoL、DLQI、SF-36、慢性病疲劳功能评估问卷（assessment of chronic illness therapy-fatigue，FACIT-Fatigue）及健康评估问卷–残疾指数（health assessment questionnaire-disability index，HAQ DI）等评分均有改善[42]，阿达木单抗组患者的HAQ DI评分改善明显优于对照组。第24周，阿达木单抗组银屑病关节炎患者HAQ DI评分改善至0.4，安慰剂组为0.9，而且在第12及24周，接受阿达木单抗40mg隔周注射的患者HAQ DI负担下降的比例分别为47%和49%，安慰剂组相应比例分别为1%和3%。

ADEPT研究的安全性数据显示，24周时，两组的AE情况相似[40]，共12例SAE，其中阿达木单抗组7例，安慰剂组5例。4例受试者因为AE中断治疗，其中3例来自阿达木单抗组，1例来自安慰剂组。阿达木单抗组丙氨酸转氨酶（alanine transaminase，ALT）升高更常见，多数为短暂、自限性，无须停药，甲氨蝶呤组ALT升高见于联用异烟肼或饮酒患者。

完成24周研究后，受试者可以继续参加一个24周的开放标签延伸试验[43]，第24周后，原阿达木单抗组患者可以继续使用阿达木单抗24周，40mg隔周1次皮下注射，第48周拍放射片并收集安全性数据。共285例患者参与了延伸试验，138例来自阿达木单抗组，147例来自安慰剂组。第48周通过ITT分析收集ACR评分，原阿达木单抗组患者的ACR 20、ACR 50及ACR 0应答率分别为48%、24%及20%。第48周还进行了银屑病皮损评估，原阿达木单抗组PASI 50、PASI 75、PASI 90及PASI 100应答率分别为67%、58%、46%及33%，而原安慰剂组患者PASI 50、PASI 75、PASI 90及PASI 100应答率分别为61%、54%、33%及31%。

残疾测量的改善也维持到第48周，关于关节进展，全程接受阿达木单抗治疗的患者第24和48周的mTSS均值都是–0.1，提示关节进展得到抑制。原安慰剂组患者第24周和第48周mTSS均值分别为0.9和1.0，提示第48周时，关节进展处于停滞状态。整个48周，关节侵蚀及关节进展评分均有改善。

在整个延伸阶段，阿达木单抗的耐受性良好，最常见AE为上呼吸道感染、鼻咽炎及注射部位反应，发生1例严重感染（肠胃炎）及10例其他SAE，9例患者出现血清转氨酶升高。整个48周研究中，无死亡病例，无结核等肉芽肿性感染，无脱髓鞘疾病、淋巴瘤或者恶性肿瘤病例，未出现抗核抗体转阳、药物性狼疮及心力衰竭病例。

ADEPT研究2年的数据已经披露，以便深入了解阿达木单抗治疗银屑病关节炎的疗效和安全性[42]。ADEPT开放标签延伸试验共持续120周，数据收集至启动后第144周。第104周的ACR 20、ACR 50及ACR 70评分分别为57.3%、27.8%及29.9%。第48周和第104周银屑病关节炎反应标准（psoriatic arthritis response criteria，PsARC）应答率分别为65.9%及63.5%。LOCF分析144周内所有患者，结果显示HR-QoL及残疾状态保持不变，影像学进展得到抑制。

mTSS评估显示，基线期至第48周及第144周，阿达木单抗组患者无影像学进展的比例分别为87%及79%。基线期至第24周，阿达木单抗组的mTSS均值变化为–0.1，安慰剂组为0.8，阿达木单抗组第48周和144周mTSS均值变化分别为0.1和0.5。ADEPT研究的一个亚分析评估了预测影像学进展的危险因素，基线期CRP水平升高（≥1.0mg/dl；OR=3.28）是关节损害进展的一个独立高风险因素，阿达木单抗治疗可以将该风险降低5倍，阿达木单抗组患者的CRP水平也比对照组逐渐降低。

2年的使用中，银屑病关节炎患者对阿达木单抗的耐受性表现良好，发生的AE也与预期相符，共发生5例机会性感染，其中1例腹膜结核，4例口腔念珠菌病，另外还有1例非霍奇金B细胞淋巴瘤，2例基底细胞癌及1例皮肤神经内分泌恶性肿瘤，未发现中枢神经脱髓鞘疾病、狼疮样综合征、充血性心力衰竭或与阿达木单抗相关的过敏反应。

三、特殊群体中阿达木单抗的使用

大多数临床试验仅开展于成人患者，TNF抑制药治疗孕妇、儿童、老年人及其他特殊情况的数据非常有限，下面回顾一下特殊人群使用阿达木单抗情况。

（一）妊娠期与哺乳期

妊娠可以影响银屑病的病情，1/3患者表现为病情改善，1/3患者病情加重，剩余1/3患者病情无变化[45]。专家建议妊娠期应慎用阿达木单抗[46]，中重度斑块状银屑病孕妇前2个妊娠期的获益/风险比尚可接受，但必须在第3个妊娠期重新评估。宫内暴露于阿达木单抗的婴儿出生后6个月内避免注射活疫苗。建议在使用阿达木单抗或其他生物制剂过程中怀孕的女性进行妊娠登记，而且不常规推荐哺乳期女性使用TNF抑制药[47]。出乎意料的是，阿达木单抗曾用于体外受精的研究，TNF-α水平较低的女性体外受精的成功率较高，使用阿达木单抗未增加先天缺陷，不过该研究样本规模较小（100例孕妇，136例新生儿）[48,49]。

（二）儿童

儿童银屑病的治疗具有一定难度，因为治疗儿童的研究较少，本文回顾了依那西普治疗儿童银屑病患者的相关研究[50]。欧洲已经批准阿达木单抗治疗4岁以上儿童银屑病患者，但是在美国仅获批4个儿科适应证（克罗恩病、化脓性汗腺炎、葡萄膜炎和幼年特发性关节炎）[15,51]。一个评估阿达木单抗对照甲氨蝶呤每周1次，治疗4—18岁、外用药物无效的重度银屑病儿童患者的安全性及有效性的双盲、多周期、Ⅲ期临床试验结果表明，按体重使用阿达木单抗的儿童患者PASI 75应答率明显升高[52]，一个长达52周的阿达木单抗治疗儿童患者的真实世界多中心回顾性分析表明，第16周，PASI 90应答率为29.6%，PASI 75应答率为55.5%，疗效维持超过24周，使用过与未使用过生物制剂的患者无明显区别，未发现严重感染[53]。

（三）老年

老年银屑病患者的治疗也同样具有挑战性，阿达木单抗作为老年患者一线治疗的适应证更加广阔[54]。因为诸如心血管疾病、代谢综合征、非酒精性脂肪肝、感染及恶性肿瘤等合并症的发病率更高，老年患者用药需要合理监控。65岁以上老年银屑病患者的淋巴瘤发病率比同年龄段无银屑病的对照人群高3倍[55]，而且人口统计学上，该人群非黑素瘤皮肤肿瘤高发，因此老年银屑病患者在用药前有必要筛查皮肤肿瘤。

（四）甲银屑病

一项观察阿达木单抗治疗指甲银屑病疗效的随机、双盲、安慰剂平行对照、多中心Ⅲ期临床试验中，入组患者需同时满足PGA评为中重度的斑块状银屑病及甲银屑病医师总体评估（physician's global assessment of fingernail psoriasis，PGA-F）5分法达到中重度，同时还要进行改良的甲银屑病严重程度指数（modified nail psoriasis severity index，mNAPSI）评分，评估包括凹陷、甲剥离、油滴、裂片样出血及角化过度等甲损害严重程度，入组患者需达到mNAPSI≥8且BSA≥10%，或者mNAPSI≥20且BSA≥5%[56]。

217例患者随机分入阿达木单抗组（n=109）或安慰剂组（n=108），第0周，阿达木单抗组患者接受负荷剂量阿达木单抗80mg，第1周开始接受40mg隔周皮下注射1次[15,56]。

该研究主要终点为PGA-F≤1且较基线期评

分下降 2 个等级以上的患者数量[56]，一个次要终点为 mNAPSI 75 应答的患者数量[56]，第 16 周后，BSA 较基线期增加 25 及以上者退出该研究[56]。第 26 周评估 mNAPSI 及 PGA-F 显示，阿达木单抗组 49% 患者 PGA-F 达到清除或者几乎清除，安慰剂组 7% 达到该程度，同时阿达木单抗组达到 mNAPSI 75 患者比例为 47%，而安慰剂组为 3%[15, 57]，还观察到接受阿达木单抗治疗的患者指甲疼痛减轻[15]。

（五）化脓性汗腺炎

化脓性汗腺炎（hidradenitis suppurativa，HS）是一种复发性、疼痛性的以窦道、脓肿及结节为特征的慢性炎症性疾病[58]。与银屑病相似，HS 发病机制与 TNF-α 等炎症细胞因子水平升高相关[59]，是一种诊断滞后、需要关注的心理生理合并疾病[60]，银屑病患者发生 HS 的机会也较高[8]。

PIONEER 1 和 PIONEER 2 是最早完成的阿达木单抗治疗 HS 的Ⅲ期临床试验[15, 61]，简而言之，阿达木单抗治疗 HS 的诱导剂量与炎症性肠病一致，第 29 天开始 40mg 每周皮下注射 1 次的维持剂量。阿达木单抗是撰写此书时唯一获 FDA 批准用于的 HS 治疗方法，PIONEER 研究中阿达木单抗的安全性特征与其他研究一致[15, 61]。

（六）泛发性脓疱性银屑病

日本开展的一项 52 周的开放标签研究评估了阿达木单抗治疗 10 例泛发性脓疱性银屑病患者的安全性与有效性，诱导剂量与银屑病常用剂量一致，但是可以根据患者需要增加至 80mg 隔周 1 次。7 例患者（包括 3 例加量至 80mg）在 16 周达到临床有效，5 例在第 52 周达到临床疗效[62]。

（七）炎症性肠病

银屑病与炎症性肠病（inflammatory bowel disease，IBD），尤其是克罗恩病具有很多相同的流行病学因素、遗传相似性及炎症细胞因子特征[63-65]。一项基于美国索赔案例的回顾性研究，通过 5492 对中重度银屑病患者及与其性别、年龄和地理位置相匹配的对照比较发现，银屑病患者 IBD 的患病率增加近 3.5 倍[66]。另 2 个关于女性的前瞻性研究，护士健康研究 1 和 2（n=174 476）评估了银屑病和 IBD 的发病率，对 2 个研究中 2752 例女性的汇总分析发现，女性克罗恩病的发病率高 4 倍，但是溃疡性结肠炎的发病率没有升高[67]，患有严重银屑病和银屑病关节炎的患者患克罗恩病和溃疡性结肠炎的风险更高[68]。目前未见治疗银屑病合并 IBD 的临床研究，但是阿达木单抗和英夫利昔单抗都已经被证实可有效治疗银屑病、银屑病关节炎、克罗恩病及炎症性肠病[69]。

（八）血液透析

有个案报道一例银屑病患者静脉使用英夫利昔单抗导致肺水肿，需要将药物更换为阿达木单抗[70]。

四、生物制剂对照研究

我们简单讨论一下几个重要的新型生物制剂对照阿达木单抗治疗斑块状银屑病的临床试验，更多研究细节将在对照药物的相关章讨论。

（一）古塞奇尤单抗

Voyage1 和 2 临床试验比较了古塞奇尤单抗（一种抗 IL-23 单克隆抗体）与阿达木单抗的疗效及安全性，获得长达 1 年的停药、恢复用药、古塞奇尤单抗治疗阿达木单抗无效的患者及维持治疗的数据[71, 72]。该研究的一个次要分析总结了几个难治部位，包括头皮、手足及甲，与阿达木单抗比较，古塞奇尤单抗治疗甲损害无明显优势，但是在其他难治部位的优势明显[73]。

（二）依奇珠单抗

SPIRIT-P1 和 SPIRIT-H2H 两个临床研究评估了依奇珠单抗与阿达木单抗对照，治疗银屑病关节炎的疗效，细节将在依奇珠单抗章描述。SPIRIT-P1 研究中，既往未使用过生物制剂的成人银屑病关节炎患者，无论使用依奇珠单抗还是阿达木单抗，第 24 周可以达到相似的 ACR 结果。联用甲氨蝶呤未进一步增加依奇珠单抗疗效，但可以增加阿达木单抗疗效[74]。

SPIRIT-H2H 的研究终点是直接比较第 24 周依奇珠单抗和阿达木单抗的 ACR 50 和 PASI 100 应答率，同样，联合使用甲氨蝶呤并不能增强依奇珠单抗的 ACR 50 和 PASI 100 应答率，但是可以提高阿达木单抗的相应指标[75]。

（三）瑞莎珠单抗

IMMvent 是一个随机、双盲、阳性药物对照的Ⅲ期临床试验，比较瑞莎珠单抗与阿达木单抗治疗中至重度银屑病的疗效[76]，瑞莎珠单抗达到皮损清除的效果明显优于阿达木单抗。

五、TNF 抑制药临床注意事项

包括阿达木单抗在内的所有 TNF 抑制药在临床使用时都会有一些安全性顾虑。严重的活动性感染患者禁用 TNF 抑制药，所有患者使用 TNF 抑制药前均需要行结核检测，美国疾病控制中心发布了结核检测指南[77]。另外，使用 TNF 抑制药的患者应避免接种活疫苗。使用 TNF 抑制药过程中，新发或症状加重的脱髓鞘疾病均有报道，有脱髓鞘疾病（包括多发性硬化症、视神经炎及吉兰-巴雷综合征等外周脱髓鞘疾病）史的患者不宜使用 TNF 抑制药，心衰患者应慎用。治疗前应筛查乙型肝炎，因为 TNF 阻断药有可能使乙肝病毒携带者的肝炎再激活。大量患者用药后出现注射部位反应，不过绝大多数为轻度，无柠檬酸盐配方改善了患者的注射体验。抗 TNF 治疗时还需要留意恶性肿瘤、肝毒性及新发银屑病。

开始阿达木单抗及其他系统性治疗之前，需要给患者做体格检查，收集详细的治疗记录，询问恶性肿瘤史、感染史及与年龄相应的肿瘤筛查（巴氏涂片、乳房 X 光检查及肠镜检查）至关重要，另外了解患者接种史、关节炎及 IBD 的个人及家族史也同样重要。除了对患者进行全身皮肤检查，医生还需要询问其社会生活史，必要时询问生育计划。必要的实验室检查包括血常规、全部代谢生化指标、肝炎筛查（乙肝和丙肝）、说服患者进行 HIV 筛查，治疗开始后每年做一次结核筛查。系统性治疗开始后对患者的监控至关重要，需要定期对患者进行全身皮肤检查及年度结核评估[10]。

六、安全性数据更新

Leonardi 等通过 18 个临床试验共 3727 例患者的数据分析了阿达木单抗治疗斑块状银屑病的长期安全性，累积暴露量为 5429.7 患者年，不良事件保持稳定，未发现新的安全性信息[78]。

Strober 等近期回顾了参与药物安全登记的成年银屑病患者，在众多安全性登记中，阿达木单抗的安全性数据与临床试验报告的长期安全性一致[79]。

一项对包含 23 457 例受试者，71 个全球多中心研究的分析评估了阿达木单抗的安全性，适应证包括类风湿关节炎（36 个项目，14 109 例患者）、幼年特发性关节炎（3 个项目，212 例患者）、强直性脊柱炎（4 个项目，1684 例患者）、银屑病关节炎（4 个项目，837 例患者）、银屑病（13 个项目，3010 例患者）及克罗恩病（11 个项目，3606 例患者）[80]。分析显示在使用阿达木单抗 12 年的药物暴露中，分别有 52.5% 和 48.7% 患者联合使用了免疫抑制药或系统性使用类固醇药物，大多数为类风湿关节炎患者，接近 2/3 类风湿关节炎患者需要联合治疗。最常见的严重不良事件是感染，主要发生在类风湿关节炎和克罗恩病的研究中。与总体人群相比，使用阿达木单抗患者的恶性肿瘤发病率符合预期。类风湿关节炎患者的淋巴瘤发病率升高，但其升高程度仍在未接受抗 TNF 治疗患者的预期范围内，类风湿关节炎、银屑病及克罗恩病患者非黑素瘤皮肤癌发病率升高，尽管在不同群体中还有一些明显差异，未发现新的安全性信号。

七、黑框警告：感染及恶性肿瘤

阿达木单抗的处方信息详细列举了一系列警告，包括关于严重感染和恶性肿瘤的黑框警告[81]。使用阿达木单抗会增加严重感染的风险，许多出现严重感染的患者都正联合使用免疫抑制药（甲氨蝶呤或糖皮质激素等）。结核病是一个令人担忧的问题，包括活动性结核及潜伏结核再激活。所有患者都应该在开始治疗前筛查潜伏结核，如果发现潜伏结核，应该在使用阿达木单抗或其他TNF抑制药之前进行抗结核治疗。因为抗结核药物会导致肝功酶上升，少数情况下阿达木单抗也会，因此应该在抗结核治疗1个月后开始使用阿达木单抗。预防结核至关重要，建议潜伏结核的患者请感染科医生会诊。侵袭性真菌感染（组织胞浆菌病、球孢子菌病、念珠菌感染、曲霉病、芽生霉菌病及肺孢子虫病等）和条件致病菌（军团菌、李斯特菌等）或病毒感染均有报道。严重感染的患者应暂停使用阿达木单抗。

在各种阿达木单抗适应证的对照性研究中，阿达木单抗组重症感染率为4.3/100患者年（$n=7973$），安慰剂组为2.9/100患者年（$n=4848$）[15]。上述研究报告的活动性结核比例为0.2/100患者年，PPD（结核菌素纯蛋白衍生物，purified proteinederivative）阳转率为0.09/100患者年[15]。在REVEAL前16周的随机对照中，阿达木单抗组严重感染率为2.8%（$n=814$），安慰剂组为3.3%（$n=398$）。第33～52周，阿达木单抗组和安慰剂组的感染率分别为1.1%（$n=250$）和2.4%（$n=240$）[13]。前16周，两组结核病发生率均为0.0%，第33～52周，阿达木单抗组和安慰剂组结核病发生率分别为0.0%和1.2%[13]。在30个临床研究共1403个使用阿达木单抗的患者中，严重感染发生率为1.37%，活动性结核发生率为0.18%[82]。ESPIRIT研究中严重感染率为1.0/100患者年（$n=6045$），活动性结核的比例<0.1[83]。

使用TNF抑制药的患者出现多种恶性肿瘤，包括肝脾T细胞淋巴瘤（HSTCL），一种罕见的致死率很高的T细胞淋巴瘤，几乎仅见于阿达木单抗联合硫唑嘌呤或6-巯基嘌呤治疗克罗恩病的男性患者。在所有适应证的临床研究对照阶段，阿达木单抗组与对照组的淋巴瘤等恶性肿瘤数量相当，7973例阿达木单抗治疗患者与4848例安慰剂患者的恶性肿瘤发病率均为0.7/100患者年，淋巴瘤发病率为0.11/100患者年[15]。在REVEAL随机对照研究中，阿达木单抗组和安慰剂组的恶性肿瘤发生率相同，前16周为0.8/100患者年，第33～52周为0.0，该研究未见淋巴瘤病例[13]。持续8年的上市后研究ESPIRIT中，阿达木单抗组恶性肿瘤发病率为1.1（$n=6405$），淋巴瘤发病率<0.1[83]。有文献评估了13项阿达木单抗治疗中重度斑块状银屑病的临床试验，最长达5年的治疗中，未见累积毒性，不良事件发生率稳定，甚至随着时间推移而减少[82]。

阿达木单抗临床研究中非黑素瘤性皮肤癌的发病率增加，多见于既往有免疫抑制药治疗史和有PUVA治疗史的银屑病患者。单独考虑淋巴瘤时，TNF抑制药治疗的患者中淋巴瘤发病例数多于对照组。在全球32项阿达木单抗的临床试验中，6693例接受阿达木单抗治疗患者共发生淋巴瘤3例，3749例对照组患者中发生1例。45项临床研究数据显示，淋巴瘤的发病率为0.11/100患者年，接近总人口发病率的3倍。类风湿关节炎、银屑病、银屑病关节炎、化脓性汗腺炎及炎症性肠病等慢性炎症性疾病患者，即使在没有治疗的情况下，其发生淋巴瘤的风险仍高于总体人群。实际上，多个研究认为TNF抑制药治疗上述疾病不会增加淋巴瘤风险[84-87]。目前，上市后观察到的急性、慢性白血病案例的数据还有待进一步补充。大多数出现恶性肿瘤的患者都有联合使用免疫抑制药的病史。

很难明确TNF抑制药与感染和恶性肿瘤之间的关系，一项Meta分析评估了20个随机、安慰剂对照的TNF抑制药治疗银屑病的临床研究，研究药物包括依那西普、英夫利昔单抗、阿达木单抗、戈利木单抗及培塞利珠单抗，共6810个受试者[88]，感染的风险小幅增加（OR=1.18），但是严重感染风险并未增加（OR=0.7）。TNF抑制药组发生恶性肿瘤的风险高于安慰剂组（全部恶性肿瘤的OR=1.48，除非黑素瘤性皮肤癌外的恶性肿瘤OR=1.26）。

八、上市后安全信息

对阿达木单抗上市后的监管发现了多个安全信号。有药物过敏的可能性，但过敏反应和血管神经性水肿的概率很低，阿达木单抗治疗患者出现过敏反应的不到1%。还有少量的血液学反应的报道，包括抗TNF治疗时出现的血细胞减少。阿达木单抗有可能导致自身抗体形成，有少量出现狼疮样综合征的案例报道[89]。脱髓鞘疾病[90]、乙肝再激活及加重心衰均有报道，印证了治疗前合理筛查的重要性。也有肝酶升高的报道，只要在肝脏/传染病医生的适当监控和（或）抗病毒治疗下，TNF抑制药可以用于合并乙肝或丙肝患者[91,92]。

阿达木单抗上市后监控也报道了许多不良事件[81]，包括肠胃疾病［憩室炎、大肠穿孔包括憩室炎导致的大肠穿孔和阑尾炎导致的阑尾穿孔］、胰腺炎、溃疡性结肠炎[93]、肝衰竭、结节病、神经系统疾病（脱髓鞘疾病和脑血管意外）、呼吸系统疾病（肺纤维化等间质性肺病、肺栓塞）、皮肤反应（Stevens-Johnson综合征、皮肤血管炎、多形红斑、掌跖银屑病、脓疱性银屑病等银屑病亚型的新发或加重）[94,95]、斑秃及血管疾病（系统性血管炎和深静脉血栓形成）。

九、阿达木单抗的使用要点

（一）可按需调整剂量

目前，阿达木单抗有10个适应证及多种不同的给药方案。Ryan等评估了银屑病和化脓性汗腺炎患者每周用药和隔周用药的安全性，两种方案的AE发生率接近[97]。此外，临时剂量递增后再减量的优化方案使长达252周的疾病管理成为可能[98]，剂量递增未导致额外的安全性顾虑。通过51个患者血清阿达木单抗浓度的动态变化以评估个体化方案的研究发现，血清浓度6.46μg/ml时疗效极佳[99]。

（二）阿达木单抗是治疗伴有关节损害银屑病的最畅销药物，但是新的生物制剂同样有效

TNF抑制药曾经是治疗银屑病和银屑病关节炎的首选[4]。通过间接比较依那西普对照安慰剂及阿达木单抗（REVEAL和CHAMPION）随机临床研究的个人数据发现，阿达木单抗在PASI、DLQI、PGA、症状、皮损及AE等方面数据均明显优于依那西普[100]。

TNF抑制药联合甲氨蝶呤具有协同作用，对BMI较高的患者疗效优于单独使用阿达木单抗等TNF抑制药[101,102]。

可以考虑TNF抑制药轮换使用，但是使用2种不同TNF抑制药后可能出现疗效递减。一些小规模的研究尝试了轮换使用TNF抑制药，其中一项试验把30个依那西普治疗无效的患者改用阿达木单抗[103]，第12周、第24周及第48周的PASI 75应答率分别为27%、36%和54%。阿达木单抗耐受性良好，使用依那西普后再使用阿达木单抗未增加AE。另外一项研究将14个依那西普疗效不佳的患者改用阿达木单抗治疗[104]，第16周，9/14（64%）患者达到PASI 50应答，其中4人达到PASI 75，1人达到PASI 90，未发现严重不良事件。

一个BELIEVE研究的亚分析评估了阿达木单抗治疗曾使用其他TNF抑制药患者的疗效[105]，BELIEVE是一项随机、双盲的对照试验，所有患者第0周使用阿达木单抗80mg，以后隔周使用40mg，同时外用赋形剂或钙泊三醇/二丙酸倍他米松，每日1次共4周，4周后按需使用[106]。共入组703例受试者，其中38.6%曾使用过TNF抑制药，61.4%未使用过。第16周，近2/3（61.7%）有TNF抑制药治疗史患者PASI 75应答率，无TNF抑制药治疗史患者为71.17%。阿达木单抗的耐受性良好，有抗TNF治疗史患者的AE情况与未接受过TNF治疗患者相似。

加拿大开展的PRIDE（一项开放标签准入计划，旨在评估阿达木单抗在银屑病治疗不足时的安全性和有效性）是一个开放标签的Ⅲ期试验，用来评估阿达木单抗治疗其他方法无效的银屑病患者的安全性及有效性[107]。203例患者参与了24周的研究，第0周使用80mg负荷剂量，第1周开

始至第 23 周，隔周使用 40mg。第 16 周，70.9% 患者达到 PASI 75 应答，阿达木单抗总体耐受性较好，9 例患者发生严重不良事件。

IL-17 抑制药也适用于银屑病及银屑病关节炎，随着使用经验和数据不断累积，TNF 抑制药的市场份额会逐渐被侵蚀。目前正在评估可以预测 TNF 抑制药和 IL-17 拮抗药疗效的生物标记[108,109]。

（三）阿达木单抗是我治疗银屑病或银屑病关节炎合并化脓性汗腺炎的首选药物

有一系列案例报道阿达木单抗成功治疗银屑病合并 HS[110]。要提醒自己，治疗 HS 所需阿达木单抗剂量要大很多，即便银屑病是主要的治疗目的，而且只是合并了轻度 HS，兼顾 HS 的给药方案可以确保两种疾病均能得到控制。

（四）阿达木单抗是我治疗银屑病或银屑病关节炎合并炎症性肠病的首选药物

如上所述，阿达木单抗是治疗银屑病或银屑病关节炎合并 IBD 的首选药物。

（五）已有阿达木单抗治疗儿童斑块状银屑病数据，该适应证已经在欧洲获批，但是目前在美国尚未通过

（六）生物制剂的临床体验与临床研究经验不一致

和所有银屑病治疗一样，了解真实世界患者体验至关重要。一个真实世界药物留存率的 Meta 分析（截断时间为 2017 年 10 月），涵盖了 37 个研究中的 32 631 例患者，所有生物制剂的药物留存率均随时间推移而下降，第 1～4 年，依那西普的药物留存率从 66% 下降到 41%，阿达木单抗从 69% 下降到 47%，英夫利昔单抗从 61% 下降到 42%，乌司奴单抗从 82% 下降到 56%[111]。近期一项研究调查了 1095 例接受系统性治疗的中重度银屑病患者，分析患者中断治疗的原因[112]。200 例曾使用过阿达木单抗的患者被问及停药原因，最常见的 3 个停药原因是疗效不佳（34%）、疗效下降（22%）或者不危及生命的副作用（14.5%）。

十、银屑病缺乏治疗导致的并发症

大多数中重度银屑病患者未按指南接受治疗，美国国家银屑病基金会的一项调查显示，近 40% 受访银屑病患者未接受治疗[113]。接受治疗的银屑病患者中，57% 的重度患者仅使用局部治疗，只有 3% 的患者曾尝试光疗、系统性治疗或生物制剂。一项针对每月接诊银屑病患者 10 例以上的皮肤科医生进行的病例回顾性研究显示，40% 重度患者仅使用局部治疗[114]。而且银屑病关节炎患者也存在治疗不足，59% 的确诊患者未接受银屑病关节炎相关的药物、生物制剂或局部治疗[115]。

银屑病缺乏治疗会导致一些并发症，泛发的银屑病导致持续的皮肤炎症负荷，系统性炎症负荷增加会进一步导致并发症。新数据显示 TNF 抑制药治疗可以降低心肌梗死的风险[116]。Gkalpakiotis 等发表了阿达木单抗对心血管疾病相关生物标记有益影响的预实验结果[117]，使用阿达木单抗 3 个月后，E- 选择素和 IL-22 均有所下降，这两个指标都与心血管疾病相关，其意义还需要进一步研究阐明。

除了躯体并发症，还会牵涉到社会心理问题。未治疗或者控制不佳的银屑病会影响患者的生活质量和身体功能。最终，缺乏治疗的银屑病会以失业时长及工作生产能力下降的方式带来经济影响。对于中至重度银屑病患者来说有许多适当的治疗方法。阿达木单抗是其中一种方案，对于某些患者来说是一个可行的选择。

结论

阿达木单抗，是抗 TNF 类生物制剂的一员，适用于伴或不伴有关节损害的银屑病。合并化脓性汗腺炎或炎症性肠病的银屑病患者有可能通过一种药物治疗所有疾病。大量临床试验（REVEAL、CHAMPION、ADEPT、SPIRIT-P1 等）表明阿达木单抗有效、耐受性好，其安全性特征与同类药物相似。阿达木单抗还可以提高健康相关生活质量。阿达木单抗联合任何免疫抑制性治疗时，需要对患者进行适当的筛选及监控。阿达木单抗是所有银屑病治疗方案中的一个重要选项。

第 14 章 英夫利昔单抗、戈利木单抗和培塞利珠单抗
Infliximab, Golimumab, and Certolizumab Pegol

Jacob A. Mojeski　Robert E. Kalb　著
熊　浩　译　沈　柱　校

学习目标

1. 了解英夫利昔单抗、戈利木单抗和培塞利珠单抗的作用机制。
2. 了解英夫利昔单抗、戈利木单抗和培塞利珠单抗的用药方法和疗效。
3. 了解英夫利昔单抗、戈利木单抗和培塞利珠单抗使用过程中的安全问题。

摘要

银屑病和银屑病关节炎是常见的慢性炎症性疾病，给患者带来了巨大的身体、经济和心理负担。生物制剂极大的提高这些疾病的治疗效果，并且改善患者的生活质量。肿瘤坏死因子 -α（TNF-α）阻断类药物是一种生物制剂，可显著缓解患者的病情。英夫利昔单抗（Infiximab）是 1998 年在美国被批准使用的第一个 TNF-α 抑制药，而戈利木单抗（Golimumab）和培塞利珠单抗（Certolizumab pegol）则是最近几年获批的 TNF-α 抑制药。基于过去 20 多年使用 TNF-α 抑制药的临床经验，医生在使用这些药物时可以最大限度地提高疗效，同时减少潜在副作用。本章将全面回顾关于英夫利昔单抗、戈利木单抗和培塞利珠单抗使用的疗效以及安全性的公开数据。

一、背景

随着生物制剂的出现，银屑病和银屑病关节炎的治疗方法经历了一场变革，为患者提供了更多的治疗选择和持续缓解症状的希望[1, 2]。英夫利昔单抗、戈利木单抗和培塞利珠单抗都属于抗 TNF 类药物。尽管这些药物具有相似的特征，但每一种都有其独特的治疗效果，可以在临床上加以利用。英夫利昔单抗和戈利木单抗以其快速的临床疗效而闻名，而培塞利珠单抗具有可在妊娠期和哺乳期使用的优势，因为该药物很少或几乎不能通过胎盘或进入乳汁。

英夫利昔单抗（Infliximab）是目前应用最广泛的 TNF-α 抑制药之一，已用于治疗各种免疫性疾病。它是一种人鼠单克隆抗体，由恒定区（人源）和可变区（鼠源）组成，可以与血清中以及细胞膜上的 TNF-α 结合，从而达到中和细胞因子的作用[36]。1998 年 8 月，它首次被美国食品药品管理局（FDA）批准用于治疗中至重度克罗恩病，其后扩大到以下适应证：类风湿关节炎（11/1999）、强直性脊柱炎（12/2004）、银屑病关节炎（05/2005）、溃疡性结肠炎（09/2005）、小儿克罗恩病（05/2006）、银屑病（09/2006）和小儿溃疡性结肠炎（09/2011）[7, 8]。对于银屑病和银屑病关节炎的治疗，该药物通常在 2h 内静脉注射，第 0 周、第 2 周和第 6 周的剂量为 5mg/kg，此后每 8 周维持输液 1 次[3, 9]。虽然静脉注射可

能不方便，但有治疗频率低、可迅速达到有效血药浓度等特点，因此具有快速和持续改善病情的优势[4, 6, 10, 11]。

戈利木单抗（Golimumab）是 TNF 拮抗药的另一个成员，有皮下注射或静脉注射 2 种剂型。它是一种全人源的 IgG1k 单克隆抗体，可以高亲和力和特异性靶向结合跨膜以及血清中的 TNF-α[12, 13]。截至 2017 年，戈利木单抗的 2 种制剂都已被 FDA 批准用于治疗多种炎症性疾病，包括中重度类风湿关节炎、强直性脊柱炎和银屑病关节炎，可以单独使用或与其他药物联合使用。皮下注射的戈利木单抗还有一个治疗溃疡性结肠炎的适应证[13, 14]。戈利木单抗的使用方案是每月 50mg 或 100mg 皮下注射 1 次，或在第 0 周和第 4 周以 2mg/kg 的剂量静脉注射，此后每 8 周注射 1 次。

培塞利珠单抗（Certolizumab Pegol）是一种生物学上独特的抗 TNF 药物。它缺少典型 IgG 抗体结构的 Fc 组分，只包含人源化抗 TNF-α 抗体的单价 Fab 片段[15]。此外，该药物的铰链区域上有 2 个聚乙二醇链，这使它具有聚乙二醇化（PEG）成分[16, 17]。与其他抗 TNF 药物相似，培塞利珠单抗已被 FDA 批准多种炎症性疾病治疗的适应证。目前批准的适应证包括中重度风湿性关节炎、脊柱性关节炎、银屑病关节炎、银屑病和克罗恩病[18]。该药物通过皮下注射给药，并在其适应证治疗中通常是标准剂量。对于银屑病，它的治疗剂量是 400mg Q2W，对于银屑病关节炎的治疗剂量在 200mg Q2W 或 400mg Q4W 之间变化。

二、作用机制

免疫介导的炎症性疾病的具体机制目前尚不完全明确，不过 TNF 的过度表达被认为起着关键的作用。既往广泛的研究以及抗 TNF 生物制剂治疗这些疾病取得的疗效均证实了这一点[14, 19, 20]。大量的体外和体内研究增加了我们对 TNF-α 抑制药的知识基础，有学者提出 TNF-α 抑制药可通过诱导凋亡、降低促炎细胞因子、下调黏附分子和上调循环调节性 T 细胞数量等多种方式发挥作用[3, 13]。英夫利昔单抗、戈利木单抗和培塞利珠单抗通过与 TNF-α 的可溶性和跨膜形式结合而发挥其抗炎作用。这导致炎症级联的诱导被抑制，最终导致炎症部位的细胞数量迅速减少。英夫利昔单抗和戈利木单抗还有一个功能，就是能够通过其 Fc 部分发挥补体依赖性细胞毒性和抗体依赖性细胞介导细胞毒性的功能[20, 21]。最近，在 TNF 受体通路生物学的研究中，已经提示出多效应作用。有 2 个对立的 TNF 受体通路，包括 TNF 受体 1（TNFR 1）通路和 TNF 受体 2（TNFR 2）通路。TNFR 1 通路信号大部分的 TNF 效应，包括炎症和细胞死亡，并且广泛表达，而 TNFR 2 通路只通过免疫细胞、内皮细胞和多种 CNS 细胞表达，并提供稳态功能[22, 23]。最近，正在开发一种阻断 TNF 受体的替代疗法，该方法针对 TNFR 1 通路，并增强 TNFR 2 通路[22]。

重要的是，英夫利昔单抗和戈利木单抗的抗体 Fc 段，可以延长生物药物的半衰期并防止其过早降解。培塞利珠单抗没有 Fc 区域，其 PEG 分子通过与抗体的铰链区共价连接，增加了药物的半衰期并降低了对蛋白酶的敏感性[24]。培塞利珠单抗在妊娠期和哺乳期使用的安全性被认为是源于其缺乏的 Fc 段。因为没有 Fc 段，该药物无法参与到新生儿 FcRn 介导的跨胎盘转运。因此，使用培塞利珠单抗治疗的母亲，其胎儿几乎没有接触到药物[24-28]。如果有生育需求的女性需要进行抗 TNF 治疗，培塞利珠单抗具有明显的优势。

三、对银屑病和银屑病关节炎的疗效

（一）英夫利昔单抗

第一篇关于英夫利昔单抗治疗的文献源于一个病例报告，该病例的患者有长期的克罗恩病史，并伴有严重的银屑病[29]。患者接受了英夫利昔单抗（5mg/kg）的单次输注，4 周后银屑病的严重程度有了明显的改善。

随后，2001 年，Alice Gottlieb 博士的研究小组进行了一项双盲随机试验（图 14-1）[30]。该试

第 14 章　英夫利昔单抗、戈利木单抗和培塞利珠单抗
Infliximab, Golimumab, and Certolizumab Pegol

验招募了 33 例临床定义为中至重度斑块状银屑病的患者，他们被随机分配接受静脉注射安慰剂或在 0 周、2 周和 6 周接受 5mg/kg 或 10mg/kg 剂量的静脉注射英夫利昔。有 3 例患者退出了研究，每个治疗组各有 1 例。到第 10 周，英夫利昔 5mg/kg 组的 11 例患者中有 9 例（82%）和英夫利昔 10mg/kg 组的 11 例患者中有 10 例（91%）被认为是反应者（根据 PGA 的评级为清除或几乎清除），而接受安慰剂的 11 例患者中只有 2 名（18%）（$P<0.01$）。此外，英夫利昔 5mg/kg 组的 11 例患者中有 9 例（82%）和英夫利昔 10mg/kg 组的 11 例患者中有 8 例（73%）至少达到了 PASI 75，而安慰剂组的 11 例患者中只有 2 例（18%）（$P<0.05$）。在两个接受英夫利昔治疗的组中，反应中位时间仅为 4 周。这项试验为英夫利昔治疗中至重度斑块状银屑病的显著临床疗效和快速应答时间提供了有可靠的数据。随后进行的诸多随机对照试验均证实了这一成果。

在 2004 年，由 Gottlieb 等开展的多中心、双盲的 II 期 SPIRIT 试验中，严重斑块状银屑病患者被随机分配接受 3mg/kg、5mg/kg 或安慰剂组，分别在 0 周、2 周和 6 周给药[31]。到第 10 周，接受 3mg/kg 和 5mg/kg 英夫利昔治疗的患者中，分别有 72% 和 88% 的患者达到了 PASI 75 或更大的改善，而安慰剂组的患者只有 6%（$P<0.001$）。此外，接受 3mg/kg 和 5mg/kg 英夫利昔治疗的患者中，分别有 46% 和 58% 的患者达到了 PASI 90 改善，而安慰剂组的患者只有 2%（$P<0.001$）。英夫利昔的使用也显著改善了患者生活质量。该研究的特别之处在于发现每个治疗组在仅 2 周后就出现了快速的临床改善[31]。

在 2005 年和 2007 年，EXPRESS I 和 EXPRESS II 两项大型的 III 期多中心、随机、双盲、安慰剂对照研究的数据分别公开（图 14-2）[32, 33]。这些研究进一步证明了英夫利昔对于中度至重度斑块状银屑病患者的显著疗效。在 EXPRESS I 中，患者被分配接受英夫利昔 5mg/kg 或者安慰剂的输液治疗，于第 0 周、第 2 周、第 6 周，然后每 8 周 1 次，直到第 46 周[33]。从第 24 周开始，安慰剂组的患者开始接受英夫利昔治疗。在第 6 周（只进行了 2 次治疗后）就观察到了显著的临床改善，诱导期结束时（第 10 周），80% 接

英夫利昔单抗治疗

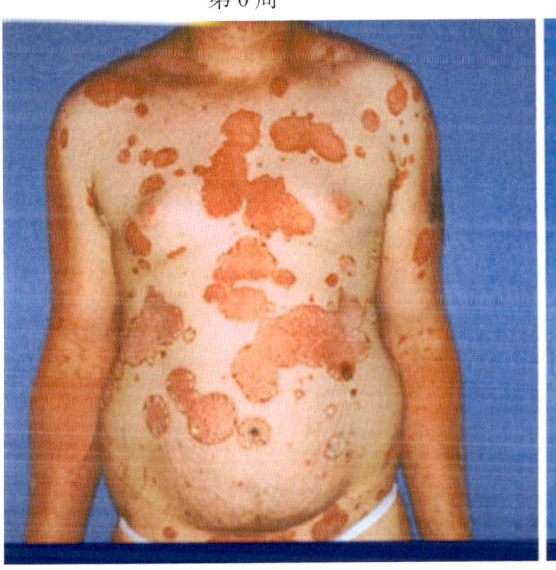

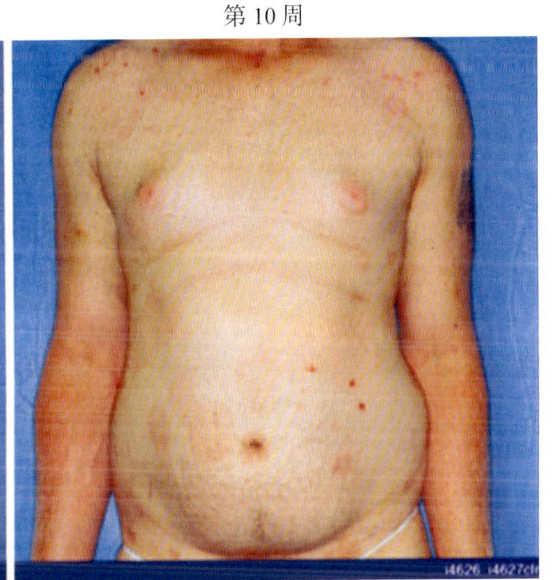

第 0 周　　　　　　　　　　　　　　第 10 周

PASI 42　　　　　　　　　　　　　　PASI 1.8

▲ 图 14-1　静脉注射英夫利昔单抗治疗 10 周前后的情况
斑块明显减少，提供了英夫利昔单抗治疗有效的数据

受英夫利昔治疗的患者达到了 PASI 75，57% 的患者达到 PASI 90，26% 的患者实现了皮肤的完全清除（PASI 得分为 0）。相比之下，安慰剂组的这 3 项指标分别为 3%、1% 和 0%（$P<0.0001$）。这些治疗效果一直持续到第 50 周。第 24 周和第 50 周有 82% 和 61% 的患者达到了 PASI 75（图 14-3 和图 14-4）[32]。此外，研究发现英夫利昔治疗对银屑病甲这种对传统治疗抵抗的表现具有显著疗效。在接受英夫利昔治疗的患者中，早在第 10 周就出现指甲银屑病严重程度指数（NAPSI）的显著改善。在第 24 周，英夫利昔组的 NAPSI 平均减少了 56%，而且这种疗效也一直维持到第 50 周（第 24 周，$P<0.0001$）（图 14-5）[32]。

EXPRESS Ⅱ 试验也记录了英夫利昔在安慰剂对照研究中的效果（图 14-2）[33]。该试验比较了连续疗法（每 8 周 1 次）和间断性（需要时）维持疗法的效果。患者在第 0 周、第 2 周和第 6 周被随机分配进行英夫利昔 3mg/kg、5mg/kg 或安慰剂的诱导期。在第 14 周，英夫利昔组然后被进一步随机分配到连续或需要时使用疗法，剂量按照原先的指定剂量。研究持续到第 50 周，结果显示与需要时使用相比，连续使用英夫利昔治疗在两个剂量组都能更好地维持治疗的临床效果。在第 16 周至第 50 周，平均 PASI 改善百分比的中位数在每 8 周使用 5mg/kg 的组中为 89.6%，而在需要时使用组中为 76.4%（$P<0.001$）。3mg/kg 组也获得了类似的结果，连续使用组中为 80.6%，而需要时使用组为 72.4%（$P<0.001$）。此外，作者发现 5mg/kg 的剂量方案比低剂量更好地实现了疗效的诱导和维持。各治疗组的患者生活治疗评估与 PASI 评分一致，连续使用 5mg/kg 组报告的 DLQI 生活质量评分改善最大。

同样在 2005 年和 2007 年，进行了随机、双盲、安慰剂对照的 IMPACT Ⅰ 和 Ⅱ 试验。这些研究招募了既往至少使用过一种疾病修饰性抗风湿药（DMARD）治疗失败的银屑病关节炎患者[34, 35]。在 IMPACT Ⅰ 中，患者于第 0 周、第 2 周、第 6 周和第 14 周接受英夫利昔 5mg/kg 或安慰剂的治疗。在第 16 周后，最初被安排接受安慰剂的患者开始接受英夫利昔治疗，所有组每 8 周接受 1 次英夫利昔 5mg/kg，直到第 50 周。在第 16 周，65% 接受英夫利昔治疗的患者达到了 ACR 20 疗效，而接受安慰剂治疗的患者仅为 10%（$P<0.001$）。此外，英夫利昔组中 46% 的患者达到了 ACR 50 疗效，29% 的患者达到了 ACR 70 疗效，而安慰剂治疗的患者没有人达到这两个终点（$P<0.001$）。

英夫利昔单抗 Ⅲ 期研究疗效

EXPRESS

	PASI 75	PASI 90
$n=301$	80	57
$n=276$	82	58
$n=281$	61	45

EXPRESS Ⅱ

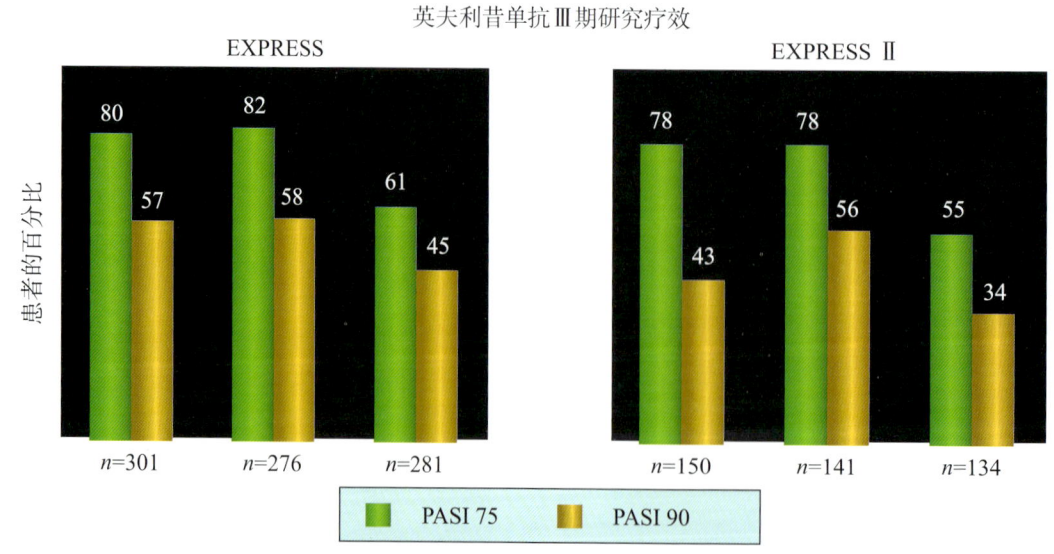

	PASI 75	PASI 90
$n=150$	78	43
$n=141$	78	56
$n=134$	55	34

▲ 图 14-2 第 10 周、24 周和 50 周时对静脉注射英夫利昔单抗治疗的 PASI 反应
在第 10 周，EXPRESS 和 EXPRESS Ⅱ 试验中约 80% 的患者达到 PASI 75。这种反应基本上维持到第 24 周，EXPRESS 试验中 82% 的患者达到 PASI 75，EXPRESS Ⅱ 试验中 78% 的患者达到 PASI 75

第 14 章 英夫利昔单抗、戈利木单抗和培塞利珠单抗
Infliximab, Golimumab, and Certolizumab Pegol

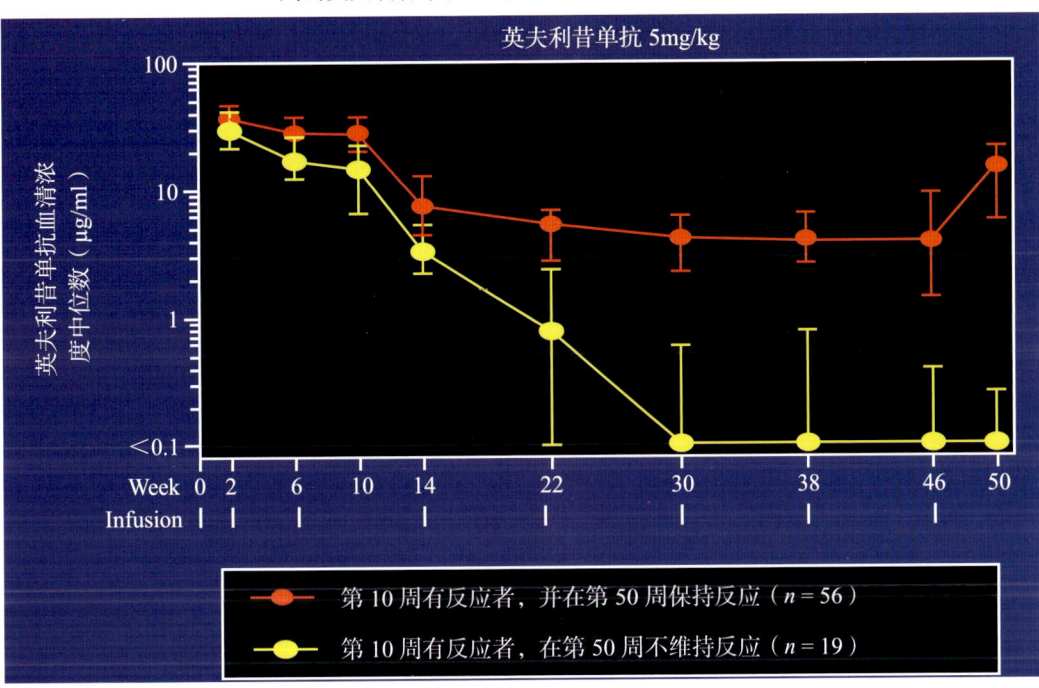

▲ 图 14-3 EXPRESS 和 EXPRESS Ⅱ 试验中反应者和无反应者的血清英夫利昔单抗浓度中位数的差异
作为治疗反应的独立预测因素，对英夫利昔单抗治疗有反应的患者，英夫利昔单抗血清中位浓度明显高于无反应者

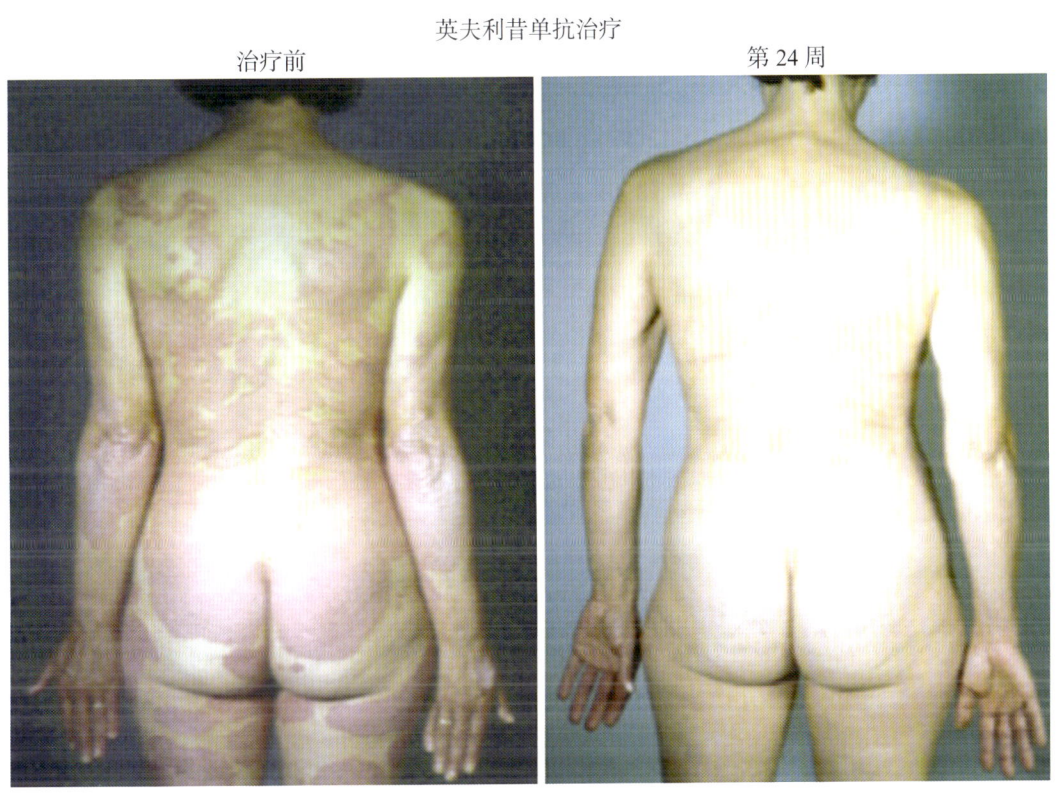

▲ 图 14-4 对英夫利昔单抗的临床疗效
在 EXPRESS 试验期间，另一个静脉注射英夫利昔单抗疗效显著的例子。该患者治疗前病情严重，治疗 24 周后皮损基本清除

113

英夫利昔单抗治疗
治疗前　　　第 24 周

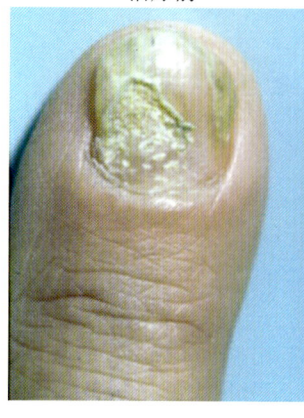

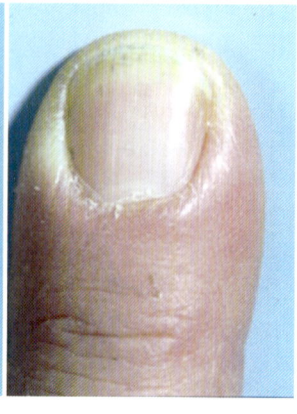

▲ 图 14-5　英夫利昔单抗在指甲病患者中的应用
在 EXPRESS 和 EXPRESS Ⅱ 试验中，研究发现指甲银屑病严重程度指数（NAPSI）有显著改善。到第 24 周，英夫利昔单抗治疗组的 NAPSI 平均下降了 56%

在 16 周的 PsARC 评估中，英夫利昔治疗组中 75% 患者得到了改善，而安慰剂对照组中的患者只有 21%（$P<0.001$）。此外，在次要终点上，英夫利昔组在银屑病皮肤表现以及银屑病关节炎常见并发症，包括指 / 趾炎和附着点炎的患者百分比上均显示出显著的改善[34, 35]。

IMPACT Ⅱ 试验是一项为期 54 周的多中心研究，其设计目的是扩展初始的 24 周双盲安慰剂对照期的已发布临床反应数据[36]，并扩大参试患者的数量[35]。如之前报告的，这些结果展示了通过 1 年英夫利昔治疗，银屑病和银屑病关节炎患者的症状、生活质量和身体功能等方面均有显著改善。另一个评估的结果是达到"重大临床疗效"，这被定义为连续 24 周 ACR 70 的改善。在第 54 周，12.1% 的英夫利昔治疗组达到了重大临床疗效。研究者还证明了 5mg/kg 是大多数患者足够的剂量。在 15 例无反应者（未达到 ACR 20 的患者）中评估了从 5mg/kg 增加到 10mg/kg 的剂量的效果。有趣的是，在需要剂量增加的患者中，未在增加剂量前达到 ACR 20 的患者，尽管药物剂量翻倍，也未能达到 ACR 20。此外，剂量增加似乎并未显著改善 PASI 疗效。在接受剂量增加的 15 例患者中，只有 12 例的基线 BSA 为 3% 或更高，因此被纳入了 PASI 分析。其中 5 例患者在第 38 周达到了 PASI 75，并在第 54 周保持了这种疗效。相反，那些在第 38 周未达到 PASI 75 的 7 例患者，在剂量增加后也未能达到此疗效。总的来说，这些研究显示，英夫利昔治疗显著减轻了对其他治疗方式抵抗的银屑病关节炎患者的症状和体征，并可在 1 年的治疗期内持续维持。

2011 年 8 月发表了第一个比较英夫利昔与甲氨蝶呤的疗效和安全性的头对头随机试验（RESTORE 1）[37]。868 例未接受过甲氨蝶呤治疗的患者被随机分配接受第 0 周、第 2 周、第 6 周、第 14 周和第 22 周的英夫利昔 5mg/kg 治疗，或者每周 15mg 的甲氨蝶呤治疗，如果在第 6 周 PASI 反应<25%，剂量增加至每周 20mg。在第 16 周时，如果反应不到 PASI 50，患者可以选择改变治疗组。在第 16 周，英夫利昔治疗的患者中有 508/653（78%）达到了 PASI 75 疗效，而接受甲氨蝶呤治疗的患者中有 90/215（42%）达到了这一疗效，并在整个 26 周的研究中都得到了维持（$P<0.001$）。关键的次要终点，包括 PGA、DLQI 和 PASI 90，也是在接受英夫利昔治疗患者组中达到的比例更高。更加重要的是，第 16 周从甲氨蝶呤治疗组转换到英夫利昔治疗组 46/63（73%）患者在第 26 周达到 PASI 75 疗效。虽然英夫利昔治疗组严重不良事件的发生率略高（7% vs. 3%），但大多数严重不良事件均与输液反应相关，总的不良事件发生率在两组之间是无明显差异的。研究表明，在中度至重度斑块状银屑病患者中，英夫利昔不仅耐受良好，也比甲氨蝶呤更有效。此外，对于既往甲氨蝶呤治疗失败的患者，英夫利昔也是一种成功的替代药物。

虽然所有生物制剂在短期临床试验中都表现良好，但在不同药物疗效的直接比较的数据非常有限，尤其是在银屑病治疗中。然而，由于大多数研究采用了相似的实验设计和研究终点，所以从随机对照试验中进行比较是可以的。阿达木单抗和英夫利昔单抗似乎具有相似的治疗效果，70%~80% 的患者在 12 周时达到了 PASI 75 疗效[9]。根据 Rodgers 等的系统回顾，接受英夫利昔单抗治疗的患者在 12~14 周内对关节（ACR 和 PsARC）和皮肤（PASI）的显示出疗效概率最高[38]。依那西普似乎比其他药物效率低，50% 的患者在 12 周时达到了 PASI 75 疗效。最近一项 Meta 分析研究得出的结论是，抗 TNF 药物可能比抗 IL-17 和抗 IL-12/23 抑制药疗效稍微差一些，但比抗风湿药物如甲氨蝶呤更有效[39]。由于抗 TNF 药物有超过 20 年的临床使用经验的，在对长期副作用的掌控方面具有优势。

一项有关英夫利昔替代药物 CT-P13 疗效的研究数据近期在《柳叶刀》（the lancet）上发表。英夫利昔专利于 2015 年到期，该药物于 2016 年获得美国食品药品管理局批准，用于所有英夫利昔的适应证。一项被称为 NOR-SWITCH 的 52 周随机、双盲试验在挪威人群中进行了治疗转换的研究。参与者来自英夫利昔目前所有的适应证，包括斑块状银屑病、银屑病关节炎、克罗恩病、溃疡性结肠炎、类风湿关节炎和强直性脊柱炎。在 1∶1 的比例中，患者要么继续使用英夫利昔，要么转换到 CT-P13 治疗，剂量方案不变。研究显示，将治疗转换为这种生物类似药效果不逊于继续使用英夫利昔的治疗。然而，该研究并未有足够的能力证明其在单个疾病过程中的非劣性。与英夫利昔相比，这种药物可节省高达 69% 的成本，因此，使用这种药物和引入其他生物类似药可以显著提高对生物治疗的依从性，并减轻这些药物治疗带来的经济负担[40]。

英夫利昔的主要优点之一是，它的剂量是基于每千克体重的毫克数，这与用于治疗银屑病的大多数 TNF 拮抗药不同[41, 42]。这使得可以进行更加个性化的、针对患者的治疗，这对于银屑病患者尤其重要，因为他们的体重通常超过平均水平[41, 42]。此外，一些研究已经证明，无论体重指数如何，英夫利昔的效力都能持续，而固定剂量的 TNF 拮抗药的效力可能会受到影响[41-43]。在 JAAD 的一项研究中（图 14-6），体重指数 ≥30 的患者（74.4%）与正常体重的患者（77.5%）达到疗效的人数之间没有显著差异[43]。

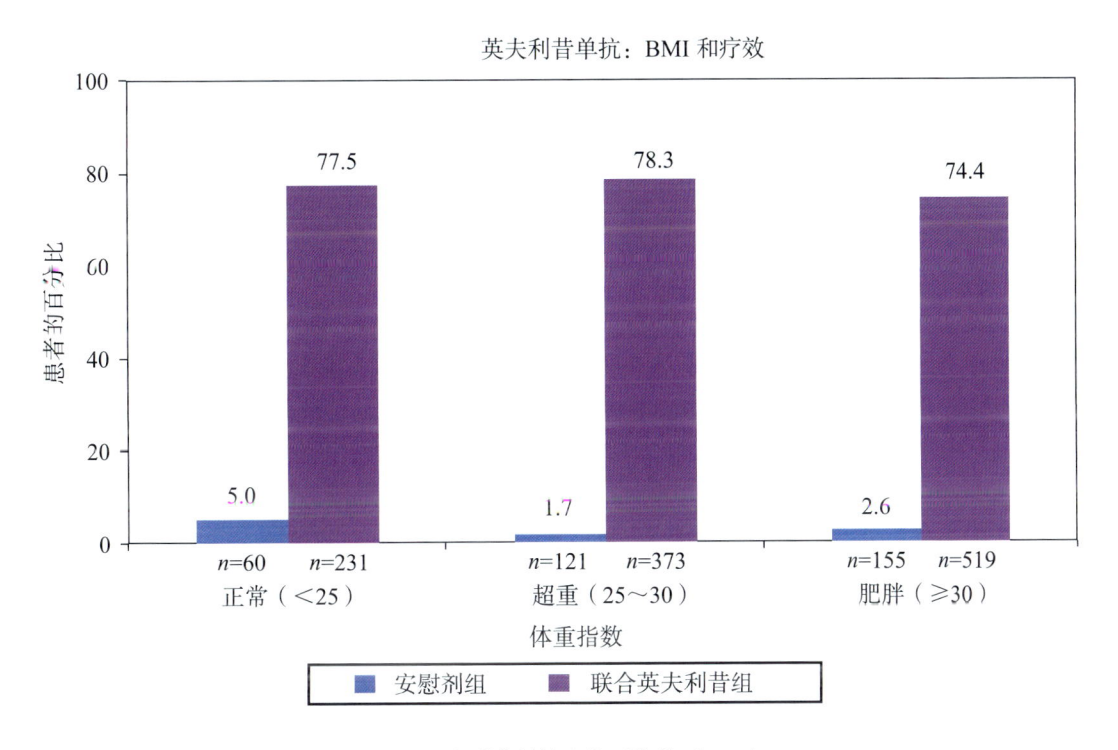

▲ 图 14-6 英夫利昔单抗和体重指数（BMI）

正常体重的患者和肥胖患者在使用固定剂量的英夫利昔单抗获得有效反应方面没有明显的差异，这表明可能不需要基于体重调整用药剂量

目前，有一些研究表明银屑病患者可能从英夫利昔与甲氨蝶呤、环孢素、醋酸维A酯、窄带紫外线B（NB-UVB）光疗、硫唑嘌呤和阿普米司特等其他治疗药物的联合治疗中获得更好的反应[44-49]。在一项对23例接受英夫利昔与甲氨蝶呤或硫唑嘌呤联合治疗的回顾性分析中，研究发现91.3%的患者的达到PASI 50的改善。Goedkoop等进行的一项前瞻性研究显示，英夫利昔加甲氨蝶呤治疗可降低PASI分数，患者的皮肤活检结果显示治疗4周后血管生成和细胞浸润减少[49]。此外，一项开放标签研究（RESPOND研究）比较了单独使用甲氨蝶呤与联合使用英夫利昔的银屑病关节炎患者的疗效和安全性[50]。115名未接受过甲氨蝶呤治疗的患者被随机分配接受每周15mg的甲氨蝶呤加上0周、2周、6周、14周时5mg/kg的英夫利昔，或单独接受甲氨蝶呤治疗（每周15mg）。在第16周，接受联合治疗的患者中，86.3%、72.5%和49.0%分别达到了ACR 20（$P=0.021$）、50（$P=0.0009$）和70（$P=0.0015$）的疗效，而接受甲氨蝶呤单独治疗的患者这些比例分别为66.7%、39.6%和18.8%。在皮肤方面，对于基线PASI为2.5或更高的患者，接受联合治疗和甲氨蝶呤单独治疗的患者中分别有97.1%和54.3%的PASI分数提高了75%或更多（$P<0.0001$）。重要的是，患者普遍能很好地耐受联合治疗。在英夫利昔加甲氨蝶呤组中，46%的患者出现了与治疗相关的不良事件（2例严重的不良事件），而单独使用甲氨蝶呤的组中有24%的患者出现了不良事件（没有严重的不良事件）。虽然在联合治疗组中不良事件的总发生率更高，但大多数事件的严重程度为轻至中度。总的来说，这项研究表明，对于银屑病关节炎患者，联合治疗是有潜在优势的。

在2010年，新英格兰医学杂志发表了一项随机双盲试验，比较了英夫利昔单药治疗、硫唑嘌呤单药治疗，以及两种药物联合治疗在克罗恩病患者中的效果[51]。508例中至重度克罗恩病患者被随机分配接受0周、2周、6周后每8周注射1次的5mg/kg英夫利昔，每天口服2.5mg/kg的硫唑嘌呤，或者两种药物的联合治疗（单药治疗组也接受口服或输液安慰剂）。在第26周，接受联合治疗的患者中有56.8%达到了无须皮质激素的临床缓解，而接受英夫利昔单独治疗的患者为44.4%（$P=0.02$），接受硫唑嘌呤单独治疗的患者为30.0%（与英夫利昔比较$P=0.006$，与联合治疗比较$P<0.001$）。在第50周，类似的趋势得到了保持，接受联合治疗的患者中有46.2%，接受英夫利昔单独治疗的患者为34.9%（$P=0.04$），接受硫唑嘌呤单独治疗的患者为24.1%（与英夫利昔比较$P=0.03$，与联合治疗比较$P<0.001$）维持了临床缓解状态。各组的安全性数据大致相同，联合组中严重感染的发生率为3.9%，英夫利昔治疗组为4.9%，硫唑嘌呤治疗组为5.6%。对于克罗恩病这项研究证实了联合治疗有递增疗效，但在银屑病治疗方面的数据还是缺乏的。至今只有2项随机对照试验对斑块状银屑病的联合治疗效果进行了评估，都是关于依那西普和甲氨蝶呤的联合使用。每项研究都显示出联合治疗比依那西普单药治疗具有更好的效果。目前正在进行一项名为OPTIMAP的试验，将评估阿达木单抗和甲氨蝶呤联合治疗的效果[52]。对于银屑病患者来说，所有TNF拮抗药（包括英夫利昔单抗）的联合治疗是否能更有效地改善或维持疗效是目前所面临的重要问题。

正如前文提到的，对于像银屑病这样的慢性疾病，维持英夫利昔单抗治疗的有效性仍然是个挑战。导致疗效失效的原因是多方面的，包括产生对英夫利昔单抗的抗体、对药物的耐受性，以及患者本身的药物代谢能力[7, 53-58]。疗效持续的预测因素包括输液时的英夫利昔单抗血清浓度（图14-3）[32]，以及有效的低谷浓度[57]。研究发现约10%的克罗恩病和类风湿病的临床试验患者产生了抗体[59]，并有高达1/3的银屑病患者产生了抗体[33, 60]。研究已经建立了抗体形成、低血清药物水平或失效，以及风湿性和炎症性肠病患者丧失疗效之间的关系[61-65]。在银屑病中，研究发现非应答者的药物抗体水平升高，得出的结论是抗体似乎在疗效的缺乏或消退中发挥作用[33, 66, 67]。在一项特殊的研究中发现，在治疗初期对英夫利昔单抗有反应并在第10周对药物呈阳性抗体的患者，与抗体阴性的对照组相比，1年后仍保持良好的疗效的比例显著降低[33]。最新一项研究对93例接受英夫利昔单抗治疗银屑病的患者进行了回顾性队列分析，以评估延长英夫利昔单抗疗法的给药方法。研究发现联合使用甲氨蝶呤与延长到停用或剂量递增的时间有关，这可能是因为它能减少抗英夫利昔单抗抗体的形成。此外，与增加剂量相比，增加给药频率导致停用或剂量递增的时间显著增加[58]。因此，为了保持疗效，医生可以在治疗开始时选择甲氨蝶呤联合使用英夫利昔单抗，或在治疗过程中加入甲氨蝶呤。

（二）戈利木单抗

皮下或静脉内注射戈利木单抗目前已经在银屑病关节炎的治疗中证实具有显著的疗效。我们预计戈利木单抗在治疗斑块状银屑病方面的效果，可能与其他相似的可以治疗银屑病关节炎TNF拮抗药的疗效相当，但到目前为止还没有关于直接评估这种药物在斑块状银屑病治疗中的效果的试验开展。因此，我们还不知道戈利木单抗与其他TNF抑制药在治疗中至重度斑块状银屑病中相比疗效如何。

对于银屑病关节炎，在一项随机、安慰剂对照、多中心临床研究（GO-REVEAL）中，共有405例活动性银屑病关节炎患者被纳入并随机分配接受安慰剂、50mg或100mg戈利木单抗皮下注射，每4周1次[68]。在第14周，接受50mg和100mg戈利木单抗治疗的患者中，分别有51%和45%的患者达到了ACR 20疗效，而接受安慰剂治疗的患者中只有9%达到了（$P<0.001$）。在第24周，50mg组和100mg组的患者中，分别有52%和61%的患者达到ACR 20疗效，而接受安慰剂的患者只有12%（$P<0.001$）。在继续的试验中，有279例患者完成了总共5年的治疗。在研究结束的5年后，达到ACR 20、ACR 50和ACR 70的分别为62.8%~69.9%、43.4%~50.7%和30.8%~35.6%。这表明戈利木单抗不仅为患者带来了显著的临床改善，而且疗效可持续较长的时间。患者的指（趾）炎和附着点炎评分，以及指甲银屑病的严重程度都有显著的改善。作为次要研究终点，患者的PASI评分与安慰剂相比也显著改善。对于银屑病皮损累及至少3%体表面积的患者，50mg戈利木单抗组和100mg戈利木单抗组中，分别有40%和58%的患者在第14周时，皮肤病情至少改善75%（PASI 75）[68]。而接受安慰剂治疗的患者中，只有3%的患者实现PASI 75的疗效（$P<0.001$）。这种良好的效果在两组戈利木单抗组的第24周都得到了维持（50mg和100mg分别为56%和66%），而在此时间点，只有1%的安慰剂组患者达到了PASI 75（$P<0.001$）。在第104周，数据显示，50mg组和100mg组戈利木单抗组的患者中，分别有68.8%和76%的患者达到了PASI 75[12, 68, 69]。然而，试验未能显示出接受戈利木单抗治疗方案的患者与使用甲氨蝶呤的患者在PASI得分上的持续差异[69]。这项研究证实了皮下注射戈利木单抗治疗后，银屑病关节炎的临床症状和体征、相关的皮肤和指甲表现，以及身体功能和生活质量均显著改善[12, 68, 69]。

戈利木单抗静脉注射在GO-VIBRANT试验中已证明其与其他药物具有相似的疗效。在这个Ⅲ期、随机、双盲、安慰剂对照的试验中，骨关节炎患者被分配接受Ⅳ安慰剂或者在0周、4周、12周、20周接受2mg/kg的戈利木单抗。主要的终点是ACR 20响应，结果显示75.1%的戈利木单抗组患者和21.8%的安慰剂组患者达到了这一终点（$P<0.001$）。此外，各个次要终点均观察到了显著的改变。在戈利木单抗治疗的患者中，43.6%和24.5%的患者分别发现了ACR 50和ACR 70的疗效，而在安慰剂组中，这两个比例只有6.3%和2.1%。此外，在该研究的戈利木单抗治疗患者中，59.2%的患者达到了PASI 75疗效，而在安慰剂患者中，这个比例只有13.6%。这项研究表明在治疗骨关节炎方面戈利木单抗的2种制剂具有相当的

效果。需要再次强调，尽管该研究为使用戈利木单抗治疗斑块状银屑病提供了一些证据，但随机对照研究才能更加有效地确定戈利木单抗用于该疾病的治疗[70]。

(三) 培塞利珠单抗

培塞利珠单抗在中重度斑块状银屑病和骨关节炎的治疗均中有重要的应用前景。对于斑块状银屑病，目前已经进行了3个Ⅲ期试验（CIMPACT Ⅰ、CIMPASI Ⅰ 和 CIMPASI Ⅱ）。CIMPACT 试验将培塞利珠单抗与依那西普和安慰剂进行比较，而 CIMPASI Ⅰ 和Ⅱ只是单纯的安慰剂对照研究。CIMPACT 试验结果显示，使用培塞利珠单抗治疗的慢性斑块状银屑病患者在 PASI 75 评分上与安慰剂相比具有显著差异。另外，当与抗 TNF 抑制药依那西普比较时，培塞利珠单抗 400mg 的效果优于依那西普，而 200mg 的效果不逊于依那西普（图 14-7）[28]。

在随机对照的 CIMPASI Ⅰ和Ⅱ试验中，招募的患者按照 2∶2∶1 进行分配，包括培塞利珠单抗 400mg、培塞利珠单抗 200mg（在 0 周、2 周、4 周时剂量为 400mg）和安慰剂组。每个组每 2 周接受 1 次皮下注射，在 16 周和 48 周时进行病情评估。在第 16 周，参加 CIMPASI Ⅰ 和Ⅱ的患者在培塞利珠单抗 400mg 治疗组中，分别达到了 75.8% 和 82.6% 的 PASI 75 应答率，在培塞利珠单抗 200mg 治疗组中则分别达到了 66.5% 和 81.4% 的应答率，而在 CIMPASI Ⅰ 和Ⅱ的中接受安慰剂治疗的患者中，分别有 6.5% 和 11.6% 的患者达到了 PASI 75（$P<0.001$）。这些结果在 48 周的试验中基本上得到了维持（图 14-8）。另外，对 2 次试验的汇总分析显示，对于培塞利珠单抗 400mg 和培塞利珠单抗 200mg，PASI 100 应答率分别为 34.5% 和 28.5%。此外，皮肤病生活质量指数和医师系统评估在研究终点也有显著的改善[71]。

一个为期 4 年的试验（RAPID-PsA）对于培塞利珠治疗骨关节炎的作用进行了研究，该试验的对象是使用和不合并使用 DMARD 治疗的患者。这项研究是一个双盲、安慰剂对照研究，持续

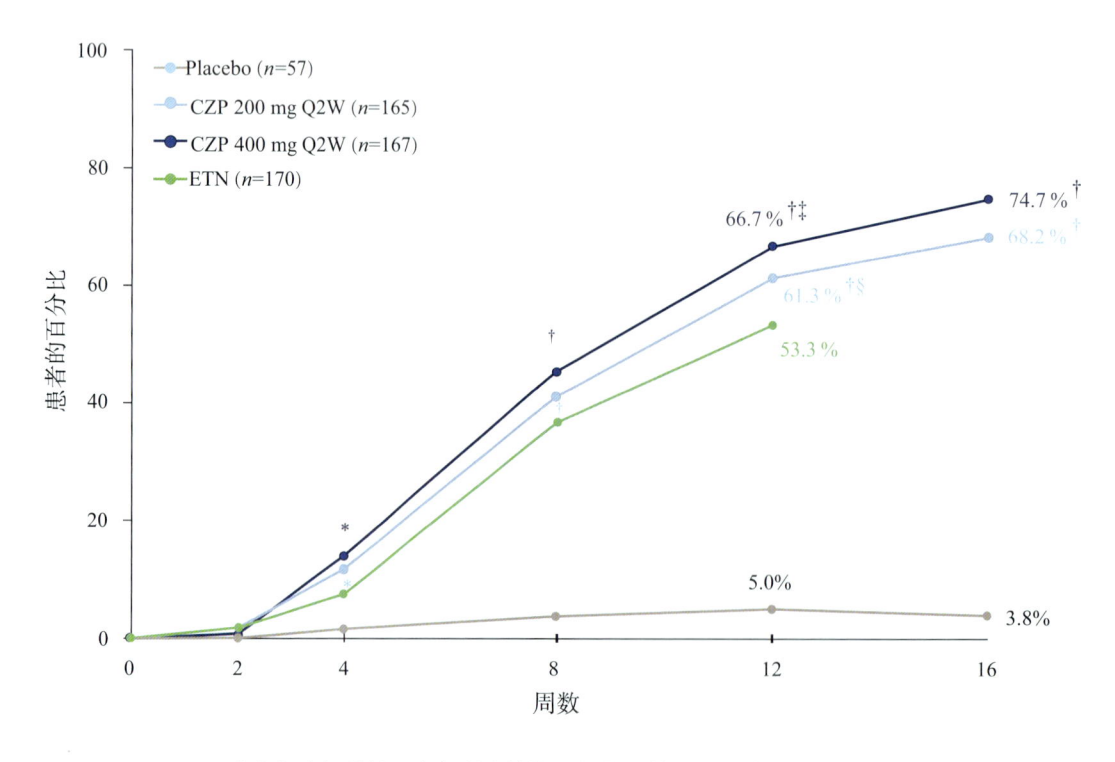

▲ 图 14-7 CIMPACT 试验中对安慰剂、培塞利珠单抗和依那西普组的反应者百分比（PASI 75），培塞利珠单抗在 400mg Q2W 剂量时显示优于依那西普，在 200mg Q2W 剂量时未显示劣势

24 周，剂量盲态持续到 48 周，然后开放标签直到 216 周[72-76]。在试验中，409 例患者被随机分配接受培塞利珠 200mg 每 2 周 1 次、400mg 每 4 周 1 次，或者安慰剂的 24 周治疗。ACR 20 反应在 12 周时显著增加[分别为 58.0% 和 51.9% vs. 24.3%（$P<0.001$）]，24 周时的 PsARC 疗效也显著优于安慰剂组［分别为 78.3% 和 77.0% vs. 33.1%（$P<0.001$）][72]。这项研究持续进行了 4 年，得到了令人兴奋的结果。在完成 216 周治疗的 67% 的患者中，60.4% 的人达到了骨关节炎疾病活动指数低活动或缓解，到 216 周时增加到 66.3%。此外，到了 4 年时，附着点炎、指（趾）炎和指甲银屑病的缓解率分别为 71%、81% 和 65%[73, 74, 76]。

四、安全性

在过去 20 年的临床使用中，TNF 抑制药的安全性已得到充分证实[2]。在临床试验中，英夫利昔单抗、戈利木单抗和培塞利珠单抗被证实通常可很好耐受，然而，由于他们对免疫系统的下调效应，所有的 TNF 抑制药在治疗期间均有并发细菌、病毒和真菌感染的可能[9, 77-79]。虽然最常见都是轻微的不良反应，包括恶心、头痛、上呼吸道感染、

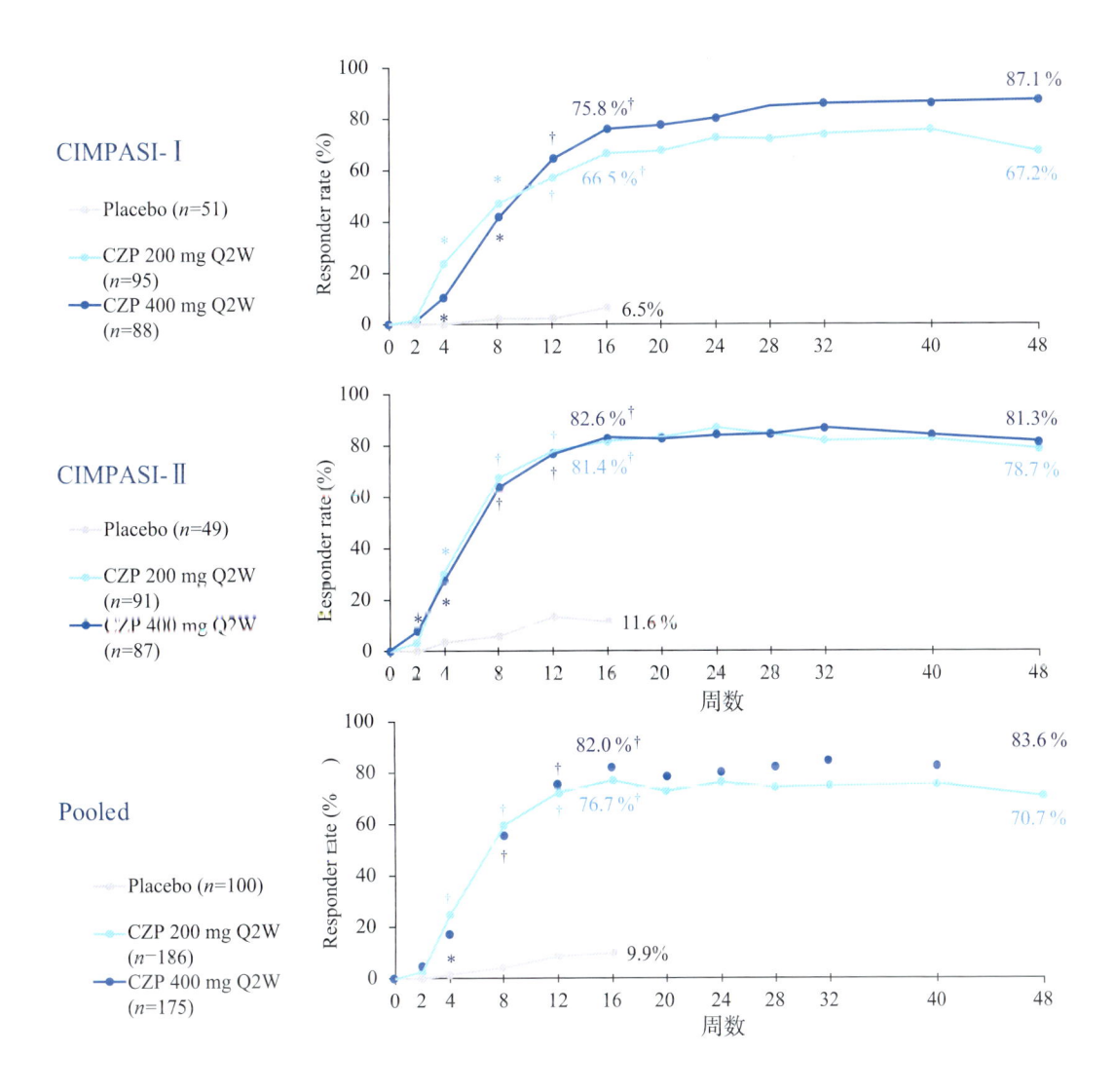

▲ 图 14-8 CIMPASI-I 和 CIMPASI-II 随机对照试验结果

与安慰剂组的患者相比，随机加入培塞利珠单抗（CZP）200mg Q2W 和培塞利珠单抗 400mg Q2W 治疗的患者都获得了明显的益处。疗效在 48 周的试验期内均维持

腹痛、疲劳和发热，但也有报道严重甚至致命的不良反应发生[7, 77-79]。Kavanaugh等报道，只有8.6%的接受戈利木单抗治疗的患者在104周内出现了严重不良反应[12]。输液相关反应也可能发生，据报道约20%患者接受英夫利昔单抗治疗出现这种反应，而在安慰剂组中只有10%[31, 59]。这些反应包括高血压、低血压、支气管痉挛、胸痛、呼吸困难、瘙痒和发热[80, 81]。所有静脉注射的生物制剂都可能出现输液反应，但是因为英夫利昔单抗是人-鼠嵌合抗体，所以可能出现过敏反应，尽管不常见[2]。对于戈利木单抗，接种部位不良反应的发生率为8.9%，但在104周所有戈利木单抗注射治疗过程中只有0.7%[12]。恶性肿瘤、自身免疫疾病、脱髓鞘疾病和充血性心力衰竭[13]是使用这些药物时其他需要考虑可能发生的不良反应。不过通过适当的筛选和选择患者，可以有效降低这些严重不良反应发生的可能性。还值得重要注意的是，许多生物制剂的不良事件数据主要来自于患有类风湿关节炎或炎症性肠病的患者，因为他们拥有最长期和最全面的可用数据[1, 38]。这些数据在银屑病和银屑病关节炎的患者中的适用性仍然不明确。最近的数据表明，这些不良反应事件可能发生在银屑病患者群体中[1, 77, 82, 83]。对于培塞利珠单抗，Curtis等进行的一项研究分析了该药物在11 317例患有多种炎症性疾病的患者中的副作用，包括银屑病、银屑病关节炎、强直性脊柱炎、类风湿关节炎和克罗恩病[77]。这些数据发现，银屑病患者（393例银屑病关节炎患者和1112例银屑病患者）不良反应发生率是所有研究的炎症性疾病中最低的。在分析这些数据时，也明显注意到不良反应与炎症性疾病的相关性与抗TNF药物的疗效无关，包括对银屑病和心血管风险的影响[75]。

（一）输液相关反应

输液相关反应是英夫利昔单抗和戈利木单抗特有的，因为目前只有这2种TNF拮抗药是通过静脉注射给药的。英夫利昔单抗通常在医院或社区中进行输液给药[82]。通常英夫利昔单抗在2h内完成给药，不过一项前瞻性队列研究显示，对于没有严重输液反应既往史的患者，英夫利昔单抗输液可以在1h内完成给药[84]。静脉注射戈利木单抗的时间通常为30min[70, 85]。大多数输液反应都是轻微的，包括潮红、头晕、恶心、出汗和体温升高，通常在治疗后的前2h内出现[31, 86-88]。然而，患者可能会对戈利木单抗和英夫利昔单抗产生抗体，这可能导致更严重的反应，虽然很少，但包括呼吸急促、低/高血压、胸闷、荨麻疹和支气管痉挛等过敏反应症状。其他反应包括关节痛、肌痛、头痛、疲劳和类似流感的症状也可能出现[32, 85, 86, 89, 90]。据估计，接受英夫利昔单抗治疗的银屑病患者中，有3%~22%的患者出现输液反应[87]。在GO-VIBRANT研究中，接受戈利木单抗治疗24周的患者中，输液反应的发生率较低，只有0.8%的患者出现输液反应，而在GO-FURTHER研究中，接受甲氨蝶呤和戈利木单抗联合治疗的患者中，有1.1%的患者出现输液反应[85, 90]。通常，通过密切监测和使用解热镇痛药或抗组胺药可让这些症状得到缓解。如果出现严重输液反应，应立即停止使用英夫利昔单抗，并开始适当的治疗[88]。一般来说，轻度或中度反应缓解后，可以继续使用英夫利昔单抗和戈利木单抗。目前已经开展了减少输液相关反应的各种尝试。各种药物已被作为预用药物，包括静脉用糖皮质激素、对乙酰氨基酚和抗组胺药，然而，大多数试验未能证明预用药物的预防效果，并且存在它们可能带来的副作用的风险[84, 90-93]。与疾病修饰药物联合用药[84, 94-96]以及确保可靠的维持治疗方案（相对于按需给药方案）[88]已被证明能降低风险。

（二）感染

感染是使用TNF抑制药可能产生的严重并发症。报道的最常见类型是上呼吸道感染和尿路感染，但也发生过更严重的感染，如蜂窝织炎、肺炎、脓肿、皮肤溃疡、肾盂肾炎、胆囊炎和败血症等[12, 59, 68, 79]。尽管类风湿关节炎以及炎症性肠病的观察研究和随机对照试验的 Meta 分析都指出，使用 TNF 抑制药会造成严重和非严重感染的风险增加[97-103]，但是对于银屑病和银屑病关节炎的临床数据表明使用生物制品短期内总体感染风险增加的幅度很小，而且并未增加严重感染的风险[1]。此外，作者甚至提出，总体感染风险的增加可能是由于治疗组和安慰剂组之间随访时间的差异所造成的。类风湿关节炎和炎症性肠病患者群体通常需要同时使用其他免疫抑制药治疗，所以这些患者感染的发病率较高。这些因素可能解释了这些群体感染率增加的原因[97, 98]。按照研究设计，银屑病患者在临床试验中接受单一疗法[104-108]。虽然总体感染风险达到了统计学差异，但由丁报道的感染中 97.6% 都不严重，大部分为上呼吸道感染，所以临床上的影响可能有限[1]。更令人吃惊的是，Dommasch 等发现严重感染的风险轻度降低[1]。在安慰剂组有 3 个蜂窝织炎的病例，而在治疗组只有一个。专家推测，这种出乎意料的发现可能是由于皮肤病的改善、皮损脱屑和皮肤屏障破坏减少等原因。

医疗人员的一个重要担忧是结核病复发可能[7, 59, 60]。当然，潜伏性结核病复发的风险取决丁结核潜伏感染的发病率[4]。1998 年 1 月至 2002 年 9 月，美国患者中使用英夫利昔单抗导致结核发病率估计为每 10 万人中 54 例[109]。然而，目前这种严重风险的可能已经引入了预处理筛查程序，这些程序成功地减少了病例数[99, 110]。据报道，结核复发的频率在治疗开始的前 12 周最高[111, 112]。结核病复发的机制尚未完全了解。抗 TNF 药物可能导致活化的 $CD8^+T$ 细胞凋亡。这些细胞以及分泌的细胞因子 TNF-α 对于维持肉芽肿和溶解寄生在宿主细胞中的侵入性微生物（如结核分枝杆菌）至关重要。抗 TNF 药物依那西普与其他抗 TNF 药物相比，结核病复发的风险较低。这可能是因为依那西普仅结合可溶性 TNF-α，而其他抗 TNF 药物还可以结合 tmTNF，从而对 TNF-α 的抑制较少[3, 19]。还有一些数据表明，银屑病本身就是感染结核病的风险因素[113]。结核病感染的筛查应包括完整的病史和体格检查。此外，患者需要进行结核菌素皮肤试验（TST），和（或）γ干扰素释放试验（IGRA），在筛查阳性后进行胸部 X 线检查[13, 113-115]。美国疾病控制与预防中心的指南建议，在美国这样潜伏感染水平低至中等的国家，异烟肼 / 利福平联合用药 3 个月是首选的治疗方法。自 2018 年起，这项建议已经从仅限成人扩展到 2—17 岁的患者，以及正在接受抗反转录病毒治疗的 HIV 感染患者[116]。在结核病活动期，应立即停用抗 TNF 药物。目前还没有确切的证据表明何时在治疗活动或潜伏性结核病感染后重新开始或初始使用抗 TNF 治疗。意大利多学科肺结核筛查和生物治疗期间任务小组（SAFEBIO）审查了抗 TNF 药物Ⅲ期随机对照试验的可用证据。该小组评估了潜伏性结核感染，确定个体结核复发风险的水平，以及当结核复发时的患者管理。该小组建议，在治疗潜伏性或活动性结核病后 1 个月，可以开始或重新开始使用生物制剂。由于这些患者在诊断结核复发时，TST 和 IGRA 将无法提供帮助，因此他们需要对活动性结核的症状和体征进行持续的临床监测[113]。

还有报道称，其他罕见的严重机会性感染也有发生，如李斯特病、球孢子菌病和组织胞浆菌病，以及由隐球菌、曲霉菌和肺囊虫引起的感染[2, 79]。尽管在临床试验中，真菌感染的发生率没有显著增加，但根据病例报告和上市后监测数据，如果接受生物治疗的患者发热，应考虑是否有真菌感染[13]。

病毒感染也是一个额外的担忧，因为有报道发现 B 型肝炎复发，且 C 型肝炎病情恶化[2]。所有抗 TNF 药物都带有关于 B 型肝炎复发的警告。尽管存在这些并发症，但最近从 JAAD 文献审查得出的建议得出 C 级证据，支持进行 B 型和 C 型肝炎筛查。因此，这可以根据临床判断和风险因素评估来决定[117]。如果结果阳性，抗 TNF 治疗应只在与肝炎治疗联合使用，同时在专家的监督下密切监测肝酶和病毒 DNA 水平[118-121]。目前关于在 HIV 阳性个体中使用英夫利昔治疗的安全性证据有限，因为这些患者大多被生物制剂药物试验排除在外[13, 117]。因此，在考虑给这些高风险个体使用抗 TNF 治疗时，应谨慎行事[122]。

除了上述筛查措施外，正在接受 TNF 拮抗药治疗的患者不应接种活疫苗，如果患者正在接受抗生素治疗，则应停用这些药物，如果存在严重感染，则应完全停用这些药物，因为这些患者有可能发展为严重细菌并发症[123-125]。

尽管存在感染并发症的风险，但这些感染的绝大多数是轻微的，主要由上呼吸道感染构成[1]。JAMA 发表了一项多中心回顾性研究，分析生物制剂的使用相比非生物制剂是否会增加严重感染导致的住院风险[126]。研究发现 TNF 抑制药与多种自身免疫疾病（包括银屑病和银屑病关节炎）的严重感染导致的住院风险没有相关性。然而，他们注意到，对于风湿性关节炎患者，英夫利昔与严重感染的发生率相比单独使用非生物制剂（调整 RR=1.25；95%CI 1.07～1.48）以及与其他 TNF 药物相比，如依那西普（HR=1.26；95%CI 1.07～1.47）和阿达木单抗（HR=1.23；95%CI 1.02～1.48）有更高的相关性。尽管在银屑病的治疗中没有对进行 TNF 抑制药的亚组分析，然而生物制剂与非生物制剂相比，严重感染的发生率并无显著差异。不过，基线使用糖皮质激素患者相比于未使用类固醇的患者严重感染和住院风险则显著增加。

另一个围绕感染风险增加的关注点是，这种风险是否会在围术期进一步增加，以及是否应在一次重大或小手术之前暂停英夫利昔输注一段时间，许多专业团体的当前建议是在手术前停止治疗。英夫利昔可能会被暂停 3～5 个药物的半衰期，或根据患者特征和手术类型进行个性化处理。然而，这并非没有风险，疾病的反复发作可能会导致不良后果，并影响康复[127]。一项回顾性研究评估在进行根治性直肠切除术和回肠储袋肛管吻合术（ileal pouch-anal anastomosis，IPAA）之前使用英夫利昔的安全性，这些患者都患有溃疡性结肠炎（ulcerative colitic，UC）[128]。尽管围绕术前使用英夫利昔的风险存在争议[129-132]，但研究发现，手术后短期内并发症和感染的发生率在手术前 12 周内接受过英夫利昔治疗的组（44.8%）和未接受过的组（44.2%）之间相似[133]。实际上，观察到英夫利昔组的伤口感染率（3.5%）低于对照组（19.2%）。最近的另一项回顾性队列研究显示，与暂停治疗的患者相比接受英夫利昔治疗的患者在选择性髋关节或膝关节置换术前 4 周内的 1 年风险并未增加[134]。虽然这些结果令人鼓舞，但仍需要进行前瞻性研究。

（三）恶性肿瘤

与感染类似，对类风湿关节炎群体进行 TNF 抑制药的 Meta 分析和观察性研究显示，使用 TNF 抑制药出现恶性肿瘤的风险总体是增加[97, 98, 135, 136]，尽管存在相矛盾的证据[137-144]。再次，同样的论点如上所述，不同的疾病状态和这个群体中的免疫抑制药的组合可能具有协同作用，导致感染和恶性病变的风险增加，这可能并不适用于银屑病患者群体[104-108]。实际上在一项 Meta 分析中，作者得出的结论是接受短期生物治疗的银屑病患者出现恶性肿瘤的风险没有统计学上的显著增加[1]。

总体来看，目前观察到的恶性肿瘤中，70.6% 是非黑色素瘤的皮肤肿瘤[1]。这是否是由于银屑病病变愈合后识别率增加所导致的尚不确定。此外，有学者提出，银屑病本身可能会增加他们患淋巴瘤的风险，这让分析生物制剂导致肿瘤的可能性变得更加复杂[144, 145]。在戈利木单抗临床试验中，非黑色素瘤皮肤肿瘤也是最常见的，不过也观察到了有结肠癌、前列腺癌和小细胞肺癌，尽管这些情况不常见[12]。此外，随机对照试验的结果显示，26% 的恶性病变发生在接受 TNF 抑制药的患者入组后 12 周内，这表明在开始生物治疗前，肿瘤可能就已经存在[146]。因此，患者开始治疗前进行适当的肿瘤筛查是非常有必要的。

另一项使用 SEER 数据库对接受培塞利珠单抗治疗的获批适应证患者进行的 Meta 分析确定，治疗的恶性病变的标准化发病率比（standard incidence ratio，SIR）为 1.03（95%CI 0.87～1.20），使用全球 GLOBOCAN 健康人口数据集分析培塞利珠单抗的患者的 SIR 为 1.45（95%CI 1.23～1.69）。作者建议，尽管 SEER 数据库通常在生物安全性研究中使用，但 GLOBOCAN 数据可能更能代表人口，因此在处理生物制剂和恶性病变风险时应谨慎[18]。

总的来说，对于患有银屑病的患者来说，生物制剂的短期风险收益比是有利的。然而，为了充分评估长期使用英夫利昔单抗、戈利木单抗和培塞利珠单抗对肿瘤和严重感染的风险，仍需要进行包含更大患者群体的长期研究。

（四）实验室检查/自身免疫性疾病

一些研究报道了使用英夫利昔单抗相关的实验室数据异常。在 Reich 等的随机研究中观察到肝酶（门冬氨酸氨基转移酶和丙氨酸氨基转移酶）显著增加[32]。抗 TNF 制剂与一些肝损伤病例有关，如胆汁淤积性疾病和肝炎，并有一些危及生命的病例报道[147-149]。此外，抗 TNF 制剂与自身免疫性肝炎类型 1 反应的发生也有关联。停用抗 TNF 制剂后，肝酶恢复到正常值，不良反应如肝炎通常会消退。有趣的是，现个案报道抗 TNF 制剂也被用作治疗难治性原发性胆汁性胆管炎和自身免疫性肝炎的紧急救治药物[147]。研究还注意到其他实验室异常，包括造血系统紊乱，如少见的再生障碍性贫血和全血细胞减少，这可能进一步使患者易于发生严重感染[2]。

此外，由于英夫利昔单抗具有嵌合的特性，研究已经显示其会导致自身抗体的形成[79]。最常见的是抗核抗体（antinuclear antibody，ANA）、双链 DNA 抗体和抗心磷脂抗体[150-152]。对克罗恩病的研究显示，在接受英夫利昔单抗治疗过程中，44% 的患者会在某个阶段产生了 ANA[7, 59]。尽管在接受生物制剂治疗的患者中发生系统性红斑狼疮（systemic lupus erythematosus，SLE）的情况很少见，但有学者推测，TNF 在自我调节中起重要作用，可能与接受抗 TNF 制剂的患者出现新的自身免疫性疾病迹象有关[13, 153, 154]。研究还注意到，通常停药后症状会缓解。使用 TNF 抑制药也报告了几种脱髓鞘和神经系统事件，包括加重既往多发性硬化症的情况[9, 13]。由于这种增加的风险，建议患有多发性硬化症及其一级亲属不要使用这些药物[123, 124]。

（五）皮肤病

关于抗 TNF 药物的使用已经报道了各种皮肤并发症，其中一些包括延迟型超敏反应、狼疮样综合征、大疱性皮肤病变、湿疹样紫癜、环状苔藓样糜烂和白细胞碎裂性血管炎[79]。此外，使用英夫利昔单抗（Infliximab）可能引起数种湿疹样皮疹，然而大多数反应在停用有害药物后得以缓解[155]。

有趣的是，越来越多的病例记录了在接受 TNF 抑制药治疗期间出现银屑病现象的矛盾[3, 134, 156-160]，主要出现在接受治疗的其他自身免疫疾病（如克罗恩病和类风湿关节炎）患者中[133, 161]。这可能与 TNF-α 抑制引起的细胞因子不平衡有关。有学者认为，TNF-α 通常抑制浆细胞样树突状细胞分泌干扰素-α（IFN-α），而 IFN-α 是一种已知诱导银屑病样损害的物质。在接受抗 TNF-α 治疗的患者中，IFN-α 的上调可能导致在具有遗传易感性的个体中形成皮肤疾病[160, 162]。有关此情况已报道多种有效治疗方法，如积极的局部疗法、甲氨蝶呤、阿维 A 酸、环孢素、光疗，或更换 TNF 抑制药[160, 163]。最常用的治疗方法是激素和维生素 D 类似物的局部治疗，以及甲氨蝶呤、激素和光疗的系统治疗。通常不必完全停用所有生物制剂，如果常规治疗失败，应考虑更换 TNF 抑制药。最终，30.7%～100% 的患者能够在联合使用局部或系统治疗的情况下继续接受抗 TNF-α 治疗[160, 162]。

（六）治疗转换

有证据表明，在一些接受 TNF 抑制药治疗的患者中，治疗效果逐渐下降，无论是由于药物生物利用度降低还是由于对慢性阻断的生物适应，比如抗药抗体的产生[7, 56, 164]。然而，对于治疗难以控制的患者来说，转换到另一种生物制剂已被证明是有效的。2007年，JAAD发表了一项回顾性研究，涉及对既往使用依那西普（Etanercept）治疗产生反应的患者对英夫利昔单抗（Infliximab）疗效的评估[164]。英夫利昔单抗起始剂量为5mg/kg，于0周、2周、6周、14周和之后每8周进行1次。在仅仅12～14周的英夫利昔单抗治疗后，19例患者中有17例（89%）在其PGA和BSA方面取得了改善。15例患者（79%）在研究发表时仍能在英夫利昔单抗治疗下保持充分控制，尽管有10例患者需要英夫利昔单抗剂量升级，其中大多数患者需要每6周进行1次输注以维持持续的疗效。此外，还获得了两种TNF拮抗药之间的安全数据并进行比较。与依那西普相比，使用英夫利昔单抗可能与不良事件发生的增加有关（分别为16次和5次）。然而，大多数这些事件被认为是轻微的。

一项多中心、开放标签的前瞻性研究（PSUNRISE）旨在评估对依那西普治疗无效或对其失去反应的银屑病患者进行依那西普到英夫利昔单抗转换的临床反应[55]。纳入了那些在接受依那西普治疗4个月或更长时间后PGA得分至少为2的患者。患者在0周、2周、6周、14周和22周接受英夫利昔单抗5mg/kg的静脉输注。在第10周，65.4%的患者达到PGA得分为0（清晰）或1（最小），61.3%的患者在26周内保持了这种反应。此外，在研究过程中未出现意外的副作用或安全问题。这项试验表明，对依那西普反应不足的患者在转换到英夫利昔单抗后可能获得显著的益处。

另外需要注意的是，由于非医疗原因（如失业或保险变更）而进行的抗TNF治疗的转换已与临床结果的恶化相关。在2017年的一项研究中，比较了转换/停药和继续使用抗TNF制剂的患者之间的病情波动、疾病控制和医疗利用率。转换者进一步分为转换到其他生物治疗的患者和转换到常规治疗的患者。该数据包括患有炎症性疾病的患者，包括银屑病、银屑性关节炎、强直性脊柱炎、炎症性肠病和类风湿关节炎的患者。重要的是，研究作者发现，即使是转换到另一种生物制剂的患者，其临床结果也较差[165]。这项研究表明，医生在管理患有炎症性疾病的患者时需要谨慎，并需充分了解其患者的保险清单和遵从性。

结论

英夫利昔单抗已经在临床上使用了20多年，已有大量数据证明其在众多炎症性疾病，包括银屑病和银屑病关节炎，总体疗效较传统药物更高，且不良事件较少。尽管新型的抗IL17和抗IL12/IL23药物在治疗银屑病方面可能具有类似或稍微更高的疗效，但是研究已经证实了英夫利昔单抗、戈利木单抗和培塞利珠单抗在缓解银屑病的体征和症状方面的有效性，并证明了它们对炎症的迅速和持久抑制，防止疾病进展，特别是在像银屑病关节炎这样影响严重的疾病。英夫利昔单抗和戈利木单抗在静脉注射制剂方面具有快速发挥作用的独特性。培塞利珠单抗在具有生育需求的女性中有其独特的治疗优势。多年来没有出现新的或意外的安全问题，当临床医生适当选择患者并遵循充分的筛查和监测指南时，英夫利昔单抗、戈利木单抗和培塞利珠单抗被证明是耐受良好的。至于长期疗效，迫切需要开发预测生物制剂治疗反应的生物标志物，并需要更多的数据以充分揭示中和抗药抗体的作用。总体而言，这些药物的风险-益处概况是有利的，而在当前阶段，成本似乎是更广泛使用这些生物制剂的主要障碍。生物类似药物的开发和使用可能有望降低患者的治疗成本。

第 15 章 乌司奴单抗
Ustekinumab

George Han　Caitriona Ryan　Craig L. Leonardi　著
高　睿　译　　万建绩　校

学习目标

1. 了解乌司奴单抗的作用机制。
2. 了解乌司奴单抗的规范使用和疗效。
3. 了解乌司奴单抗的安全性问题。

摘要

乌司奴单抗是一种针对白细胞介素-12（IL-12）和IL-23共有的p40亚基的全人源IgG抗体，该单抗已在治疗银屑病和银屑病关节炎方面显示出显著的疗效。本综述调查了迄今所有临床研究中使用乌司奴单抗治疗银屑病的疗效和安全性。乌司奴单抗治疗对中至重度银屑病非常有效，大多数患者的疗效持续时间长达5年。到目前为止所有临床研究中的药物不良事件大部分都是轻微的，与使用安慰剂治疗的患者相似。同样，乌司奴单抗在银屑病关节炎和12岁及以上的青少年银屑病患者中都显示出疗效。虽然早期存在与这类药物有关的主要心血管不良事件的问题，但临床试验项目和超过10年的临床实践证明，乌司奴单抗仍然是治疗银屑病和银屑病关节炎的安全有效的药物。

一、背景

乌司奴单抗（Janssen Biotech，Philadelphia，PA）是一种全人源免疫球蛋白G1/κ（IgG1/κ）单克隆抗体，作用于白细胞介素-12（IL-12）和IL-23共有的p40亚基，在治疗中至重度银屑病和银屑病关节炎方面显示出疗效[1]。2009年在美国首次被批准用于治疗成人斑块状银屑病，随后在2013年和2017年分别获批用于治疗银屑病关节炎和青少年银屑病。而在欧洲和其他多个国家，它也被批准用于治疗银屑病和银屑病关节炎，并被欧洲药品管理局批准用于6岁及以上的银屑病患儿[2]。IL-12和IL-23是异质二聚体细胞因子，它们拥有一个共同的p40亚基，通过二硫键与一个独特的链相连，分别是IL-12p35和IL-23p19[3,4]。p40亚基可以与T细胞和自然杀伤细胞表面的IL-12受体-β1（IL-12Rb1）结合。IL-12是干扰素-γ（IFN-γ）的强诱导剂，可促进T细胞向Th1谱系分化，而IL-23是CD4$^+$Th17细胞的主要调节剂，Th17是一个不同于Th1和Th2细胞的辅助T细胞亚群，是由其能够产生IL-17的能力来定义的[5]。IL-23刺激Th17细胞产生IL-17A、IL-17F和IL-22，并通过Janus激酶2（JAK2）和STAT3介导其作用，导致角质形成细胞过度增殖，并产生趋化因子、血管内皮生长因子（vascular endothelial growth factor，VEGF）和促炎症介质，如肿瘤坏死因子-α（TNF-α）、一氧化氮和IL-1b[6, 7]。由于银屑病最初被认为主要是Th1细胞介导的疾病，乌司奴单抗是专门针对IL-12开发的；事实上，乌司奴单抗对IL-23的靶向作用甚至是在FDA批准后才被发现的。这两种细胞因子截然不同的区别在于它们分别对Th1细胞（针对IL-12）和Th17细胞（针对IL-23）的上调作用[6, 8]。有趣的是，后来的研究表明，IL-12可能与银屑病的发病机制关系不大[9, 10]，因为它本身就能抑制IL-23[11]。因此，靶向p40亚基的同时对IL-23有抑制作用是一种偶然[12, 13]。值得注意的是，另一种靶向p40亚基的类似的单克隆抗体贝伐珠单抗（Briakinumab）正在开发中，但由于与不良心血管风险有关的安全性问题而退出了临床试验[14]。

二、药代动力学

银屑病的Ⅰ期研究显示，乌司奴单抗在单次静脉内剂量和单次皮下剂量都呈线性药代动力学递增[15]。乌司奴单抗单次皮下给药后，被缓慢吸收，在7～14天达到最大浓度（t_{max}）[16]，其绝对生物利用度（F）估计为57.2%，终末期的表观分布容积在79～161ml/kg[17]。在银屑病的Ⅲ期研究中，乌司奴单抗在第28周达到稳态浓度，稳态血清谷浓度（c_{trough}）与剂量成正比。在两项Ⅲ期银屑病研究中，每12周使用90mg的患者的中位稳态血清谷浓度是使用45mg的患者的2倍（PHOENIX1中为0.47 vs. 0.21μg/ml，PHOENIX2中为0.49 vs. 0.26μg/ml），但没有证据表明任一剂量方案存在药物蓄积。乌司奴单抗的代谢途径目前尚未完全明确。作为人源IgG单克隆抗体，乌司奴单抗很可能被网状内皮系统以与内源性IgG相同的方式降解为小肽段和氨基酸。根据对银屑病Ⅲ期研究的综合分析算出乌司奴单抗的平均半衰期为21.6天[18]。在两项Ⅲ期研究[1, 18, 19]中使用基于人群的方法进一步描述了乌司奴单抗的药代动力学特征。表观清除率、表观分布容积和吸收率常数的平均值分别为每天0.465L、15.7L和0.354L。根据乌司奴单抗已知的生物利用度，计算出乌司奴单抗在体重90kg的银屑病患者中的分布容积约为8.9L，这表明乌司奴单抗仅限于血管内系统，组织分布有限。影响表观清除率和表观分布容积的因素包括体重、糖尿病（与体重无关）和抗乌司奴单抗抗体[18]。最显著的影响因素是体重，与体重小于或等于100kg的患者相比，体重超过100kg的患者的表观清除率和表观分布容积分别高出约55%和37%。这强调了对体重较高的人进行剂量调整以获得相似疗效的重要性。28种合并用药经分析均未对乌司奴单抗的药代动力学特征产生显著影响。有3.2%的患者产生了乌司奴单抗抗体，这与这些患者表观清除率平均增加35.5%有关。

在美国，目前获得许可的剂量方案是：对于体重低于100kg的患者，第0周、第4周各使用1次45mg乌司奴单抗，此后每12周使用1次，对于体重超过100kg的患者则改为每次90mg以相同的时间间隔方法使用。这些剂量建议是基于对10kg增量的分析而制订的，并使用假定的理想截止点来区分较低和较高剂量方案之间的疗效[20]。

三、药效动力学

两项Ⅰ期研究检测了乌司奴单抗在银屑病皮损中的药效。第一项研究检测了18例患者静脉注射乌司奴单抗的效果。给药2周之内，在临床表现和组织学出现明显变化之前，IFN-γ、TNF-α、IL-8、IL-10、IFN-γ-诱导蛋白-10和单核细胞趋化蛋白-1（MCP-1）的表达便已显著降低[21]。到第2周时，在应答者（达到PASI 75应答者）中可以观察到总CD3$^+$T细胞显著减少，而在无应答者中没有这个现象。IL-12p40和IL-23p19在两种人群中均有所减少，尤其是在应答者中。当将应答者的基线基因表达与无应答者进行比较时，TNF-α的mRNA表达在应答者中显著更高，并且与PASI改善的百分比相关，表明它可能是一个治疗反应预测因子。第2个Ⅰ期研究检测了皮下注射乌司奴单抗对21例患者的影响。在使用IL-12/23抗体（乌司奴单抗）前24h和给药后1周对皮损进行钻孔活检，使用实时聚合酶链式反应检测各种细胞因子的 mRNA 表达，包括 TNF-α、IFN-γ、IL-8、IL-18、IL-12/23p40 亚基、IL-23p19 亚基、IL-12p35 亚基、IL-10、IP-10（IFN-γ 诱导蛋白 10）、RANTES 和 CCL-2。尽管与基线相比，这些细胞因子的表达在第 1 周没有显著变化，但在 PASI 改善 70% 以上的患者的病变皮损中，IL-8、IL-18 和 IFN-γ 的 mRNA 表达在第 8 周、第 12 周和第 16 周这 3 个不同时间节点中与没有持续 PASI 改善的患者相比显著降低。

有一项 II 期银屑病研究检测了乌司奴单抗对一部分银屑病患者的病变皮肤和外周血的影响[22]。在第 12 周时，联合乌司奴单抗的治疗组中表皮厚度中位的显著降低与细胞增殖（Ki67）和 T 细胞浸润（CD3）分别降低了 84.3% 和 70.7% 相关。令人惊讶的是，乌司奴单抗的靶目标 IL-12p40 的水平第 12 周时与基线相比增加了 13 倍，然后在第 32 周前缓慢下降到接近基线水平。据推测，这可能是由于乌司奴单抗结合 IL-12p40 的这种非功能性循环复合物清除率的降低。皮肤淋巴细胞抗原（CLA）的表达可促进活化的 T 细胞回到皮肤，与安慰剂组相比，接受乌司奴单抗治疗的患者 CLA 的表达较基线显著降低，而 CD45RA、CD45RO、CXCR3、CD25 或 T 细胞上的 HLA-DR 的表达没有变化。该研究还通过健康供体分离的外周血单核细胞在体外研究了存在或不存在重组 IL-12 或 IL-23 时使用乌司奴单抗的全身作用[22]。乌司奴单抗抑制 IL-12R、IL-2Rα（CD25）和共刺激受体 CD40L 的上调，同时减少 IL-12 和 IL-23 诱导的促炎细胞因子 IFN-γ、TNF-α、IL 2 和 IL-17A。

四、临床疗效

两项大规模多中心、随机、双盲、安慰剂平行对照的 III 期研究（PHOENIX 1 和 PHOENIX 2）评估了在中重度银屑病患者中的皮下注射乌司奴单抗的疗效[1, 19]。在 PHOENIX 1 中，766 名患者随机接受 45mg 或 90mg 乌司奴单抗的起始剂量，在第 4 周以及随后的每 12 周使用 1 次相同剂量，或在第 0 周和第 4 周接受安慰剂，并在第 12 周开始接受 45mg 或 90mg 乌司奴单抗，每 12 周使用 1 次[1]。乌司奴单抗组中在第 28 周和第 40 周均达到持续 PASI 75 的患者在第 40 周被重新随机分配至持续治疗或退出治疗 36 周直至失去疗效（第 40~76 周）。当这些患者低于 PASI 50 改善时将再次接受治疗。在第 12 周，使用 45mg 乌司奴单抗的患者中有 67.1% 达到 PASI 75，使用 90mg 乌司奴单抗的患者中有 66.4% 达到 PASI 75，而使用安慰剂的患者只有 3.1% 达到 PASI 75，而这 3 组分别有 41.6%、36.7% 和 2% 的患者达到 PASI 90。那些使用安慰剂的患者在交叉接受积极治疗后达到了相似的应答率。乌司奴单抗治疗在第 24 周时达到最大疗效，45mg 和 90mg 乌司奴单抗组的 PASI 75 应答率分别为 76.1% 和 85%。与停止治疗的患者相比，接受维持治疗的患者维持 PASI 75 应答的比例明显更高（$P<0.0001$）。维持组的应答率在长达 76 周的时间内保持稳定，PASI 75 消失的中位时间为 15 周。停用乌司奴单抗后未观察到反弹发作（反弹的定义为 PASI 大于基线的 125%）。在失去疗效后重新开始乌司奴单抗治疗的 195 例患者中，85.6% 的患者在 12 周内重新达到了 PASI 75。由 DLQI 评估的患者生活质量显示，其与疾病严重程度的客观评估得到了相似的改善，第 12 周时接受乌司奴单抗治疗患者的中位变化显著大于接受安慰剂治疗的患者。随后的分析表明，在 3 年时，79.8% 的（753 例中的 601 例）使用一剂或更多剂量乌司奴单抗的患者仍在研究中，并且每 12 周继续治疗的第 40 周的应答者中有 80.9%（45mg）和 82.7%（90mg）实现了 PASI 75 的效果[23]。

在 PHOENIX 2 中，在共计 52 周内也使用了类似的给药时间表，共有 1230 例患者随机被安排在首次、第 4 周，然后每 12 周使用 45mg 或 90mg 乌司奴单抗或安慰剂，或在首次和第 4 周使用安慰剂，随后改为使用 45mg 或 90mg 乌司奴单抗（第 12~28 周）[19]。在第 28 周时，部分应答者（那些达到 PASI 50 以上但低于 PASI 75 的人）被随机分配为每 8 周使用一次初始剂量，或继续每 12 周使用 1 次（第 28~52 周）。在第 12 周时，使用 45mg

和90mg乌司奴单抗的患者分别有66.7%和75.7%达到PASI 75，使用安慰剂的患者只有3.7%达到；而这些组分别有42.3%、50.9%和0.7%达到PASI 90。在第12周时，乌司奴单抗治疗组的患者的DLQI与安慰剂组的相比也有非常显著的改善（$P<0.0001$）。最大PASI 75应答率在第20周达到（45mg组的74.9%和90mg组的83.5%）。在第28周时，45mg乌司奴单抗组中有22.7%的患者仅部分应答，而90mg组中这一比例为15.8%。部分应答者的独立预测因素包括更大的体重、对生物制剂无反应的病史、更长的银屑病病程和银屑病关节炎的存在。与应答者（2%）相比，部分应答者的乌司奴单抗抗体发生率（12.7%）明显更高，血清药物浓度谷值比应答者低2～3倍。在第28～52周，从每12周1次增加到每8周1次的给药方案导致部分应答者的平均血清药物浓度谷值增加了4～5倍。从每12周使用90mg乌司奴单抗强化至每8周1次的部分应答者，与那些继续每12周1次的患者相比，达到PASI 75的患者显著增加，应答率分别为68.8%和33.3%。然而，随机改为每8周1次使用45mg乌司奴单抗治疗的患者的疗效与那些继续每12周1次45mg剂量的患者相比没有显著差异。收集了5年随访的进一步数据，患者随机分为45mg或90mg组，其中剂量和间隔的调整（从Q12W到Q8W；从45mg到90mg）由调查员判断调整。在第244周时，45mg和90mg组的患者达到PASI 75的比例分别为76.5%和78.6%；达到PASI 90的比例分别为50.0%和55.5%[24]。

第一个直接比较两种生物制剂治疗银屑病疗效的研究是ACCEPT研究，这是一个单盲、随机、平行的Ⅲ期研究，共纳入了903例银屑病患者，比较乌司奴单抗与依那西普的安全性和疗效[25]。本研究共持续12周，没有设安慰剂组，患者被随机分配到3组，一组在首次和第4周使用乌司奴单抗45mg，另一组为乌司奴单抗90mg，剩余的一组使用依那西普50g每周2次。在第12周，45mg乌司奴单抗组的患者有67.5%达到PASI 75，90mg乌司奴单抗组为73.8%，依那西普组56.8%；而这3组达到PASI 90的分别为36%、45%和23%。这3组分别有65.1%、70.6%和49%的银屑病静态临床医生整体评估（PGA）达到完全清除或最低的水平。

五、银屑病关节炎

一项关于乌司奴单抗的随机、双盲、安慰剂对照的Ⅲ期研究（PSUMMIT 1）纳入了615例活动期银屑病关节炎患者[26]。既往使用过甲氨蝶呤的患者和正在使用缓解疾病的抗风湿药物（DMARD）或非甾体类抗炎药物NSAID的患者也可参加该研究，但有TNF-α抑制药使用史的不行。主要终点是第24周时达到美国风湿科学会20%改善标准（ACR 20）。在24周结束时，使用安慰剂的患者中有22.8%达到ACR 20，而使用乌司奴单抗45mg和90mg的患者中这一比例分别为42.4%和49.5%。约有50%的患者在研究期间同时服用了甲氨蝶呤，但并不影响比对乌司奴单抗组与安慰剂组的ACR 20，尽管未同时使用甲氨蝶呤的患者获益可能稍微更大些。

后来又进行了一项试验（PSUMMIT 2），这是一项关于乌司奴单抗治疗银屑病关节炎的随机、双盲、安慰剂对照的Ⅲ期研究，与PSUMMIT 1的区别是既往使用过TNF-α抑制药的患者也允许纳入研究[27]。总共研究了312例患者，其中180例之前曾使用过TNF-α抑制药。对于没有使用过TNF-α的患者，ACR 20率与PSUMMIT 1相似——45mg和90mg乌司奴单抗分别有43.7%和43.8%的患者达到这一目标。而之前使用过TNF-α抑制药治疗的患者的缓解率略低——乌司奴单抗45mg和90mg的缓解率分别为36.7%和34.5%。值得注意的是，该研究中两组（曾使用过或未曾使用过TNF-α）之间的应答率没有显著的统计学差异。同样有趣的是，患者的皮损似乎与关节炎反应一致，既往使用过TNF-α抑制药的患者的PASI 75应答率比从未接受过此类生物制剂的患者要低10%以上。

六、青少年患者

在12—17岁的青少年患者中完成了一项随机、双盲、安慰剂对照的Ⅲ期研究[28]。该研究在第12周以PGA 0/1和PASI 75为主要终点目标，并延长至1年。共有110例患者接受了研究，并被分配到不同的给药方案，包括半剂量组。60kg以下的患者在标准剂量（SD）组中接受0.75mg/kg或在半剂量（HSD）组中接受0.375mg/kg。>60kg和≤100kg的患者接受45mg（SD）或22.5mg（HSD），大于100kg的患者接受90mg（SD）或45mg（HSD）。结果显示，HSD组患者达到PASI 75的有78.4%，SD组有80.6%，而安慰剂组只有10.8%。HSD组患者达到PASI 90的有54.1%，而SD组和安慰剂组分别为61.1%和5.4%。在安慰剂对照期（12周），56.8%的安慰剂组患者、51.4%的HSD患者和44.4%的SD患者报告了不良事件。没有观察到与乌司奴单抗在成人中的副作用不同的安全问题。基于这些数据，FDA批准乌司奴单抗以标准给药剂量方案用于12岁以上的患者。

七、不良反应

乌司奴单抗的大量安全性数据可从针对中至重度银屑病的Ⅱ期和Ⅲ期临床试验的汇总纵向分析[29-31]以及长期登记数据库，包括银屑病纵向评估登记处（PSOLAR）中获得。初始安全数据基于Ⅱ期研究、PHOENIX 1、PHOENIX 2以及ACCEPT研究，总共有5年的安全数据。共有3117例患者随访长达4年（6791患者年）。在这些研究的12周安慰剂对照期间，分别有50.4%、57.6%和51.6%接受安慰剂、45mg乌司奴单抗和90mg乌司奴单抗治疗的患者出现至少1种不良事件，而这3组中分别有1.4%、1.6%和1.4%的患者出现严重副作用，分别有1.9%、1.1%和1.4%的患者因不良反应退出研究。

最常见的副作用是鼻咽炎、上呼吸道感染、头痛和关节痛。不良事件、严重不良事件、感染或需要停止治疗的不良事件的发生率不会随着治疗持续时间的增加而增加，并且在乌司奴单抗的不同给药剂量之间不良事件的发生率相似。

（一）严重感染

基于细胞因子缺乏的动物模型和编码IL-12和IL-23或它们受体的基因发生突变的患者，人们特别担心这些药物的使用会理论上增加严重感染或恶性肿瘤的风险。在动物模型中，IL-12已被证明对预防分枝杆菌、沙门菌病和弓形虫病很重要，并且IL-12受体或IL-12 p40亚基基因缺陷的患者发生细胞内病原体严重感染的风险增加，例如分枝杆菌和沙门菌[32-36]。疱疹病毒感染、病毒性脑炎、病毒性肝炎和获得性免疫缺陷综合征（AIDS）的实验动物模型也证明了IL-12在防止病毒感染方面的核心作用[37-40]。IL-12似乎在防御机会性真菌感染方面也很重要，因为在p35−/−或p40−/−敲除小鼠中观察到对新型隐球菌感染的易感性增加，并在使用IL-12后可以预防感染[41,42]。类似地，IL-12p40−/−敲除小鼠在静脉注射副球孢子菌酵母细胞后无法控制真菌的增殖和传播并死于感染。

IL-23也被认为有助于皮肤、肺和肠道的免疫保护。然而IL-23和IL-17已被证明仅轻微参与主要需要Th1免疫的病原体感染[43-47]。一项研究表明，单独阻断IL-23不会增加卡介苗注射后免疫活性小鼠的细菌感染负担，但阻断TNF-α或p40亚基会导致感染负担增加[48,49]。IL-23p19缺陷小鼠在接种亚致死剂量的肺炎克雷伯菌后出现了显著的死亡率，而IL-12p40缺陷、IL-12p35缺陷和IL-17R缺陷小鼠在接种后也表现出对感染的易感性增加[50]。IL-17的使用恢复了IL-23p19缺陷小鼠的感染后正常免疫反应，但在p40缺陷小鼠中并非完全如此，这表明IL-12诱导的IFNγ产生在克雷伯菌感染的免疫防御中具有额外的作用。另一项实验研究表明，IL-23在宿主防御卡氏肺囊虫中起着关键作用[51]。Th17细胞功能异常的个体，如高IgE综合征（Job综合征）和慢性皮肤黏膜念珠菌病患者，更容易感染金黄色葡萄球菌和白色念珠菌。

然而，迄今为止的临床研究并未显示使用乌

司奴单抗会增加严重感染的发生[31]。在汇总分析中，接受安慰剂、45mg乌司奴单抗或90mg乌司奴单抗的患者在研究的安慰剂对照期间的感染率分别为23.2%、27%和24.1%；安慰剂组的严重感染率（1.70/100患者年）和90mg乌司奴单抗组（1.97/100患者年）相似，而45mg乌司奴单抗组（0.49/100患者年）较低[31]。总感染率、严重感染率和需要抗生素治疗的感染率在4年内保持稳定或下降，使用45mg和90mg乌司奴单抗治疗的患者的严重感染率分别为0.8/100患者年（PY）和1.32/100患者年（PY），与使用Marketscan数据库的银屑病患者的预期比率一致。汇总分析中未报告结核病病例，但在一项针对亚洲银屑病患者的随机对照试验中，一例先前PPD试验和QuantiFERON-TB Gold筛查试验已呈阴性的男性在接受2剂乌司奴单抗治疗后出现了结核病复发[52]。

（二）恶性肿瘤

动物研究也表明抑制IL-12后致瘤性增加[53-55]。IL-12在黑色素瘤、肾细胞癌和乳腺癌的小鼠肿瘤模型中显示出抗肿瘤和抗转移活性，而IL-12缺陷小鼠的UVB诱导皮肤肿瘤和乳头状瘤恶性转化的发生率增加[53-55]。但是先天性IL-12p40或IL-12R缺陷患者的恶性肿瘤发病率似乎并未增加[35]。相反地，IL-23似乎可以促进肿瘤生长，表明抑制这种细胞因子可能会抑制癌变[56]。

在乌司奴单抗研究的安慰剂对照阶段，非黑色素瘤皮肤癌（NMSC）或其他恶性肿瘤的发病率没有差异[31]。NMSC的发生率在45mg组中为0.7/100患者年，在90mg组中为0.53/100患者年（34例基底细胞癌和10例鳞状细胞癌），并且在先前接受过PUVA治疗的患者中更高[31, 57]。长期随访数据显示45mg组NMSC以外的恶性肿瘤发生率为0.63/100患者年，90mg组为0.61/100患者年，研究过程中共有42例恶性肿瘤[31]。根据监测、流行病学和最终结果（SEER）数据库，这些比率与正常美国人口中预期的年龄、种族和性别匹配率一致。此外，对PSOLAR数据库的分析显示，在匹配对照队列中，乌司奴单抗的恶性肿瘤风险并未增加。

（三）主要不良心血管事件（MACE）

从临床研究中撤回的类似的生物制剂贝伐珠单抗（Briakinumab）引起了人们对抗IL-12p40药物的潜在心血管不良影响的关注和担忧。在汇总分析的安慰剂对照阶段，1582例接受乌司奴单抗治疗的患者共报告了5例MACE（0.3%），包括1例心血管死亡，而732例安慰剂接受者未报告任何事件（0%）[31]。这些事件都发生在具有3个或更多心血管危险因素的患者中。在为期4年的随访安全性分析中，对所有心血管事件进行了外部重新判定，共确定了34例MACE，其中有4例心血管死亡[31]。45mg和90mg组的MACE发生率分别为0.56/100患者年和0.46/100患者年。据报道，这是在美国普通人群和银屑病人群的此类事件的预期范围内，赞助公司因此得出结论，该药物的心脏风险没有明显变化。然而与对照组相比，乌司奴单抗治疗组在安慰剂对照期观察到的MACE数量明显更多。

随后进行了两项Meta分析，以评估抗IL-12/23药物对心血管风险的影响[14, 58]。第一项是对包含10 183例患者的22项随机对照试验（RCT）进行的独立Meta分析，以评估生物制剂对银屑病患者心血管风险的影响[14]。比较了抗IL-12p40药物（乌司奴单抗和贝伐珠单抗）和TNF-α抑制药（英夫利昔单抗、依那西普和阿达木单抗）的双盲、安慰剂对照随机对照试验，使用绝对风险差异作为效应衡量标准，测量主要不良心血管事件的超额概率（MACE，即心肌梗死、脑血管意外或心血管死亡的复合终点）在积极治疗组与安慰剂组的患者中是否存在差异。在抗IL-12p40研究的安慰剂对照阶段，接受抗IL-12p40治疗的3179例患者中有10例发生MACE，而接受安慰剂治疗的1474例患者中有0例发生（风险差异1.2事件/100患者年，P=0.12）。在抗TNF-α试验中，接受抗 TNF-α 治疗的 3858 例患者中只有 1 例出现 MACE，而接受安慰剂治疗的 1812 例患者中只有 1 例出现 MACE（风险差异 0.05 事件 /100 患者年，$P=0.94$）。尽管在接受抗 IL-12p40 抗体的患者中观察到的 MACE 增加在统计学上不显著，但研究结果确实提出了抗 IL-12p40 药物的心血管安全性问题，作者建议在开始治疗有心血管风险的患者时应提高警惕乌司奴单抗的影响因素。第二项 Meta 分析使用 Peto 一步优势比（Peto one-step odds-ratio，另一种统计方法）作为效果测量，检查了 IL-12/23 抗体的随机、安慰剂对照、单药治疗研究中患者的 MACE 发生率。这个分析表明与安慰剂相比，接受抗 IL-12/23 药物治疗的患者发生 MACE 的风险显著更高（优势比为 4.23，$P=0.04$）。这些 Meta 分析之间的差异源于使用不同的统计方法来比较 MACE 率。风险差异被认为是比较罕见事件时更为保守的衡量标准，但有可能出现假阴性结果。第一项研究的作者选择了 Peto 优势比方法，因为 22 项研究中有 16 项的事件为零，如果使用优势比，可能会被排除在分析之外，可能导致选择偏倚[59]。后来对包括乌司奴单抗在内的许多生物制剂进行的 Meta 分析也使用了 Peto 优势比，并得出结论认为乌司奴单抗没有显著的 MACE 风险[60]。令人欣慰的是，在现实世界中使用乌司奴单抗的进一步研究并未显示 MACE 显著增加；对来自多个数据库的 60 000 多例患者进行了一项队列研究，发现开始使用乌司奴单抗与 TNF-α 抑制药治疗后发生心房颤动或 MACE 的风险没有显著差异[61]。尽管文献中存在一些分歧，但在上市十多年后大多数当前可用的证据都支持乌司奴单抗的没有显著的 MACE 安全问题。

（四）其他不良事件

尽管最初担心 IL-12 阻断可能导致向 Th2 型细胞因子谱倾斜，但在这些研究中没有任何特应性疾病恶化的证据。除了一例可能的脱髓鞘病例外，没有报告脱髓鞘病例，该病例被回顾性诊断为感染人类免疫缺陷病毒并且当时患有严重的淋巴细胞减少症。研究还报道了 2 例可逆性后部白质脑病综合征；其中一位有酗酒史的 65 岁老人完全康复，另一位 58 岁的摇头丸、苯二氮䓬类药物、巴比妥类药物和大麻尿液药物筛查呈阳性的患者也完全康复[62, 63]。

八、实验室异常

在乌司奴单抗治疗银屑病的 I 期研究中，在一些患者中观察到 $CD4^+$ T 细胞和 $CD16^+/CD56^+$ 自然杀伤细胞的短暂无症状减少，但未在 II 期或 III 期研究中观察到[15, 16]。在银屑病和银屑病关节炎的 II 期和 III 期研究中，血液学和生化异常的发生率较低，并且在接受乌司奴单抗治疗的患者和接受安慰剂治疗的患者的发生率相似。在银屑病的 II 期研究中，与对照组（4%）相比，接受乌司奴单抗治疗的患者（10%）非空腹血糖水平有不显著升高（$P=0.23$）[64]。在随后的银屑病 III 期研究中没有观察到这一点，并且乌司奴单抗被证明对血红蛋白 A1c 水平没有影响。

九、妊娠期和哺乳期

乌司奴单抗属于妊娠 B 类药物。产品处方信息指出，仅当对胎儿的潜在益处大于潜在风险时，才应在妊娠期间使用乌司奴单抗[65]。对食蟹猴的毒理学研究表明，在器官形成期间静脉和皮下注射高达 50mg/kg 的剂量后，母体或胎儿均未出现异常[65]。上市后数据是妊娠风险和结果的重要信息来源。2019 年的一份出版物报告了 478 例产妇怀孕的结果，涉及乌司奴单抗的所有适应证（包括克罗恩病和溃疡性结肠炎）——大多数结果是活产，并且活产率、自然流产率和先天性异常率与一般人群一致[66]。乌司奴单抗的产品处方信息建议哺乳期母亲应谨慎使用乌司奴单抗，在这种情况下，应权衡婴儿因胃肠道接触乌司奴单抗而面临的未知风险与母乳喂养的已知益处[65]。乌司奴单抗在哺乳猴的乳汁中排泄，由于内源性 IgG 在人乳汁中排泄，预计乌司奴单抗也会存在。尚不清楚乌司奴单抗是否会在摄入后通过未成熟的新生儿胃肠道被全身吸收。

十、使用抗 IL-12p40 制剂治疗的患者的注意事项

使用乌司奴单抗治疗没有绝对禁忌证[65]。对于临床上重要的活动性感染患者，应推迟治疗，直至感染消退或得到适当治疗[65]。然而，尽管最初担心该药物的半衰期较长，但使用乌司奴单抗并未观察到严重感染事件的增加[31]。有活动性或潜伏性结核病证据的患者应在开始治疗前接受抗结核治疗[65]。目前的证据不支持在有主要不良心血管事件风险的人群中使用或避免使用乌司奴单抗。乌司奴单抗目前没有已知的药物相互作用。在开始使用乌司奴单抗之前，患者应接受当前指南推荐的所有适合年龄的免疫接种，并且在治疗期间不应接种活疫苗。卡介苗（BCG）疫苗在停止治疗前后 1 年内不应接种[65]。

结论

随着对 Th-17/IL-23 轴在疾病发病机制中的关键作用的深入了解，银屑病研究领域发生了革命性的变化。作为第一个用于治疗银屑病的非 TNF-α 抑制生物制剂，乌司奴单抗表明银屑病患者的新治疗选择的到来，可提供更有针对性的治疗，疗效更好，副作用更小。乌司奴单抗是唯一获得许可的抗 IL-12p40 药物，尽管有更新的仅抑制 IL-23 的药物可用，但它在当前的银屑病治疗药物中仍然发挥着重要作用。药物的长半衰期所提供的给药频率低对患者特别有吸引力。迄今为止，临床研究中的不良事件大部分是轻微的，与接受安慰剂治疗的患者相似。长期上市后数据未显示对使用乌司奴单抗有任何重大安全问题，包括在孕妇中。乌司奴单抗在青少年中的批准是该药物的另一个强大卖点，不仅体现了它的安全疗效，同时也为肯定生物制剂治疗的年轻人提供了更好的给药方案。登记使用和长期随访安全数据对于检测接受乌司奴单抗治疗的患者的皮肤和非皮肤恶性肿瘤的发病率很重要，目前的证据表明乌司奴单抗没有这方面的风险。总而言之，乌司奴单抗由于其合理的给药方案、经过验证的长期安全记录和可靠的疗效仍然在我们治疗银屑病和银屑病关节炎的药物中扮演着重要的角色。

利益冲突

G Han 曾担任以下公司的顾问、指导专家、发言人或研究员：Abbvie、Athenex、Boehringer Ingelheim、Bond Avillion、Bristol-Myers Squibb、Celgene、Eli Lilly、Novartis、Janssen、LEO Pharma、MC2、Ortho Dermatologics、PellePharm、Pfizer、Regeneron、Sanofi Genzyme、SUN Pharmaceuticals 以及 UCB。

C Ryan 曾担任以下公司的发言人、顾问委员会成员或研究员：Jansen-Cilag、Pfizer、Galderma 和 Abbott。

C Leonardi 曾担任以下公司的顾问、研究员或发言人：Abbott、Amgen、Anacor、Celgene、Janssen、Eli Lilly、Galderma、Glaxo Smith Kline、Incyte、Maruho、Merck、Pfizer、Sandoz、Schering-Plough、Sirtris、Stiefel、Leo、Novartis、Tolmar、Novo Nordisk、Vascular Biogenics、Warner Chilcott 和 Wyeth。

第 16 章 古塞奇尤单抗
Guselkumab

Deep Joshipura　Brooke Rothstein　David Rosmarin　著
樊建勇　曾 杰　译　万建绩　校

学习目标

1. 了解古塞奇尤单抗的作用机制。
2. 了解古塞奇尤单抗的规范应用和疗效。
3. 了解古塞奇尤单抗的安全性问题。

摘要

古塞奇尤单抗（Guselkumab）是一种针对白介素 –23（IL-23）p19 亚基的全人源 IgG 抗体。古塞奇尤单抗在治疗斑块状银屑病方面有强大的疗效，并且具有良好的安全性，在长期研究中为患者提供了持续 3 年的疗效。此外，越来越多的证据表明，古塞奇尤单抗在治疗银屑病关节炎方面有效。本综述讨论了古塞奇尤单抗治疗斑块状银屑病的有效性和安全性，并提供了最新发表的临床试验数据。

一、背景

古塞奇尤单抗（Janssen Pharmaceuticals, Inc., Philadelphia, PA）是一种全人源单克隆 IgG1λ 抗体，可选择性结合白细胞介素 23（IL-23）的 p19 亚基[1]（图 16–1）。目前已被 FDA 批准用于治疗中重度斑块状银屑病。IL-23 是一种由 p40 亚基和 p19 亚基组成的异二聚体细胞因子，在银屑病患者的血清和斑块皮损中含量较高。乌司奴单抗（Janssen Pharmaceuticals, Inc., Philadelphia, PA）与 IL-12 和 IL-23 共有的 p40 亚基结合，而古塞奇尤单抗仅结合 p19 亚基，因此不会抑制 IL-12。IL-12 促进 T 细胞向 Th1 细胞分化，而 IL-23 促进 Th17 细胞的形成，Th17 细胞产生 IL-17A、IL-17F 和 IL-22[1]。这些细胞因子在银屑病的发病机制中至关重要，通过 Janus 激酶（JAK）和信号转导和转录激活因子（STAT）通路发出信号。

二、结构与机制

药效学和药代动力学

结构上，古塞奇尤单抗是一种选择性结合 IL-23 和 IL-39 共有的 p19 亚基的人源性单克隆 IgG 1λ 抗体。IL-23 是由活化的树突状细胞和巨噬细胞分泌的由 p19 亚基和 p40 亚基组成的异源二聚体细胞因子。IL-23 通过与 T 淋巴细胞上的 IL-23 受体结合，可诱导 Th17 和 Th22 细胞的分化（图 16–1）。Th17 细胞的活化导致 IL-17 和 IL-22 的分泌，引起银屑病表皮增生和炎症[3]。通过药效学标志物的探索性分析，相对于治疗前血清中 IL-17A、IL-17F 和 IL-22 的水平，银屑病患者使用古塞奇尤单抗后血清中 IL-17A、IL-17F 和 IL-22 的水平明显降低[2]。尚不清楚 IL-39 在银屑病中的作用。

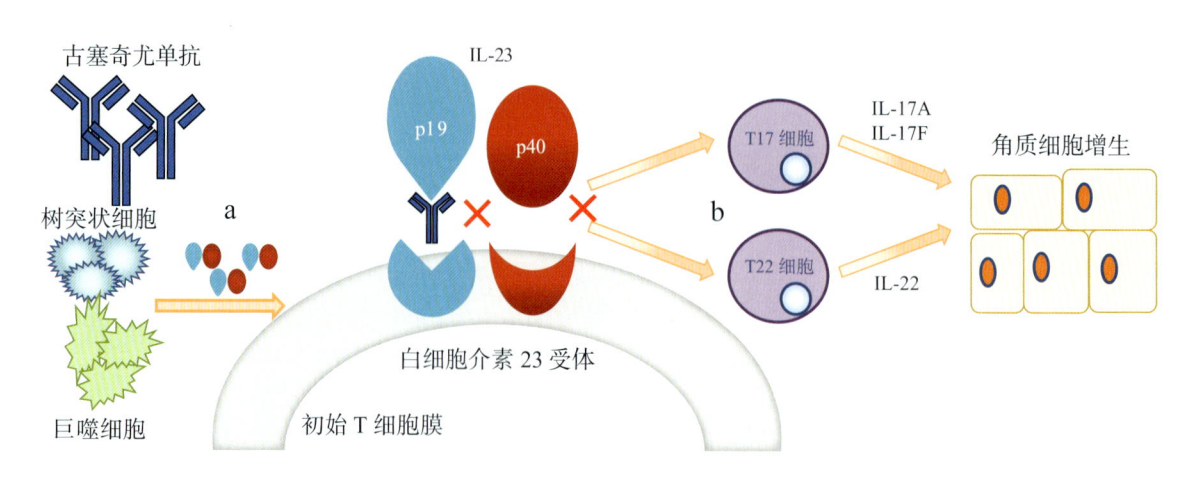

当古塞奇尤单抗与 IL-23 的 p19 亚基结合并阻断其与受体的相互作用时，IL-23 介导的信号通路和促炎细胞因子的释放被阻断

▲ 图 16-1　古塞奇尤单抗治疗斑块状银屑病的作用机制
活化的树突状细胞和巨噬细胞释放 IL-23。一旦 IL-23 与初始 T 细胞表面受体结合，它就会触发 T 细胞亚群的分化、增殖和存活。T17 细胞包括 Th17、Tc17、ILC3 和 γδ T 细胞（经 Springer nature 许可转载）

一项包括 24 例中至重度斑块状银屑病患者和 47 例健康对照者的 I 期临床试验对古塞奇尤单抗的药代动力学、药效学、安全性和耐受性进行了分析[4]。健康受试者接受单次静脉注射（0.03～10mg/kg）或皮下注射（10～300mg）剂量的古塞奇尤单抗，银屑病患者接受单次皮下剂量的安慰剂或古塞奇尤单抗（10mg、30mg、100mg、300mg）。古塞奇尤单抗在健康参与者和银屑病患者中静脉注射和皮下注射剂量均表现出线性药代动力学。银屑病患者的平均终末半衰期（$t_{1/2}$）为 15～17 天，健康对照组为 12～19 天。在这项研究中，静脉注射和皮下注射的给药方式都具有良好的耐受性。

在 0 周、4 周和每 8 周皮下给药 100mg 古塞奇尤单抗后，古塞奇尤单抗的平均稳态血清谷浓度约为 1.2μg/ml[2]。单次皮下注射 100mg 后，健康受试者的绝对生物利用度约为 49%。古塞奇尤单抗代谢的确切途径尚不清楚。古塞奇尤单抗作为一种人源性 IgG 单克隆抗体，预计会像内源性 IgG 一样被降解成小分子量多肽和氨基酸[2]。

抗药物抗体（ADA）的产生是由于对外源蛋白的正常免疫反应。抗药物抗体的形成会影响药物的半衰期，增加药物的清除，降低疗效。Zhu 等进行的一项研究通过关键 VOYAGE 1 和 VOYAGE 2 试验中 100 周的药物接触来评估抗药物抗体。这些试验中确定 8.5% 的受试者的体内产生抗药物抗体[5]。这些患者的抗药物抗体大多数滴度低，通常是短暂的，ADA 阳性和 ADA 阴性患者的血清中古塞奇尤单抗浓度相当。抗药物抗体不影响古塞奇尤单抗的疗效。无抗药物抗体的患者的注射部位反应的发生率均较低。

三、临床疗效

古塞奇尤单抗于 2017 年获得 FDA 批准，用于治疗需要进行全身治疗或光疗的中度至重度斑块状银屑病患者。此次批准是基于 3 个关键大型 III 期临床试验 VOYAGE 1[6]、VOYAGE 2[7] 和 NAVIGATE[8] 所显示的疗效。上述发现也得到了其他试验的支持，如 Sofen H 等进行的古塞奇尤单抗 I 期临床初步研究[9]、II 期临床试验（X-PLORE）[10] 和在日本进行的 III 期临床试验[11]。

在一项针对 24 例斑块状银屑病患者的 I 期临床试验中，患者被随机分配到安慰剂组或古塞奇尤单抗 10mg、30mg、100mg 或 300mg 组，在 12 周时，50% 的古塞奇尤单抗 10mg 组患者、60%

的古塞奇尤单抗30mg组患者、60%的古塞奇尤单抗100mg组患者和100%的古塞奇尤单抗300mg组患者达到了PASI 75。皮肤免疫组化显示表皮厚度减少，T淋巴细胞和树突状细胞浸润减少。临床缓解的患者血清IL-17A水平也有所降低[12]。

在纳入了293例中重度银屑病患者的Ⅱ期临床试验[10]中，受试者随机接受了古塞奇尤单抗（第0周和第4周以及之后每12周5mg或每8周15mg，或第0周和第4周及之后每12周50mg或每8周100mg，或第0周、第4周以及之后每12周200mg）、安慰剂或阿达木单抗，观察到古塞奇尤单抗试验组显著改善。在第16周古塞奇尤单抗组PGA评分为0或1的患者比例分别为34%、61%、79%、86%和83%，安慰剂组为7%，阿达木单抗组为58%。在第16周达到PASI 75的患者比例在古塞奇尤单抗组分别为44%、76%、81%、79%和81%，安慰剂组为5%，阿达木单抗组为70%。在第16周达到PASI 90的患者比例在古塞奇尤单抗组分别为34%、34%、45%、62%和57%，安慰剂组为2%，阿达木单抗组为44%。古塞奇尤单抗疗效维持至40周；然而如果是每12周注射1次，在接受预定剂量的古塞奇尤单抗之前，疗效会稍有下降。古塞奇尤单抗耐受性良好，不良事件在5个治疗组之间相似。这项成功的Ⅱ期研究显示了IL-23抑制药治疗斑块状银屑病的临床疗效，因此将进入Ⅲ期临床项目的进一步研究。

（一）VOYAGE 1

VOYAGE 1是一项随机、双盲、安慰剂和阳性对照的国际多中心Ⅲ期试验（n=837），旨在比较古塞奇尤单抗与阿达木单抗和安慰剂治疗斑块状银屑病的有效性和安全性[6]。患者年龄＞18岁，适合接受全身或光疗治疗的中重度斑块状银屑病患者［其特点为研究者总体评估（IGA）评分＞3，银屑病面积和严重程度指数（PASI）评分＞12，体表面积（BSA）＞10］，病程至少6个月。排除的患者是5年内诊断过严重进行性疾病或癌症（非黑色素瘤皮肤癌除外）、活动性肺结核史，以及曾接受过古塞奇尤单抗或阿达木单抗治疗的患者。

患者随机接受古塞奇尤单抗、阿达木单抗或安慰剂治疗，疗程16周；在第16周，使用安慰剂的患者在被转移到使用古塞奇尤单抗至第48周。共同主要终点是患者在第16周达到疾病清除/最小的IGA评分（IGA 0/1）和PASI评分较基线（PASI 90）改善90%或更高的比例[6]。

古塞奇尤单抗在所有共同主要终点和主要次要终点均优于安慰剂（均$P<0.001$）。在第16周，古塞奇尤单抗组中85.1%的患者达到了0/1的IGA评分，而安慰剂组为6.9%。此外，在同一时间点，73.3%的古塞奇尤单抗组患者达到PASI 90，而安慰剂组为2.9%。在第16周，古塞奇尤单抗在IGA 0/1评分（85.1% vs. 65.9%）、PASI 90评分（73.3% vs. 49.7%）和PASI 75评分（91.2% vs.73.1%）方面优于阿达木单抗[6]。在第24周时，古塞奇尤单抗的IGA 0/1评分（84.2% vs. 61.7%）和PASI 90评分（80.2% vs. 53.0%）也优于阿达木单抗。在第48周也观察到古塞奇尤单抗的优越疗效，古塞奇尤单抗组患者达到IGA 0/1评分（80.5% vs. 55.4%）和PASI 90评分（76.3% vs. 47.9%）的比例显著增加。随机分配到安慰剂组的患者在转移到古塞奇尤单抗组后获得了与古塞奇尤单抗组相似的结果[6]。

（二）VOYAGE 2

VOYAGE 2是一项多中心、随机、双盲、安慰剂和阿达木单抗比较对照的Ⅲ期研究（n=992），该研究评估了临床实践中经常出现的治疗缺口，即间断使用古塞奇尤单抗治疗的有效性和安全性[7]。此外，VOYAGE 2评估了从阿达木单抗到古塞奇尤单抗的过渡，提供了切换生物制剂患者的临床相关信息。纳入/排除标准与上述VOYAGE 1相似。该研究包括安慰剂对照期（0～16周）、阳性药物对照期（0～28周）和随机停药和再治疗期（28～72周）。古塞奇尤单抗组患者最初在第0周、第4周、第12周和第20周随机接受100mg的古塞奇尤单抗治疗；空白组患者在第0周、第4周和第12周使用安慰剂，然后在第16周和第20

周使用古塞奇尤单抗，或阿达木单抗组患者在第 0 周 80mg，第 1 周 40mg，此后至第 23 周，每 2 周 1 次（图 16-2 和表 16-1）。在第 28 周时，使用古塞奇尤单抗达到 PASI 90 的患者被重新随机分组，分为继续使用古塞奇尤单抗或开始使用安慰剂（模拟治疗中断），然后当低于 50% 的临床缓解率，安慰剂组重新开始使用古塞奇尤单抗。阿达木单抗应答者在第 28 周切换到安慰剂，当低于 50% 的临床缓解率，就开始使用古塞奇尤单抗，而阿达木单抗无应答者在第 23 周结束时停止治疗，第 28 周开始使用古塞奇尤单抗[7]（表 16-1）。

共同主要终点是与安慰剂相比在第 16 周使用古塞奇尤单抗达到 IGA 0/1 和 PASI 90 的患者比例。在第 16 周，古塞奇尤单抗优于安慰剂，IGA 0/1 评分更高（84.1% vs. 8.5%），PASI 90 评分更高（70.0% vs. 2.4%）（表 16-2）。与 VOYAGE 1 类似，在第 16 周，古塞奇尤单抗在 IGA 0/1（84% vs. 68%）和 PASI 90 评分（70.0% vs. 46.8%）方面均优于阿达木单抗。从第 28 周到第 48 周，与停药组相比，维持组的疗效持续性更好，维持组中 88.6% 的患者维持了 PASI 90，而停药组的这一比例为 36.8%（$P<0.001$）。在最后一次给药后，患者 PASI 90 消失的中位时间为 23 周。66.1% 对阿达木单抗无反应的患者在研究结束时达到了 PASI 90[7]。

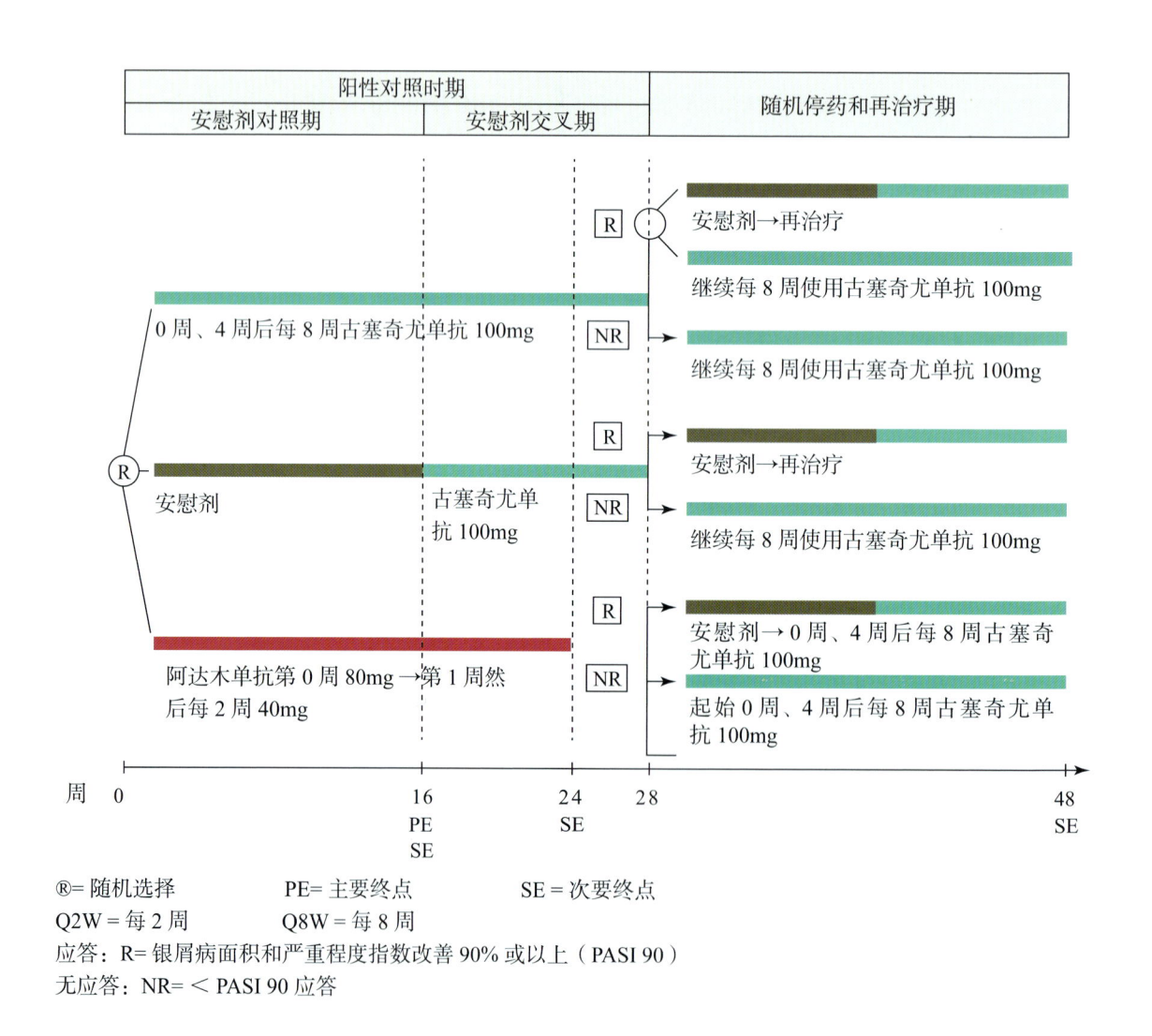

Ⓡ= 随机选择　　PE= 主要终点　　SE= 次要终点
Q2W = 每 2 周　　Q8W = 每 8 周
应答：R= 银屑病面积和严重程度指数改善 90% 或以上（PASI 90）
无应答：NR= ＜ PASI 90 应答

▲ 图 16-2　在 VOYAGE 2 中显示患者基线随机化的流程图
经 K. Reich et al 许可转载

在对 VOYAGE 1 和 VOYAGE 2 临床试验数据汇总分析中，古塞奇尤单抗对治疗银屑病特殊区域（头皮、手和指甲）亦有效。

在第 16 周，古塞奇尤单抗组的患者与安慰剂组相比明显更多地达到了头皮银屑病静态临床医生整体评估（ss-IGA）评分 0 或 1（81.8% vs. 12.4%）。在第 16 周，75.5% 的古塞奇尤单抗组患者达到了手、足部位的医师整体评估（hf-PGA）评分 0 或 1 分，而安慰剂患者的这一比例为 14.2%。在第 24 周，古塞奇尤单抗组对比阿达木单抗组在 ss-IGA（85% vs. 68.5%）和 hf-PGA（80.4% vs. 60.3%）的评分均为 0 或 1，古塞奇尤单抗疗效优于阿达木单抗。在第 16 周，获得甲医师整体评估（f-PGA）评分为 0 或 1 分的患者，古塞奇尤单抗组比安慰剂组更多（46.7% vs. 15.2%）。f-PGA 达到 0 或 1 分的古塞奇尤单抗组患者和阿达木单抗组患者的比例相近（60.0% 和 64.3%，P=0.11）。古塞奇尤单抗组患者在银屑病头皮、手掌和足底等难治部位的皮损得到缓解，约 70% 的患者实现了完全清除，从而显著改善健康生活质量。在对来自 VOYAGE 1 和 VOYAGE 2 两项 Ⅲ 期临床试验的 1829 例患者的汇总分析中，根据年龄、性别、体重、体重指数、种族、基线疾病特征和既往治疗进行分组的几乎所有患者亚群中，古塞奇尤单抗疗效优于安慰剂和阿达木单抗[16]。与阿达木单抗相比，古塞奇尤单抗在所有四分位体重（weight quartiles）分组中表现出更一致的临床疗效。在最大体重超过 100kg 的四分位分组患者中，78.3% 的古塞奇尤单抗患者的 IGA 评分达到 0 或 1，而阿达木单抗患者只有 45.2%。

表 16-1 来自第 Ⅲ 期 VOYAGE 1 和 VOYAGE 2 试验的给药方案许可

试 验	活性药物对照组（ADA）时期 安慰剂对照期（0～16 周）	安慰剂交叉期[b]	随机停药和重新治疗时期[a]（28～72 周）
VOYAGE 1[13]	0 周，4 周，后每 8 周 GUS 100mg	每 8 周持续到 44 周 GUS 100mg	NA
	0 周，4 周，12 周 PL	16，20 周后每 8 周 GUS 100mg	NA
	0 周 ADA 80mg，1 周和 1 周后每 2 周 40mg	每 2 周 ADA 40mg 至 47 周	NA
VOYAGE 2[14]	0 周，4 周，后每 8 周 GUS 100mg	20 周 GUS 100mg	R：PL[c] 或每 8 周 GUS 100mg NR：每 8 周 GUS 100mg
	0 周，4 周，12 周安慰剂	第 16 和 20 周 GUS 100mg	R：PL[c] NR：每 8 周 GUS 100mg
	0 周 ADA 80mg，1 周和 1 周后每 2 周 40mg	每 2 周 ADA 40mg 直至 23 周；24～48 周无治疗	R：PL[c] NR：第 28 及 32 周 GUS100mg，此后每 8 周 GUS 100mg

ADA. 阿达木单抗；GUS. 古塞奇尤单抗 100mg；NA. 不适用；NR.PASI 90 无应答；PL. 安慰剂；R. PASI 90 应答
a. VOYAGE 1 此后 16～48 周；VOYAGE 2 此后 16～28 周，然后随机停药并重新注射至第 72 周
b. 在第 28 周时，根据 PASI 反应对古塞奇尤单抗治疗的患者进行重新随机分组；NR 为 PASI<90 和 R 为 PASI≥90
c. 在 28 周 PASI 应答下降≥50% 时，将患者切换到古塞奇尤单抗（起始 0 周、4 周后每 8 周古塞奇尤单抗 100mg）
经 Springer nature 许可转载

表 16-2 在关键的 VOYAGE 1 和 VOYAGE 2 试验中，第 16 周古塞奇尤单抗的疗效与健康生活质量结果

试 验	方案（患者数量）	PASI（占总患者数量百分比）		IGA 0/1（占总患者数量百分比）[b]	ssIGA 0/1（占总患者数量百分比）[a]	HR-QoL 结果意味着 BL 的变化	
		75[b]	90[c]			PSSD 症状[d]	DLQI[d]
VOYAGE 1 [5, 13]	GUS（329）	91*†	73*†	85*†	83*	-42*[54]	-11*[14]
	ADA（334）	73	50	66	70	-35[54]	-9[14]
	PL（174）	6	3	7	15	-3[48]	<-1[13]
VOYAGE 2 [5, 14]	GUS（496）	86*†	70*†	84*†	81*	-40*[54]	-11*[15]
	ADA（248）	69	47	68	67	-33[54]	-10[15]
	PL（248）	8	2	9	11	-8[59]	-3[15]

ADA. 阿达木单抗；BL. 基线值；DLQI. 皮肤病生活质量指数；GUS. 古塞奇尤单抗；HR-QoL. 健康相关生活质量；IGA. 研究者全球评估（0 = 清除；1 = 最小）；PASI. 银屑病面积和严重程度指数；PL. 安慰剂；PSSD. 牛银屑病症状和体征日记；ss-IGA. 平均头皮特殊部分医师总体评估（0= 无；1= 非常轻微）

*. 与安慰剂对比 $P \leq 0.001$，†. 与阿达木单抗对比 $P \leq 0.001$

a. 主要次要结局古塞奇尤单抗对比安慰剂。评估 IGA 评分基线≥2 且改善≥2 级的患者；古塞奇尤单抗组、阿达木单抗组和安慰剂组患者在 VOYAGE 1 样本量中分别为 277、286 和 145，在 VOYAGE 2 中分别为 408、194 和 202。古塞奇尤单抗与阿达木单抗未进行统计学比较

b. 古塞奇尤单抗与阿达木单抗对比的主要次要终点事件

c. 在 VOYAGE 试验中，第 16 周古塞奇尤单抗与安慰剂对比的共同主要终点；古塞奇尤单抗与阿达木单抗对比的主要次要终点

d. 古塞奇尤单抗与安慰剂对比的主要次要结局：在 VOYAGE 1 中，古塞奇尤单抗、阿达木单抗和安慰剂组分别有 249、274 和 129 人和 VOYAGE 2 中三组分别有 411、201 和 198 人评估 PSSD 症状评分的平均变化；与基线相比评估 DLQI 评分的平均变化，古塞奇尤单抗、阿达木单抗和安慰剂组在 VOYAGE 1 分别为 322、328 和 170 人，在 VOYAGE 2 中分别为 496、248 和 496 人

经 Springer nature 许可转载

在皮肤病生活质量指数（DLQI）的改善方面，在第 16 周时，古塞奇尤单抗组优于安慰剂组，在第 24 周时，古塞奇尤单抗组优于阿达木单抗组[13]。与阿达木单抗组（40.2%）相比，58.9% 古塞奇尤单抗组在第 24 周达到 DLQI 为 0 或 1（表明对生活质量没有影响）的患者比例更高。

（三）维持治疗和再应答

基于 VOYAGE 1 III 期临床试验，古塞奇尤单抗组患者的疗效维持了 100 周和 156 周，分别有 82.1% 和 82.8% 的患者在这两个时间点达到了 PASI 90。在第 100 周和第 156 周，分别有 83.3% 和 82.1% 的古塞奇尤单抗组患者维持 IGA 评分 0 或 1。患者在同一时间点 DLQI 评分和银屑病症状和体征日志评分均有改善[14]。在 VOYAGE 2 III 期临床试验中，PASI 评分≥90 的患者被重新随机分配到继续古塞奇尤单抗组、停药组和安慰剂组，在第 28 周或第 72 周 PASI 评分减少 >50% 时重新开始使用古塞奇尤单抗治疗。PASI 75 反应的丧失与 40 周后血清 IL-17A 水平升高、36 周后血清 IL-17F 水平升高、44 周后血清 IL-22 水平升高有关。疗效维持与抑制血清 IL-17A、IL-17F 和 IL-22 水平有关。如果中断使用古塞奇尤单抗治疗，银屑病会缓慢复发，大多数患者重新使用古塞奇尤单抗可恢复 PASI 90 应答[17]。

（四）NAVIGATE

在 NAVIGATE Ⅲ期试验中，研究人员分析了古塞奇尤单抗在对乌司奴单抗没有充分应答的患者中的疗效[8]。纳入/排除标准与 VOYAGE 1 相似，除了在研究开始 3 个月内接受过乌司奴单抗（而不是阿达木单抗）的患者被排除在外。所有患者在第 0 周和第 4 周接受开放性乌司奴单抗治疗（基于体重的剂量，体重＜100kg 时，剂量为 45mg。体重＞100kg 时，剂量为 90mg）。在第 16 周时 IGA 评分≥2 的患者被随机分配至继续乌司奴单抗治疗，每 12 周 1 次，或开始在第 16 周和第 20 周进行古塞奇尤单抗治疗，之后每 8 周 1 次。该试验的主要终点是患者在第 28 周至第 40 周期间达到 IGA 评分 0 或 1 且相对于第 16 周至少改善 2 级的就诊次数。

在随机患者中，与乌司奴单抗组相比，古塞奇尤单抗治疗组的 IGA 评分为 0 或 1 的患者的平均就诊次数显著高于乌司奴单抗组（1.5 vs. 0.7；$P<0.001$），从第 28 周到第 40 周（主要终点），患者的 IGA 评分相对于第 16 周至少有 2 级改善。此外，在第 52 周，51.1% 的古塞奇尤单抗治疗患者达到 PASI 90，而乌司奴单抗组患者比例为 24.1%。

（五）ECLIPSE

一个名为 ECLIPSE 的多中心、随机、双盲、阳性药物对照的Ⅲ期研究比较了古塞奇尤单抗和 IL-17A 抑制药司库奇尤单抗在中重度斑块状银屑病成年患者中的有效性和安全性[18]。1048 例患有中重度斑块状银屑病的成年患者按 1:1 的比例随机接受古塞奇尤单抗或司库奇尤单抗治疗 44 周。

主要终点是第 48 周达到银屑病区域严重性指数评分改善 90%（PASI 90）的患者比例。在第 48 周，古塞奇尤单抗在达到 PASI 90 方面优于司库奇尤单抗（84.5% vs. 70.0%；$P<0.001$）。而主要的次要终点没发现优越于司库奇尤单抗，如在第 12 周和第 48 周，古塞奇尤单抗组达到 PASI 75 的患者比例与司库奇尤单抗组的比较结果（84.6% vs. 80.2%；$P=0.062$）。

（六）其他研究

古塞奇尤单抗在一项针对日本中重度斑块状银屑病患者的Ⅲ期随机、双盲、安慰剂对照研究中进行了评估。结果与 VOYAGE 1 和 VOYAGE 2 相似，其中约 70% 的古塞奇尤单抗患者在第 16 周达到 PASI 90[11]。古塞奇尤单抗也在 159 例日本掌跖脓疱病患者中进行了评估，显示出优于安慰剂的疗效[19]。

四、安全/不良事件

总体而言，古塞奇尤单抗治疗的耐受性良好，副作用通常很轻微。在为期 100 周的 VOYAGE 1 和 VOYAGE 2 的汇总分析中，学者评估了古塞奇尤单抗的安全性[20]。最常见的不良事件（AE）报告为鼻咽炎、上呼吸道感染和头痛。古塞奇尤单抗组 2.7% 的患者报告有关节痛，而阿达木单抗组和安慰剂组分别为 2.0% 和 2.1%[20]。两组间严重不良事件发生率无差异（图 16-3）。

在第 52 周，接受古塞奇尤单抗和阿达木单抗治疗的患者几乎没有发生不良事件（262.45/100 PY vs. 328.28/100 PY）和严重不良事件（6.2/100 PY vs. 7.77/100 PY）（图 16-4）。接受古塞奇尤单抗治疗的患者的严重感染、非黑色素瘤皮肤癌（NMSC）、不包括 NMSC 的恶性肿瘤和主要不良心血管事件（major adverse cardiovascular events，MACE）的发生率较低，并且在第 0 周至第 100 周的治疗中，与第 0 周至第 52 周相比，未见发生率增加[20]。

在第 52 周和第 100 周，分别有 2.8% 和 2.8% 的患者出现注射部位反应。阿达木单抗组注射部位发生反应的患者比例在转入古塞奇尤单抗前更高（8.8% vs. 0.8%）。无克罗恩病事件报道，外阴阴道念珠菌病（0.4%）、皮肤念珠菌病（0.2%）和中性粒细胞减少症（0.1%）发生率较低[20]。

（一）儿童和哺乳期女性用药

目前有儿童患者接受古塞奇尤单抗治疗的报道[21, 22]，但没有大型研究评估该患者群体的安全性。孕妇接受古塞奇尤单抗的安全性数据缺乏。

	安慰剂	古塞奇尤单抗	阿达木单抗
接受治疗的患者人数	422	823	581
平均随访周数	15.9	16.2	16.1
随访总患者年	128	255	179
至少1次不良事件	198（46.9）	407（49.5）	291（50.1）
常见的不良事件[a]			
鼻咽炎	33（7.8）	65（7.9）	54（9.3）
上呼吸道感染	19（4.5）	41（5.0）	20（3.4）
头痛	14（3.3）	38（4.6）	18（3.1）
关节痛	9（2.1）	22（2.7）	10（1.7）
高血压	8（1.9）	20（2.4）	12（2.1）
注射部位红斑	3（0.7）	16（1.9）	26（4.5）
腹泻	4（0.9）	13（1.4）	13（1.4）
瘙痒症	17（4.0）	13（1.6）	13（1.6）
注射部位青肿	4（0.9）	11（1.3）	11（1.3）
背痛	8（1.9）	10（1.2）	10（1.2）
咳嗽	5（1.2）	10（1.2）	10（1.2）
疲乏	6（1.4）	9（1.1）	9（1.1）
肠胃炎	3（0.7）	9（1.1）	9（1.1）
导致停药的不良事件	5（1.2）	10（1.2）	10（1.2）
传染病	90（21.3）	193（23.5）	145（25.0）
需要治疗的感染	30（7.1）	56（6.8）	43（7.4）
严重不良事件	6（1.4）	16（1.9）	12（2.1）

数据以数字（%）表示。常见不良事件定义为发生在古塞奇尤组患者中至少1%的不良事件

▲ 图 16-3　在古塞奇尤单抗的 VOYAGE 1 和 VOYAGE 2 Ⅲ期临床试验的汇总分析中注意到的常见不良事件
经 Reich 等许可转载

哺乳期猴子的乳汁中未检测到古塞奇尤单抗，尽管人们知道人的乳汁中是存在 IgG 的[2]。目前尚不清楚古塞奇尤单抗是否会在母乳喂养后通过未发育成熟的新生儿胃肠道被全身吸收。

（二）结核病、艾滋病毒和活疫苗

患者在开始使用古塞奇尤单抗之前应进行结核病筛查。对于正在接受潜伏性结核病治疗的患者，在患者接受第一阶段（强化期）抗结核治疗的同时，他们可以安全地开始使用古塞奇尤单抗。有研究报道一例 HIV 阳性患者接受古塞奇尤单抗治疗后，在 12 个月时 CD4 计数是稳定的[23]。对于所有银屑病生物制剂，由于缺乏安全性数据，接种活疫苗是禁忌证。

（三）恶性肿瘤

古塞奇尤单抗不靶向针对 IL-12/Th1 辅助细胞的活性。此外，在某些情况下，IL-23 可能促进肿瘤生长[24]，因此从理论上讲，在癌症患者中使用古塞奇尤单抗可能是安全的，因为古塞奇尤单抗抑制 IL-23 的活性；然而，文献中缺乏关于在恶性肿瘤患者中使用古塞奇尤单抗的证据。因此，在获得更多临床数据之前，在该患者群体中应谨慎使用古塞奇尤单抗。

	古塞奇尤单抗[a]		阿达木单抗	
	到第 52 周	到第 100 周	前交叉[b]	后交叉[c]
接受治疗的患者数量	1221	1221	581	500
平均随访周数	45.4	89.0	45.1	51.7
随访总患者年	1065	2084	502	496
不良事件				
观察到的事件数	2795	4384	1647	794
每 100 患者年发生率	262.45	210.41	328.28	160.15
95% 的置信区间	252.81～272.37	204.23～216.73	312.62～344.23	149.20～171.69
导致停药的不良事件				
观察患者数	26	38	23	8
每 100 患者年发生率	2.46	1.83	4.63	1.62
95% 的置信区间	1.60～3.60	1.30～2.51	2.93～6.94	0.70～3.19
感染				
观察到的事件数	1070	1703	540	353
每 100 患者年发生率	100.47	81.74	107.63	71.20
95% 的置信区间	94.54～106.68	77.90～85.71	98.75～117.11	63.96～79.03
需要治疗的感染				
观察到的事件数	300	495	145	95
每 100 患者年发生率	28.17	23.76	28.90	19.16
95% 的置信区间	25.07～31.55	21.71～25.95	24.39～34.01	15.50～23.42
严重不良事件				
观察到的事件数	66	131	39	22
每 100 患者年发生率	6.20	6.29	7.77	4.44
95% 的置信区间	4.79～7.88	5.26～7.46	5.53～10.63	2.78～6.72

a. 包括基线期随机分配到古塞奇尤单抗治疗的患者（$n=825$）和最初随机分配到安慰剂的患者，在第 16 周在 VOYAGE 1 和 VOYAGE 2 中交叉接受古塞奇尤单抗治疗（$n=398$）
b. 包括在基线随机分配到阿达木单抗治疗的患者在 VOYAGE 1 的疗效比较期（第 52 周）结束时切换到古塞奇尤单抗治疗之前和在 VOYAGE 2 的随机停药和停药期间（从第 28 周开始）切换到古塞奇尤单抗之前
c. 包括在 VOYAGE 1 的基线期随机分配至阿达木单抗组后来在阳性对照阶段结束（第 52 周）时交叉到古塞奇尤单抗组患者，以及在 VOYAGE 2 随机停药并交叉到古塞奇尤单抗组重新治疗的患者（从第 28 周开始）

▲ 图 16-4 随访至 100 周，每 100 患者年的不良事件总结。数据来自于 VOYAGE 1 和 2 的汇总分析

经 Reich et al. 许可转载

（四）炎症性肠病

古塞奇尤单抗治疗与炎症性肠病（inflammatory bowel disease，IBD）的新发或加重无关，可能作为未来的治疗 IBD 方式之一[25]。抗 IL-12/IL-23 抑制药乌司奴单抗[26] 和抗 IL-23 抑制药瑞莎珠单抗均被证明可改善炎症性肠病[27]。

五、银屑病关节炎

一项针对活动性银屑病关节炎患者的 2 期临床试验研究了古塞奇尤单抗的疗效[28]。纳入 149 例患者，标准为关节压痛肿胀≥3 个，C 反应蛋白水平≥3mg/L，斑块状银屑病 BSA≥3%。患者以 2∶1 的比例被随机分成两种，分别为第 0 周、

第4周和之后每8周接受100mg的古塞奇尤单抗直到第44周，或者进入安慰剂组。接受安慰剂的患者随后在第24周、第28周，然后每8周接受1次古塞奇尤单抗，直到第44周。允许关节肿胀和关节压痛较基线改善均<5%的患者提前进入乌司奴单抗开放标签。主要终点是第24周ACR 20应答，古塞奇尤组58%的患者达到应答，而安慰剂组为18.4%。与安慰剂相比，34%的古塞奇尤组患者在第24周达到ACR 50，而安慰剂患者为10.2%；14%的古塞奇尤组患者在第24周达到ACR 70，而安慰剂患者为2.0%。60%的既往曾接受过TNF-α抑制药治疗的古塞奇尤组患者在第24周达到ACR 20，而未使用过TNF-α抑制药的患者为57.8%。56.6%的古塞奇尤组患者在第24周完全缓解了炎症，而安慰剂组为29%。同样，55.2%的古塞奇尤单抗治疗组患者在第24周末端指关节的炎症完全消退，而安慰剂组为17.4%。23%的患者在第24周达到最低疾病活动度，而安慰剂组的这一比例为2.0%[28]。虽然有一些关于使用古塞奇尤治疗银屑病关节炎患者的有效的早期数据，但没有证据表明古塞奇尤单抗可以减少疾病的影像学进展。此外，还需要更多的数据来确定古塞奇尤单抗与FDA批准的针对银屑病关节炎的一线药物TNF-α抑制药和IL-17抑制药的疗效对比。

六、化脓性汗腺炎

化脓性汗腺炎（hidradenitis suppurative，HS）是一种慢性炎症性皮肤疾病，其特征是皮下结节发展为疼痛的脓肿、囊肿，随后发展为窦道和瘢痕。据推测，IL-23/Th17通路的过度激活在HS的发病机制中起作用[29]。2个案例报道评估了在HS患者中使用古塞奇尤单抗后能获得一定收益[22, 30]。目前正在进一步研究古塞奇尤单抗和其他IL-23抑制药能否作为HS患者的治疗选择。

七、患者自控注射器

在安慰剂对照双盲Ⅲ期ORION研究中，评估了通过患者自控注射器（One-Press）给药的古塞奇尤单抗，主要终点是第16周PASI 90和IGA为0或1[31]。患者还填写了自注射评估问卷（SIAQ）和患者自控注射装置问卷。古塞奇尤单抗在PASI 90（75.8% vs. 0.0%）和IGA为0或1（80.6% vs. 0.0%）方面优于安慰剂。注射部位的反应在安慰剂和古塞奇尤单抗治疗的受试者中是相似的。SIAQ给药后评分也较好，从第0周到第28周，患者认为One-Press装置容易/非常容易使用（87%～100%），对装置满意/非常满意（81%～100%）。

结论

IL-23抑制药古塞奇尤单抗为中重度斑块状银屑病患者提供靶向治疗。以最小的安全风险和更低的注射频率实现高效清除的能力是古塞奇尤单抗的主要优点。因此，IL-23p19亚基抑制药药物的开发是治疗银屑病治疗的重大进展。古塞奇尤单抗治疗银屑病关节炎和其他银屑病合并症（如炎症性肠病）的能力仍需要进一步地研究。需要另外的长期安全性数据来收集关于维持疗效和可能与使用古塞奇尤单抗相关的罕见不良事件信息。

利益冲突：David Rosmarin曾作为AbbVie、Celgene、Dermavant、Dermira、Janssen、Lilly、Novartis、Pfizer、Regeneron和Sanofi的顾问获得酬金；获得AbbVie、Bristol Meyers Squibb、Celgene、Dermira、Incyte、Janssen、Lilly、Merck、Novartis、Pfizer和Regeneron Pharmaceuticals股份有限公司的研究支持。曾担任AbbVie、Celgene、Janssen、Lilly、Novartis、Pfizer、Regeneron Pharmaceuticals股份有限公司和Sanofi的付费发言人。

无利益冲突：Deep Joshipura和Brooke Rothstein。

第 17 章 替拉珠单抗
Tidrakizumab

George Han 著

王兴旺 译　　万建绩 校

学习目标

1. 了解替拉珠单抗的作用机制。
2. 了解替拉珠单抗的合理使用和有效性。
3. 了解替拉珠单抗的安全问题。

摘要

替拉珠单抗是一种靶向细胞因子 IL-23 所特有的 p19 亚基的单克隆抗体，已经获得 FDA 批准用于治疗斑块状银屑病。IL-23 是银屑病发病机制中的中央调节细胞因子。在两个平行的关键Ⅲ期试验中，替拉珠单抗在治疗银屑病方面显示出比安慰剂和活性对照（依那西普）更优异的疗效。这种生物药物已经证明具有优异的疗效，同时具有强大的持久性和良好的安全性。此外，每 12 周 1 次的用药频率对许多患者来说是一种有吸引力的特点。早期治疗银屑病关节炎的结果也很有前景，而且在治疗方面似乎在不同体重类别和不同治疗史的患者中是一致的。银屑病患者的系统疗法存在许多细微差别，替拉珠单抗能够应对许多共病症，为银屑病患者提供合理的一线生物制剂治疗。

一、背景

替拉珠单抗（Tildrakizumab-asmn, SUN Pharmaceuticals US, Cranbury, NJ）是一个高亲和力 IgG1/κ 单克隆抗体，靶向细胞因子 IL-23 的 p19 亚基。它是第一种专门针对 IL-23 进行研究的生物制剂，其Ⅱ期试验始于 2010 年，Ⅲ期试验始于 2012 年[1]。最初由先灵葆雅公司（Kenilworth, NJ）开发，然后是默克公司（Kenilworth, NJ），这种药物的营销权在 2014 年被太阳制药公司收购。随后，与 Almirall 公司（Barcelona, Spain）达成了许可协议，以在欧洲销售该药物。2017 年报道了Ⅲ期试验结果，其中包括活性对照（依那西普）和安慰剂对照。它已被 FDA 批准用于治疗银屑病，目前在进行治疗银屑病关节炎的研究。该药物的剂量为 0 周和 4 周注射 100mg，然后每 12 周注射 1 次。美国规定该药物由医务人员管理使用。

二、靶向 IL-23 的基本原理

IL-23 是一种促炎细胞因子，通过上调炎症中的 Th17 轴发挥作用，其下游效应主要通过 IL-17 实现。具体来说，IL-23 诱导原始 CD4⁺T 细胞分化为致病性 Th17 细胞，随后产生 IL-17、IL-6 和 TNF-α[2]。在研究替拉珠单抗之前，已经开发了许多针对银屑病中 IL-12/IL-23 途径的药物。乌司奴单抗（Ustekinumab）和贝伐珠单抗（Briakinumab）都是这方面的单克隆抗体，它们靶向 IL-12 和

IL-23 的共享 p40 亚单位[3]。虽然早期的研究集中于研究 p40 亚单位在银屑病中的作用，但随后确定这些药物主要通过阻断 IL-23 治疗银屑病。一项使用人皮肤活检样本的研究显示，在银屑病的皮肤病变中，p40 亚单位（由 IL-12 和 IL-23 共享）和 p19 亚单位（IL-23 独有）升高，而 p35 亚单位（IL-12 独有）则不升高。相反，在银屑病患者的非病变皮肤中，所有 3 个亚单位的水平都相同。在正常皮肤中，所有 3 个亚单位的表达水平都与银屑病患者的非病变皮肤相同或更低[4]。这些数据共同证明，银屑病的炎症主要依赖于 IL-23 水平的增加，而与 IL-12 无关。

除了理论上支持在治疗银屑病中靶向 IL-23 而不是 IL-12 的基础之外，还有一些特定的考虑因素使得靶向 IL-23 比 IL-12 更具吸引力。在免疫抑制方面，IL-12 似乎在宿主防御中有许多功能。已经表明，IL-12 在对抗结核分枝杆菌和沙门菌感染的免疫反应中非常重要，这种病症（孟德尔遗传分枝杆菌易感病）通常由 IL-12 的常染色体隐性缺陷引起。此外，这些患者容易感染念珠菌和克雷伯菌[5]。关于肿瘤免疫力，越来越清楚地表明，IL-12 在肿瘤免疫中有许多作用，在促进细胞毒性自然杀伤（NK）细胞功能和通过 STAT4 途径激活干扰素 γ（IFN-γ）产生的 Th1 细胞方面发挥作用[6-8]。此外，IL-12 可以有效地重新编程免疫细胞以对抗某些环境中的肿瘤细胞[9]。因此，在保护宿主免受自发肿瘤的出现方面，IL-12 可能起到一定作用[10]，在这种情况下最好不要阻断这种细胞因子。相反，IL-23 已被提出作为癌症的疾病标志物，在多种恶性肿瘤中出现许多促肿瘤和转移的功能，如乳腺癌、肝细胞癌、结肠癌、口腔鳞状细胞癌和非小细胞肺癌[11-16]等[10]。因此，阻断这种促肿瘤分子（IL-23）不应引起关于引发恶性肿瘤的担忧；事实上，利用抗 IL-23 治疗结合其他免疫疗法在肿瘤学中已被提出作为潜在治疗方法[17]。值得注意的是，在长期的登记数据中，没有证据表明使用乌司奴单抗阻断 IL-12 和 IL-23 会增加癌症的风险[18]。

以前，有学者担心靶向 p40（IL-12 和 IL-23）与发生主要不良心血管事件（MACE）有关。一种药物贝伐珠单抗由于在Ⅱ和Ⅲ期试验中出现多个 MACE 而被撤回临床开发。虽然在这方面存在着有争议的 MACE 风险统计学意义上的显著增加，多个分析结果认为存在风险和无风险的观点都有，但数据似乎至少支持这些研究中有一种趋势朝向 MACE。相反，靶向 IL-23 的药物似乎都没有任何 MACE 的信号或趋势。阻断这些白细胞介素导致心脏事件的机制尚不清楚，但任何靶向 IL-12 和 IL-23 的药物中存在的最小趋势似乎随着单独阻断 IL-23 而消失了。

与 IL-17 阻断药相比，这些药物之间一个值得注意的区别是它们在肠免疫调节中的作用。IL-17 的抑制加重结肠炎，可能是由于肠上皮屏障功能的减弱（随后允许微生物穿透和增加炎症），而 IL-23 的抑制似乎在肠道中促进抗炎环境。虽然已经证明 IL-17 加重炎症性肠病（inflammatory bowel disease，IBD），但 IL-23 阻断似乎是治疗克罗恩病的有前途候选药物。值得注意的是，在 IL-17 抑制药的大型分析中，IBD 的实际发生率很低，但这是这类药物的作用机制的真实、可预测的结果。

三、药代动力学/药效学

替拉珠单抗的皮下给药在药代动力学研究中表现出缓慢的系统清除、有限的分布容积和长半衰期[28]。在单次皮下注射替拉珠单抗后，观察到血清浓度与剂量相关，峰值在 1 周左右，并呈现出缓慢的线性下降。分布容积相对较低，半衰期为 23～25 天。替拉珠单抗的生物利用度估计接近 80%[28]。替拉珠单抗没有基于体重的剂量给药，尽管在Ⅲ期试验中研究了多个剂量，但 2 个剂量之间的疗效差异不足以批准更高的剂量。

四、临床疗效

替拉珠单抗在治疗银屑病方面的疗效已经在 2 项大型、多中心、随机、双盲安慰剂对照的Ⅲ期平行试验中得到证明（reSURFACE 1 和

reSURFACE 2），这些试验在北美、欧洲、亚洲和澳大利亚的多个中心进行[29]。该研究使用了2种剂量的替拉珠单抗（每12周100mg和每12周200mg），这可能是因为剂量筛选的Ⅱb期研究显示在达到主要终点（在第12周和第16周均达到PASI 75）方面2个剂量之间存在约10%的差异[1]。虽然许多药物在Ⅲ期试验中只使用一个已测试的剂量，但申办者可能认为在更高剂量组中有足够的益处来继续在更大的Ⅲ期试验中测试它。对于其中一个Ⅲ期试验（reSURFACE 2），除了对照组还增加了一个使用依那西普治疗的活性药物组。

该试验的基线特征与大多数银屑病试验类似[29]。绝大多数患者是白人（65%~92%，以每组患者比例给出），男性占65%~72%。平均体重接近90kg，平均体表面积略高于30%。基线时的平均PASI约为20。在reSURFACE 1中，先前接受生物制剂治疗的患者比例在所有组中为23%，而在reSURFACE 2中，该数字为12%~13%。

reSURFACE 1和2的共同主要终点是达到PASI 75和PGA为0或1，并且PGA从基线至少降低2分。重要的是，主要终点结果测量是在第12周进行的。在这些试验进行时，只有3种注射生物制剂被批准用于治疗银屑病，即依那西普、阿达木单抗和乌司奴单抗。可能由于TNF-α抑制药的起效速度，当时的通用标准是在第12周测量主要终点，即使对于乌司奴单抗也是如此[30]。此外，在替拉珠单抗的Ⅱ期试验中，PASI 75在第12~16周的提高相对较小[1]。然而，现在更清楚的是，靶向IL-12/23，特别是IL-23，会导致相对缓慢的达到峰值疗效[31]。虽然替拉珠单抗治疗在第12周时与安慰剂相比在2个共同主要终点上显著更好，但结果可能有些令人失望，因为它们被发现仅与乌司奴单抗的报道的结果相当。替拉珠单抗200mg组达到PASI 75的百分比分别为reSURFACE 1和2的62%和66%；替拉珠单抗100mg组为64%和61%；依那西普组为48%（仅限于reSURFACE 2）；安慰剂组为6%和6%。替拉珠单抗200mg组达到PGA 0或1的百分比为reSURFACE 1和2的59%和59%；替拉珠单抗100mg组为58%和55%；依那西普组为48%；安慰剂组为7%和4%[29]。因此，从主要终点结果来看，替拉珠单抗2个剂量之间并没有太大的差异。值得注意的是，第28周的数据对替拉珠单抗来说要好得多，替拉珠单抗200mg组的PASI 75达到了79%，替拉珠单抗100mg组的PASI 75则达到了77%。替拉珠单抗200mg组的清除率或最小PGA达到了67%，替拉珠单抗100mg组的清除率或最小PGA达到了63%。由于IL-23在银屑病的发病机制中更多地起到调节细胞因子的作用而非作为效应分子（如IL-17），因此这些药物需要更长的时间才能达到峰值疗效，但应注意到，这种药物的持久性似乎是其优势（见下文）。

目前，替拉珠单抗的3年数据已经显示出强大的持久性效果[32]。在第148周，观察到的有效应答者中的91.2%（即达到PASI 75并进入长期拓展研究的患者）保持了PASI 75应答。需要注意的是，虽然NRI数据已经发表（72.6%的有效应答者保持了PASI 75应答），但在3年或更长时间内报告NRI数据是不正常的，因为生活事件可能导致某人退出临床试验。其他报告通常使用观察到的数据或其他插补方法来处理数据点，这些数据点明显超过100周[33,34]。有趣的是，NRI队列的一半以上（53.8%）和观察到的人群中超过2/3（67.6%）达到了PASI 90，这意味着早期治疗时达到PASI 75的患者更有可能进展到PASI 90应答。

五、银屑病关节炎

尽管替拉珠单抗的银屑病关节炎试验仍在进行中，而且在撰写本文时尚未完成Ⅲ期试验，但替拉珠单抗治疗银屑病关节炎的Ⅱb期研究已经进行并已经报道了结果。这项较小规模的研究结果非常有趣，代表了IL-23抑制药类别在治疗银屑病关节炎方面的一种新的发展，即从概念上讲，已经表明银屑病皮肤和滑膜之间存在不同的基因特征，前者是IL-17主导，而后者则倾向于具有更强的 TNF 特征。此外，一份关于另一种 IL-23 抑制药瑞莎珠单抗（Risankizumab）的报告显示，虽然未达到治疗强直性脊柱炎（AS）的主要终点，与安慰剂相比，没有临床意义上的改善证据。但是，在治疗银屑病关节炎方面，这种情况似乎并不成立，预计靶向 IL-23 应该在治疗银屑病关节炎方面具有疗效。这得到了另一种 IL-23 抑制药古塞奇尤单抗的Ⅱ期试验的支持，其中 58% 的患者在 24 周时达到了 ACR 20。这个结果与相应的Ⅲ期试验（ADEPT）中阿达木单抗的 ACR 20 反应类似。然而，当替拉珠单抗的银屑病关节炎治疗数据发布时，这是一个出乎意料的惊喜。报道称，替拉珠单抗 100mg（与治疗银屑病相同的剂量，每 12 周 1 次）的 ACR 20 为 71.4%。事实上，该剂量的 ACR 50 为 45.5%，22.1% 的患者达到 ACR 70。当然，对待这些数字必须谨慎，因为它们是Ⅱ期试验结果，每组只有约 80 例患者，但这些数字比针对同一途径的药物报告的Ⅱ期试验数据要高得多。这些不同药物在同一类别中如何凸显自己，还有待观察，但如果结果在Ⅲ期试验中得到证实，那么在治疗银屑病关节炎方面的疗效可能成为替拉珠单抗的一个重要差异化因素。

六、安全性 / 不良事件

从安全性角度来看，替拉珠单抗的作用似乎与任何重大的安全问题无关；实际上，其独特的总体安全数据似乎是所有生物制剂中最为干净的一个。在平行试验中，替拉珠单抗 200mg 的不良事件（一个或多个）发生率为 42% 和 49%，替拉珠单抗 100mg 为 47% 和 44%，安慰剂为 48% 和 55%，依那西普为 54%。所有组的严重不良事件率都很低；在安慰剂对照期间，所有组的严重不良事件率为 1%～3%（没有一致的趋势观察到）。最常见的不良事件是鼻咽炎和上呼吸道感染。鼻咽炎发生率为替拉珠单抗 200mg 的 6% 和 11%，替拉珠单抗 100mg 的 8% 和 13%，安慰剂的 5% 和 8%，依那西普的 12%。呼吸道感染仅在 reSURFACE 1 中报告（可能是不良事件编码的问题），在替拉珠单抗 200mg 患者中为 5%，替拉珠单抗 100mg 患者中为 3%，安慰剂患者中为 6%。重要的是，在两个试验的第二部分中，这些感染的发生率稳定在低水平。严重不良事件的发生率极低而且没有值得关注的信号，包括严重感染、恶性肿瘤、非黑色素皮肤癌、主要不良心血管事件和药物相关的过敏反应。总体而言，替拉珠单抗的不良事件发生率是报道的所有生物制剂中最低的一个，这必须被认为是该药物的一个重要优势。

七、免疫原性

免疫原性是任何生物类药物都可能出现的一种情况。替拉珠单抗的抗药物抗体形成率约为 6.5%，持续 52～64 周，其中约有 2.5% 的患者治疗后出现中和抗体，这通常会导致活性药物的血清浓度降低，因此疗效略有降低[40]。在替拉珠单抗试验的子分析中也发现了这一点，治疗后出现的中和抗体与替拉珠单抗的 PK 轻微下降和 PASI 得分平均降低 10%～15% 有关。值得注意的是，与其他药物相比，这些免疫原性的发生率仍然较低，并且中和抗体未发现与任何与药物有关或严重的不良事件相关联[41]。

八、治疗方案的考虑

在考虑银屑病的治疗方案时，有许多因素需要考虑。疗效是首先要考虑的。然而，应该注意的是，对于大多数患者来说，总疗效的实际改善已经开始聚集在一个相对狭窄的范围内。因此，在为银屑病患者选择合适的药物时，其他因素可能发挥更突出的作用。

九、起效速度

需要注意的是，总的来说，IL-12/23 和 IL-23 抑制药的作用速度较慢，特别是与 IL-17 抑制药相比。患者采用任何类别治疗都有可能逐渐起效，但是迅速发挥作用的时间（即达到基线 PASI 减少 50% 的时间）最快的是布罗利尤单抗，其次是依奇珠单抗，然后是司库奇尤单抗[42]。IL-23 抑制药的作用速度比较慢，但差异不到几个星期。所有的生物制剂相似，跨越 PASI 75 平台期及 PASI 90 到彻底 PASI 100 几个 PASI 阈值都需要更多的时间，IL-17 抑制药也如此。在考虑重要的生活事件或其他特殊情况时，如果希望优化发挥作用的速度，则 IL-23 抑制药可能会让位于 IL-17 抑制药。

十、先前使用过生物制剂进行治疗

一个有用的考虑因素是评估之前接受过其他生物类药物治疗的患者是否会对给定的治疗做出反应。对于替拉珠单抗，无论患者之前是否接受过生物类药物治疗，达到 PASI 75 的百分比非常相似。在生物类药物经验的个体中，达到 PGA 0/1 的人数略低（46.2% 替拉珠单抗 100mg 对比安慰剂），而在未使用过生物制剂的患者中略高（52.5% 替拉珠单抗 100mg 对比安慰剂）[43]。

十一、炎症性肠病

对于担心炎症性肠病（IBD）（个人病史或强相关家族史）的患者，在这个领域的一个明确的选择是 TNF-α 抑制药、IL-12/23 或 IL-23 抑制药。前两类药物已被批准用于治疗克罗恩病/IBD，而 IL-23 抑制药已经报道了在 IBD 治疗中很有希望的 Ⅱ 期数据。相反，如前所述，IL-17 抑制药已被发现会加剧 IBD[24]。

十二、代谢综合征

鉴于代谢综合征是影响银屑病患者的常见共病症，应该注意一些关于替拉珠单抗治疗的报告特别关注了这个问题。一份报告显示，在 reSURFACE 试验中，代谢综合征患者的心血管疾病发病率更高（代谢综合征患者为 50.6%，没有代谢综合征的患者为 16.9%），并且更容易患银屑病关节炎（代谢综合征患者为 21.5%，没有代谢综合征的患者为 14.8%）。平均而言，代谢综合征患者的体重也更重，基线时平均体重为 106.9kg（没有代谢综合征的患者为 82.9kg）。尽管在其他因素中体重差异显著，但两组患者（有代谢综合征和没有代谢综合征的患者）在所有研究的结果指标（PASI 75、PASI 90、PASI 100 和平均 PASI 改善）中的反应非常相似[44]。需要进一步的数据来了解疾病特异性的改变因素，因为有一个合理的论点认为，通过用生物类药物治疗银屑病降低血液中的促炎性细胞因子水平，可以减少动脉粥样硬化和心血管风险，这已经表明取决于类似的细胞因子，特别是 IL-23[44]。

十三、撤药和重新治疗

替拉珠单抗已被证明具有相对较长的疗效持续时间，即使在停药后，这可能是由于在银屑病中 IL-23 的上游/调节功能。在 Ⅱ 期试验的第 3 部分中，一些患者在 52 周治疗期后又被随访了 20 周——不到 10% 的患者在替拉珠单抗 100mg 组中复发（最大 PASI 改善降低 50% 或更多）[1]。在另一项 Ⅲ 期试验中，49% 的接受替拉珠单抗 100mg 治疗的患者在停药 36 周后仍保持 PASI 75 反应[45]——这是一个不同的度量标准和比之前定义的复发指标更高的标准。替拉珠单抗 100mg 治疗患者复发的平均时间为 226 天。在同一研究中，还表明替拉珠单抗 100mg 重新治疗至少 12 周后能够使 85.7% 的患者达到 PASI 75。

十四、妊娠期

关于妊娠期，根据 FDA 的说明，动物研究没有显示出替拉珠单抗对胚胎有毒性或致畸性的证据。迄今为止，有关人类怀孕的唯一数据来自于 13 例在临床试验中怀孕的患者，这些患者随后停用了研究药物。在这些患者中，所有孕足月者均顺利分娩并产下正常婴儿，自然流产率与一般人群相似（13 例中有 2 例自然流产）[46]。有趣的是，考虑到替拉珠单抗的持续效果时间，约 50% 的患者在停药 36 周后仍能保持 PASI 75 应答，因此患者在大部分妊娠期间都将继续获得疗效。由于 IgG 只在怀孕第 13 周后跨越胎盘，且在第 3 个妊娠期达到峰值[47]，因此给予处于育龄期的女性替拉珠单抗应该不会有太大的担忧。如果患者发现自己怀孕并希望停止用药，鉴于替拉珠单抗的半衰期，那么至少要等到药物的 2 个半衰期后，IgG 才能跨越胎盘。

结论

替拉珠单抗是治疗银屑病的一种有效药物，具有非常积极的安全性和良好的治疗反应持久性。不幸的是，尽管这种药物比其他任何 IL-23 抑制药物早两年进入Ⅲ期试验，但它并不是第一个上市的药物，该药物的商业化被延迟了。结合其他 IL-23 靶向药物，就达到 PASI 阈值和临床疗效达峰时间较长而言，其效果稍差，但应注意到，考虑到几年前我们对生物抗体的期望，平均而言这种药物对病情的改善仍然相当显著。替拉珠单抗的安全性肯定是该药物的一个优点，使其在广泛的患者群中被有信心地使用。替拉珠单抗的进一步优点集中在其方便的用药计划和对银屑病关节炎的潜在疗效。市场竞争激烈，尚不清楚这种药物是否会在我们治疗银屑病的武器库中找到一个显著的位置，但没有理由不认为替拉珠单抗是治疗银屑病的合理的一线选择，因为它具有疗效、安全性和持久性，以及治疗银屑病关节炎的潜力。

第 18 章 瑞莎珠单抗
Risankizumab

Erica B. Lee　Deeti J. Pithadia　Kelly A. Reynolds　Jashin J. Wu　著
赵　阳　译　　万建绩　校

学习目标

1. 了解瑞莎珠单抗的作用机制。
2. 了解瑞莎珠单抗的合理应用和疗效。
3. 了解瑞莎珠单抗的安全性问题。

摘要

瑞莎珠单抗是一种人源 IgG1 单克隆抗体，以 IL-23 的 p19 亚基为靶点，在银屑病治疗方面已显示出显著的临床疗效。本章回顾总结目前瑞莎珠单抗治疗银屑病有效性和安全性的临床试验证据。四项Ⅲ期临床试验表明，在 PASI 和 sPGA 评分方面，瑞莎珠单抗比乌司奴单抗和阿达木单抗更有效，其安全性与安慰剂相似。到目前为止，还未发现该药物明显的安全性问题，但仍需长期研究对其进一步证实。

一、背景

白细胞介素 -23（interleukin-23，IL-23）是由 IL-12 和 IL-23 共享的 p40 亚基和 IL-23 独有的 p19 亚基构成的异源二聚体[1, 2]。自 2000 年被发现以来，已被认为是参与银屑病发病机制的关键炎症细胞因子[2, 3]。乌司奴单抗是一种 IL-12/23 抑制药，已被证明对治疗银屑病和其他自身免疫性疾病有效[4-7]。然而，最近的证据表明，银屑病皮肤病变中 IL-23 的 p40 和 p19 亚基水平升高，但 IL-12 特异性亚基 p35 的水平正常[8]。在一项Ⅰ期研究中，Kopp 等学者一致认为，替拉珠单抗（Tildrakizumab）对 IL-23 的特异性抑制可改善银屑病症状[9]。此外，皮肤分子和组织病理学分析显示，使用 IL-23 抑制药治疗的银屑病患者的整体组织病理学评分显著改善，并明显优于使用乌司奴单抗治疗的患者[10]。瑞莎珠单抗（Risankizumab，AbbVie Pharmaceuticals，Inc.，Chicago，IL）是一种人源化的 IgG1 单克隆抗体，特异性靶向抑制 IL-23 的 p19 亚基[11]。是第三个被批准用于治疗中重度斑块状银屑病的 IL-23 抑制药（古塞奇尤单抗和替拉珠单抗之后）[12]。同时，它也被研究用于克罗恩病、强直性脊柱炎、特应性皮炎、溃疡性结肠炎、哮喘和化脓性汗腺炎的治疗[13-20]。

二、药理学

一项针对中至重度斑块状银屑病患者的Ⅰ期、单剂量递增、安慰剂对照试验研究了瑞莎珠单抗的安全性、有效性、药代动力学和生物标志物结果[21]。18 例患者分别接受单次静脉注射 0.01mg/kg、0.05mg/kg、0.25mg/kg、1mg/kg、3mg/kg 或 5mg/kg 的瑞莎珠单抗，13 例患者接受单次皮下注射

0.24mg/kg 或 1mg/kg 的瑞莎珠单抗。在此研究中，瑞莎珠单抗表现出线性药代动力学，平均清除率为每天 0.33L，平均末相分布容积为 10.8L，半衰期在 20～28 天。接受皮下注射瑞莎珠单抗的患者最大暴露时间为 4～10 天。皮下注射和静脉注射给药的生物利用度均为 59%。

这些数据也在银屑病和克罗恩病 I 期和 II 期试验中得以验证[22]。根据研究结果，瑞莎珠单抗清除率估计为每天 0.35L，稳态分布体积估计为 11.7L，终末相消除半衰期为 27 天。在接受皮下注射瑞莎珠单抗的患者中，生物利用度为 72%。研究还发现，较高的体重，特别是体重大于 100kg 时可能对体内瑞莎珠单抗水平有一定的影响。

在纳入来自 III 期临床试验的数据后，研究证实瑞莎珠单抗体内清除率与之前的估计值相似，为每天 0.31L[23]。其稳态分布体积和终末消除半衰期也均保持一致，分别为 11.2L 和 28 天。而皮下注射时的生物利用度明显高于之前的数据，为 89%。在给药第 16 周时达到稳态血浆暴露。

三、剂量与监测

瑞莎珠单抗的标准剂量为每次皮下注射 150mg（2 次 75mg 注射），分别在第 0 周、第 4 周，及随后的每 12 周注射 1 次。处方信息建议所有患者在开始使用瑞莎珠单抗之前接受结核感染评估[24]。发表生物制剂治疗指南的美国皮肤病学会（American Academy of Dermatology，AAD）和国家银屑病基金会（National Psoriasis Foundation，NPF）也建议由处方医生决定对患者进行血细胞计数、代谢分析检查，以及结核、乙型肝炎、丙型肝炎及艾滋病毒的血清学检测[25]。

关于持续监测，AAD、NPF 指南建议每年对高危患者（接触过活动性结核病患者和有潜在疾病的患者）进行结核筛查。其他患者可以每年由处方者决定进行筛查。患者还应定期随访，定期筛查非黑色素瘤皮肤癌、乙型肝炎和丙型肝炎，以及不良反应及感染[25]。

四、临床疗效

I 期和 II 期试验已经证明了瑞莎珠单抗治疗中重度银屑病患者的疗效。在 I 期试验中，87% 的单剂量瑞莎珠单抗治疗的患者达到银屑病面积和严重程度指数（psoriasis area and severity index，PASI）75% 以上改善，治疗后第 12 周，分别有 58% 和 16% 的患者达到了 PASI 90 和 PASI 100[21]。II 期试验直接比较了 166 例患者接受瑞莎珠单抗或乌司奴单抗治疗的疗效，这些患者主要接受瑞莎珠单抗 18mg、90mg 或 180mg（第 0 周、第 4 周和第 16 周）治疗或乌司奴单抗 45mg 或 90mg（基于体重，第 0 周、第 4 周和第 16 周）治疗[11]。在第 12 周，接受瑞莎珠单抗治疗的患者达到 PASI 90 的比例为 77%，而接受乌司奴单抗治疗的患者比例为 40%（$P<0.001$）。此外，90mg 瑞莎珠单抗组中 98% 的患者达到了 PASI 75，80% 的患者早在第 8 周就达到了 PASI 75。

四项 III 期试验正式评估了瑞莎珠单抗的安全性和有效性：UltIMMa-1、UltIMMa-2、IMMvent 和 IMMhance。UltIMMa-1 和 UltIMMa-2 分别为模拟、随机、双盲、安慰剂和阳性对照试验[26]。患者被随机分组，分别接受 150mg 瑞莎珠单抗（第 0、4 周，随后每 12 周）治疗，或乌司奴单抗 45mg 或 90mg（基于其不同体重）治疗，或最开始 16 周接受安慰剂治疗。从第 16 周到第 52 周，起初接受安慰剂治疗的患者改为瑞莎珠单抗治疗，其他所有患者继续原有治疗方案。共同主要终点包括在第 16 周达到 PASI 90 和第 16 周的静态总体医生评价（sPGA）为 0 或 1 的患者百分比。

在 UltiMMa-1 中，瑞莎珠单抗在主要终点方面优于安慰剂和乌司奴单抗，在接受治疗 16 周后，304 例瑞莎珠单抗治疗组患者中有 229 例（75.3%）达到 PASI 90，而 102 例安慰剂治疗组患者中有 5 例（4.9%）达到 PASI 90，100 例乌司奴单抗治疗组患者中有 42 例（42.0%）达到 PASI 90（$P<0.0001$ 与安慰剂和乌司奴单抗比较）。到第一次评估时间点（第 4 周），瑞莎珠单抗治疗组患者达

PASI 90 比例明显高于安慰剂治疗组患者，到第 8 周，明显高于乌司奴单抗治疗组患者（$P=0.0001$）。在 sPGA 评分方面，研究结果相似，87.8% 接受瑞莎珠单抗治疗的患者达到 sPGA 0 或 1，而安慰剂组和乌司奴单抗治疗组分别为 7.8 和 79.9%（$P<0.0001$）。此外，治疗 16 周，瑞莎珠单抗治疗组患者中有 35.9% 达到了 PASI 100 或银屑病病变完全清除，而乌司奴单抗治疗组为 12%，安慰剂组患者为 0%。在研究结束时，81.9% 的连续使用瑞莎珠单抗的患者和 78.4% 的在第 16 周由安慰剂改为瑞莎珠单抗治疗的患者达到了 PASI 90。

UltiMMa-2 的结果也证实，与安慰剂和乌司奴单抗相比，瑞莎珠单抗的疗效更好。在第 16 周，瑞莎珠单抗组有 74.8%（220/294）的患者达到了 PASI 90，而安慰剂组和乌司奴单抗组分别为 2.0%（2/98）和 47.5%（47/99）（$P<0.0001$，与安慰剂和乌司奴单抗比较）。此外，83.7% 的瑞莎珠单抗治疗组患者、5.1% 的安慰剂组患者和 61.6% 的乌司奴单抗治疗组患者获得了 sPGA 0/1 评分（$P<0.0001$，与安慰剂和乌司奴单抗比较）。在本试验中，50.7% 接受瑞莎珠单抗治疗的患者在第 16 周时获得了银屑病病变的完全清除；在第 52 周，连续使用瑞莎珠单抗治疗的患者中，这一比例增加到 59.5%。

IMMvent 试验是一项双盲、阳性对照试验，评估了瑞莎珠单抗与 TNF 抑制药阿达木单抗相比的安全性和有效性[27]。在试验的第一阶段，患者被随机分配到瑞莎珠单抗治疗组（150mg 皮下注射，第 0 周、第 4 周、随后每 12 周）或阿达木单抗治疗组（第 0 周 80mg，第 1 周 40mg，之后每 2 周 40mg）的治疗。在 16~52 周，最初被分配到阿达木单抗治疗组的患者根据 16 周时的治疗反应重新分组：低于 PASI 50 的患者改为瑞莎珠单抗治疗，达到 PASI 90 的患者继续使用阿达木单抗，在 PASI 50 和 PASI 90 之间的患者被重新随机分配开启瑞莎珠单抗治疗或继续阿达木单抗治疗。最初分配到瑞莎珠单抗治疗组的患者继续治疗，每 12 周给药 1 次。虽然试验数据尚未正式发表，但据报道，瑞莎珠抗在第 16 周主要终点（PASI 90 和 sPGA 0/1）和第 44 周次要终点 PASI 100 方面的表现明显优于阿达木单抗[27]。在第 16 周，瑞莎珠单抗治疗组的 301 例患者中，72% 达到了 PASI 90，而阿达木单抗治疗组 304 例中有 47% 达到 PASI 90。第 16 周，84% 的瑞莎珠单抗治疗组患者达到了 sPGA 0/1，而阿达木单抗患者为 60%。此外，在第 16 周改为瑞莎珠单抗治疗的患者中，到第 44 周时有 40% 达到了 PASI 100。在整个试验期间应用瑞莎珠单抗的患者没有这一数据的初步结果报告。

第四阶段Ⅲ期临床试验 IMMhance 是一项安慰剂对照研究，比较了在 104 周疗程中持续治疗和随机停用瑞莎珠单抗的安全性和有效性[28, 29]。在初始阶段，受试者随机接受瑞莎珠单抗 150mg 或安慰剂治疗，为期 28 周，主要终点为 PASI 90 和 sPGA 0/1。在第二阶段，达到 sPGA 0/1 的瑞莎珠单抗治疗患者被重新随机分配到继续使用瑞莎珠单抗（维持治疗）或安慰剂（停药）。从第 32 周开始，任何出现复发的患者，即 sPGA 评分大于或等于 3 分，都重新开始使用瑞莎珠单抗（立即注射、4 周后、随后每 12 周注射 1 次）。第二阶段研究的主要终点是第 52 周时达 sPGA 0/1 的比例。在第 16 周，73% 接受瑞莎珠单抗治疗的患者达到了 PASI 90，84% 的患者获得了 sPGA 0/1，而安慰剂组分别为 2% 和 7%。在第 52 周，持续瑞莎珠单抗组维持 sPGA 0/1 的患者比例为 87%，而停药组为 71%（$P<0.001$）。这些结果表明，与其他生物制剂一样，瑞莎珠单抗的效力通过持续治疗而最大化，而不是停药和重新启动治疗周期。

五、安全性

由于瑞莎珠单抗属于最新获得批准的生物制剂，其安全性数据仅来源于临床试验。在Ⅰ期试验中，65%（31 例中的 20 例）的患者在单次使用瑞莎珠单抗随访 24 周后报告了不良事件（adverse events，AE），不良事件的严重程度与注射的剂量无关[21]。报告的最常见的不良事件为轻中度上呼吸道感染（10%）、轻度鼻咽炎（13%）和轻中度头痛（10%）。在瑞莎珠单抗治疗的同时报告了

4例严重不良事件（serious adverse events，SAE），包括酒精性胰腺炎、缺血性丘脑卒中、短暂性脑缺血发作和多发性肌炎，研究人员认为这些都与研究药物无关。24例静脉注射瑞莎珠单抗的患者中有2例报告有注射部位反应，而皮下给药组无此类反应报告。

UltIMMa Ⅲ期试验显示，在接受瑞莎珠单抗治疗的个体和接受乌司奴治疗的个体中发生AE的频率相似[26]。在UltIMMa-1临床试验第16周结束时，49.7%接受瑞莎珠单抗的患者和50.0%接受乌司奴单抗的患者报告了不良事件。7例瑞莎珠单抗治疗患者报告了SAE，包括1例严重感染和1例鳞状细胞癌。UltIMMa-2临床试验的结果相似，到第16周结束时，瑞莎珠单抗治疗组和乌司奴单抗治疗组分别有45.6%和53.5%的患者报告有AE。在接受瑞莎珠单抗治疗的患者中报道了6例SAE，包括3例严重感染和1例基底细胞癌。在这两项试验中，最常见的不良事件是上呼吸道感染、银屑病和腹泻。无结核病、机会性感染、主要不良心血管事件（major adverse cardiovascular events，MACE）或严重过敏反应的报告。

在UltIMMa-1和UltIMMa-2期间，瑞莎珠单抗和乌司奴单抗在整个52周内每患者年（patient-years，PY）的AE总发生率分别为245.6和281.0[27]。瑞莎珠单抗的严重不良事件发生率为9.8每100PY，而乌司奴单抗的严重不良事件发生率为1.9每100PY。其中，瑞莎珠单抗治疗组严重感染为1.6每100PY，乌司奴单抗治疗组为2.5每100PY。瑞莎珠单抗组MACE为0.5每100 PY，乌司奴单抗组为0.00；瑞莎珠单抗组恶性肿瘤为1.5每100PY，乌司奴单抗组为0.5每100PY；瑞莎珠单抗组死亡为0.3每100PY，乌司奴单抗组为0.00。一例患者在最后一次使用瑞莎珠单抗101天后死于心搏骤停，另一例患者在最后一次使用瑞莎珠单抗161天后死于不明原因。此外，在IMMvent试验中，一例接受过瑞莎珠单抗治疗的患者在研究第73天死于急性心肌梗死。IMMhance试验也报道了一例使用瑞莎珠单抗的患者在研究第263天死亡，并被裁定死亡由于MACE[29]。所有这些患者在开始用药前都有心血管危险因素。此外需注意到，目前为止所进行的临床试验的样本量仍然相对较小，需进一步的研究和更大规模人群来确定瑞莎珠单抗是否可能有任何严重的长期不良反应。

来自所有Ⅲ期临床试验的数据汇总发现，在第52周时，24%（263例）接受瑞莎珠单抗治疗的患者抗瑞莎珠单抗抗体呈阳性[24]。其中，约57%（所有患者的14%）被认为具有中和抗体。然而，只有1%的患者其较高的抗体水平与较低的瑞莎珠单抗浓度和临床疗效降低相关。

六、妊娠期和哺乳期

关于妊娠期和哺乳期使用瑞莎珠单抗安全性的数据仅限于对食蟹猴的研究[24]。由于人类IgG能够通过胎盘并存在于母乳中，瑞莎珠单抗可能从母亲传播给胎儿或婴儿。如使用剂量达人体推荐剂量的20倍（人体推荐剂量为60kg使用150mg，即2.5mg/kg），可增加怀孕猴子流产或死胎。但在从出生到6个月的幼猴中，没有观察到与瑞莎珠单抗相关的功能或免疫发育异常。

结论

IL-23作为银屑病发病机制中重要细胞因子的阐明，使生物制剂治疗取得了巨大进展。IL-23抑制药的出现为银屑病患者提供了新的治疗选择，在Ⅲ期临床试验中发现，它们具有卓越的临床疗效。然而，考虑到目前缺乏长期的有效性和安全性数据，明确IL-23抑制药在银屑病治疗中的作用仍需要进一步的研究。

利益冲突：Dr. Wu是艾伯维、安进、礼来、杨森、诺华等公司的调查员；是艾伯维、阿尔米尔、安进、百时美施贵宝、塞尔金、德米拉、雷迪博士实验室、礼来、杨森、利奥制药、诺华、普罗米乌斯制药、再生、太阳制药和UCB、瓦兰特制药北美有限责任公司的顾问；以及艾伯维、赛尔健、诺华、桑农、健赞、太阳制药、UCB、瓦兰特制药北美有限责任公司的发言人。其余的作者无任何利益冲突需要披露。

第 19 章　司库奇尤单抗用于治疗炎症性皮肤和关节疾病
Secukinumab for the Treatment of Inflammatory Skin and Joint Disease

Jason E. Hawkes　Avishan Vishi Hawkes　著
匡叶红　译　　万建绩　校

学习目标

1. 了解司库奇尤单抗的作用机制。
2. 了解司库奇尤单抗的合理应用和疗效。
3. 了解司库奇尤单抗的安全性问题。

摘要

银屑病是一种慢性炎症性疾病，皮损表现为厚层、鳞屑性红斑块，常累及四肢伸侧、头皮及躯干。虽然银屑病的病因尚未完全阐明，但研究证实，银屑病是一种 T 细胞介导的疾病，可累及皮肤、关节等多个器官。近期研究发现，致病 T 细胞在白细胞介素 –23（IL-23）的作用下可产生高水平的白细胞介素 –17（IL-17），诱发银屑病发病，因此开发了多种新型靶向治疗方法。司库奇尤单抗（商品名 Cosentyx®）在中重度斑块状银屑病、银屑病关节炎和强直性脊柱炎（AS）中开展了Ⅲ期临床试验，为该药物应用在皮肤病和风湿病领域中的疗效和安全性提供了保障。IL-17 在炎症性疾病发展中的确切作用尚未完全阐明，多项研究和临床试验正在不断更新对疾病的认识，探索新的治疗方法，从而提高患者的预后。

缩略语

ACR 20	American College of Rheumatology 20 score	美国风湿病学会评分标准至少有 20% 改善
AS	ankylosing spondylitis	强直性脊柱炎
ASAS 20	Assessment of Spondyloarthritis International Society 20（ASAS 20）response	国际脊柱关节炎协会评估标准至少有 20% 改善
axSpA	axial spondyloarthritis	中轴型脊柱关节炎
DLQI	dermatology Life Quality Index	皮肤病生活质量指数
FDA	US Food and Drug Administration	美国食品药品管理局
IBD	inflammatory bowel disease	炎症性肠病

Ig	immunoglobulin	免疫球蛋白
IL-17	interleukin-17	白细胞介素 –17
IL-23	interleukin-23	白细胞介素 –23
NAPSI	nail psoriasis severity index	甲银屑病严重程度指数
nr-axSpA	nonradiographic axSpA	放射学阴性 axSpA
PASI	psoriasis area and severity index	银屑病面积和严重程度指数
PK	pharmacokinetic	药代动力学
PPP	palmoplantar psoriasis	掌跖银屑病
ppPASI	palmoplantar psoriasis area and severity index	掌跖银屑病面积和严重程度指数
PA	psoriatic arthritis	银屑病关节炎
PSSI	psoriasis scalp severity index	头皮银屑病严重程度指数
TNF	tumor necrosis factor	肿瘤坏死因子

一、背景

银屑病是一种慢性炎症性皮肤病，据估计美国银屑病患病率约为3%[1]。斑块状银屑病是最常见的银屑病亚型，典型皮疹表现为分布于头皮、躯干和四肢伸侧的境界清楚、鳞屑性、肥厚斑块。当炎症累及关节被称为银屑病关节炎（PA），约1/3银屑病患者合并银屑病关节炎。少见的银屑病亚型包括红皮病性银屑病、脓疱性银屑病、掌跖脓疱病、点滴状银屑病和反向型银屑病。

银屑病发病机制复杂，目前认为银屑病是一种T细胞介导的皮肤和关节疾病，主要由IL-23/IL-17信号通路驱动[2, 3]。银屑病的确切病因仍不清楚，但疾病的发病受相关因素调控，包括银屑病相关基因或易感位点、环境因素、饮食、药物和感染。在过去20年里，随着科学进步和临床试验发展进一步拓展了我们对银屑病的认识，由此美国食品药品管理局（FDA）获批一系列外用、口服免疫抑制药和注射免疫疗法。该治疗方案包括11种单克隆抗体（或生物制剂），其靶点从阻断肿瘤坏死因子（TNF）到选择性阻断IL-17A和IL-23p19。本章将重点介绍司库奇尤单抗（Secukinumab），这是首个FDA获批用于治疗银屑病的选择性阻断IL-17A的单克隆抗体。

二、司库奇尤单抗：背景和主要临床研究数据

司库奇尤单抗的快速起效、临床疗效和安全性进一步证实IL-23/IL-17信号通路在银屑病和炎症性关节病发病机制中的重要性。最初于1996年从HuMab®小鼠（Medarex, Inc.）中使用部分人类免疫球蛋白库开发，司库奇尤单抗（以前称为AIN457）是一种全人源免疫球蛋白（Ig）G1/κ单克隆抗体，随后由诺华制药公司在临床试验中测试用于治疗银屑病、类风湿关节炎和葡萄膜炎[4]。FDA于2015年1月21日批准司库奇尤单抗用于治疗成人中至重度斑块状银屑病。司库奇尤单抗选择性靶向IL-17A亚型，目前以商品名Cosentyx®（可善挺®）销售。这是首个FDA批准的直接抑制IL-17免疫轴的单克隆抗体[5]。随后，司库奇尤单抗于2016年1月15日被批准用于治疗成人AS和PA。以下是司库奇尤单抗获批适应证的主要临床试验总结。

（一）斑块状银屑病

针对斑块状银屑病，司库奇尤单抗在第0、1、2、3和4周皮下给药300mg（每次150mg注射2次），然后每月给药1次。在相同的给药间隔下，对部分患者来说每次150mg的剂量是足够的。Ⅲ期临床试验证实了（ERASURE、FIXTURE和CLEAR试验）司库奇尤单抗治疗中重度斑块状银屑病的有效性。此外，后期的Ⅲ期试验均是建立在这3项主要临床试验数据的基础上，进一步支持他们的结论。

ERASURE是一项双盲、长达52周的随机对照试验，司库奇尤单抗治疗组与对照组共计纳入738例患者（连续5周给药，每周每次300mg或150mg，然后每月给药1次）[6]。司库奇尤单抗治疗组（300mg或150mg）患者的银屑病面积和严重程度指数（PASI）改善75%，即达到PASI 75的比例分别为82%和72%。在安慰剂组中，只有不到5%的患者达到了PASI 75。FIXTURE试验也是一项为期52周的双盲安慰剂对照试验，1306例患者随机分配后分别接受司库奇尤单抗（300mg和150mg，如上述）、依那西普（每周2次给药50mg，持续12周，然后每周给药1次）、安慰剂治疗[6]。在该试验中，第12周时，在300mg和150mg治疗组分别有77%和67%的患者达到了PASI 75应答率。相比之下，依那西普治疗组只有44%的患者达到PASI 75应答率，而安慰剂治疗组PASI 75应答率只有5%。重要的是，ERASURE和FIXTURE数据汇总后显示，临床试验中达到PASI 75应答率的患者中，约95%的患者在司库奇尤单抗治疗中断后12周内能够维持相同的应答率（该数据公布于佛罗里达州奥兰多举行的2017年美国皮肤病学会年会）。

CLEAR研究是一项为期52周的双盲随机对照试验，纳入的676例患者分别使用司库奇尤单抗（每周300mg，持续5周，然后每月给药1次）和乌司奴单抗（在第0、4周予以45或90mg，然后根据体重每12周给药1次）治疗[7]。由于既往的研究显示2种药物疗效好，因此在该研究中主要研究终点进一步升级为更加严格的PASI 90应答率，代替ERASURE和FIXTURE研究中使用的PASI 75应答率。主要研究终点以PASI 90应答率为标准，继续评估更新、更高效的银屑病生物制剂疗效。在第16周，79%的银屑病患者在司库奇尤单抗组达到PASI 90应答率，而乌司奴单抗组比率只有58%。治疗1年后，与乌司奴单抗组相比，司库奇尤单抗组仍具有显著的优势[8]，并且司库奇尤单抗组DLQI评分改善更高。SCULPTURE试验报告了相似的、持续5年的司库奇尤单抗临床疗效和安全性[9]。最后，JUNCTURE[10]和FEATURE[11]试验也证明了司库奇尤单抗自动注射器/笔和预充式注射器的有效性和安全性，临床结果与既往的研究相似。

（二）难治型银屑病：掌跖、甲和头皮银屑病

迄今为止，大多数银屑病临床试验都是围绕斑块状银屑病或PA，排除少见的疾病亚型，即主要累及头皮、掌跖、间擦部位或生殖器部位的患者。头皮银屑病、掌跖银屑病和甲受累常被认为是难治型银屑病。在这些特定的皮肤区域，目前尚未阐明疾病特殊临床表现、反复迁延不愈的原因。然而，不同环境诱因（如外伤）和（或）这些皮肤区域的常驻免疫细胞差异可能解释这一现象。司库奇尤单抗是首个针对难治型、头皮银屑病患者在GESTURE、TRANSFIGURE开展临床实验的生物制剂之一。

GESTURE是一项Ⅲ期、随机、双盲、安慰剂对照、在15个国家开展的多中心临床试验，该试验完成了132周掌跖银屑病的治疗[12]。205例受试者随机接受300mg或150mg司库奇尤单抗、安慰剂治疗。主要终点是治疗16周后，掌跖研究者的总体评估（ppIGA）0（清除）或1（几乎清除/最低）的比率。在第16周，300mg和150mg治疗组分别有33%和22%的患者达到清除或几乎清除，而安慰剂治疗组比率只有1.5%。同时掌跖银屑病面积和严重程度指数（ppPASI）的显著降低和皮肤病生活质量指数（DLQI）0/1高应答率。在中重度

掌跖银屑病患者中，司库奇尤单抗临床疗效可以持续至少 2.5 年[13]。

TRANSFIGURE 试验的设计与 GESTURE 试验非常相似，其在 39 个研究中心进行，完成了 132 周甲银屑病司库奇尤单抗治疗[14]。主要研究终点是司库奇尤单抗治疗 16 周甲银屑病严重程度指数（NAPSI）的改善。研究结果发现，73%、64% 的患者在司库奇尤单抗 300mg 和 150mg 治疗组甲改善。治疗 2.5 年 NAPSI 评分持续改善，同时患者自报结局、生活质量均有改善。

最后，在一项来自 17 个研究中心的 102 例银屑病患者的Ⅲ期双盲随机试验中，探讨了司库奇尤单抗治疗头皮银屑病的疗效[15]。在这项为期 24 周的研究中，患者在第 0 周、1 周、2 周、3 周和 4 周随机接受司库奇尤单抗 300mg 的治疗，20 周前每月给药 1 次，对照组为安慰剂。主要研究终点是治疗 12 周头皮银屑病面积和严重程度指数评分较基线相比改善 90%（PSSI 90）。司库奇尤单抗 300mg 治疗组在第 12 周达到 PSSI 90 缓解的患者比例为 53%，而安慰剂组仅为 2%。超过 1/3 接受司库奇尤单抗治疗的患者在第 12 周实现了头皮完全清除，而接受安慰剂组患者头皮均未完全清除。

（三）银屑病关节炎

对于合并银屑病关节炎的银屑病患者，司库奇尤单抗的剂量和给药与上述相同（用于治疗中至重度斑块状银屑病）。对于皮肤未受累的银屑病关节炎患者，司库奇尤单抗给药分为有诱导期（150mg 在第 0 周、第 1 周、第 2 周、第 3 周和第 4 周，然后每 4 周给予 150mg）和无诱导期（150mg 每 4 周 1 次）治疗。对于皮肤未受累的银屑病关节炎患者，若 150mg 剂量的司库奇尤单抗持续治疗 3~4 个月仍无法缓解症状，应考虑升级为 300mg 剂量。

两项早期Ⅲ期临床试验（FUTURE 1 和 FUTURE 2）评估了司库奇尤单抗治疗银屑病关节炎的疗效。FUTURE 1 是一项为期 52 周的双盲安慰剂对照试验，将 606 例 PA 患者随机分为两组，分别接受司库奇尤单抗（第 0 周、第 2 周和第 4 周剂量为 10mg/kg，然后每 4 周皮下注射 150mg 或 75mg）和安慰剂治疗[16]。在 2 个治疗组中，约 50% 的患者美国风湿病学会评分中达到≥20%（ACR 20）的改善，应答率持续了 1 年，而安慰剂组只有 17%。FUTURE 2 是一项为期 4 年的研究，397 例 PA 患者随机纳入司库奇尤单抗组（在第 0 周、第 1 周、第 2 周、第 3 周和第 4 周每周注射后每月 300mg、150mg 或 75mg）和安慰剂组[17]。司库奇尤单抗治疗 24 周后，54%（300mg 组）、51%（150mg 组）和 29%（75mg 组）接受司库奇尤单抗治疗的患者达到 ACR 20，而安慰剂组为 15%。在第 128 周，根据试验研究者评估，对 150mg 或 75mg 剂量应答不佳的患者增量到 300mg 治疗组。在治疗 26~208 周后，70%~75% 和 40%~50% 患者达到 ACR 20 和 ACR 50 的应答率。银屑病关节炎患者的 PASI 75/90 应答率略低于斑块状银屑病，但与斑块状银屑病Ⅲ期试验结果相似。

FUTURE 5 是另一项随机、双盲、安慰剂对照的临床试验，也是迄今为止针对生物制剂初治银屑病患者开展的规模最大的临床试验[18]。在这项研究中，996 例患者被随机分为 4 个不同的组进行 52 周的治疗：司库奇尤单抗在第 0 周、第 1 周、第 2 周、第 3 周和第 4 周的诱导治疗后，每月继续予以 300 或 150mg；司库奇尤单抗每月予以 150mg，无诱导剂量；以及安慰剂对照。主要终点是第 16 周的 ACR 20 应答，分别有 63%、56% 和 60% 的患者在司库奇尤单抗 300mg 有诱导期组、150mg 有诱导期组和 150mg 无诱导期组中达到了 ACR 20 缓解率。接受安慰剂治疗的患者中，27% 的患者在第 16 周达到 ACR 20 应答率。在所有治疗组中，ACR 20 应答持续到第 52 周，司库奇尤单抗 300mg 有诱导期组疗效最优。重要的是，该研究还评估了多个次要终点，包括 52 周时关节疾病的放射学进展、附着点炎的完全缓解和指（趾）炎的完全缓解，所有治疗组中约 50% 的患者达到了完全缓解。

迄今为止，大多数临床试验尚未区分PA亚型（如中轴型PA）。这在一定程度上可能是因为我们仍需要更进一步区分炎症性关节病。无论如何，目前仍需明确是否不同PA亚型对特定治疗有不同的应答。针对这个问题，诺华正在开展一项Ⅲb期临床试验（ClinicalTrials.gov Identifier：NCT02721966），该试验旨在评估150mg或300mg司库奇尤单抗治疗组对≥2种非甾体类抗炎药治疗失败、≥1个月的中轴型PA患者的安全性和疗效。在第12周，司库奇尤单抗300mg治疗组与对照组的国际脊柱关节炎协会评估标准至少有20%的改善是该试验的主要研究终点。这项研究和其他旨在临床试验设计之前明确出PA亚型的研究，将会引起治疗这组复杂疾病的临床医生的兴趣。

（四）强直性脊柱炎

中轴型脊柱关节炎（axSpA）是一种炎症性脊柱关节炎，通常在45岁之前发病，表现为慢性背痛，严重可致残。中轴型脊柱关节炎患者可表现为强直性脊柱炎（也称为放射学阳性中轴型脊柱关节炎）或放射学阴性中轴型脊柱关节炎（nr-axSpA）。银屑病关节炎也可表现为同样的临床特征，如骶髂关节炎、滑膜炎、附着点炎、指（趾）炎和*HLA B27*基因阳性[19,20]。因此，强直性脊柱炎和银屑病关节炎患者使用司库奇尤单抗均可显著应答。司库奇尤单抗运用于强直性脊柱炎通常以150mg剂量给药，伴或不伴诱导剂量：每4周给药150mg，或在第0周、第1周、第2周、第3周和第4周给药150mg，随后每月皮下注射1次。

已有4项双盲、随机、安慰剂对照、Ⅲ期临床试验，探究了司库奇尤单抗治疗活动性强直性脊柱炎的疗效：MEASURE 1～4。MEASURE 1纳入并随机分配371例强直性脊柱炎患者，在第0周、第2周和第4周静脉注射司库奇尤单抗（剂量为10mg/kg）治疗，随后每4周皮下注射150mg或75mg或安慰剂[21]。MEASURE 1和2的主要终点是在第16周时，评估ASAS 20的患者比例。在第16周，150mg和75mg治疗组的ASAS 20应答率分别为61%和60%，而安慰剂组ASAS 20应答率只有29%。在为期3年的MEASURE 2临床试验中，共有219例强直性脊柱炎患者入组，患者随机分配在司库奇尤单抗治疗组（第0周、第1周、第2周、第3周、第4周及随后每4周皮下注射150mg或75mg）及安慰剂组[21]。安慰剂组的患者在第16周随机换药为司库奇尤单抗（皮下注射150mg或75mg）。司库奇尤单抗（150mg和75mg治疗组）在第16周的ASAS 20应答率分别为61%和41%，而安慰剂组只有28%的患者获得ASAS 20应答率。150mg治疗组在第16周的ASAS 40应答率为36%，并在第52周逐渐增高到49%。值得注意的是，在所有剂量组中，150mg司库奇尤单抗治疗组的患者均观察到强直性脊柱炎症状的显著改善，而使用75mg司库奇尤单抗治疗的患者仅在较高诱导剂量下显著改善。

MEASURE 3是一项为期52周的试验，在诱导期静脉给药（在第0周、第2周和第4周时为10mg/kg）或安慰剂治疗后，随后每月皮下注射司库奇尤单抗300mg和150mg维持剂量，对比治疗组与安慰剂组的安全性和有效性[22]。300mg和150mg治疗组分别有61%和58%的患者在第16周达到了ASAS 20应答率，而安慰剂组应答率为36.8%。与既往的研究一样，临床疾病的改善从第16周持续到第52周。在MEASURE 3中观察到的临床改善和ASAS 20应答率基本在MEASURE 4中再现[23]，该研究通过预填充式注射器（有或没有负荷剂量方案）自我给药，评估强直性脊柱炎患者司库奇尤单抗150mg治疗104周的疗效和安全性。然而，由于安慰剂组应答率较高，本研究结果无统计学意义。

三、药理学特性和安全性

司库奇尤单抗的药理学和生化特性、给药方式决定了临床疗效和安全性。作为一种抑制IL-17A的全人源IgG1抗体，司库奇尤单抗具有与其他IgG1抗体相似的在人体内的稳定性和较长的半衰期[24]。这些特性，以及它在人体内的丰度，无疑是影响司库奇尤单抗临床设计的重要因素。司库奇尤单抗的药代动力学（PK）特性也已被证实，其半衰期约为25天，绝对生物利用度高，无剂量依赖性清除率[25]。该药物有利的药代动力学特性已经在3个主要的临床适应证和高度多样化的患者群体中得以体现。

司库奇尤单抗治疗斑块状银屑病、银屑病关节炎和强直性脊柱炎的安全性数据超过5年。因此，上述引用的Ⅲ期临床试验提供了一个强大的数据集，涵盖了司库奇尤单抗在多种适应证中的高效和卓越的安全性。这3种适应证在临床试验中报告的不良事件非常相似，见表19-1。在约10%的患者中，最常报告的不良事件是头痛和鼻咽炎或上呼吸道感染。不太常见的不良事件包括非严重感染、腹泻、关节痛、皮肤黏膜念珠菌病、高血压和高胆固醇血症。罕见的不良事件（发生在不到1%的患者中）包括短暂性中性粒细胞减少、主要心血管不良事件、炎症性肠病（IBD）、严重感染、葡萄膜炎、恶性或未明确的肿瘤发生。

皮肤黏膜念珠菌病和炎症性肠病是这类特殊药物的两种特殊的不良事件。由于抑制IL-17导致念珠菌和其他病毒感染，反映了这种特异性细胞因子在抵御人体和皮肤免受感染的重要性。IL-17RA或IL-17F先天缺陷的人也与复发性念珠感染、上呼吸道感染和轻度皮肤感染相关，这相当于一个自然人体实验，反映了皮肤中IL-17信号完全阻断的情况[26]。

司库奇尤单抗抑制IL-17可能导致炎症性肠病发生的机制是复杂的，理由如下。首先，在先天IL-17信号通路异常的（即体内没有产生IL-17）的家系群体和个体中不会出现任何重大后果，如炎症性肠病或恶性肿瘤。这一现象不支持司库奇尤单抗抑制IL-17与IBD发生之间存在关系。其次，研究已经证实司库奇尤单抗和布罗利尤单抗（一种IL-17受体抑制药）在炎症性肠病患者（既往无银屑性疾病史）中的临床疗效。在这些试验中，一些患者报告其胃肠道症状恶化[27, 28]。这会引起部分临床医生在治疗炎症性肠病或合并其他炎症性疾病的患者（如银屑病或银屑病关节炎）时谨慎使用IL-17抑制药。然而，与一般人群相比，银屑病患者合并更高炎症性肠病的风险，这表明两者之间可能存在遗传关联而非治疗相关的联系[29]。目前正在尝试明确IL-17抑制药与人类或小鼠新发炎症性肠病的因果关系，但迄今为止尚无定论。了解IL-17在黏膜和胃肠道系统中的作用至关重要，我们正逐渐开始探究IL-23/IL-17信号通路在皮肤以外组织器官中的作用。

四、IL-17抑制药治疗慢性炎症性疾病的前景

司库奇尤单抗和其他IL-17抑制药（如依奇珠单抗、布罗利尤单抗和比美吉珠单抗）的出现为银屑病治疗带来变革。然而，有些银屑病患者

表19-1 司库奇尤单抗在治疗斑块状银屑病、银屑病关节炎（PA）和强直性脊柱炎（AS）的Ⅲ期临床试验中观察到的不良事件总结

常见不良事件（>10%的患者）	不太常见的不良事件（1%~9%的患者）	罕见不良事件（<1%的患者）
• 鼻咽炎或上呼吸道感染 • 头痛	• 腹泻 • 黏膜念珠菌病 • 非严重感染/感染 • 高血压 • 高胆固醇血症 • 关节痛	• 炎症性肠病 • 严重感染 • 注射部位反应 • 主要心血管不良事件 • 葡萄膜炎 • 中性粒细胞减少症 • 恶性或未明确的肿瘤

对司库奇尤单抗或该类药物中的其他药物无应答，说明了银屑病这种疾病的复杂性，特别是考虑到这其中绝大部分患者对更广泛作用的药物如TNF抑制药、甲氨蝶呤或环孢素有应答。与第一代和第二代生物治疗（TNF抑制药或乌司奴单抗）相比，IL-17抑制药在治疗银屑病皮肤的快速起效令人惊讶，而我们在用这些药物治疗炎症性关节病方面的进展甚微。银屑病生物制剂的Ⅲ期临床试验PASI和ACR评分的对比凸显了皮肤与关节疾病的治疗差距[2]。这促使该领域的一些专家提出了一种未来的治疗策略，包括同时使用IL-17抑制药和TNF抑制药，或使用双特异性抗体，同时靶向两种细胞因子（如TNF和IL-17A）[30]。

最近针对IL-17A和IL-17F的比美吉珠单抗在斑块状银屑病中的Ⅱ期临床数据令人振奋，并为这种新的治疗策略提供了极好的证明[31]。关于双特异性抗体测试的其他数据已经系统总结[32, 33]。两种生物制剂同时治疗会提高相关的预期成本和（或）增加不良事件的风险，这两种因素极有可能阻止药物联合治疗。双特异性抗体治疗炎症性疾病的临床前或Ⅰ期临床试验数据刚启动。随着技术的不断进步，双重细胞因子抑制治疗慢性炎症性疾病的前景是光明的，值得继续进行研究。新的双特异性分子的持续开发，以及研究IL-17在特定组织免疫细胞中的作用，从而开展转化研究将有助于我们更好地管理这些复杂炎症性疾病。鉴于这种细胞因子可进一步募集中性粒细胞到皮肤，司库奇尤单抗和其他IL-17抑制药在中性粒细胞性皮肤病（如坏疽性脓皮病或Sweet综合征）治疗中的作用也将引起人们的兴趣。

结论

IL-23/IL-17信号通路在银屑病和相关炎症性关节疾病中的核心作用，加深了我们对免疫失调诱发的慢性炎症性疾病的理解，并促进了高效靶向生物治疗的发展。作为IL-17A抑制药的首创新药，司库奇尤单抗已被证明是一种快速、稳健、可持续和安全的治疗银屑病、银屑病关节炎和强直性脊柱炎的药物。因此，它已成为许多患者的一线治疗用药，特别是那些伴有共病、畏惧使用传统系统免疫抑制药治疗的患者，司库奇尤单抗首次针对难治型银屑病（如掌跖银屑病、甲和头皮银屑病），开展特定临床试验探讨治疗的疗效和安全性，这为临床医生提供了额外的经验证据，有助于为银屑病性疾病和强直性脊柱炎的治疗提供更准确的临床决策。

致谢：无

利益冲突：JEH目前任职于美国国家银屑病基金会医学委员会，并曾担任艾伯维、杨森、LearnSkin、诺华、辉瑞、Regeneron-Sanofi、VisualDx和UpToDate的顾问。AVH是Regeneron Pharmaceuticals，Inc.的现任员工，并获得该公司的股票作为她工作的一部分。

第20章 依奇珠单抗
Ixekizumab

Caitriona Ryan Roisin O'Connor 著
陈 凌 译   万建绩 校

学习目标

1. 了解依奇珠单抗的作用机制。
2. 了解依奇珠单抗的规范使用和有效性。
3. 了解依奇珠单抗的安全性问题。

摘要

依奇珠单抗（Ixekizumab）是一种选择性靶向IL-17A的全人源化单克隆抗体，其已被证明在治疗银屑病和银屑病关节炎方面非常有效。本章根据迄今为止的临床研究综述了依奇珠单抗治疗银屑病的有效性和安全性。研究表明，依奇珠单抗在治疗中重度银屑病方面非常有效，大多数患者的清除率都很高。依奇珠单抗治疗期间报告的罕见不良事件包括中性粒细胞减少症、念珠菌感染和炎症性肠病，但尚缺少5年以上的长期安全性数据。

一、背景

依奇珠单抗（Ixekizumab，Taltz，Eli.Lilly）是一种人源化 IgG4 单克隆抗体，可选择性结合IL-17A，并抑制其与IL-17受体的相互作用[1,2]。它一直被证明对治疗中重度银屑病有效[3]。依奇珠单抗已被批准用于成人治疗中重度斑块状银屑病和银屑病关节炎[4]。

依奇珠单抗由2个各自219个氨基酸的轻链多肽和2个各自445个氨基酸的重链多肽组成[5]。依奇珠单抗选择性阻断 IL-17A，IL-17A 是 IL-17 细胞因子家族的成员，该家族成员此外还有 IL-17B、IL-17C、IL-17D、IL-17E 和 IL-17F[1]。IL-17A 是由称为 Th17 细胞的 CD4$^+$T 细胞产生，它是一类 CD4$^+$ 辅助淋巴细胞的亚群[6]。IL-17 同源二聚体蛋白家族在氨基酸序列上不同，因此在空间结构上也不同[1]。IL-17A 的活性形式以同源二聚体（A/A）或者与 IL-17F 的异源二聚体（A/F）的形式出现[1]。对 IL-17A 的生理反应涉及细胞因子和趋化因子的释放，它们负责将中性粒细胞和记忆 T 细胞募集和激活到炎症部位，并维持促炎症状态[1]。IL-17A 在慢性炎症和自身免疫中起着关键作用[1]。目前的数据表明，IL-17A 具有3种主要功能，包括宿主防御、中性粒细胞稳态和慢性致病性炎症[1,7,8]。

IL-17 在银屑病的发展中起着关键作用，它的发现开辟了许多新的治疗选择。IL-17 抑制药包括司库奇尤单抗（Secukinumab）、依奇珠单抗（Ixekizumab）、布罗利尤单抗（Brodalumab）、比美吉珠单抗（Bimekizumab）、尼塔奇单抗（Netakimab）和 M1095[9]。

二、药效动力学

依奇珠单抗靶向在银屑病发病机制中起关键作用的IL-17细胞因子。基于银屑病皮肤活检的Ⅰ期数据显示，从基线到第43天，表皮厚度呈剂量依赖性减少，增殖的角质形成细胞、T细胞、树突状细胞减少，包括C反应蛋白在内的炎症标志物也减少[9,10]。

三、药代动力学

银屑病患者皮下注射一剂依奇珠单抗后4~7天出现平均峰值浓度，剂量范围为5~160mg[10]。分析表明，皮下注射后依奇珠单抗的平均生物利用度为54%~90%。160mg起始剂量后，依奇珠单抗的平均（SD）最大血浆浓度（C_{max}）为19.9（8.15）μg/ml。在160mg的初始起始剂量和80mg Q2W给药方案之后的第8周达到稳定状态。$C_{max,ss}$的估计平均值（SD）为21.5（9.16）μg/ml，$C_{trough,ss}$为5.23（3.19）μg/ml。在第12周从80mg Q2W给药方案切换到80mg Q4W给药治疗方案后，约10周后达到稳定状态。$C_{max,ss}$的估计平均值（SD）为14.6（6.04）μg/ml，$C_{trough,ss}$为1.87（1.30）μg/ml[10]。

四、临床疗效

3项关键的Ⅲ期试验，UNCOVER 1、UNCOVER 2和UNCOVER 3，评估了在中重度银屑病患者中，与安慰剂相比，依奇珠单抗各种给药方案的有效性和安全性[3]。UNCOVER 2和UNCOVER 3试验还将依奇珠单抗与依那西普进行了比较[11]。

在UNCOVER 1中，1296例患者以1:1:1的比例被随机分配为每2周接受80mg依奇珠单抗（Q2W）、每4周接受80mg依奇珠单抗（Q4W）或安慰剂。被分配到依奇珠单抗队列的患者接受160mg起始剂量，然后接受80mg Q2W或Q4W。共同的主要终点是第12周的银屑病面积和严重程度指数（PASI）75和静态医师全球评估（sPGA）0或1。在12周时对依奇珠单抗治疗有反应的患者（sPGA 0~1）被重新分配为每12周接受安慰剂、依奇珠单抗80mg Q4W或依奇珠单抗80mg，随访48周[3,12]。

到第12周，两种依奇珠单抗方案的疗效显著优于安慰剂。依奇珠单抗Q2W和Q4W达到PASI 75的患者比例分别为89.1%和82.6%，而安慰剂组为3.9%（与安慰剂组相比，$P<0.001$）[12]。与安慰剂组的3.2%相比，依奇珠单抗Q2W组81.8%的患者和依奇珠单抗Q4W组76.4%的患者的sPGA达到0或1（$P<0.001$）[12]。在2周给药队列的患者中，70.9%的患者在第12周出现PASI 90应答，35.3%的患者出现PASI 100应答[12]。UNCOVER 1表明疗效持续了60周。

72.9%的依奇珠单抗治疗应答者维持sPGA为0或1，77.7%维持或达到PASI 75，52%维持或达到PASI 100[11,12]。

在UNCOVER 2中，1224例患者以2:2:2:1的比例被随机分配接受80mg依奇珠单抗Q2W、80mg依奇珠单抗Q4W、依那西普50mg每周2次或安慰剂[12]。UNCOVER 1和UNCOVER 2试验具有相似的诱导期设计。依奇珠单抗组的患者接受160mg起始剂量，然后接受80mg Q2W或Q4W。在12周时，研究表明，与安慰剂相比，依奇珠单抗在统计学上优于安慰剂[12]。依奇珠单抗Q2W和Q4W达到PASI 75的患者比例分别为89.7%和77.5%，而安慰剂组为2.4%（$P<0.0001$）[12]。Q2W组83.2%和Q4W组72.9%的患者sPGA达到0或1，而安慰剂组为2.4%（与安慰剂相比，$P<0.0001$）[12]。在实现PASI 90、PASI 100和改善DLQI评分方面，依奇珠单抗的两种给药方案均优于安慰剂（与安慰剂相比，$P<0.0001$）[12]。与依那西普相比，依奇珠单抗80mg Q2W和Q4W方案在第12周达到PASI 75和sPGA 0或1的患者数量也更有效（$P<0.001$）[11,12]。

在UNCOVER 3中，1346例患者以2:2:2:1的比例被随机分配接受80mg依奇珠单抗Q2W、80mg依奇珠单抗Q4W、50mg依那西普或安慰剂治疗[12]。

依奇珠单抗组的患者接受160mg起始剂量，然后接受80mg Q2W或Q4W剂量[12]。UNCOVER 3显示，依奇珠单抗80mg Q2W和依奇珠单

80mg Q4W 的结果在统计学上优于安慰剂[12]。Q2W 组 87.3% 和 Q4W 组 84.2% 的患者达到 PASI 75，而安慰剂组为 7.3%（$P<0.0001$）[12]。80.5% 的 Q2W 组和 75.4% 的 Q4W 组的 sPGA 达到 0 或 1，而安慰剂组为 6.7%（$P<0.0001$）[12]。在实现 PASI 90、PASI 100 和改善 DLQI 方面，两种依奇珠单抗给药方案均优于安慰剂（$P<0.0001$）[11,12]。

与安慰剂和依那西普相比，依奇珠单抗 2 种方案治疗组中更多的基线时瘙痒数字评定量表（NRS）评分为 4 分或以上的患者改善了 4 分或更多。早在第 1 周，与安慰剂或依那西普相比，依奇珠单抗的每一方案都有改善（$P<0.0001$）[11]。

来自 2570 例 UNCOVER 2 和 UNCOVER 3 试验患者的汇总数据显示，与接受依那西普或安慰剂治疗的患者相比，依奇珠单抗治疗的患者在健康相关生活质量（health-related quality of life，HR-QoL）和瘙痒方面取得了更快的改善[2]。

依奇珠单抗治疗的患者（2 个给药组）在 2.1 周时获得了皮肤生活质量指数（DLQI）和瘙痒数值评定量表（NRS）评分的最低临床重要差异（minimally clinical important difference，MCID），而依那西普治疗患者的 MCID 中位时间 DLQI 为 4 周，NRS 为 8.1 周。安慰剂组的大多数患者在 12 周的诱导期内没有达到 MCID[2]。

五、体重

来自 3 项 3 期研究（UNCOVER 1、UNOCVER 2、UNCOVER 3）的汇总数据用于评估体重对中重度银屑病患者依奇珠单抗治疗效果的影响[13]。3855 例患者被纳入分析，并将患者分为 3 个体重组（<80kg、80~100kg、≥100kg）[13]。与安慰剂或依那西普相比，在所有体重组中，接受依奇珠单抗治疗的患者在第 12 周达到 PASI 75、PASI 90 或 PASI 100 的比例更高[13]。不同体重组的 PASI 75 应答率没有显著差异[13]。

六、银屑病关节炎

两项Ⅲ期临床试验，SPIRIT-P 1 和 SPIRIT-P 2，证明了在中至重度银屑病关节炎（PA）中，对于非甾体抗炎药、传统改善病情的抗风湿药物（csDMARD）或肿瘤坏死因子-α（TNF-α）抑制药治疗多种关节和皮肤受累失败的患者，依奇珠单抗（80mg Q2W 和 Q4W）优于安慰剂[14]。

在 SPIRIT-P1 中，417 例未接受过生物治疗的活动性银屑病关节炎 PA 患者被随机分配接受安慰剂皮下注射、阿达木单抗 40mg，每 2 周 1 次、依奇珠单抗 80mg Q2W 或依奇珠单抗 80mg Q4W 组[15]。两种依奇珠单抗给药方案均包括 160mg 的起始剂量。主要终点是与安慰剂比较在第 24 周的美国风湿病学会（ACR）20 应答反应[15]。与安慰剂（30.2%）相比，使用依奇珠单抗 Q2W（62.1%）和依奇珠单抗 Q4W（57.9%）获得 ACR 20 应答的患者更多（$P\leq0.001$）[15]。在第 12 周和第 24 周，与安慰剂相比，依奇珠单抗 Q2W 和 Q4W 的疾病活动性和功能残疾显著减少[15]。据报道，在第 24 周，依奇珠单抗治疗的结构损伤进展显著减少（$P\leq0.01$）[15]。在本研究中，与安慰剂相比，依奇珠单抗在实现 PASI 75、PASI 90 和 PASI 100 方面也优于安慰剂（$P\leq0.001$）[15]。

SPIRIT-P 2 研究一共招募 363 例对肿瘤坏死因子抑制药有不完全反应或不耐受的至少 6 个月病程的银屑病关节炎患者[16]。这些 363 例患者被随机分配（1:1:1），在 160mg 起始剂量后接受 80mg 依奇珠单抗 Q2W 或 Q4W 或安慰剂[16]，主要终点是第 24 周的 ACR 20 应答反应[16]。依奇珠单抗 Q4W 和 Q2W 在第 24 周达到 ACR 20 应答反应的患者比例分别为 53% 和 48%，而安慰剂治疗的患者比例仅为 20%[16]。

七、甲银屑病

UNCOVER 3 中的亚组分析评估了与安慰剂或依那西普相比，依奇珠单抗在基线甲银屑病患者中的疗效[17]。患者以 1:2:2:2 的比例随机接受安慰剂、依那西普（50mg，每周 2 次）或 80mg 依奇珠单抗 Q2W 或 Q4W，起始剂量为 160mg[17]。在第 12 周，所有接受依奇珠单抗治疗的患者都被分配到开放标签，接受依奇珠单抗 Q4W 治疗至第 60 周[17]。在第 12 周，安慰剂组接受 160mg 的依奇珠单抗起始剂量，随后接受依奇珠单抗 Q4W[17]。第 12 周，依那西普组接受安慰剂洗脱，然后在第 16 周及之后接受依奇珠单抗 Q4W[17]。

在本研究的 1346 例患者中，796 例患者在基线时患有指甲银屑病，并被纳入该亚组分析[17]。指甲银屑病严重程度指数（NAPSI）用于评估指甲银屑病的严重性。该研究使用了改良版的 NAPSI，未评估脚趾甲受累情况[17]。每个指甲被分为四个象限，NAPSI 用于为甲床和甲基质打分[17]。NAPSI 指甲总评分为 0（无指甲银屑病）至 80（严重指甲银屑病）[17]。

依奇珠单抗对甲银屑病表现出显著改善，最早在第 2 周就取得了有希望的结果。与依那西普相比，该研究的依奇珠单抗 Q4W 组（5.1%）的 NAPSI 改善更大（-7.9%，$P=0.024$）[18]。到第 12 周时，与安慰剂和依那西普相比，2 个依奇珠单抗组的 NAPSI 比基线有了更大的改善[17]。这种效果在 60 周的治疗中得以维持[17]。

分别在第 12 周或第 16 周从安慰剂或依那西普转为依奇珠单抗的患者，表现出与连续接受依奇珠单抗治疗的患者相当的改善[17]。在第 12 周，与安慰剂（4.3%）或依那西普（10.2%）相比，依奇珠单抗 Q4W 组（19.7%）和 Q2W 组（17.5%）中有更高比例的患者实现了完全消退[17]。无论最初的分层如何，超过 50% 的患者在第 60 周依奇珠单抗 Q4W 治疗时达到完全缓解[17]。与其他生物制剂的清除率报告相比，本研究的完全清除率明显更高[17, 19-21]。

八、头皮银屑病

银屑病经常累及头皮，这是一个特别具有挑战性的治疗领域[22]。关于头皮银屑病生物治疗的有效性，现有信息有限[22]。研究对来自 UNCOVER 1、UNCOVER 2 和 UNCOVER 3 试验的头皮银屑病患者进行亚组分析，以评估依奇珠单抗在 60 周内的疗效[22]。

银屑病头皮严重程度指数（PSSI）用于评估头皮银屑病严重程度。PSSI 计算为红斑、斑块和脱屑结果的总和乘以头皮受累分数[22]。

在基线时患有头皮银屑病的患者中，与安慰剂（12.7%、7.6% 和 6.7%）或依那西普（67.6%、55.5% 和 48.1%）相比，在第 12 周接受依奇珠单抗 Q2W（89.9%、81.7% 和 74.6%）或 Q4W（83.6%、75.6% 和 68.9%）治疗的患者达到 PSSI 75、PSSI 90 和 PSSI 100 比例更高[22]。这些反应可以在使用依奇珠单抗 Q4W 的患者中持续到 UNCOVER 1 和 UNCOVER 2 及 LTE 组的第 60 周[22]。

在 UNCOVER 3 试验中，基线头皮银屑病患者也实现了改善。依奇珠单抗 Q2W 组达到 PSSI 75、PSSI 90 和 PSSI 100 的中位时间分别为 2.1 周、4.1 周和 4.3 周，而依那西普组分别为 8.1 周、8.3 周和 12 周[22]。

九、掌跖银屑病

掌跖银屑病不仅与相当大的不适和疼痛有关，它还影响灵活性和行走便利，对生活质量有重要影响[23-26]。研究使用 UNCOVER 1、UNCOVER 2 和 UNCOVER 3 试验的汇总数据，在中度至重度斑块状银屑病和中度至重度非脓疱性掌跖受累患者的亚群中评估依奇珠单抗的疗效[26]。

掌跖银屑病面积和严重程度指数（PPASI）用于评估手掌和足底银屑病的严重程度。PPASI 计算为红斑、斑块和脱屑的结果之和乘以手掌和足底受累程度的分数（0~72）[26]。

来自 UNCOVER 1、UNCOVER 2 和 UNCOVER 3 的 28.3% 的患者在基线时有掌跖银屑病的证据（PPASI≥0）。其中，9.1% 的患者在基线时患有中度重度掌跖银屑病（PPASI≥8）[26]。在掌跖银屑病患者中，在第 12 周，用依奇珠单抗 Q4W 治疗的 85.9%、73.9% 和 48.9%，以及用依奇珠单抗 Q2W 治疗的 79.8%、69.3% 和 51.8% 分别达到 PPASI 50、PPASI 75 和 PPASI 100，显著高于安慰剂（32.9%、18.8% 和 8.2%；$P<0.001$）和依那西普（67.8%、44.1% 和 32.2%；$P<0.05$）[26]。在持

续使用依奇珠单抗 Q4W 至第 60 周的患者中，这种反应得以维持或改善[26]。

十、生殖器部位银屑病

生殖器部位银屑病是一种常见、令人痛苦且难以治疗的斑块状银屑病，对生活质量和性心理功能有不利影响[27]。

Ixora-Q 是一项Ⅲb 期、随机、双盲、安慰剂对照试验，它评估了依奇珠单抗对体表面积≥1% 的中重度生殖器部位银屑病患者的疗效[27]。医生整体评估 – 生殖器部位（sPGA-G）是为了评估生殖器部位银屑病的严重程度而开发的[27]。149 例中重度生殖器部位银屑病（sPGA-G≥3、BSA≥1%）被 1:1 随机分配接受安慰剂或依奇珠单抗（第 0 周 160mg，然后每 2 周 80mg）[27]。主要终点是确定依奇珠单抗在第 12 周是否优于安慰剂。这是通过 sPGA-G 达到 0 或 1（清除或最小）的患者百分比来衡量的[27]。

在第 12 周，依奇珠单抗组 73% 的患者生殖器部位皮损获得了清除或几乎清除（sPGA-G 0 或 1），而安慰剂组为 8%。56% 的患者完全清除了生殖器部位银屑病，而安慰剂组为 5%（$P<0.001$）[27]。与之前的依奇珠单抗临床研究一致，与安慰剂相比（3%，$P<0.001$），73% 的患者总体 sPGA 达到 0 或 1[27]。早在第 1 周，sPGA-G 0 或 1、sPGA-G 0 和总体 sPGA 0 或 1 就报告了显著的临床改善，早在第 4 周，整体 sPGA 0 就报告了明显的临床改善[27]。

依奇珠单抗显著改善了生殖器部位的瘙痒和 HR-QoL。在第 12 周，与安慰剂（8%）相比，60% 接受依奇珠单抗治疗的患者在生殖器瘙痒数字评分量表（NRS）中从基线获得了有临床意义的改善（≥3 分）[27]。

近 80% 接受依奇珠单抗治疗的患者报告称，在治疗的第 12 周，生殖器部位银屑病就很少影响性活动的频率，并且在治疗的第 1 周内已经观察到显著的改善。此外，45% 接受依奇珠单抗治疗的患者在第 12 周报告对 HR-QoL 没有临床显著影响[27]。目前，研究生殖器部位银屑病治疗干预效果的公开标签研究数量有限[28-30]。

十一、身体部位

研究汇总 3 项试验（UNCOVER 1、UNCOVER 2、UNCOVER 3）持续第 12 周的数据，用于评估依奇珠单抗对不同身体部位（头部/颈部、手臂、躯干、腿部）的中至重度银屑病疗效的影响[18]。

研究发现，与安慰剂相比，依奇珠单抗 Q2W 与每个身体区域的 PASI 自基线的平均百分比改善显著相关。第 12 周的皮损改善明显增加，躯干改善率最高（92.8%），其次是头部/颈部（91.4%）、手臂（89.9%）和腿部（88.7%）（与安慰剂相比，$P<0.001$）[18]。

十二、红皮病性和脓疱性银屑病

一项Ⅲ期、多中心、单臂、开放标签的长期研究评估了依奇珠单抗治疗日本斑块状银屑病（$n=78$）、红皮病性银屑病（$n=8$）和泛发性脓疱性银屑病（$n=5$）患者的长期有效性和安全性[31]。在第 0 周给药 160mg 依奇珠单抗，然后在第 2~12 周每 2 周给药 80mg，在第 16~52 周每 4 周给药[31]。在第 52 周，92.3%、80.8% 和 48.7% 的患者达到了 PASI 75、PASI 90 和 PASI 100[31]。红皮病型银屑病或泛发性脓疱型银屑病患者对依奇珠单抗治疗反应良好，75% 和 60% 的患者在第 52 周达到 sPGA 0 或 1[31]。研究还报道了 PASI、PSSI、DLQI 和 itch NRS 的改善，这种改善在第 12 周可持续到第 52 周[31]。

十三、不良反应

综合的依奇珠单抗安全性数据是来自 11 项银屑病对照和非对照依奇珠单抗研究的累积安全性分析，包括 3 项 3 期研究（UNCOVER 1、UNCOVER 2 和 UNCOVER 3）[32]。与之前的报道相比，依奇珠单抗表现出可接受的安全性，并且没有新的安全性提示[3, 11, 32, 33]。

来自 11 项研究的 5689 例接受依奇珠单抗治

疗的患者被纳入分析，相当于 12 061.5 患者年的暴露量[32]。83.9% 的患者报告了治疗期间不良事件（TEAE）。71% 的患者报告轻度至中度 TEAE，12.9% 的患者报告重度 TEAE[32]。TEAE 是指在基线后、结束当天或之前、治疗时间内发生或严重程度增加的事件[32]。依奇珠单抗治疗 12 061.5 患者年后最常见（>6%）的 TEAE 报告为：鼻咽炎（22.9%）、上呼吸道感染（13.5%）、注射部位反应（9.5%）、头痛（7.8%）和关节痛（7.1%）[32]。这些结果与之前报道的 6480 患者年暴露的结果相似[33]。11.8% 的患者报告了严重不良事件 AE，0.4% 的患者发生了死亡［心脏病（$n=11$）、肿瘤（$n=2$）、不明原因（$n=5$）、呼吸衰竭（$n=2$）、严重脑血管事件（$n=1$）、严重痴呆（$n=1$）和损伤（$n=1$）][32]。

6.7% 的患者报告了导致研究中断 TEAE。没有确诊肺结核或再激活的病例。然而，0.5% 和 0.2% 的患者报告结核分枝杆菌复合物检测呈阳性和结核菌素检测呈阳性。这些是导致研究中止的最常见的 AE 报告[32]。

研究表明，在结核分枝杆菌感染风险较低的人群中，通常会发现高比率的假阳性结核病检测结果，这反映了这些研究群体中的相似之处[34-36]。

虽然没有严重的注射部位反应报告，但 0.2% 的患者因注射部位反应而停止了研究[36]。

十四、特别关注的不良事件

依奇珠单抗暴露 156 周后，特殊关注不良事件（AESI）的发生率（IR）没有增加[32]。感染、注射部位反应和过敏反应/超敏反应是最常见的 AESI[32]。接触性皮炎、湿疹、荨麻疹、皮炎、皮疹和过敏性鼻炎是最常见的过敏事件。大多数注射部位反应为轻度或中度[32]。

（一）感染

根据迄今为止已发表的文献中，感染是最常见的与依奇珠单抗治疗相关的不良事件[11, 33]。60.8% 的患者在接受依奇珠单抗治疗时报告感染，25.4% 为轻度，32.4% 为中度[32]，只有 3% 被报道为严重感染[32]。鼻咽炎（22.9%）、上呼吸道感染（13.5%）、支气管炎（5.2%）和鼻窦炎（5.4%）是最常见的报告感染[32]。2.6% 的患者报告了严重感染，但没有一例导致死亡[32]。蜂窝织炎是最常见的严重感染，影响了 0.5% 的依奇珠单抗治疗的患者[32]。与 IL-17A 阻断及其在黏膜免疫中的作用一致，黏膜皮肤念珠菌感染是最常见的机会性感染。对 11 项临床研究的综合分析显示，没有流行性真菌病、系统性念珠菌感染、侵袭性曲霉菌或其他侵袭性真菌感染的报告[32]。

（二）炎症性肠病

研究表明，银屑病患者克罗恩病和溃疡性结肠炎的患病率增加[37-40]。来自 7 项依奇珠单抗治疗银屑病试验的汇总数据显示，在依奇珠单抗治疗的患者中，克罗恩病和溃疡性结肠炎病例的发生率并不常见（<1%）[41]。该结果与 11 项依奇珠单抗的银屑病试验的综合数据分析结果相似。经过 3 年的依奇珠单抗治疗，克罗恩病和溃疡性结肠炎的 IR 分别为每 100 患者年（PY）0.0 和 0.1[32]。

（三）恶性肿瘤

根据 11 项依奇珠单抗银屑病试验的综合数据，依奇珠单抗暴露达 156 周无恶性肿瘤风险的增加[32]。

（四）抑郁

抑郁症在银屑病患者中很常见。研究在中度至重度斑块状银屑病和中至重度抑郁症状患者中评估了依奇珠单抗的疗效[42]。数据来自 3 项随机、双盲、对照的Ⅲ期试验。在基线和第 12 周，研究使用自我报告问卷量化抑郁症状（QIDS-SR16）并通过测量血清超敏 C 反应蛋白（hs CRP）来评估抑郁症状和炎症[42]。对基线时至少有中度严重抑郁症状的患者进行亚组分析（QIDS-SR16 总分≥11）[42]。共病抑郁症状组被定义为基线时（QID-SR16）总分≥11 的患者[42]。与安慰剂相比（-3.4；$P<0.001$），接受依奇珠单抗 Q2W 和

Q4W 治疗的共病患者的 QIDS-SR16 总分（−7.1 和 −6.1）有更好的反应[42]。与安慰剂相比（17.8%；$P \leq 0.01$），依奇珠单抗 Q2W 和 Q4W 与更高的抑郁症状缓解率（45.2%，33.6%）相关[42]。与安慰剂相比，依奇珠单抗治疗患者的 hs-CRP 和 PASI 也显著降低[42]。

结论

依奇珠单抗选择性阻断 IL-17 家族成员的 IL-17A 细胞因子，许多临床试验（UNCOVER 1、UNCOVER 2、UNCOVER 3 和其他研究）已经表明依奇珠单抗在治疗银屑病和银屑病关节炎方面是有效的。研究还表明，依奇珠单抗具有良好的耐受性，其安全性与同类药物类似。最近公布的 5 年安全数据显示，没有出现新的或意外的安全问题。然而，在获得更多长期数据之前，人们仍然担心抗 IL-17 药物的长期副作用。收集正在注册研究的数据对于提供全面的安全数据非常重要。

第21章 布罗利尤单抗
Brodalumab

Annika S. Silfvast-Kaiser　Dario Kivelevitch　So Yeon Paek　Alan Menter　著
翟杰芳　译　　万建绩　校

学习目标

1. 了解布罗利尤单抗的作用机制。
2. 了解布罗利尤单抗的合理使用和有效性。
3. 了解布罗利尤单抗的安全性。

摘要

布罗利尤单抗（Brodalumab）是一种全人源的重组单克隆受体IgG2抗体，已被批准用于治疗中重度斑块状银屑病。与IL-17类生物制剂中直接拮抗IL-17A的生物制剂不同，它通过抑制IL-17受体A（IL-17RA）发挥治疗作用。布罗利尤单抗起效快、疗效强。临床研究证实，布罗利尤单抗明显优于安慰剂和乌司奴单抗，降低银屑病的严重程度，疗效持续长达52周。对甲和头皮等特殊部位银屑病的疗效也明显优于安慰剂，并且对早期银屑病关节炎患者也显示了有效性。除了"自杀倾向"相关的黑框警告外，布罗利尤单抗通常具有良好的耐受性。本章主要回顾性总结了布罗利尤单抗治疗银屑病和银屑病关节炎的相关资料。

一、背景

银屑病的全球人口患病率2%~3%[1]。其特征性组织学表现为真皮内广泛的炎症细胞浸润，表皮角质形成细胞过度增殖，临床表现为界限清楚的红斑、斑块，表面覆盖成层的银白色鳞屑[2]。除皮肤表现外，30%~35%银屑病患者可发生银屑病关节炎（PA），通常在皮损出现后10~15年发生。目前银屑病被认为是一种全身性疾病，除了社会心理健康问题外，可以影响心血管系统等多个器官系统。银屑病是在遗传易感因素基础上，自身抗原或环境刺激以及先天和适应性免疫功能失调所促发[4]。这些抗原刺激激活天然免疫细胞，包括Th细胞（Th1和Th17）、树突状细胞和角质形成细胞，产生多种促炎症细胞因子，包括TNF-α、IFN-α、IL-12、IL-17和IL-23[5,6]。在这种T细胞介导的慢性炎症性皮肤病中，免疫细胞和促炎细胞因子之间存在着复杂的相互作用。Th1和Th17细胞释放的细胞因子最终导致了银屑病特有的炎症环境，其中，Th17细胞产生IL-17A至IL-17F全谱系的IL-17细胞因子。已经明确IL-17A是银屑病、多发性硬化症、类风湿关节炎和炎症性肠病发生发展的一个因素[7]。IL-17参与中性粒细胞趋化，刺激血管内皮生长因子的产生，导致内皮细胞增殖和血管生成[8]，也在真菌和细菌等病原体的先天免疫防御中发挥作用[9]。

二、IL-17 在银屑病中的作用

IL-17 及其相关细胞因子在银屑病免疫发病机制中起着重要作用[10-12]。该细胞因子家族［IL-17A、IL-17B、IL-17C、IL-17D、IL-17E（IL-25）和 IL-17F］已被证明可以诱导银屑病角质形成细胞中促炎因子的表达[9, 13]。IL-17 受体表达于角质形成细胞的表面，通过与 IL-17 相结合促进细胞内的信号转导。银屑病患者的血清和皮损中均显示 IL-17A、IL-17C 和 IL-17F 的 mRNA 水平升高[14-16]。靶向 IL-17 和 IL-23 的生物制剂成功治疗银屑病的事实均证实了 IL-17 在银屑病发展中的关键作用[16, 17]。随着对银屑病理解的不断深入，越来越多靶向这些细胞因子的生物制剂已经被开发应用，布罗利尤单抗也就应运而生，通过阻断 IL-17 受体 A 来靶向 IL-17 细胞因子，从而发挥治疗银屑病的作用。

三、布罗利尤单抗

布罗利尤单抗（Brodalumab, Siliq™, Ortho-Dermatologics, United States；Kyntheum®, Leo Pharma, Europe）是一种全人源的 IgG2 单克隆抗体，不同于其他抗 IL-17A 的单抗（司库奇尤单抗和依奇珠单抗），它不是结合 IL-17 细胞因子本身，而是通过结合 IL-17 受体 A 亚基发挥作用[18]（图 21-1）。布罗利尤单抗通过阻断 IL-17RA 成功抑制几种白细胞介素［IL-17A、IL-17C、IL-17F、IL-17E（IL-25）以及 IL17A/F 异源二聚体］的下游炎症，阻止了银屑病炎症发生[19, 20]。布罗利尤单抗是目前唯一被批准用于治疗银屑病的具有抗 IL-17C 活性的生物制剂，IL-17C 是银屑病发展的关键细胞因子，也是银屑病皮损中发现的最丰富的 IL-17 类细胞因子[21-28]。布罗利尤单抗于 2017 年 2 月被批准用于治疗中重度斑块状银屑病，治疗 12 周时的 PASI 75 和 PASI 90 均优于安慰剂和乌司奴单抗[29, 30]。目前该药尚未被批准用于银屑病关节炎的治疗，但该适应证的临床试验正在进行中。

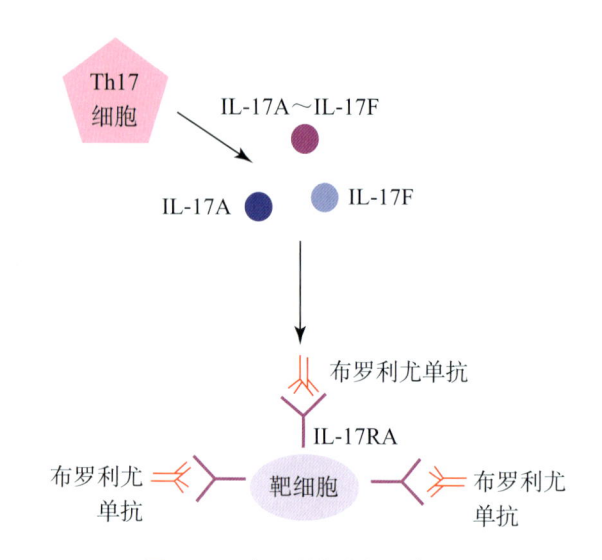

▲ 图 21-1 布罗利尤单抗的作用机制

布罗利尤单抗阻断 IL-17RA 异二聚体，减少下游银屑病相关炎症细胞因子的释放

（一）布罗利尤单抗的剂量、储存、给药方式及药代动力学

布罗利尤单抗是一种可自行皮下注射的药物，起始治疗在第 0 周、1 周和第 2 周分别给予 210mg/1.5ml 预充注射器皮下注射，以后每 2 周注射 1 次[28, 31]。药物应保存在 2～8℃，室温下最长可保存 2 周，超过 2 周应丢弃，同时应避免反复冷藏保存。如果预充注射器冷藏保存，注射前应将药物置于室温至少 30min 复温[32]。治疗 16 周时如果皮损没有改善或改善欠佳，应考虑停用布罗利尤单抗，因至 16 周的时间节点，达到更大程度疾病改善的可能性就比较小了[32]。

注射布罗利尤单抗 210mg 后 2～4 天达到最大血药浓度，10～12 周后达到稳定状态，给药 20 周后，药物的估计积累比率（estimated accumulation ratio）达 2.5 倍[33]。布罗利尤单抗皮下注射的估计生物利用度为 57.6%[34]，其半衰期约为 10.9 天[33]。布罗利尤单抗的药代动力学与患者的年龄、性别和种族等无关。肾或肝损伤对其药代动力学的影响尚无相关研究。由于布罗利尤单抗主要通过分解代谢后被排出[33]，因此肝损伤和肾脏功能减退与临床疗效无关。尽管体重小于 75kg 的患者药物浓度达到稳态时，患者的血药浓度 - 时间曲线下的面积预计可高出正常2倍，但并不建议根据体重调整药物剂量[33]。

（二）斑块状银屑病的临床疗效

总体上，布罗利尤单抗显示出与其他两种IL-17抑制药相似的疗效。在治疗4周时即表现出早期的治疗反应，维持反应可至52周，既往有生物制剂使用史的患者疗效并无衰减。

银屑病的临床研究中，最常用的临床评估方法是银屑病疾病严重程度指数（PASI）和医生整体评估（PGA）。PASI评分基于银屑病皮损包括红斑、浸润和鳞屑，以及体表面积加权评分，总分为0~72，评分越高表示病情越严重。研究终点通常与基线相比，PASI评分达到一定程度降低的患者的百分比（即PASI评分降低75%称为PASI 75，降低90%称为PASI 90）。PGA评分为0~5分，0表示"完全清除"，5表示"严重"。布罗利尤单抗用于治疗中重度斑块状银屑病对其他系统治疗或光疗反应不佳或无效的成人患者[28]。

下面，我们将讨论布罗利尤单抗最终获批用于临床的Ⅰ期、Ⅱ期和Ⅲ期临床研究的结果。

1. Ⅰ期临床研究

最初一项双盲、随机、安慰剂对照、单剂量递增临床试验中对布罗利尤单抗的有效性和安全性进行了研究，共纳入25例中重度银屑病患者，患者PASI评分≥10，BSA≥10%，共随访85天。25例患者中，20例接受单剂量布罗利尤单抗（4例140mg皮下注射，8例350mg皮下注射，8例700mg静脉注射），其他5例患者接受安慰剂治疗。25例患者中男性占76%，中位年龄43岁，平均基线PASI评分14.1[35, 36]。350mg皮下注射或700mg静脉注射布罗利尤单抗治疗后2周内，PASI和sPGA评分均表现出快速、剂量依赖性的改善。接受140mg治疗的4例患者中有2例达到PASI 50。所有700mg治疗的患者在4周时均达到PASI 50，在第6周时，除1例患者外，其余患者均达到PASI 75或更高，3例患者在第6周达到PASI 90。接受350mg治疗的8例患者中有6例达到PASI 50，3例达到PASI 75。接受安慰剂治疗的5例患者均未达到PASI 50[35]。

所有受试者在治疗前和给药后分别进行皮损和非皮损部位的皮肤活检。患者在2个最高剂量组（350mg和700mg）显示表皮厚度降低、K16和Ki67表达明显降低，皮损处IL-17A、IL-17F和IL-17C mRNA水平至6周时恢复到正常水平[20, 35]。接受布罗利尤单抗治疗的患者最常见的不良事件是头痛、胃肠炎和活检部位的Koebner现象。布罗利尤单抗组和安慰剂组的不良事件结果相似。2例接受布罗利尤单抗治疗的患者经检测有非中和性抗体产生，分别为350mg剂量组1例和700mg剂量组1例。

日本进行的另一项Ⅰ期临床研究评估了布罗利尤单抗在40例健康志愿者和8例中度至重度银屑病患者中的安全性、耐受性、药代动力学和药效动力学[37]。纳入的银屑病患者PASI≥10、BSA≥10%，并且至少接受过1次光疗或系统治疗。健康对照组中，8例银屑病受试者按2∶6的比例随机接受安慰剂或不同剂量布罗利尤单抗，剂量分别为70mg、140mg、210mg或420mg皮下注射或210mg静脉注射。银屑病患者接受单剂量140mg布罗利尤单抗或350mg皮下注射。在所有接受布罗利尤单抗治疗的银屑病患者中，均可见快速、剂量依赖性的临床改善。350mg剂量组中的所有7例患者均达到了PASI 50，其中6例患者达到了PASI≥75，140mg剂量组中的6例患者中有3例也达到了PASI≥75。健康对照和银屑病患者的安全性相似。注射部位红斑是安慰剂和布罗利尤单抗最常见的不良事件。在为期9周的研究中，无1例检测到布罗利尤单抗抗体。

2. Ⅱ期临床研究

一项共纳入188例中重度银屑病患者的Ⅱ期、随机、双盲、安慰剂对照、剂量探索的临床研究，以评估布罗利尤单抗的短期疗效和安全性，银屑病患者纳入标准为BSA≥10%和PASI≥12。66%患者为男性，平均年龄43岁，平均PASI和BSA分别为19%和24%[18]。患者被随机分配到5个治疗组：70mg组、140mg组、210mg组（3组均分别于第1天、第1周、第2周、第4周、第6周、第8周、第10周皮下注射）、280mg组（分别于第1天、第4周和第8周皮下注射）和安慰剂组。第12周时PASI评分与基线相比的改善百分比是主要终点，次要终点为第12周时PASI 50、PASI 75、PASI 90、PASI 100，以及BSA和sPGA得分。与安慰剂相比，所有布罗利尤单抗组在第12周显示了更大程度的平均PASI改善（$P<0.001$），在第2周时即表现出可见的临床改善。在接受70mg、140mg、210mg或280mg的布罗利尤单抗给药组中，PASI的平均改善率分别为45%、85.9%、86.3%和76%。安慰剂组的PASI平均改善率为16%。第12周，140mg组PASI 75达到77%，210mg组PASI 75达82%。在这两组中，PASI 90或更高的患者分别为72%和75%。140mg组中38.3%的患者和210mg组中80%的患者达到了PASI 100。对这一Ⅱ期研究数据的子分析报告显示，无论患者有无银屑病关节炎，患者都获得了临床改善，且不良事件的发生率相似[38]。

与安慰剂相比，在第12周时布罗利尤单抗组患者的BSA、sPGA、DLQI和SF-36都显示出更大程度的改善[18]。患者的炎症标志物和皮损的表皮厚度也有显著改善。布罗利尤单抗组最常见的不良事件是鼻咽炎、上呼吸道感染、关节痛和注射部位红斑。该项研究中，布罗利尤单抗组发生了3例严重不良事件，即1例肾绞痛和2例3级无症状中性粒细胞减少症（布罗利尤单抗停药后缓解）。次要指标分析显示，与安慰剂相比，布罗利尤单抗治疗组在第12周患者DLQI和PSI均有显著改善，既往有生物制剂暴露的患者和未接受生物治疗的患者在PASI评分的平均改善方面没有差异[18, 38]。

这项Ⅱ期临床研究的5年开放标签扩展研究共纳入最初198例患者中的181例，以评价布罗利尤单抗每2周210mg的长期安全性和有效性[39]。在52周时，将体重≤100kg（$n=119$例）患者的给药剂量减少到140mg。对低剂量反应不充分的患者（$n=19$）允许接受增加剂量至210mg。90%的患者在12周时达到sPGA 0/1（清除或几乎清除），48周时达85%，96周时达76%，144周时达72%。第12周和第48周时，患者的BSA平均改善分别为95%和96%。在开放标签扩展研究（OLE）过程中，最常见的不良事件表现包括鼻咽炎、上呼吸道感染、关节痛、背痛和输液反应，均为轻至中度。14例患者（9%）报告了3级（严重）或3级以上的不良事件，包括胆囊炎、便秘（可能相关）、肾盂肾炎和良性甲状旁腺肿瘤，1例死于主动脉瘤破裂[38, 39]。

日本的一项Ⅱ期研究将151例中重度斑块状银屑病患者随机分为70mg、140mg、210mg和安慰剂组，分别于第1天、第1周、第2周、第4周、第6周、第8周和第10周给药[40]。最终的疗效和安全性结果与上述Ⅱ期临床研究结果相似，布罗利尤单抗患者中最常见的不良事件是鼻咽炎、腹泻、上呼吸道感染和毛囊炎。在第12周，70mg组、140mg组、210mg组和安慰剂组的PASI评分的平均改善分别为37.7%、82.2%、96.8%和9.4%。在70mg、140mg和210mg组中，分别有26%、78%和95%患者在第12周达到了PASI 75。PASI 90或以上和PASI 100的应答率分别为15%、65%、92%和2.6%、35%和59%。在第12周，与安慰剂组（8.8%）相比，DLQI评分为0或1，在140mg组和210mg组患者中更常见（54.1%和56.8%）。在本研究的OLE研究中，布罗利尤单抗长期治疗也显示了持续的临床反应和良好的安全性[41]。145例患者中有133例（92%）完成了研究，52周时，210mg剂量组中94.4%、87.5%和55.6%的患者分别达到PASI 75、PASI 90和PASI 100，78.1%、71.2%和43.8%的患者分别达到PASI 75、PASI 90和PASI 100。鼻咽炎（35.2%）、上呼吸道感染（10.3%）和接触性皮炎（9.7%）是最常见不良事件。

3. Ⅲ期临床研究

目前3项评价布罗利尤单抗与安慰剂治疗中重度斑块状银屑病的有效性、安全性和停药再治疗反应的Ⅲ期临床研究（AMAGINE 1、AMAGINE 2和AMAGINE 3）已经完成。AMAGINE 1仅将布罗利尤单抗与安慰剂进行了比较。AMAGINE 2和AMAGINE 3比较了布罗利尤单抗与安慰剂及乌司奴单抗的有效性和安全性。这两项研究均为多中心、随机、双盲、安慰剂对照、平行对照研究，诱导期为12周，随后使用布罗利尤单抗维持至第52周（表21-1）[29, 30]。

所有Ⅲ期研究的患者纳入标准均为确诊斑块状银屑病≥6个月，BSA≥10%，PASI≥12和sPGA≥3。所有3项AMAGINE研究的主要终点是第12周与安慰剂对照的PASI 75和sPGA 0/1。在AMAGINE 2和AMAGINE 3研究中，PASI 100也是观察的主要终点。在所有3项研究中，76%~80%患者sPGA达到了清除或几乎清除。所有AMAGINE研究中，在12周时37%~44%患者达到PASI 100，约70%患者达PASI 90。81%生物制剂治疗失败的患者能够达到PASI 75，32%达到PASI 100。在AMAGINE 2和AMAGINE 3研究中，第12周PASI 100应答的患者，至第52周时72%患者仍保持PASI 100应答。

(1) AMAGINE 1：AMAGINE 1研究中，1661例中重度斑块状银屑病患者进行12周诱导期，然后撤药、再治疗，直至52周[29]。96%患者完成了诱导期，84.4%患者完成了撤药和再治疗，一直持续至第52周。在诱导期，患者接受布罗利尤单抗140mg、210mg或安慰剂治疗，每2周治疗1次，共12周。12周后，sPGA评分为0/1的患者被重新随机分配到其他继续原方案治疗组或安慰剂组。重新随机分配到安慰剂组后，出现sPGA≥3的患者重新开始布罗利尤单抗诱导剂量至第52周。如果患者最初被随机分配到安慰剂组，或者如果第12周后其sPGA≥1，则启动每2周给予1次布罗利尤单抗210mg的治疗。

到第12周，83.3%的布罗利尤单抗210mg组、60.3%的布罗利尤单抗140mg组和2.7%的安慰剂组达到了PASI 75[29]。210mg和140mg布罗利尤单抗组中，PASI 90患者分别为70.3%和42.5%，而安慰剂组为0.9%。在210mg组和140mg组中，分别有41.9%和23.3%的患者达到PASI 100，而

表21-1 布罗利尤单抗Ⅲ期临床试验结果[29, 30]

Ⅲ期临床研究	研究分组	第12周主要和次要结果（PASI 75/90/100）	第12周 sPGA1和sPGA0	第52周结果（PASI 75/90/100）
AMAGINE 1 (n=661)	安慰剂	2.7/0.9/0.5%	1.4 & 0.5%	
	布罗利尤单抗 140mg	60.3[a]/42.5[a]/23.3[a]%	53.9 & 23.3%	—/66.7/43.9%
	布罗利尤单抗 210mg	83.3[a]/70.3[a]/41.9[a]%	75.7 & 41.9%	—/78.3/67.5%
AMAGINE 2 (n=1831)	安慰剂	8.1/1.9/0.6%	3.9 & 0.6%	—
	乌司奴单抗	70/47/21.7%	61 & 21.7%	—
	布罗利尤单抗 140 mg	66.6[a, b]/49[a, b]/25.7[a, b]%	58 & 25.7%	—
	布罗利尤单抗 210 mg	86.3[a, b]/69.9[a, c]/44.4[a, c]%	78.6 & 44.8%	80/75/56%
AMAGINE 3 (n=1881)	安慰剂	6/2.9/0.3%	4.1 & 0.3%	—
	乌司奴单抗	69.3/47.9/18.5%	57.2 & 18.5%	—
	布罗利尤单抗 140mg	69.2[a, b]/52[a, b]/27[a, c]%	59.9 & 27%	—
	布罗利尤单抗 210mg	85.1[a, c]/68.9[a, c]/36.7[a, c]%	79.6 & 36.7%	80/73/53%

a. 与安慰剂比较，$P<0.001$；b. 与乌司奴单抗比较，$P>0.05$；c. 与乌司奴单抗比较，$P<0.01$

安慰剂组为 0.5%[29, 38, 42]。各不同剂量组临床反应的显著差异一直持续到第 52 周。接受布罗利尤单抗 210mg 和 140mg 的患者分别有 75.7% 和 53.9% 患者 sPGA 达到 0/1，而安慰剂组为 1.4%。与安慰剂相比，银屑病症状量表（PSI）也有显著改善[43, 44]，该量表对 8 种银屑病的体征进行评估，详见表 21-2。

表 21-2 银屑病症状量表[44]

银屑病症状量表（PSI）a, b
- 瘙痒
- 潮红
- 鳞屑
- 烧灼感
- 针刺感
- 皲裂
- 剥脱
- 疼痛

a. 每个项目的得分从 0 到 4（完全没有到非常严重），总分从 0 到 32
b. PSI 的应答定义为总分≤8

因停用布罗利尤单抗而无法控制皮损的患者，在恢复使用布罗利尤单抗治疗后的 12 周内恢复他们前次治疗的 sPGA 评分[45]。在 140mg 和 210mg 布罗利尤单抗组中，63.4% 和 41% 的患者的头皮银屑病严重程度指数（PSSI）达 100% 改善，而安慰剂组为 3.2%[46]。第 12 周，布罗利尤单抗组中最常见的不良事件是鼻咽炎、上呼吸道感染和头痛。在布罗利尤单抗 210mg、140mg 和安慰剂组中，严重不良事件的发生率分别为 1.8%、2.7% 和 1.4%。

AMAGINE 1 还研究了布罗利尤单抗治疗对患者生活质量的影响。在 12 周时，接受布罗利尤单抗患者中 PSI 为 0、DLQI 为 0 的患者比例，以及对治疗的满意度均显著优于安慰剂组。与安慰剂相比，接受布罗利尤单抗治疗患者的生活质量指标也有更大改善。超过 60% 的焦虑或抑郁患者在使用布罗利尤单抗第 12 周时，其严重程度由中重度改善至轻度、中度或正常[29]。

此外，和基线水平相比，接受布罗利尤单抗治疗银屑病患者在 12 周和 52 周时，皮损处银屑病生物标志物如 IL-17、IL-23 的 mRNA 表达、表皮细胞 Ki-67、表皮中 CD3、CD8 和真皮中 CD3、CD8 等的表达均显著减少。

(2) AMAGINE 2 和 AMAGINE 3：AMAGINE 2 和 AMAGINE 3 都是大型、双盲、安慰剂对照、对中重度斑块状银屑病进行的国际多中心临床研究，其研究设计也相同[30]。以乌司奴单抗和安慰剂为对照，评估布罗利尤单抗每 2 周 140mg 或 210mg 的有效性和安全性。乌司奴单抗是一种全人源单克隆抗体，可作用于 IL-12 和 IL-23 共同的 p40 亚基。乌司奴单抗在上游起作用，而布罗利尤单抗通过作用于下游信号发挥作用。2009 年被批准用于治疗中度至重度斑块状银屑病，2013 年被批准用于 PA 治疗。在前 12 周内，AMAGINE 2 和 AMAGINE 3 的治疗组包括 140mg 或 210mg 布罗利尤单抗，每 2 周 1 次；乌司奴单抗（体重≤100kg，45mg；体重＞100kg，90mg），第 1 天和第 4 周各 1 次；或安慰剂。接受布罗利尤单抗治疗的患者在前 12 周治疗之后，被重新分配到 4 个维持方案中：每 2 周 140mg 或 210mg，每 4 周 140mg，或每 8 周 140mg。开始就被分配到乌司奴单抗组的患者继续每 12 周接受 1 次乌司奴单抗治疗。开始给予安慰剂的患者在 12 周后给予每 2 周 210mg 布罗利尤单抗治疗。在第 52 周和维持期结束后，仍继续接受乌司奴单抗的患者可改用布罗利尤单抗 210mg 每 2 周 1 次作为 OLE 的一部分。

2 个共同的主要终点来评估两项研究中两组患者与安慰剂相比的疗效：第 12 周达到 PASI 75 和 sPGA 0/1 的患者百分比。两项研究中，以 PASI 100 为 12 周的主要终点，将 210mg 布罗利尤单抗与乌司奴单抗进行了比较。AMAGINE 2 和 AMAGINE 3 均显示 210mg 布罗利尤单抗优于乌司奴单抗和安慰剂。然而，布罗利尤单抗 140mg 组患者仅在 AMAGINE 3 中的有效率明显优于乌司奴单抗[30]。

两项研究的汇总分析显示，在既往有生物制

剂暴露和未经生物制剂治疗的患者，布罗利尤单抗治疗的疗效相似。在 AMAGINE 2 和 AMAGINE 3 中抗布罗利尤单抗的非中和抗体的发生率分别为 1.8% 和 2.3%。药物失效或不良事件与这些抗体相关。所有患者中均未发现中和性抗体[30]。

最常见的不良事件包括鼻咽炎、上呼吸道感染、头痛和关节痛，使用布罗利尤单抗或乌司奴单抗患者报告的不良事件至少比安慰剂组患者高。与安慰剂相比，布罗利尤单抗组、乌司奴单抗组的轻度中性粒细胞减少也更常见，但与严重感染无关。各组间严重不良事件无明显差异。这与 IL-17A 在宿主黏膜皮肤中的防御作用相一致，在诱导期，布罗利尤单抗（1.2%）比乌司奴单抗（0.5%）或安慰剂（0.5%）发生念珠菌感染更常见[47-49]。在 52 周的研究期间，布罗利尤单抗组和乌司奴单抗组均有 6 例死亡，原因为脑卒中（1 例）、心搏骤停（3 例）、胰腺癌（1 例）和机动车碰撞后意外死亡（1 例）。在 AMAGINE 2 中，一例患者在最后一次布罗利尤单抗 210mg 治疗 19 天后自杀。在研究完成后，又发生了 3 例死亡，1 例死于自杀，另一例死于噬血细胞性组织细胞增多综合征（hemophagocytic histiocytosis syndrome），3 例死于心肌病。在第 52 周后的 OLE 期间，又发生了一起自杀事件[30]。

AMAGINE 1、AMAGINE 2 和 AMAGINE 3 的数据汇总分析比较了达到 PASI 100 或 sPGA=0 的患者与达到 PASI 75 至 <100 或 sPGA=1 的患者，以 PSI 评分和 DLQI 来评估皮损完全清除的临床意义。达到 PASI 75 至 <100 的患者中，PSI 为 0 的患者达 41%，而 PASI 100 的患者 PSI 评分为 0 的患者达 85%。在这两组中，DLQI 评分 0/1 也显示类似的趋势，80% 的 PASI 100 的患者中 DLQI 评分 0/1 的达 80%，而 PASI 75 至 <100 患者为 55%。以 sPGA 0/1 进行比较时，也得到类似结果[50]。

① AMAGINE 2：在 AMAGINE 2 中，第 12 周布罗利尤单抗 140mg 和 210mg 剂量组达到 PASI 100 的疗效优于乌司奴单抗，但仅 210mg 组明显优于乌司奴单抗。布罗利尤单抗 140mg、布罗利尤单抗 210mg 和乌司奴单抗组 PASI 75/90/100 的应答率分别为 67%/49.0%/25.7%、86%/69.9%/44.4% 和 70%/47.0%/21.7%。安慰剂组的 PASI 75/90/100 应答率分别为 8.1%/1.9%/0.6%[30]。两种剂量的布罗利尤单抗 sPGA0/1 的患者比例（58% 和 79%）也显著高于安慰剂组（4%）。最常见的不良反应是普通感冒、上呼吸道感染、头痛和关节疼痛[51]。

② AMAGINE 3：AMAGINE 3 的主要终点为 PASI 100，该研究也表明布罗利尤单抗优于乌司奴单抗和安慰剂。第 12 周布罗利尤单抗 140mg 和 210mg 组 PASI 75/90/100 的应答率分别为 69%/52.0%/27.0% 和 85%/68.9%/36.7%。乌司奴单抗和安慰剂的 PASI 75/90/100 分别为 69%/47.9%/18.5% 和 6%/2.9%/0.3%[30]。第 12 周时，布罗利尤单抗的次要终点 PSI、PASI 100 和 sPGA 均优于乌司奴单抗和安慰剂，但并无统计学差异。与安慰剂相比，两种剂量的布罗利尤单抗的 sPGA0/1 评分（60% 和 80%）明显高于安慰剂组（4%）[30]。布罗利尤单抗组中最常见的不良事件是鼻咽炎、上呼吸道感染、关节痛和头痛[52]。

第 52 周时，210mg 布罗利尤单抗组患者 PASI 75/90/100 分别为 80%/73%/53%，均优于乌司奴单抗（69%/57%/19%）和安慰剂组[42]。在一项 OLE 研究中[53]，布罗利尤单抗的显著临床疗效维持长达 120 周。一项对布罗利尤单抗与其他新型生物制剂治疗银屑病长期疗效的系统回顾研究表明，布罗利尤单抗在维持 PASI 反应和 52 周皮损完全清除方面明显优于司库奇尤单抗、乌司奴单抗和依那西普等[54]。

在最初使用乌司奴单抗治疗后，使用布罗利尤单抗进行挽救治疗的大多数患者在第 12 周时获得 PASI 75 和 sPGA 0/1 应答[30]。到第 52 周，这些患者中相当比例的患者也达到了 PASI 100。与乌司奴单抗相比，布罗利尤单抗在非首次使用生物制剂的患者中显示出更好的疗效，40% 布罗利尤单抗患者达到 PASI 100，而乌司奴患者为 17%。布罗达单抗也起效更快，其达到 PASI 75 中位时间为

4.2 周，而乌司奴单抗为 9.4 周。

（三）银屑病关节炎的临床疗效

布罗利尤单抗作为一种潜在的 PA 的治疗药物已经进行了相应的临床研究，尽管 PA 的早期研究结果令人欣喜，但仍需进一步研究来评估其对 PA 的治疗获益，目前布罗利尤单抗还未获批治疗 PA 的适应证。一项 Ⅱ 期随机、安慰剂对照研究显示，159 例 PA 患者每 2 周接受布罗利尤单抗 140mg 或 280mg，第 12 周时，约 40% 患者达到 ACR 20，而安慰剂组患者为 18%，布罗利尤单抗与安慰剂的 ACR 50 患者比例分别为 14% 和 4%。到 24 周时，140mg 组中 51% 的患者和 280mg 组中 64% 的患者达到 ACR 20，而从安慰剂转向布罗利尤单抗开放标签治疗的患者 ACR 20 改善率为 44%。有效的治疗应答反应持续至第 52 周[55]。需要着重提到的是，PA 的临床研究中，在启动生物制剂临床研究时，50% 以上的患者仍在继续其当时的系统治疗。报道的最常见不良事件与斑块状银屑病研究相似，严重不良事件的发生率也很相似，布罗利尤单抗组与安慰剂组中分别为 3% 和 2%，非初次使用生物制剂患者的治疗反应与初次使用者间无统计学差异[32]。

在日本的一项治疗中重度斑块状银屑病的 Ⅱ 期临床研究中，在接受布罗利尤单抗 70mg（1 例）、140mg（2 例）和 210mg（4 例）的患者中，ACR 20 改善率为 20%，没有接受安慰剂的患者[40]。在第 52 周，210mg 组中 75% PA 患者达到了 ACR 20，而 140mg 组为 38%[41]。2017 年，布罗利尤单抗完成了银屑病关节炎的 3 期临床研究（AMVISION 2），但研究结果尚未公布。另一项 Ⅲ 期临床研究（AMVISION 1）因"申办方决定"于 2015 年终止研究。

（四）难治性银屑病的临床疗效

布罗利尤单抗治疗指甲和头皮（被认为是难治区域）受累银屑病的亚组分析显示，所纳入的患者 NAPSI 及 PSSI 的基线评分分别≥6 和≥15，且头皮受累面积≥30%。在这两种亚型的银屑病患者中，从基线到第 12 周，NAPSI 和 PSSI 评分均得到显著改善（$P<0.001$）。布罗利尤单抗 140mg 组和 210mg 组，NAPSI 的改善分别为 37.5% 和 46.3%，而安慰剂组患者为 11.6%。在 AMAGINE 1 研究的 661 例患者中，在 12 周诱导期结束时，安慰剂组、布罗利尤单抗 140mg 组和 210mg 组的 PSSI 75 应答分别达到 9.5%、61.8% 和 89%。在同一治疗组中，PSSI 90 和 100 的应答分别为 4.2%、52.4%、76.8% 和 3.2%、41%、63.4%。两组布罗利尤单抗组在第 2 周就有显著改善，并维持至第 12 周[46, 56]。

掌跖脓疱性银屑病（PPPP），又称掌跖脓疱病（PPP），是银屑病的一种特殊亚型，其特征是手掌和（或）足底的无菌性脓疱，有时可有斑块状银屑病的红斑、斑块、鳞屑等。由于特殊的受累部位，以及因疼痛和疾病导致的功能障碍，对患者造成极大影响。最近研究表明，IL-17 在银屑病的脓疱性皮损中发挥重要作用，在 PPPP/PPP 皮损中可检测到 IL-17A、IL-17C 和 IL-17F[57-59]。关于生物制剂治疗 PPPP/PPP 的有效性数据较少。少数关于 PPPP/PPP 患者的病例报告显示不一致的结果，因此需要进行规范的临床研究，以明确布罗利尤单抗对脓疱性银屑病的有效性[60, 61]。

（五）生活质量改善

通过 PSI 和 DLQI 评估所有临床研究中患者健康相关生活质量的改善情况，结果显示，与安慰剂相比，2 种剂量的布罗利尤单抗对患者生活质量的改善显著更高[29, 30]。在 AMAGINE 1、AMAGINE 2 和 AMAGINE 3 的汇总分析中，与安慰剂相比较，第 12 周时，每 2 周 210mg 布罗利尤单抗组的 DLQI 评分为 0/1（分别为 59% 和 6%，$P<0.001$）[62]。68%～84% 接受布罗利尤单抗治疗的患者反映布罗利尤单抗治疗后，银屑病对他们的日常生活、休闲活动、人际关系和工作/学习没有产生影响[62]。在 AMAGINE 2 和 AMAGINE 3 中，患者自我报告的工作限制问卷（work limitations questionnaire）中也表明，布罗利尤单抗改善了患

者劳动力丧失的情况[63]。通过医院焦虑和抑郁量表（HADS）评估的抑郁和焦虑也得到了改善。在基线表现为中度和重度焦虑或抑郁（$n=139$）的患者中，大多数患者在第12周时改善到正常、轻度或中度[64]。

（六）安全性和耐受性

1. 常见不良事件

一项120周OLE研究报道了与布罗利尤单抗治疗相关的最常见不良事件，详见表21-3[32]。大多数关于布罗利尤单抗的不良事件与其作为一种免疫调节剂有潜在增加感染风险的机制有关。与其他IL-17抑制药类似，布罗利尤单抗导致中性粒细胞减少和念珠菌感染的风险略有增加，以及有潜在加重炎症性肠病的可能[6, 32, 33]。除最常见的不良事件（表21-2）外，轻度至中度口腔念珠菌病、注射部位反应和严重不良事件发生率分别为3%、8%和15%。2%患者出现暂时性2级中性粒细胞绝对计数异常，所有患者均自行缓解，没有给予特殊治疗，也有3级中性粒细胞减少症的报告[32]。在整个研究过程中，使用布罗利尤单抗治疗受试者的严重不良事件发生率为8.3%，而使用乌司奴单抗的严重不良事件发生率为13%。在AMAGINE 2和AMAGINE 3中的比率分别为7.9%和4.0%。

表21-3 布罗利尤单抗120周扩展研究最常见不良事件

- 鼻咽炎（27%）
- 上呼吸道感染（20%）
- 关节痛（16%）
- 背痛（11%）
- 胃肠炎（10%）
- 流行性感冒（9%）
- 口咽疼痛（9%）
- 鼻窦炎（9%）

应当注意的是，在接受布罗利尤单抗等生物制剂治疗过程中，如果患者出现感染迹象或出现感染相关症状，应建议患者及时就医。

2. 炎症性肠病

已知银屑病和炎症性肠病（IBD）之间存在一定关联。克罗恩病和溃疡性结肠炎患者的银屑病患病率高于正常人群，同样，银屑病患者的IBD发生率也更高。克罗恩病与银屑病具有共同的遗传易感性[28]。

布罗利尤单抗禁忌用于克罗恩病患者[28]。在依奇珠单抗和司库奇尤单抗临床研究中，已经发现其具有潜在加重IBD的风险，因此布罗利尤单抗的临床研究中均排除了确诊为IBD的患者。在使用布罗利尤单抗的临床研究中，新发克罗恩病的发病率低于1:1000，其中1例接受布罗利尤单抗治疗的患者在维持期出现新发克罗恩病。总之，IBD患者考虑使用IL-17抑制药时应非常谨慎[28, 30, 56]。

3. 严重感染

在关键的Ⅲ期临床研究中，布罗利尤单抗组患者严重感染和真菌感染的发生率较安慰剂组更高[30]。一例患者因发生隐球菌性脑膜炎而终止治疗[31]。

4. 免疫接种

患者使用布罗利尤单抗期间应避免使用活疫苗[28]。如必须注射，可暂停布罗利尤单抗治疗[65]。

5. 妊娠

妊娠期并非是使用布罗利尤单抗的禁忌证。但因妊娠期使用的有效性和安全性尚未进行相关研究，故在启动治疗前应仔细评估风险和获益。目前尚不清楚布罗利尤单抗是否在母乳中分泌。

6. 老年人群

布罗利尤单抗与老年人群中较高的不良反应发生率无关[66]。

7. 自杀行为

布罗利尤单抗Ⅲ期临床研究中，有4例发生自杀（其中1例被判定为相关性不确定），均发生在研究开始的前12周之后（在安慰剂对照部分之后），4例自杀患者中有3例使用布罗利尤单抗已经达到PASI 100的疗效。所有自杀患者都有潜在的精神障碍或压力因素，且给予的方案是每2周210mg布罗利尤单抗治疗。然而，在布罗利尤单抗积极药物治疗期间的患者无 1 例自杀事件发生[67]。自杀事件分别发生在每个受试者最后 1 次给药后 58 天、27 天和 19 天[16, 68]。

FDA 最终的结论是，没有确定药物与自杀或自杀意念风险之间的相关性，也没有发现两者间的因果或时间关系。虽然缺乏因果或时间关系，但布罗利尤单抗被添加了一个黑框警告，提示增加自杀意念和行为的风险[69, 70]。因此，只能由注册的医务人员通过 Siliq® 风险评估和减轻策略（risk evaluation and mitigation strategy，REMS）项目开具处方，REMS 项目除了要求有资质的医务人员取得患者签署的知情同意书外，还要向患者提供自杀行为便携指南以解释何为自杀行为以及哪些行为需要立即进行医学评估[32, 68]。

银屑病的疾病负担不仅仅在皮肤，还包括对患者生活质量和相关疾病发病率的显著影响。研究表明，总体上银屑病患者更容易发生心理方面的异常并企图自杀[71-74]。与普通人群相比，银屑病患者的抑郁、焦虑、自残和自杀率更高。布罗利尤单抗临床研究中发生自杀的患者大多数都有高危诱发因素或相关病史，如抑郁和（或）自杀行为[67]。

在处方布罗利尤单抗之前，医生应该权衡有抑郁、自杀意念和（或）行为史的患者使用布罗利尤单抗治疗的风险和获益。如果患者开始出现病情恶化或新的抑郁、自杀意念或行为的表现，或其他明显的情绪变化，也应指导患者及其护理人员立即就医。

（七）禁忌证和注意事项

克罗恩病患者是布罗利尤单抗的禁忌证，对于 IBD 患者，应谨慎使用。还应特别注意出现慢性或反复感染的患者，如果患者出现不能控制的活动性感染，应停止用药。

（八）起始治疗

除了筛查上述禁忌证外，大多数医生建议在开始使用包括布罗利尤单抗在内的生物制剂治疗之前应进行相应的筛查。一般来讲，应通过全面了解患者的病史资料、系统的身体检查以及适当的实验室评估来确定患者的基线期的健康状况，用药前的筛查项目见表 21-4[32]。

表 21-4　布罗利尤单抗开始治疗前的筛查指南

- 全血计数
- 综合代谢组
- 乙型 / 丙型肝炎
- HIV
- 结核病
- IBD 个人或家族史或与 IBD 一致的症状史
- 精神病史

结论

银屑病是一种复杂的、对患者身心健康具有较大影响的疾病。银屑病的治疗在过去的 10 年中已经取得了很大进步。随着对银屑病及其发病机制的深入理解，其治疗手段具有更高的有效性和特异性。多年来，PASI 50 和 PASI 75 一直是银屑病治疗临床研究中评价疗效的标准终点。随着新的生物制剂如布罗利尤单抗等的问世，PASI 90 和 PASI 100 成为新的治疗目标，这些都是现在可以实现的治疗终点[18, 37, 75]。布罗利尤单抗良好的疗效、起效快速以及在难治性银屑病中的有效性使其与其他生物制剂有所不同[76]。它通过阻断 IL-17 受体，而不是阻断单个 IL-17 细胞因子，在银屑疾病治疗过程中对患者带来更大的额外临床获益。其快速起效以及良好的疗效表明了 IL-17 受体 A 在驱动角质形成细胞下游信号传导，导致银屑病促炎症因子的表达中的重要作用[24, 77, 78]。由于目前布罗利尤单抗治疗银屑病关节炎的疗效不那么显著，因此还需要进一步对布罗利尤单抗治疗 PA 的关节损害和进展进行观察。尽管布罗利尤单抗的自杀黑框警告，但其治疗银屑病切实有效，特别是对于那些其他治疗方案失败的患者，或有重度银屑病患者是一个很好的治疗选择。目前并未确定布罗利尤单抗与自杀倾向之间的相关性[69, 70]。特别指出的是，总体上银屑病患者的心理负担（包括自杀意念和自杀的发生率更高）明显高于无银屑病的患者[71-74]。已经证明，这些患者的抑郁和焦虑症状通过生物制剂治疗得到改善，包括使用布罗利尤单抗治疗[79]。与安慰剂和乌司奴单抗相比，布罗利尤单抗显示出明显的治疗优势，布罗利尤单抗患者（210mg，每2周1次）达到PASI 75的平均时间几乎是乌司奴单抗患者的1/2。IL-17抑制药，包括布罗利尤单抗，通过靶向斑块状银屑病发病中重要的Th17炎症通路，与其他生物制剂相比，已显示出强效且能显著缩短临床改善时间的潜力。总之，布罗利尤单抗治疗中重度银屑病的有效性和快速改善症状的特点给患者带来了希望。

第 22 章 银屑病生物类似药
Biosimilars for Psoriasis

Sarah Lonowski　Nirali Patel　Nika Cyrus　Paul S. Yamauchi　著
游　弋　张　敏　译　　沈　柱　校

学习目标

1. 了解生物类似药的开发路径。
2. 了解生物类似药的审批流程。
3. 回顾生物类似药的使用过程。

摘要

生物制剂已经彻底改变了许多疾病的治疗。虽然生物制剂的治疗效益是巨大的，但这些制剂的发展伴随着医疗成本的显著增加。最近，人们对生物类似药的开发越来越感兴趣，生物类似药有可能降低成本，并改善这类强效药物的获取。在本章中，我们讨论了研发和批准生物类似药的立法、监管和科学框架。我们还回顾了与银屑病相关的生物类似药市场的现状，并调查了目前在临床实践中广泛使用生物类似药的障碍。

一、背景

生物制品是天然来源分离或合成的高度复杂的药物制剂。它们可能以抗体、重组蛋白、疫苗、血液和血浆产物的形式存在[1-3]。生物制品与化学合成药物的区别在于其更大的分子（100～1000×）和复杂的分子结构[4]。生物制品已经彻底改变了许多皮肤病、慢性炎症性疾病和某些恶性肿瘤的治疗。生物制剂是制药行业增长最快的部分，占 2008—2017 年美国食品药品管理局（FDA）批准的药物的 22%[5]。在皮肤病学领域，生物制剂的浪潮无疑对银屑病的治疗产生了最大的影响，目前已有 11 种生物制剂获 FDA 批准用于这一适应证，自 2017 年以来有 5 种新药获批。

随着许多生物制剂达到专利保护期限（表 22-1），人们对生物类似药开发的兴趣日益浓厚[7]。生物类似药是在结构、作用机制、安全性和有效性方面与原研生物制剂（称为参比制剂）高度相似的生物制剂的复制品，它必须以与参比制剂相同的形式和剂量给予[2, 8-10]。FDA 将生物类似药定义为 "与美国许可的参比生物制品高度相似，但临床非活性成分存在微小差异，且与参比产品在安全性、纯度和效力方面没有临床意义上的差异" 的生物制品[11]。欧洲药品管理局（EMA）将生物类似药定义为 "含有已获批准的原研生物药品活性物质的生物药品"[10]。虽然生物制剂的治疗效益是巨大的，但这些复合制剂的发展伴随着医疗成本的显著增加。生物制剂价格昂贵，平均每年花费在 1 万～3 万美元[12]。2015 年，生物制剂占全球药品支出的近 1/4（24%），2017 年占美国药品支出的 40%[3]。肿瘤坏死因子 -α 抑制药阿达木单抗、依那西普和英夫利昔单抗是 2016 年总费

表 22-1 美国和欧盟银屑病生物制品的可用专利有效期

品牌名称	通用名称	截止日期（美国）	截止日期（欧洲）
Humira（修美乐）	Adalimumab（阿达木单抗）	2016	2018
Remicade（类克）	Infiximab（英夫利昔单抗）	2018	2015
Stelara（喜达诺）	Ustekinumab（乌司奴单抗）	2023	2024
Cimzia（希敏佳）	Certolizumab（培赛利珠单抗）	2024	2021
Enbrel（恩利）	Etanercept（依那西普）	2028	2015
Cosentyx（可善挺）	Secukinumab（司库奇尤单抗）	2028	2030
Taltz（拓咨）	Ixekizumab（依奇珠单抗）	2036	未获得

用最高的 5 种药物中的 3 种[13]。在美国，仅银屑病就造成了巨大的经济负担，估计在 352～1120 亿美元[14,15]。

2009 年《生物制剂价格竞争与创新法案》(The Biologics Price Competition and Innovation Act, BPCI) 作为《患者保护和平价医疗法案》(Patient Protection and Affordable Care Act) 的一部分获得批准，并为简化生物类似药批准程序提供了立法框架。BPCI 的既定目标是通过降低成本来提高患者获得生物治疗的机会[2]。除了降低药物开发成本外，BPCI 还希望加剧制造商之间的竞争[16]。BPCI 允许 FDA 在对药物的广泛分析、非临床和临床研究的"全部证据"进行审查后批准生物类似药[4,11,17]。第一个生物类似药直到 2015 年才在美国获得批准，然而在过去的几年里，生物类似药发展的速度急剧增加。截至 2019 年 6 月 27 日，FDA 批准了 21 种生物类似药，尽管并非所有这些都是市售的[18]。未来的增长潜力是巨大的，目前有超过 1000 种药物在生物类似药的管道中[19]。到 2025 年，全球生物类似药市场规模预计将达到 614.7 亿美元[20]。

二、仿制药与生物类似药

生物类似药与小分子仿制药物虽然在概念上相似，但生物类似药在几个重要方面与仿制药不同。从定义上讲，仿制药与其品牌药等同，而生物类似药并不是其参比产品的精确复制品[17]。生物类似药是更大且具有复杂的动态结构，在制造过程中极易受到改变的产品。即使温度、纯化和储存的微小变化也会导致化学修饰，如错误折叠或糖基化，从而影响药物的最终形态和潜在的功能[3,17,21]。由于这个原因，生物制剂不能精确地复制。因此，生物类似药被认为与其参比产品相比"有独特性但也有相关性"[22]。值得注意的是，参比生物制品的生产也很复杂，生产工艺、处理和储存的变化有可能导致最终产品的轻微改变，这种现象被称为批次可变性[23]。

与仿制药相比，生物类似药的生产时间更长，成本更高。生物类似药的研发平均需要 5～10 年，成本为 1 亿～2.5 亿美元，而大多数仿制药的开发时间为 2 年，成本为 100 万～1000 万美元[3]。仿制药和生物类似药的另一个重要区别是潜在的免疫原性。生物制剂和生物类似药有可能引发免疫反应，从而产生抗药物抗体。因此，生物类似药的开发需要对潜在免疫原性和免疫不良事件进行全面评估，而仿制药则不需要这样做[24]。

三、生物类似药的命名

2017 年 1 月，FDA 发布了指南，要求在原研的非专利生物药名称后附加 4 个字母的后缀。例如，阿达木单抗的生物类似药 Amjevita 被指定为阿达木单抗 –atto。该指南声明的目的是防止产品之间的混淆，并促进持续的药物警戒监测[25]。

FDA 要求生物类似药的说明书包含与参比生物制剂相同的安全性和有效性信息，类似于仿制药的标签[2]。值得注意的是，这些标签可能不包括临床数据信息，证明生物类似药与其参比产品之间没有临床意义的差异[2, 17]。

四、生物类似药的发展

生物类似药的开发过程以参比产品为中心进行复制，然后对其结构和功能进行彻底的检测。生物类似药制造商必须首先根据公开信息研究参比产品，然后使用"逆向工程"独立设计一个过程，以复制高度相似的生物制剂[3, 4]。由于这些制剂的大而动态的结构，这项工作的目标不是创建原研生物制剂的精确副本，而是创建生物等效产品，只有临床无关紧要的结构成分的微小变化。首先，要进行详细的表征研究，以确定参比生物制剂的关键质量属性（CQA）[11]。这些 CQA 决定了生物功能，从而产生临床效果[11]。一旦生物类似药生产商生产的产品在结构、作用机制和 CQA 方面与参比产品高度相似，该产品就可以通过适当的监管机构进行批准。

五、审批流程

生物类似药的审批程序侧重于建立拟议产品与参比生物制剂之间的生物相似性，而不是像大多数新药那样证明独立的安全性和有效性。生物类似药的制造商提交参比药物比较数据，随后由监管机构分析，以确定提议的产品是否将被批准为生物类似药。

FDA 在 2009 年通过 BPCI 建立了一个简化的生物类似药审批途径[26]。最初，制造商提交一份生物制剂许可申请。在此 351（k）申请中，生物类似药通过一系列不同的分析试验进行测试，这些分析试验必须通过标准证明新产品的活性与原研制剂等效，在建议的使用条件下具有相同的作用机制，并具有相同的给药途径，剂型和强度[26]。此外，它们必须提供数据，显示没有临床上有意义的差异。

FDA 和 EMA 对生物类似药的批准采用了"全面证据"的方法。这涉及一个循序渐进的研究过程，包括分析研究、动物研究、临床药代动力学（PK）和药效学（PD）研究、免疫原性评估，在某些情况下，还包括额外的临床研究（图 22-1）[11]。

（一）结构与功能分析

首先，对生物类似药的结构和功能特征进行比较分析，以证明该生物制品与参比制剂"高度相似"。结构分析确保该生物类似物编码与生物原研药相同的一级氨基酸序列[1]。通过评估蛋白质的初级结构、排列、大小变异、糖基化水平和分子电荷，以表征生物类似药的质量属性，并识别可能影响临床性能的任何潜在差异[27]。化合物非临床活性区域的微小差异（如 N- 或 C- 末端截断）是可以接受的[1]。

接下来，进行功能分析以评估生物类似药的药理活性。体外功能测定必须证明生物类似物与参比产品在作用机制、受体结合、效应细胞反应、趋化因子产生、细胞毒性和其他方面的相似性[8]。换句话说，这些研究必须证明生物类似药复制了原研药的效能。

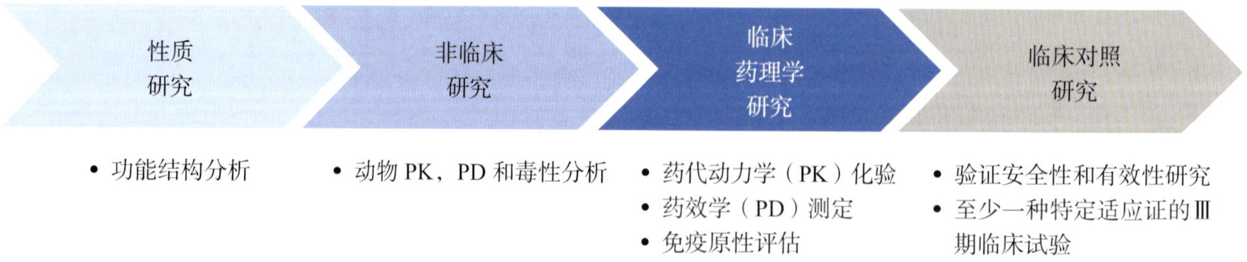

性质研究	非临床研究	临床药理学研究	临床对照研究
• 功能结构分析	• 动物 PK，PD 和毒性分析	• 药代动力学（PK）化验 • 药效学（PD）测定 • 免疫原性评估	• 验证安全性和有效性研究 • 至少一种特定适应证的Ⅲ期临床试验

▲ 图 22-1　监管机构批准生物类似药的证据方法总量

（二）非临床（动物）研究

体内（即动物）研究不是生物类似药批准必须的，但在某些情况下可以进行。动物研究可以提供更多的数据来支持生物相似性；特别是，动物毒性研究可以用来证明与参比产品相比具有相似的安全性。如果现有的结构和功能数据已经强有力地支持生物类似药与生物原研药之间的高度相似性，则可能没有必要进行动物研究[2]。

（三）临床研究

在完成功能性分析和非临床研究后，临床药理学研究被设计为最终评估确定生物等效性。这些研究通常是在健康受试者中进行的，必须有统计学依据来确定生物类似药和参比产品之间的差异。药代动力学（PK）测定的目的是确定人体如何在吸收、分布、代谢和消除方面影响药物[7]。所有生物类似药都需要进行Ⅰ期人体 PK 研究，并且必须证明药物生物等效性的某些参数，如药物随时间变化的血清浓度[17]。人体药效学（PD）研究并不总是必需的，但可以补充 PK 数据。对于人或人源化单克隆抗体药物，很难确定在任何给定时间血清中存在多少药物。通过评估生物类似药和参比产品的 PK 和 PD 数据，可以比较暴露反应曲线。

临床免疫原性评估也被用来评估参比产品和生物类似药之间免疫反应的发生率和严重程度的差异。这些研究很重要，因为生物类似药引起的免疫反应改变可能促进抗药抗体的产生和（或）导致急性临床反应，如过敏反应[11, 17]。FDA 要求至少进行一项临床研究，比较拟议的生物类似药与参比产品的免疫原性[11]。通过滴度变化、抗体形成时间和对药代动力学的影响来比较抗药物抗体的形成[27]。

在 PK、PD 和免疫原性研究之后，生物类似药候选药物必须根据 FDA 指南进行至少一项针对特定适应证的Ⅲ期临床试验。通常设计为等效试验，目的不是确定生物类似药本身的功效，而是证明其在功效和安全性方面不低于参比产品[2, 11]。生物类似药申办者可以选择测试哪种适应证。

重要的是，基于外推法的概念，生物类似药最终可能被批准用于未经测试的适应证。外推是指批准一种给定的生物类似药物用于临床试验之外的其他临床适应证。根据 FDA 的规定，如果"有足够的科学依据来推断临床数据，以支持对寻求许可的每种使用条件的生物相似性的确定"，这是允许的[11]。例如，生物类似药英夫利昔单抗 -dyyb（Inflectra）在类风湿关节炎和强直性脊柱炎患者中进行了临床试验，但现在已被 FDA 批准用于与参比产品相同的所有适应证，包括斑块状银屑病和银屑病关节炎[28, 29]。事实上，所有英夫利昔单抗（Infliximab）和部分阿达木单抗（Adalilmumab）和依那西普（Etanercept）生物类似药都是通过外推法被批准用于治疗银屑病的[4]。

制造商必须提供药物的作用机制、药代动力学、生物分布和免疫原性来为外推提供依据[24]。生物类似药可能不被批准用于受监管排他性保护的适应证，例如，阿达木单抗（Adalimumab）的排他性适应证，用于中度至重度化脓性肾盂肾炎的成人[2, 24]。外推法通过减少必须进行的临床试验的范围来降低生物类似药的开发成本。然而，缺乏明确的临床试验数据可能是一些临床医生考虑为外推适应证开生物类似药的一个犹豫点。

（四）药物警戒研究

FDA 批准所需的临床研究持续时间有限，在有限的人群中进行，因此可能无法识别所有潜在的不良反应。世界卫生组织（WHO）、美国食品药品管理局（FDA）和欧洲药品管理局（EMA）建议进行批准后的安全监测，但对该监测的具体要求因机构而异[4]。EMA 要求药物警戒计划作为初始生物类似药批准程序的一部分，但 FDA 没有[30]。相反，FDA 建议制造商"与 FDA 相关部门协商，在个案基础上讨论申办者提出的上市后安全监测方法"[11]。针对缺乏安全性数据的担忧，国际银屑病理事会建议建立所有使用生物类似药治疗的患者的登记册，以便能够监测一段时间内的不良治疗事件[25]。

（五）可互换性

生物类似药可以通过 FDA 的额外批准程序获得"可互换生物类似药"的特殊分类，该程序于 2019 年 5 月批准[31]。可互换性是对生物类似药的一种特殊称呼，这种生物类似药有望在任何特定患者中获得与生物制品相同的临床结果，而新产品与原研药之间的安全性或有效性没有任何变化[32]。这些制剂的审批过程需要制造商提供额外的信息，以确保生物制剂可以被有效地视为可互换。重要的是，可互换性的申请必须包括"切换研究"，证明参比产品和生物类似药之间的切换不会对安全性、免疫原性或有效性产生任何影响。

具有可互换名称的生物类似药可以在没有处方提供者积极干预（如改变处方）的情况下替代原研生物制剂，尽管个别州的替代法将影响这种做法[33]。在一些州，药剂师可以在不通知订购医生的情况下，将指定为可互换产品的产品与参比产品交换[33]。NPF 发布了一份关于可互换生物类似药替代的立场声明，详细说明了生物类似药替代应满足的最低要求[34]。

在本文发表时，美国还没有 FDA 批准的可互换生物类似药。然而，这种情况可能不会持续太久。勃林格殷格翰（Boehringer Ingelheim）目前正在为其阿达木单抗（Adalimumab）生物类似药 BI 695501 寻求可互换性命名[35]。随着市场的持续增长和更多的药物获得监管部门的批准，其他制药公司很可能在未来几个月和几年内也会效仿（图 22-2）。

值得注意的是，一些可互换的生物类似药已在美国以外获得批准。其他国家一直在研究各自市场上生物类似药的互换性。NOR-SWITCH 研究是挪威政府发起的一项随机对照研究，旨在研究切换和互换英夫利昔单抗及其生物类似药在银屑病、类风湿关节炎、脊柱关节炎、银屑病关节炎、溃疡性结肠炎和克罗恩病等几种疾病中的安全性和可行性[37]。研究发现，当患者在原研药物和生物类似药之间切换时，这些疾病没有临床恶化。他们还发现抗药物抗体的产生也没有差异[37]。更多关于多种切换设计的研究，包括 VOLAIRE-X，将提供更多关于生物类似药和创新产品之间切换效果的信息[38]。

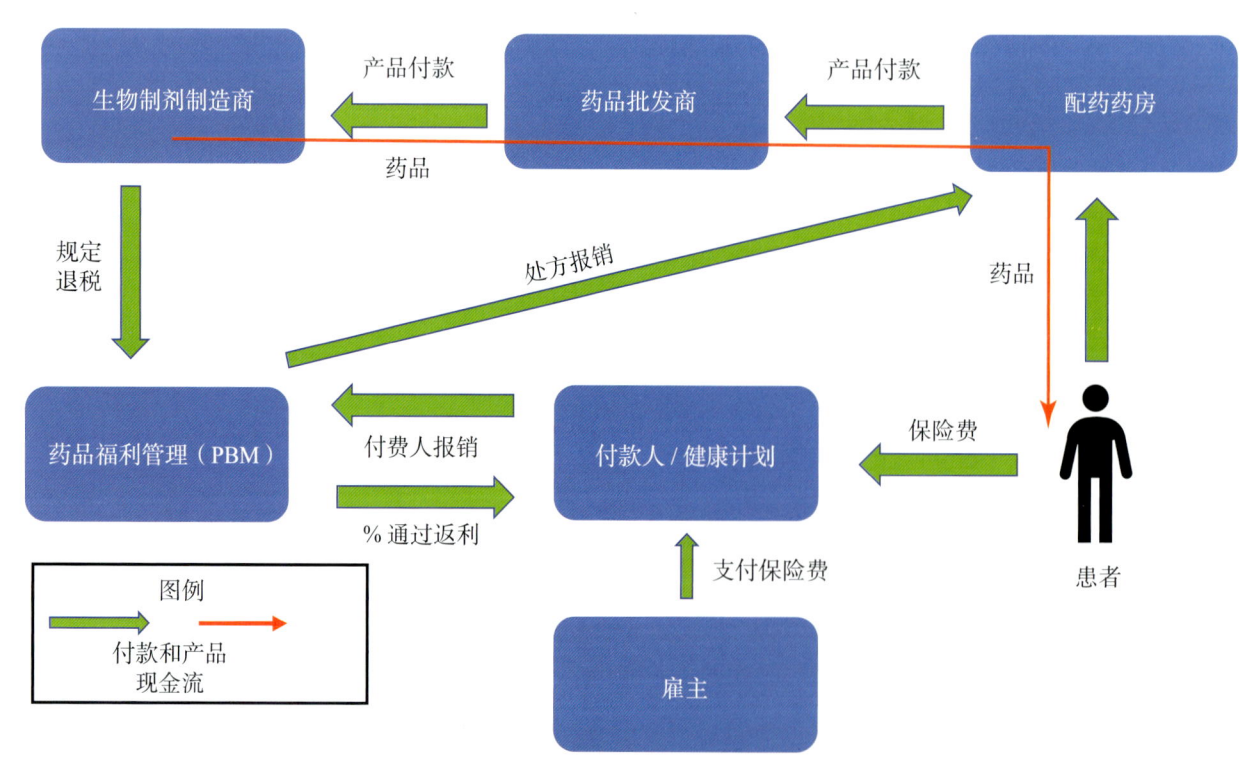

▲ 图 22-2　美国药品分销和报销系统（用于自行用药）- 简单版本[36]

六、皮肤病学中的生物类似药

目前 FDA 批准的用于治疗中重度银屑病的生物类似药见表 22-2。阿达木单抗 –atto（Amjevita）、阿达木单抗 –adbm（Cyltezo）和阿达木单抗 –adaz（Hyrimoz）是阿达木单抗的生物类似药。依那西普 –szzs（Erelzi）和依那西普 –ykro（Eticovo）是依那西普的生物类似药。英夫利昔单抗 –dyyb（Inflectra）、英夫利昔单抗 –abda（Renflexis）和英夫利昔单抗 –qbtx（Ixifi）是英夫利昔单抗的生物类似药。虽然这些生物制剂都已被批准用于中重度银屑病患者，但只有 3 种（Amjevita、Erelzi 和 Hyrimoz）进行了专门针对银屑病适应证的临床试验[4]。其余的生物类似药通过外推法获得批准。

还有其他几种生物类似药正在进行Ⅲ期临床试验，用于治疗中度至重度斑块状银屑病。这些药物包括 BCD-457、CHS-1420、GP2017、M923、MSB11022 和 Myl-1401A，它们都是阿达木单抗的生物类似药。依那西普 ONS-3010 和 CHS-0214 的生物类似药也正在进行银屑病的临床试验[4]。目前还有几种用于类风湿关节炎的生物类似药正在研究中，如果得到各自国家监管机构的批准，它们可能通过外推法被批准用于银屑病。这些药物包括 FKB327 和 LBALM（阿达木单抗生物类似药），PF-06410293 和 LBEC0101（依那西普生物类似药），ABP 710、BCD-055 和 NI-071（英夫利昔单抗生物类似药），目前均处于Ⅲ期临床试验[4]。

由于多种因素，包括当前市场上获得生物类似物的机会有限以及处方医生对这些药物不熟悉等，美国皮肤病学家使用生物类似物方面的数据有限[38]。生物类似药在欧洲得到了更广泛的应用，从而积累了支持生物类似药治疗银屑病的重要数据。例如，丹麦注册中心的一项为期 10 年的研究发现，依那西普和英夫利昔单抗的参比版本和生物类似药版本在安全性和有效性方面没有显著差异[39]。在一些欧洲国家，国家立法影响了生物类似药的使用，作为降低成本和增加这些药物供应的努力的一部分。例如，2015 年 5 月，丹麦制订了一项国家政策，要求患者开始服用或改用最便宜的生物制剂（即生物类似药）[39]。

七、生物类似药的经济优势

一般来说，生物类似药的成本节约比小分子仿制药物少。虽然与小分子仿制药相关的成本降低可以达到 80% 或更高，但在美国，生物类似药的获得成本节约为 10%～40%[5, 40-43]。根据 2017 年的估计，英夫利昔生物类似药 8 周的平均成本比其参比产品低 18%[5]。在美国以外，生物类似药的成本节约是不同的，从挪威高达 70%（由于政府折扣定价）到印度的 30%[25]。欧洲已经批准了 23 种生物类似药，平均价格降低了 20%～30%[40]。

表 22-2 目前批准的银屑病生物类似药[18]

品牌名称	通用名称	FDA 通过时间	银屑病的Ⅲ期临床试验
Erelzi	Etanercept-szzs	2016–08	是
Eticovo	Etanercept-ykro	2019–04	否
Amjevita	Adalimumab-atto	2016–09	是
Cyltezo	Adalimumab-adbm	2017–08	否
Hyrimoz	Adalimumab-adaz	2018–10	是
Infectra	Infiximab-dyyb	2016–04	否
Renfexis	Infiximab-abda	2017–04	否
Ixif	Infiximab-qbtx	2017–12	否

虽然估计的美国成本节约可能看起来不大，但当考虑到生物制剂的整体市场规模时，它们仍然很重要。2014年，兰德公司（Rand Corporation）估计，2014—2024年，直接成本节约潜力为442亿美元，约占同期生物总支出的4%[17,44]。随着生物类似药市场的扩大，竞争的加剧，以及监管的变化允许生物类似药开发过程的简化，可能会看到更大的成本下降。

八、使用障碍和未来发展方向

尽管BPCI在近10年前就通过了，但美国生物类似药的市场吸收一直很慢。2017年的报告显示，不到10%的生物制剂总支出（115亿美元）受到生物类似药竞争的影响[45]。有几个因素限制生物类似药的获取和接受，其中一些将在这里进行综述。

（一）专利纠纷与品牌药的延伸专利

截至2019年7月，已有20种生物类似药获得FDA批准，但只有7种可供商业使用[46]。由于参比产品制造商和生物类似药制造商之间正在进行的专利纠纷，大多数药物被禁止进入市场[12]。此外，虽然许多生物制剂的原研药物专利即将到期，但一些与制造工艺相关的额外专利提供了持续的保护；例如，依那西普（Enbrel）的另外两项专利可以将专利保护延长至2029年[3,21]。在许多情况下，专利诉讼具有推迟生物类似药产品的进入市场的效果。例如，最近涉及安进和山德士的诉讼和解导致阿达木单抗生物类似药的引入推迟到2023年[5]。

（二）医生注意事项

医生对处方生物类似药的认识缺乏和安全性的担忧是这些药物广泛使用的另一个障碍。对什么是生物类似药的不完全理解，对参比产品和生物类似药之间"微小差异"的重要性的理解，以及缺乏长期安全性数据，这些因素可能会限制医生开生物类似药的意愿。根据最近对美国皮肤科医生的一项在线调查，只有25%的人表示他们"肯定会或极有可能开生物类似药"[47]。常见的担忧包括安全性（66%）、有效性（71%）、免疫原性（63%）以及患者在临床医生不知情的情况下从生物制剂转向生物类似药的可能性[47]。由于在美国还没有生物类似药被赋予可互换的名称，一些临床医生仍然担心，如果患者在原研生物制剂和生物类似药之间切换，可能会产生不良的免疫效应。然而，值得注意的是，迄今为止完成的转换研究表明，免疫风险很低[5,48]（图22-3）。

开处方者对生物类似药的接受程度取决于对这些药物的了解程度和安全性的担忧。2017年对皮肤科医生的一项横断面调查发现，对生物类似药"相当或非常熟悉"的医生更愿意为银屑病开生物类似药，即使他们没有针对这一适应证进行临床研究[49]。

（三）患者因素

虽然从系统层面的角度来看，生物类似药的经济效益很容易理解，但对最终用户（即患者）来说，这种效益可能不会立即显现。生物类似药获得成本的降低与那些拥有高免赔额计划或共同保险计划的患者最为相关，费用按给定药物目录价格的百分比计算[24]。固定共付额的患者没有动力去寻找获得成本较低的药物，因为这种成本降低没有直接转嫁给他们。事实上，在这些情况下，考虑到更高的知名度和整体熟悉度，这些患者可能更喜欢品牌参比产品，而不是生物类似药。

结论

总之，无论是在美国还是在全球，生物类似药都是制药行业快速增长的一个领域。尽管迄今为止生物类似药在美国的应用缓慢，但未来生物类似药的使用可能会更多；在美国，仿制药的采用同样缓慢，但现在仿制药占处方药的绝大多数[50]。目前，法律、监管和金融结构、缺乏商业可用性以及提供者对这些药物使用的安全性仍然是大规模采用生物类似药的障碍。随着多种常用的生物制剂接近其专利到期日期，许多生物类似

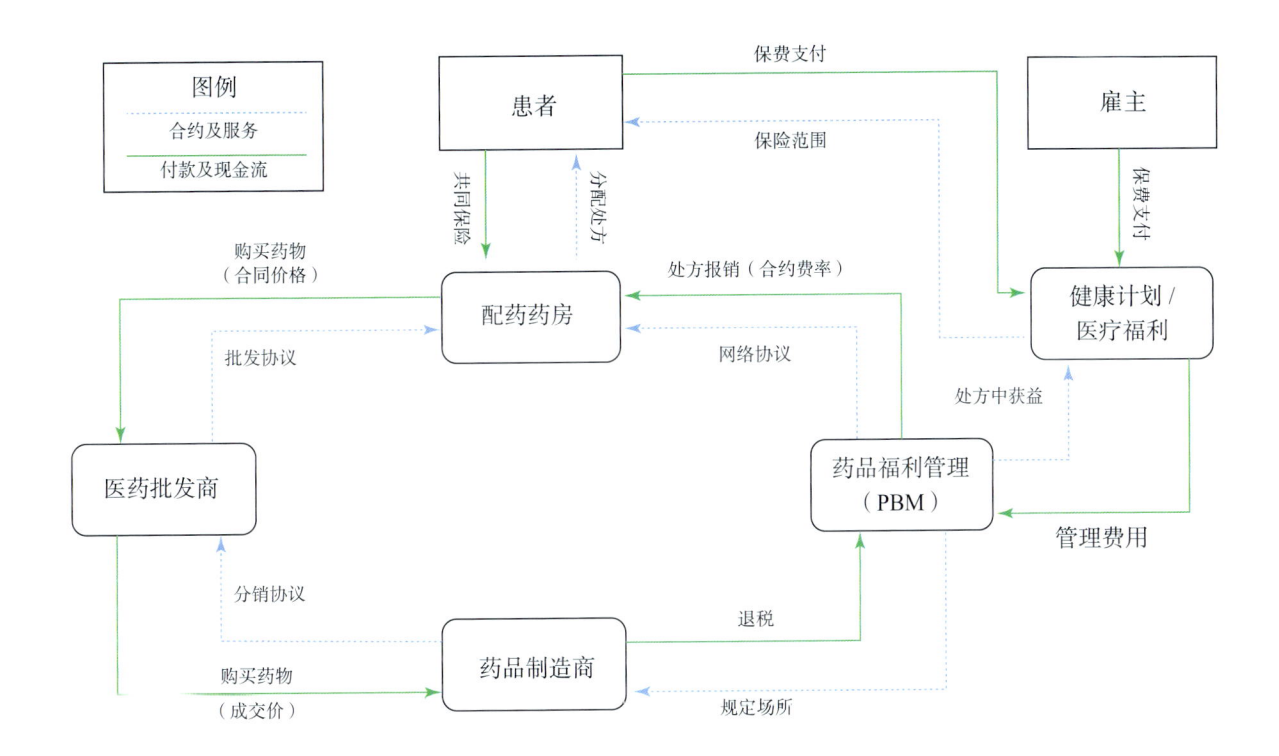

▲ 图 22-3 美国药品分销和报销系统（用于自行用药）- 复杂版本[36]

药目前正在筹备中。在未来，随着这些新型药物的使用变得更加广泛，生物类似药有可能降低全球医疗保健成本，并增加患者获得额外有价值的疾病改善疗法的机会。

第 23 章 研究路径 I：银屑病的口服药物疗法
Research Pipeline I: Oral Therapeutics for Psoriasis

D. Grand　K. Navrazhina　J. W. Frew　J. E. Hawkes　著

刘文琪　译　　沈　柱　校

学习目标

1. 了解正在研发中的新型口服药物在治疗银屑病方面的作用机制。
2. 了解正在研发中的新型口服药物在治疗银屑病方面的合理使用方法和有效性。
3. 了解正在研发中的新型口服药物在治疗银屑病时存在的安全问题以及适当的监测方式。

摘要

在过去的 20 年里，银屑病治疗取得了巨大进展。我们了解了这种慢性炎症性疾病的复杂的免疫发病机制，从而开发出了高效、安全并具有针对性的单克隆抗体，这些抗体能够消除大多数接受治疗的患者的病症。然而，这些最近获批的治疗方法存在多种缺陷和局限性，因此需要开发和测试其他治疗方式。为了满足这一需求，科学家和制药行业已经着手寻找和测试几种口服小分子药物，作为斑块状银屑病和银屑病关节炎的新型治疗方法。这些正在测试中的分子包括 Janus 激酶/酪氨酸激酶 2（JAK/TYK2）抑制药、磷酸二酯酶（phosphodiesterase，PDE）抑制药、维 A 酸相关孤儿受体 γt（RORγt）抑制药、富马酸酯、鞘氨醇 -1- 磷酸拮抗药、神经激肽 -1 受体（neurokinin-1 receptor，NK1R）拮抗药、腺苷 A3 受体激动药、H_4 受体拮抗药、应激诱导的银屑病相关非蛋白编码 RNA（PRINS）抑制药和脾酪氨酸激酶（spleen tyrosine kinase，Syk）抑制药。

一、背景

银屑病是一种复杂的慢性炎症性皮肤病，其病因复杂，最近的研究表明，白细胞介素 -23（interleukin-23，IL-23）和产生 IL-17 的 T 细胞（T17 细胞）在该疾病的发病机制中起到了重要作用[1]。目前，银屑病治疗方法的有效性很大程度上与治疗能否干扰皮肤中失调的 IL-23/T17 信号通路有关。随着多种选择性抗 IL-23 和 IL-17 单克隆抗体的获批，我们正在见证银屑病治疗方面所取得的前所未有的进展。然而，单克隆抗体具有一些局限性，如成本高、保险覆盖范围有限、可能会随着时间推移出现抗药物抗体而失去疗效，并且需要通过静脉或皮下注射等操作给药。新型口服小分子治疗银屑病的潜在优势包括成本降低、避免随时间推移产生蛋白相关免疫机制导致的疗效丧失，并且使用方便。因此，许多公司正在测试各种小分子药物的疗效，以探索其潜在的治疗斑块状银屑病和银屑病关节炎的能力。本章旨在概述为治疗银屑病而正在研究的新型口服疗法的研究进展（表 23-1）。

表 23-1　目前正在临床试验中的治疗银屑病新型疗法列表

药物名称	药物类别	临床阶段	公　司	临床试验
巴瑞替尼（Baricitinib）	JAK1/2 抑制药	Ⅱb	Eli Lilly	NCT01490632
乌帕替尼（Upadacitinib）	JAK1 抑制药	Ⅲ	AbbVie	NCT03104374，NCT03104400
非戈替尼（Filgotinib）	JAK1 抑制药	Ⅱ	Galapagos	NCT03320876，NCT03101670，NCT03926195
ASP015K	JAK3 抑制药	Ⅱ	Janssen	NCT01096862
BMS-986165	Tyk2 抑制药	Ⅲ	BMS	NCT04036435，NCT03624127
LEO32731	PDE4 抑制药	Ⅱ	LEO	NCT02888236，NCT03231124
VTP-43742	RORγt 抑制药	Ⅱ	Vitae Pharma	NCT03724292，NCT02555709
LAS41008	富马酸二甲酯	Ⅲ	Almirall	NCT02955693，NCT01726933
FP187	富马酸	Ⅱ/Ⅲ	Forward Pharma	NCT01230138，NCT01815723，NCT02475304
XP23829	富马酸	Ⅱ	Xenoport	NCT02173301
珀奈莫德（Ponesimod，ACT-128800）	S1P 受体拮抗药	Ⅱ	Actelion	NCT01208090，NCT00852670
阿米莫德（Amiselimod，MT-1303）	S1P 受体拮抗药	Ⅱ	Mitsubishi Tanabe Pharma	NCT01987843
司洛匹坦（Serlopitant，VPD-737）	NK-1 受体拮抗药	Ⅲ	Menlo Therapeutics	NCT03343639
CF101	腺苷 A3 受体激动药	Ⅲ	Can-Fite Biopharma	NCT03168256
ZPL-389	H_4 受体拮抗药	Ⅱ	Ziarco Pharma	NCT02618616
阿巴卡韦羟乙酸酯（Prurisol）	IL-20 和 PRINS 抑制药	Ⅱ	CellCeutix	NCT02101216，NCT02494479，NCT02949388

二、JAK 抑制药

JAK 家族由 4 种酪氨酸激酶（JAK1、JAK2、JAK3 和 TYK2）组成，它们在活化的细胞因子受体下游扮演着信号传递器的重要角色。与 c-KIT 和胰岛素不同，细胞因子受体缺乏内在的蛋白激酶结构域，因此依赖于恒定活性的 JAK 酪氨酸激酶（tyrosine kinases，TYK）来传递免疫信号[2]。JAK 被激活后，STAT 家族的 6 个成员之一（STAT1-6）随之被激活，从而发挥转录因子的功能。在小鼠敲除模型中已经证明各种 JAK 和 STAT 亚型之间存在显著重叠，从而需要仔细研究联合抑制治疗与更具选择性的 JAK 阻断对治疗的影响[3]。

新型小分子药物靶向一个或多个 JAK 亚型（图 23-1）。JAK1 和 JAK2 参与干扰素 -γ（IFN-γ）信号传导，而 JAK3 参与 Ⅰ 型细胞因子受体的信号传导，这些受体使用共同的 γ 链（γc），包括 IL-2、IL-4、IL-7、IL-9、IL-15 和 IL-21[4, 5]。尽管 JAK-STAT 通路不会直接抑制 IL-17，但是通过作用于上游其他 STAT 依赖性的细胞因子（如 IL-23）间接起到了抑制作用[6, 7]。靶向 JAK-STAT 通路的新型治疗方法必须平衡抑制促炎性信号和过度抑制以及破坏关键发育功能（如神经发育、预防感染和造血）之

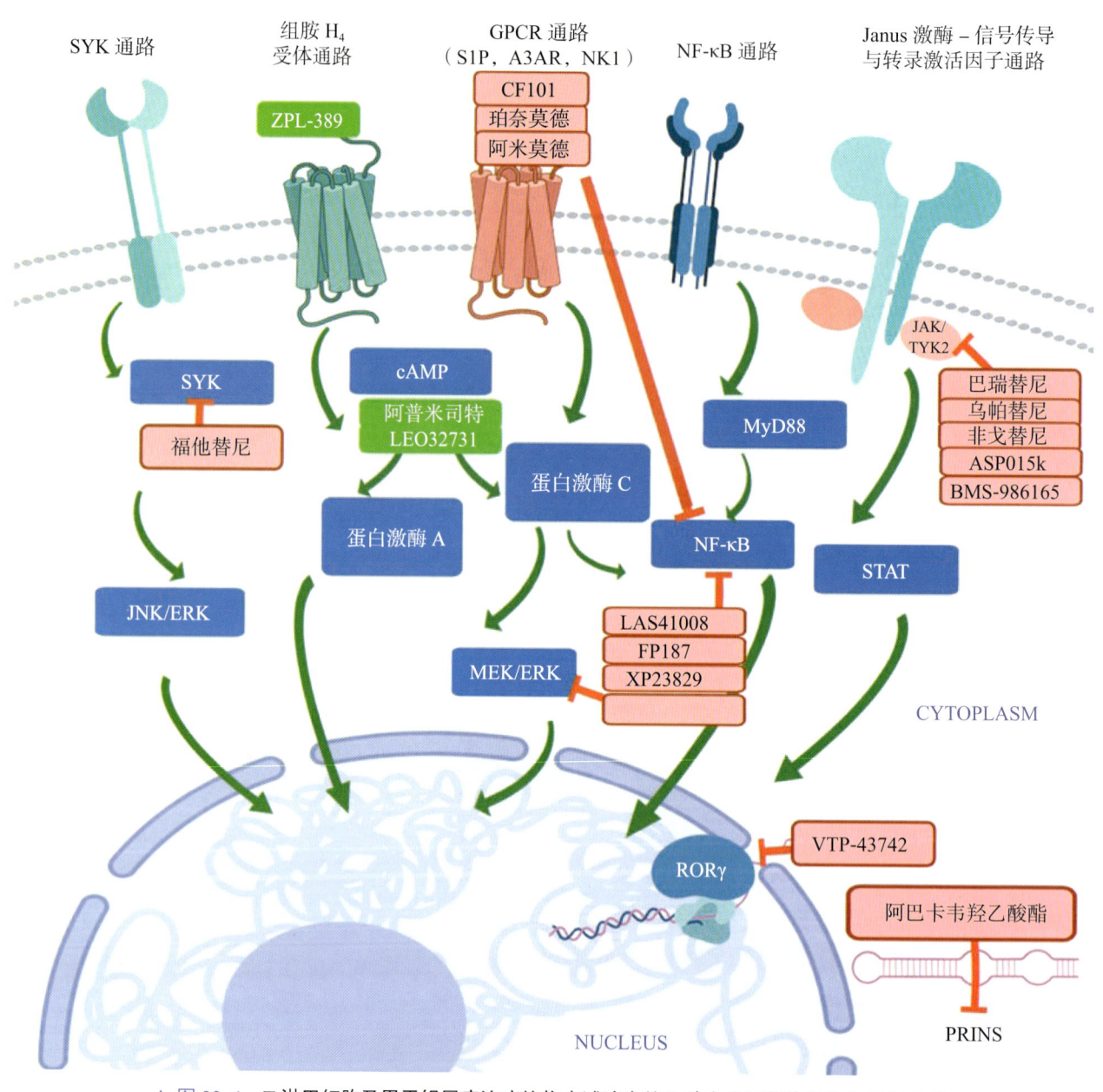

▲ 图 23-1 T 淋巴细胞及用于银屑病治疗的临床试验中的几种小分子药物的作用机制示意

SYK. 脾酪氨酸激酶；GPCR. G 蛋白偶联受体；S1P. 鞘氨醇 1- 磷酸；A3AR. A3 腺苷受体；NK1. 神经激肽 1；JNK/ERK. c-Jun 氨基末端激酶 / 细胞外信号调节激酶；cAMP. 环磷酸腺苷；MEK/ERK. 丝裂原细胞外信号调节激酶 / 细胞外信号调节激酶；MyD88. 髓样分化因子 88；NF-κB. 核因子 -κB；JAK/TYK2. Janus 激酶 / 酪氨酸激酶 2；STAT. 信号传导与转录激活子；RORγ. 维 A 酸相关孤核受体 γ；PRINS. 应激诱导的银屑病相关非蛋白编码 RNA

间的关系[8]。

从具有 JAK 缺陷的个体观察到的效应和人类研究的临床结果可以推断出 JAK 亚型之间的一些差异。JAK3 缺陷（严重联合免疫缺陷，severe combined immunodeficiency，SCID）与 T 细胞和 NK 细胞数量的减少有关，但 B 细胞未受影响[9]。TYK2 缺陷与病毒、真菌和分枝杆菌感染的易感性相关[10]。在骨髓增生性疾病、白血病和淋巴瘤中也已经鉴定出 JAK1、JAK2 和 JAK3 的激活性体细胞突变[11]，这引发了长期治疗可能会增加恶性肿瘤风险的关注。

在 2012 年 5 月，美国食品药品管理局（FDA）批准了一种口服的全 JAK 抑制药，托法替尼（Tofacitinib），用于治疗类风湿关节炎。这是该特定药物类别中首个获得批准的药物。随后，在2017年12月，托法替尼获得了FDA批准，用于治疗银屑病关节炎。其他第一代JAK抑制药还包括鲁索利替尼（Ruxolitinib）、巴瑞替尼（Baricitinib）和奥拉替尼（Oclacitinib）。

一项针对JAK1/2选择性抑制药巴瑞替尼的Ⅱb期试验将271例参与者随机分配到安慰剂组和每天不同剂量的巴瑞替尼组（2mg、4mg、8mg或10mg），为期12周[12]。根据第12周的治疗反应，剂量要么继续保持，要么在接下来的12周增加。在第12周时，8mg组中有42.9%的患者达到了75%的银屑病面积和严重度指数（psoriasis area and severity index，PASI）改善，即PASI 75，而10mg组中有54.1%的患者达到了该指标。与安慰剂组（17%）相比，这2个比例均具有统计学意义。超过81%的在第12周表现出治疗反应的患者在第24周仍保持了PASI 75水平。随着剂量递增，48%在第12周未达到PASI 75水平的患者在第24周实现了该目标。安慰剂组和巴瑞替尼组最常见的不良事件为感染相关事件（如鼻咽炎）。与安慰剂组的0%相比，接受巴瑞替尼治疗的患者中出现细胞减少症的比例为4.6%。8mg和10mg治疗组记录到更高的细胞减少症发生率。因不良事件导致的停药率在8mg（6.3%）和10mg（5.8%）治疗组中最高[12]。目前，巴瑞替尼治疗斑块状银屑病方面的Ⅲ期临床试验正在进行中。

目前有两项正在进行的Ⅲ期试验，研究JAK1选择性抑制药乌帕替尼（Upadacitinib）在银屑病关节炎患者中的疗效。SELECT-PsA 1是一项正在进行的Ⅲ期研究，纳入了640例参与者，他们对至少一种非生物类的疾病修饰抗风湿药物（DMARD，如甲氨蝶呤）反应不良。SELECT-PsA 2目前正在招募对至少一种生物类疾病修饰抗风湿药物（bDMARD）反应不良的参与者，预计将纳入1640例参与者。这两项试验将比较每日2个剂量的乌帕替尼与安慰剂和阿达木单抗，并以第12周评估的ACR 20作为主要终点指标[13, 14]。目前尚未报道使用该化合物治疗斑块状银屑病的临床试验。

EQUATOR试验评估了JAK1选择性抑制药非戈替尼（Filgotinib）在银屑病关节炎患者中的疗效和安全性[15]。共有131例受试者随机分配到每日200mg的非戈替尼组与安慰剂组。在第16周，非戈替尼组中有80%的患者达到了ACR 20指标，而安慰剂组只有33%（$P<0.0001$）。非戈替尼组中的参与者达到PASI 75的比例高于安慰剂组（45.2% vs.15%，$P=0.0034$）。不良事件的发生率在非戈替尼组和安慰剂组之间相似，其中最常见的报告不良事件是鼻咽炎和头痛[15]。目前正在进行一项开放标签延长研究，并将提供关于非戈替尼治疗的长期数据[16]。目前尚未报道使用该化合物治疗斑块状银屑病的临床试验。

一项Ⅱa期试验评估了JAK3选择性抑制药ASP015K的疗效和安全性，将124例参与者随机分配到每日2次的四个剂量组（10mg、25mg、60mg或100mg）或每日1次的一种剂量组（50mg），并与安慰剂组进行比较，治疗持续6周[17]。观察到与对照组相比，接受ASP015K积极治疗的患者PASI评分的变化更大（$P<0.001$），且呈剂量依赖性。经组织学研究对取自患处皮肤的活检标本进行分析，结果显示ASP015K积极治疗剂量依赖地降低了表皮厚度、增殖的表皮细胞数目（通过Ki67染色测量）、皮肤CD3$^+$ T细胞数目和CD11c$^+$树突状细胞数目。与安慰剂组（37.9%）相比，ASP015K组中有更高比例的受试者（46.3%）经历了与治疗相关的不良事件，但两组之间的药物相关不良事件数量相似。未报告严重不良事件[17]。目前尚未报道使用该化合物治疗银屑病关节炎的临床试验。

三、Tyk2抑制药

BMS-986165是一种选择性Tyk2抑制药。一项Ⅱ期试验将267例受试者随机分配到5个不同剂量的BMS-986165组（每隔1日3mg、每日3mg、每日2次3mg、每日2次6mg或每日12mg）与安慰剂组进行治疗，治疗持续12周，随后进行30天的随访期[18]。在12周时，分别观察到 9%、39%、69%、67% 和 75% 的治疗剂量组达到 PASI 75 指标，而安慰剂组仅有 7%。相比之下，每日 2 次 6mg 组和每日 12mg 组的患者中分别有 18% 和 25% 达到了 PASI 100，而安慰剂组为 0%。治疗效果早在 15 天内就显现出来，并在 30 天的随访期后仍持续存在。鼻咽炎、头痛、腹泻、恶心以及上呼吸道感染是最常见的不良反应。在积极治疗组中，较大比例的患者出现了轻度至中度的痤疮，这可能是由于治疗后细胞因子谱变化导致微生物组发生了改变。然而，并未记录到任何带状疱疹、结核病或机会性感染等病理性病原体感染的案例[18]。

目前正在进行两项Ⅲ期试验（POETYK-PSO-1 和 2）进一步测试 BMS-986165，招募中度至重度银屑病患者参与多中心研究[19, 20]。预计将随机分配约 600 例和 1000 例受试者接受 BMS-986165 与阿普米司特（Apremilast）或安慰剂治疗。在治疗第 16 周时，达到静态临床医生整体评估（static physicians global assessment，sPGA）评分为 0/1 和 PASI 75 的患者比例将作为衡量治疗疗效的主要指标[19, 20]。尚未报道使用该化合物治疗银屑病关节炎的任何临床试验。

四、PDE4 抑制药

磷酸二酯酶（phosphodiesterases，PDE）由 11 个分子家族组成，负责降解腺苷和鸟苷单磷酸上的环核苷酸，分别为环磷酸腺苷（cAMP）和环磷酸鸟苷（cGMP）。PDE4 是一种特异性亚型，在角质形成细胞和炎性白细胞（T 细胞、单核细胞、树突状细胞和中性粒细胞）以及大脑、心血管和平滑肌组织中高度表达[21]。抑制 PDE4 会导致 cAMP 升高以及蛋白激酶 A 的激活（图 23-1），同时还会影响 Epac1/2 等下游介质。研究已经开发了几种 PDE4 抑制药，这些抑制药是基于特定炎症性疾病中参与的主要组织中 PDE4 亚型的表达水平而设计的。在银屑病和银屑病关节炎中，已确定 PDE4B 和 PDE4D 在银屑病外周血单核细胞中存在差异表达。因此，对 PDE4 具有高度特异性的阿普米司特（Apremilast）被开发为口服治疗银屑病和银屑病关节炎的药物[22, 23]。阿普米司特在银屑病中的下游效应包括通过抑制 IFN-γ 和肿瘤坏死因子 -α（TNF-α）来抑制 Th17 通路，从而实现皮肤病变的清除[24]。阿普米司特于 2014 年 9 月获得 FDA 批准，用于治疗中度至重度的斑块状银屑病。它还被批准用于治疗银屑病关节炎和白塞病。

自从 FDA 批准了阿普米司特以来，另一种 PDE4 抑制药 LEO32731 目前正在进行人体试验。一项纳入 36 例中至重度银屑病患者的单中心Ⅱ期研究将每日 2 次 3mg 的 LEO32731 组与安慰剂组进行对比。评估指标包括治疗的基线和第 16 周之间的 PASI 评分和瘙痒数值评分。该研究于 2017 年 6 月完成，但结果尚未公布[25]。目前尚无关于这种化合物用于治疗银屑病关节炎的临床试验报告。然而，还有几种其他局部应用的 PDE4 抑制药正在开发中，包括 Pefcalcitol 和 HFP034。

五、RORγt 抑制药

RAR 相关孤儿受体 γt（RAR-related orphan receptor gammat，RORγt 或 RORγ2）是一种与 DNA 结合的转录因子（图 23-1），在 CD4⁺T 细胞中表达，促进 Th17 分化。它对 IL-17 的产生至关重要，因此是银屑病等疾病中一个有吸引力的小分子抑制的靶点[26]。小鼠模型显示，RORγt 敲除抑制了皮内注射 IL-23 诱导的 Th17 反应。*IL-17A/C/F*、*CCL20* 和 *CCR6* 是由 RORγt 和 RORα 调控的相关基因[27]。

一项Ⅰ期单剂量递增研究将 53 例健康志愿者随机分配到 VTP-43742 的单剂量组（剂量为 30~2000mg）和安慰剂组[28]。一项Ⅰ期多剂量递增研究将 40 例健康志愿者随机分配到 VTP-43742 多剂量组（剂量为 100~1400mg/dl）和安慰剂组[29]。在这两项研究中，VTP-43742 在所有剂量下显示出安全性和良好的耐受性，离体全血检测显示治疗后 IL-17A 分泌呈剂量依赖性减少。在多剂量递增研究中，除了最低剂量外，其他剂量在 24h 内均导致对 RORγt 依赖的 IL-17A 分泌抑制超过 90%[28-30]。目前尚无关于该化合物治疗银屑病关节炎的临床试验报告。

六、富马酸酯

口服富马酸酯类药物长期以来一直是治疗中度至重度银屑病的常用方法，尤其在欧洲地区。然而，这类药物的确切作用机制尚不完全清楚。富马酸酯的酯类化合物，包括富马酸单甲酯和富马酸二甲酯是导致这一治疗类别具有抗炎特性的活性富马酸酯物质[31]。已经提出了多种作用机制的假设，包括降低谷胱甘肽水平、激活 Nrf 2 抗氧化通路、抑制核因子-κB 活性（图 23-1）、将 Th1/Th17 细胞转变为 Th2 优势表型、富马酸单甲酯与 GPR109A 的结合（与服用富马酸盐后患者面部潮红反应有关），以及调节缺氧诱导因子和 JAK-STAT 信号通路[32]。目前正在开发具有更好胃肠耐受性的新型富马酸盐口服制剂，其中包括 FP187 和 XP23829。德国 2 个研究地点进行了一项剂量范围的 II 期临床试验旨在评估 FP187 对中至重度银屑病的疗效[33]。参与者被随机分配到每日 3 次服用 FP187（250mg）、每日 2 次服用 FP187（375mg）、每日 2 次服用 FP187（250mg）与安慰剂组。主要终点是在 20 周内达到 PASI75 的患者比例。该研究于 2012 年 1 月完成，但结果尚未公布[33]。使用 FP187 分别治疗银屑病关节炎和斑块状银屑病的其他 II 期和 III 期临床试验也已启动，但后来被撤回。一项多中心、剂量范围、II 期临床试验，将斑块状银屑病患者随机分配到 3 个 XP23829 剂量组（每日 400mg、每日 800mg 或每日 2 次 100mg）与安慰剂组[34]。在 12 周时，通过 PASI 评分的百分比变化来评估疗效。该研究于 2015 年 5 月完成，但结果尚未公布[34]。目前尚未有报道使用该化合物进行治疗银屑病关节炎的临床试验。

BRIDGE 试验是一项 III 期非劣效性试验，参与者被随机分配到 3 个组别：LAS41008（富马酸二甲酯）、Fumaderm（富马酸二甲酯与富马酸单甲基盐的组合）或安慰剂组[35]。每种药物的剂量根据临床反应逐渐增加，其中富马酸二甲酯的最大每日剂量限制为 720mg。在第 16 周，接受 LAS41008 治疗的受试者中有 37.5% 达到了 PASI 75，优于安慰剂组（15.3%，$P<0.001$），并且与 Fumaderm 组（40.3%，$P<0.001$）在非劣效性上相当。在第 16 周进行 sPGA 0/1 评估时，LAS41008 显示出优于安慰剂的效果（33% vs. 13%，$P<0.001$）。在停药 2 个月后，LAS41008 组有 1.1% 的受试者出现了反弹，而安慰剂组则达到了 9.3%。淋巴细胞减少是已知的含有富马酸二甲酯化合物的不良反应。在这项研究中，与安慰剂组（0.7%）相比，观察到 LAS41008 组（7.9%）和 Fumaderm 组（7.4%）的淋巴细胞计数低于 0.7×10^9/L 的比例更高。然而，淋巴细胞减少症在停止治疗后得到了缓解。大多数不良反应的严重程度较轻，包括胃肠道障碍和潮红[35]。目前尚未报道使用该化合物治疗银屑病关节炎的任何临床试验。

七、S1P 受体拮抗药

1-磷酸鞘氨醇（sphingosine 1 phosphate，S1P）是一种生物活性脂质分子，最初被发现作为成纤维细胞增殖的刺激剂。它最初被描述为 G 蛋白偶联受体（G protein-coupled receptor，GPCR）内源性第二信使，介导血小板源性生长因子（platelet-derived growth factor，PDGF）和 IgE 信号通路引起的细胞内钙离子水平变化（图 23-1）。然而，高亲和力的细胞表面受体（S1P1-5）的发现以及这些受体在血管生成、组织重塑和炎症介质合成中的作用，加速了调节这些途径的靶向分子的开发[36]。中国传统药材中使用的真菌辛克莱棒束孢（冬虫夏草，Isaria Sinclairii）含有多球壳菌素，随后从中合成了 S1P 调节剂，用于进行临床应用和测试[37]。

芬戈莫德（Fingolimod）是一种非选择性 S1P 激动药，同时也是 S1P 受体 1、3、4 和 5 的功能性拮抗药[38]。磷酸化的芬戈莫德与 GPCR 结合后会引发细胞内信号传导（图 23-1）。芬戈莫德的总体效应是通过捕获次级淋巴组织中的淋巴细胞进行免疫调节，从而导致 T 细胞和 B 细胞聚集而不是迁移到血液中。这种作用机制能够改变淋巴细胞的分布模式，有助于减少自身免疫反应，并在治疗某些疾病时发挥作用。持续的淋巴细胞减少可能是该药物治疗复发 - 缓解型多发性硬化症的作用机制。与芬戈莫德相关的淋巴细胞减少症在停药后约 7 天内得到缓解[39]。芬戈莫德和其他 S1P 调节剂的作用机制使得这类药物成为多种自身免疫性或炎症性疾病的有吸引力的潜在治疗方法。

其他 S1P 调节剂正在不同的开发阶段，用于治疗银屑病、系统性红斑狼疮、皮肌炎、移植物抗宿主病、黄斑变性、溃疡性结肠炎、坏疽性脓皮病和葡萄膜炎。两种 S1P 调节剂，阿米莫德（Amiselimod）和珀奈莫德（Ponesimod），已经进行了针对慢性斑块状银屑病的 II 期试验。一项珀奈莫德的 II a 期研究将 66 例中度至重度慢性斑块状银屑病患者随机分为珀奈莫德每日 20mg 组和安慰剂组[40]。主要终点是在第 6 周时 PASI 评分的百分比变化，结果尚未发表。2012 年，一项 II 期试验将 326 例参与者随机分为 2 个每日剂量为 20mg 或 40mg 的珀奈莫德组和安慰剂组[41]。在第 16 周，有较多比例的 20mg 和 40mg 组参与者（分别为 46% 和 48.1%）达到了 PASI 75，而安慰剂组只有 13.4%（两组均 $P<0.0001$）。此外，珀奈莫德 20mg 组和 40mg 组的 sPGA 得分为 0/1 的比例分别为 27.8% 和 32.3%，而安慰剂组只有 4.5%。在第 16 周，那些接受珀奈莫德并且 PASI 评分下降超过 50% 的参与者要么继续使用相同剂量的珀奈莫德，要么切换到安慰剂。在第 28 周，仍然使用珀奈莫德的参与者中较多比例达到了 PASI 75，而切换到安慰剂的参与者则更容易出现疾病复发。实验室分析显示，与对照组的 2% 相比，接受珀奈莫德治疗的组（分别为 20mg 和 40mg）出现了剂量依赖性的淋巴细胞减少（淋巴细胞计数分别平均减少 56% 和 65%）。各组感染的发生率相似。最常见报告的与珀奈莫德相关的不良事件包括呼吸困难、肝酶升高和眩晕[41]。

一项关于阿米莫德的 II a 期的剂量范围研究招募了 142 例中度至重度银屑病患者，并将其随机分为低、中和高剂量的阿米莫德组与安慰剂组[42]。在第 16 周达到 PASI 75 的参与者比例是治疗疗效的主要衡量标准。该研究于 2014 年 9 月完成，但研究结果尚未发表。目前尚未报道用于银屑病关节炎治疗的珀奈莫德或阿米莫德的临床试验。

八、神经激肽-1 受体拮抗药

神经激肽 1（NK1）是 P 物质的首选受体，其结合会导致下游核因子 –κB、ERK 和与 p21 相关的通路的迅速激活（图 23–1）[43, 44]。P 物质通过促进 IL-1、IL-6、TNF-α、MIP-1B 和 IFN-γ 的产生，在刺激促炎白细胞以及对病毒、寄生虫和细菌感染的先天反应中发挥至关重要的作用[45]。NK1 通路还通过中枢神经系统参与瘙痒、压力、睡眠、焦虑和恶心的调节。这导致了用于瘙痒以及与化疗引起的恶心和呕吐的 NK1 受体（NK1R）拮抗药的开发[46]。鉴于与银屑病相关的瘙痒以及促炎细胞因子对银屑病角质形成细胞介导的前馈通路的贡献，已经在银屑病中测试了 NK1R 拮抗药[47]。此外，银屑病皮肤局部 TGF-β 升高与 NK1R 复合物内化的延迟有关，这导致 IL-1、IL-6 和 TNF-α 水平升高[43]。

一项 II 期研究将参与者随机分配到每日 5mg 司洛匹坦（Serlopitant）组或安慰剂组。在 8 周时，主要终点以瘙痒感知数值评分（WI-NRS）4 分应答率来衡量，司洛匹坦组达到了 33.29%，而安慰剂组为 21.07%[48]。司洛匹坦与任何严重不良事件无关。腹泻、鼻咽炎和头痛是最常见的不良事件。目前正在进行一个开放标签延长研究，将提供关于司洛匹坦治疗银屑病的长期数据[49]。尚未报道使用该化合物治疗银屑病关节炎的临床试验。

九、腺苷 A3 受体激动药

腺苷 A3 受体（A3AR）是与在缺乏足够能量供应的情况下调节局部组织功能有关的 GPCR（图 23–1）。它们在炎症和恶性组织中特异性过度表达，因此被确定为潜在的治疗靶点[50]。腺苷与A3受体的结合会持续抑制腺苷酸环化酶和丝裂原活化蛋白激酶通路。在促炎细胞因子的作用下，腺苷的长期升高导致膜结合型A3受体水平增加，这已在恶性肿瘤和慢性炎症性疾病中得到确认[51]。腺苷的长期升高导致了A3受体内化延迟以及下游核因子-κB（图23-1）和β-连环蛋白信号通路的上调，从而导致转录改变并形成促炎环境。因此，目前正在评估A3受体激动药用于类风湿关节炎、炎症性肠病和葡萄膜炎以及黑色素瘤、前列腺癌、结肠癌、乳腺癌和肝细胞癌等疾病的治疗[52]。

一项Ⅱ期剂量范围的临床试验将75名参与者随机分为每日2次给药的CF101组（1mg、2mg或4mg）和安慰剂组[53]。根据PASI评分的百分比变化来衡量的疗效显示出类似"钟形"曲线模式的响应，其中2mg组在第4周、第8周和第12周的PASI评分变化最大。治疗组和安慰剂组的不良事件相似。然而，由于该研究的样本量较小，其结果具有一定限制性[53]。另一项Ⅱ/Ⅲ期临床试验将293名中度至重度银屑病患者随机分配到每日2次2mg CF101组和安慰剂组[54]。在16周时，CF101组中有8.5%的参与者达到主要终点（PASI 75），而安慰剂组为6.9%。在16周时，31%的CF101组参与者达到次要终点（PASI 50或75），而安慰剂组为17%[54]。

一项正在进行中的Ⅲ期临床试验将评估CF101治疗中至重度银屑病患者的效果[55]。预计将有407例参与者被随机分配到每日2次给药的CF101 2mg、CF101 3mg或阿普米司特30mg组与安慰剂组。主要终点是达到PASI 75的受试者比例。该试验目前正在招募参与者[55]。目前尚未报道针对该化合物用于治疗银屑病关节炎的临床试验。

十、H₄受体拮抗药

组胺作为H₁~H₄受体的配体，通常在免疫和非免疫刺激下由肥大细胞释放。组织内不同区域的组胺受体亚型分布不同，H₄受体主要表达在造血细胞表面上，包括嗜酸性粒细胞、T细胞、中性粒细胞和其他白细胞（图23-1）[56]。H₄受体拮抗药除了对嗜酸性粒细胞迁移有明显影响外，还能抑制CD4⁺ T细胞的活化。尽管首先受到H₄受体阻断影响的是Th2淋巴细胞，但对Th17细胞群体的调节，并随之导致IL-17产生的减少也已被观察到[57-59]。这表明，在银屑病中阻断H₄受体可能代表一种新的治疗策略。

一项涉及129例中至重度银屑病患者的ZPL389（一种新型H₄受体拮抗药）Ⅱ期试验于2016年12月完成[60]。参与者被随机分配到ZPL389组（每日30mg）或安慰剂组，主要终点是在第12周时的PASI评分变化。这项试验的结果尚未公布。目前还没有报道该化合物在治疗银屑病关节炎方面的临床试验。

十一、IL-20/PRINS 抑制药

应激诱导的银屑病相关非蛋白编码RNA（psoriasis-associated non-protein coding RNA induced by stress，PRINS）是在非病损型银屑病皮肤中发现的胞质RNA，被认为能够对抗由细胞质DNA碎片引起的慢性炎症[61]。PRINS的表达受到紫外线B辐射、缺氧和微生物刺激的调节，并通过IL-6和CCL-5/RANTES与角质细胞的先天免疫反应相互作用[61]。直接抑制PRINS的化合物因其对炎症和免疫反应的调节而具有吸引力，可作为银屑病等炎症性疾病的潜在新型疗法。

阿巴卡韦羟乙酸酯（Abacavir Hydroxyacetate），又称为Prurisol，是一种已知抑制PRINS（图23-1）的化学物质。两项研究Prurisol在慢性斑块状银屑病中疗效的Ⅱ期试验已完成，其中一项试验将115例轻至中度银屑病患者随机分为四个每日治疗组，即Prurisol 50mg、Prurisol 100mg和Prurisol 200mg对比安慰剂组[62]。主要终点是在第84天时达到IGA评分有≥2分改善的参与者百分比。另一项试验将199例中至重度银屑病患者随机分为两组进行每日2次的Prurisol 150mg或200mg治疗对比安慰剂[63]。主要终点是在第12周

时达到 PASI 75 标准的参与者比例。这些研究分别于 2016 年 4 月和 2017 年 6 月完成，但结果尚未公布。目前还没有报道使用该化合物治疗银屑病关节炎的临床试验。

十二、SYK 抑制药

脾酪氨酸激酶（spleen tyrosine kinase，SYK）是一种细胞质酪氨酸激酶（图 23-1），主要在造血细胞中表达。它通过 IgG 和 IgE 受体对 T 细胞、巨噬细胞、中性粒细胞和肥大细胞发挥重要作用，并参与 TLR9 介导的 B 细胞应答[64]。它还展示了其他多样化的功能，包括细胞黏附、固有免疫识别、破骨细胞成熟和血管重塑[65]。Zap70 是 T 细胞发育所必需的 SYK 酪氨酸激酶，其缺失会导致 SCID[66]。

已经证明了使用福他替尼（Fostamatinib，Tamatinib 的前体药物）抑制 SYK 在类风湿关节炎和银屑病小鼠模型中具有有效作用[67, 68]。有趣的是，与福他替尼相比，Tamatinib 对 SYK 的特异性不足。福他替尼通过抑制树突状细胞中的 SYK 表达来发挥作用，从而下游的 Th17 通路下调[69]。

SYK 抑制被认为是狼疮、自身免疫性血小板减少性紫癜和 B 细胞恶性肿瘤的潜在治疗选择[70-72]。然而，目前尚未报道使用该化合物治疗斑块状银屑病或银屑病关节炎的临床试验。涉及使用 SYK 抑制药治疗炎症性疾病的临床研究将引起该领域和研究这类分子的人员的兴趣。

结论

尽管在银屑病领域取得了巨大的科学和临床进展，但我们对这种复杂疾病的理解仍然不全面。值得注意的是，有相当比例的患者无法得到充分治疗，对单一或联合疗法产生耐药性，或者对以前有效的治疗失去临床应答。对于银屑病关节炎患者来说尤为如此。因此，需要持续开发新的治疗方法，以克服第一代及后续新型单克隆抗体的局限性。目前有几类小分子处于早期和晚期临床试验阶段，它们代表了银屑病治疗领域令人兴奋的新前沿。虽然前景看好，但这些新型分子的临床影响仍然未知，这将取决于正在进行的更大规模临床试验的结果和在实际临床场景中的应用情况。

第24章 研究路径Ⅱ：即将到来的生物疗法
Research Pipeline II: Upcoming Biologic Therapies

Ahuva D. Cices　Jeffrey M. Weinberg　著
夏汝山　译　　沈柱　校

学习目标

1. 了解新型生物制剂治疗银屑病的作用机制。
2. 了解新型生物制剂治疗银屑病的适用性和有效性。
3. 了解用于治疗银屑病的新型生物制剂的安全性及其适当的监测。

摘要

银屑病是一种由活化T细胞介导的慢性炎症性疾病。银屑病的皮肤表现对生活质量有巨大的影响，特别是在中重度疾病患者中；鉴于银屑病发病率高，疾病控制是至关重要的。全身治疗是指有效地管理慢性炎症导致的皮肤病和共病。既往的系统治疗是非特异性的，并伴有显著的副作用。随着生物制剂的发展，治疗方法已经变得越来越有针对性和有效性。本章将回顾目前正在开发的生物制剂，这些生物制剂最终可能会被列入到日益增多的银屑病治疗药物中。

一、背景

银屑病是一种由活化T细胞介导的慢性、炎症性、多系统累及性疾病，估计占美国成人人口的3.2%[1,2]。银屑病的共病包括银屑病关节炎、代谢综合征、心血管疾病、抑郁和生活质量下降。虽然轻至中度银屑病通常可以通过局部药物或光疗来控制，但传统的治疗对中至重度银屑病往往是不够的。局部治疗和光疗受限于作用机制，并不针对银屑病的系统性表现。对于银屑病关节炎患者，系统治疗防止发生不可逆的关节破坏是至关重要的。

在生物制剂问世之前，系统治疗是使用具有毒副作用的非特异性免疫抑制药物。环孢素、甲氨蝶呤和阿维A是治疗的基石，直到我们了解到该病潜在的致病通路，使开发靶向治疗药物成为可能。

生物制剂是基于生物体产生的复杂的蛋白质，用于靶向特定的基因或蛋白质[3]。银屑病相关蛋白是与免疫细胞分化有关的参与细胞间信号传导的白细胞介素、细胞因子或其受体。生物制剂与这些靶点的结合可以对免疫反应进行特异性调节。

二、发病机制

我们在分子水平上对银屑病的理解，为开发靶向和安全的生物疗法铺平了道路。研究T细胞、树突状细胞和中性粒细胞与角质形成细胞之间复杂的相互作用和信号传导，是开发新型有效的银屑病治疗方法所必须的。

银屑病是由自身核苷酸和先天抗菌肽与浆细胞样树突状细胞的Toll样受体的交互作用导致产

生Ⅰ型干扰素，然后刺激髓样树突状细胞分泌细胞因子，包括肿瘤坏死因子-α（TNF-α）、白细胞介素12（IL-12）和白细胞介素23（IL-23）[4, 5]。

树突状细胞通过激活先天免疫通路促进Th1细胞和Th17细胞（Th17）的分化来连接先天和适应性免疫系统。TNF-α、IL-23和白细胞介素17（IL-17）促进炎症通路和扩大炎症反应。IL-23通过诱导Th17细胞的分化和存活，维持良好的细胞因子环境，这是银屑病的标志。支持这些炎症介质重要作用的临床研究包括银屑病皮损中IL-23亚基p19和p40的表达增加，以及银屑病患者血清中IL-17和TNF-α水平升高[6, 7]。

粒细胞-巨噬细胞集落刺激因子（GM-CSF）在自身免疫性疾病患者中参与维持激活T细胞群的正反馈回路，特别是与IL-17A有关[8]。程序性细胞死亡蛋白1（PD-1）或CD279是一种可以促进自身耐受的免疫检查点，被推测可以在包括银屑病在内的自身免疫性疾病中发挥作用。正如一项研究表明，与健康对照组相比，银屑病患者T细胞上的PD-1表达水平降低；系列病例报道指出，PD-1抑制药治疗可导致银屑病复发[9, 10]。

三、生物治疗

TNF-α抑制药是广泛用于治疗银屑病的第一代生物制剂。虽然抗TNF-α疗法是治疗银屑病的有效方法，但并非没有风险。由于TNF-α在整个免疫系统中的广泛活性，TNF-α抑制药有显著的副作用，包括增加结核病再活化、感染和某些恶性肿瘤的风险[4]。对接受抗TNF-α治疗的类风湿关节炎患者的Meta分析显示，严重感染风险增加，恶性肿瘤风险增加；然而，接受抗TNF-α治疗的银屑病患者的Meta分析显示，感染风险略有增加，而严重感染或恶性肿瘤的风险没有增加，这表明，与TNF-α抑制药相关的一些风险可能是类风湿关节炎人群特有的[11, 12]。针对IL-17和IL-23的第二代银屑病生物制剂提高了疗效和安全性，增加了一些非严重感染的风险，但重要的是没有增加恶性肿瘤或严重感染的风险[1]。

四、临床试验背景

临床试验是有组织的、前瞻性的使患者暴露于干预措施[13]。为了使一种新药在美国上市，美国食品药品管理局（FDA）必须在仔细审查临床前和临床试验，包括Ⅰ～Ⅲ期研究后才能批准该药物。

Ⅰ期研究是旨在记录初始安全性数据的初步人体研究。在这些研究中，研究性药物被给予少数人，通常是20～80例患者或健康志愿者，以评估初步的安全性和剂量。

Ⅱ期研究评估了一种药物对特定医学适应证的有效性。通常这些研究包括几百名患者，并观察临床治疗效果以及副作用。理想情况下，Ⅱ期研究是双盲和安慰剂对照研究。

Ⅲ期研究是针对先期完成的Ⅱ期研究中证实有疗效证据的实验性药物进行的，以收集更多的疗效和安全性证据。这些随机临床试验都是在大样本人群（通常是大于1000例患者）中进行的，以进一步评估其疗效和安全性。通常情况下，FDA在批准上市前，需要至少2个成功的Ⅲ期临床试验来证明足够的有效性和安全性。

临床试验中使用标准化测量，以便对不同研究的数据进行一致的比较。银屑病面积和严重程度指数（PASI）是测量疾病活动性的金标准。PASI评分考虑了受累体表面积（BSA）和皮损严重程度。它分别评估身体4个区域的皮损，即头颈部、上肢、躯干和下肢。4个部位的平均红斑强度、厚度和鳞屑都从0（无）到4（非常严重）进行分级。在每个区域内，严重程度总和乘以基于受累BSA的面积得分，并通过一个与代表性区域BSA相关的固定变量进行调整。来自每个区域的这些分数的总和就产生了PASI得分，其范围可以从0（无活动性疾病）到72。接受生物制剂临床试验的纳入标准包括BSA≥10%和PASI≥12的中、重度人群。在临床试验中，PASI评分改善的百分比被用来评估疗效，许多新药获得了较高的PASI 90（在给定的时间点PASI得分较基线获得了90%

的改善），甚至PASI 100（疾病消退）。

医生的总体评估（PGA）或研究者的总体评估（IGA）是在临床试验中测量银屑病活动性的有用工具。它允许一种基于整体严重程度的快速但主观的分层方法，而不考虑受累BSA。根据每个得分标准的变化，该量表有多个版本[14]。IGA mod 2011量表是银屑病临床试验中常用的5分量表，评分如下：0（清除）、1（几乎清除）、2（轻度）、3（中度）、4（重度）。评估中、重度银屑病患者的纳入标准要求PGA/IGA评分为3或4，FDA将治疗成功视为PGA/IGA评分为0或1，较基线至少改善2级。

美国风湿病学会（ACR）评分是一种专门为类风湿关节炎开发的工具，扩展用于银屑病关节炎，在风湿病临床试验中作为炎症性关节炎疾病活动的测量工具。ACR测量包括压痛或肿胀关节的数量、医生对疾病严重程度的整体评估、患者对疾病严重程度的整体评估、患者报告的功能能力、患者报告的视觉模拟疼痛量表以及急性期反应物，即红细胞沉降率（ESR）和C反应蛋白（CRP）。改善是通过压痛或肿胀关节数量的改善百分比以及上述5个标准中至少有3个来衡量的。以前的生物制剂达到ACR 20被认为是成功的，而许多较新的药物正在评估ACR 50的治疗成功。

五、银屑病生物制剂研究路径

（一）IL-17

比美吉珠单抗（Bimekizumab）/UCB4940是一种靶向IL-17A和IL-17F的人源化单克隆IgG1抗体，目前正在研究用于治疗慢性斑块状银屑病、银屑病关节炎、强直性脊柱炎、非放射学轴向脊椎关节炎、化脓性汗腺炎和类风湿关节炎。39例轻至中度银屑病的Ⅰ期安慰剂对照、剂量递增研究（NCT02529956）显示，与安慰剂相比，单次静脉给予8～640mg的比美吉珠单抗，对轻至中度银屑病的疗效评分PASI和PGA以剂量依赖的方式进行改善[15]。早在第2周就有统计学意义的临床改善，在单次静脉注射≥160mg后，在12～20周（取决于终点）维持接近最大效应。在比美吉珠单抗和安慰剂治疗组中，没有观察到意外的安全事件和类似数量的治疗紧急不良事件（TEAE）。PA007是一项Ⅰ期安慰剂对照研究（NCT02141763），对53例银屑病关节炎患者进行了研究，比较了5种比美吉珠单抗在第0周、3周和6周（240mg/160mg/160mg、80mg/40mg/40mg、160mg/80mg/80mg和560mg/320mg/320mg）治疗关节炎和皮肤病变，治疗前3周，80%的患者关节炎达到ACR 20和86.7%的患者皮损达到PASI 100，而安慰剂组则分别为16.7%和0%[16]。

为期12周的Ⅱ期BE ABLE1试验（NCT02905006）受试者随机分为1∶1∶1∶1∶1∶1至64mg、160mg、160mg（首剂320mg，后续160mg）、320mg、480mg或安慰剂，每4周给予1次[17]。与安慰剂组（0%）相比，所有比美吉珠单抗治疗组（46.2%～79.1%）的患者均达到了PASI 90的主要终点（$P<0.0001$）[17]。与安慰剂相比，所有剂量的所有次要终点均有显著改善（$P≤0.0003$），包括第8周的PASI 90、第12周的PASI 75、第12周的PASI 100以及第8周和第12周的IGA 0/1。在2例受试者中报告了3起严重的TEAE，但它们被认为与研究药物无关（一例安慰剂组受试者出现病毒性脑膜炎，一例受试者在开始使用比美吉珠单抗480mg治疗15天后出现大肠息肉/结肠癌）。没有意外的安全事件发生：在>5%的比美吉珠单抗治疗的受试者中，常见的TEAE包括鼻咽炎、上呼吸道感染、关节痛、GGT升高、扁桃体炎、口腔念珠菌病、头痛、白细胞减少、呕吐和中性粒细胞减少。安慰剂组中没有受试者出现中性粒细胞减少，而接受比美吉珠单抗的5例受试者出现短暂的、非严重的中性粒细胞减少，且自行消退，并没有中断治疗。

在Ⅱ期扩展研究BE ABLE 2（NCT03010527）中，维持治疗反应到第60周，80%～100%患者达到PASI 90，70%～83%的研究对象达到PASI 100[18]。没有发现新的安全事件。与之前的数据一致，口腔念珠菌病和鼻咽炎是最常见的治疗紧急不良事件。在Ⅱ期银屑病关节炎活动性研究（NCT02969525）中，随机选取206例活动性银屑病关节炎成人患者按照1:1:1:1:1的比例随机分配到比美吉珠单抗治疗组［16mg、160mg（首剂320mg，后续160mg）或320mg］或安慰剂组，每4周给药1次。第12周后，受试者给予安慰剂和最低剂量的比美吉珠单抗被重新随机化，并维持到第48周。与安慰剂相比，在第12周的ACR 50显著增加，16mg（OR=4.2，P=0.032）、160mg（OR=8.1，P=0.012）和160mg比美吉珠单抗负荷剂量（OR=9.7，P=0.0004）。

比美吉珠单抗治疗中至重度慢性斑块状银屑病的多项Ⅲ期研究正在进行中，并显示了良好的初步结果，所有3项研究都达到了PASI 90和IGA 0/1的共同主要终点，至少有2级改善。其安全性类似于BE ABLE研究展示的结果[19]。为期52周的研究（NCT03370133）随机分配570例受试者接受比美吉珠单抗和安慰剂治疗。体重≤100kg给予低剂量单抗、体重＞100kg给予高剂量单抗或安慰剂治疗。随机到安慰剂组的受试者在第16周后转入比美吉珠单抗治疗。比美吉珠单抗在实现PASI 90、PASI 100、IGA 0和IGA 1方面优于乌司奴单抗和安慰剂。为期56周的BE READY研究（NCT03410992）将435例受试者随机接受16周的比美吉珠单抗或安慰剂治疗，然后随机停药至第56周。所有排名的次要终点在第16周均显著达到PASI 100。患者报告的瘙痒、疼痛、脱屑和头皮IGA 0/1优于安慰剂，BESURE 56周研究（NCT03412747）将480例受试者随机分配到比美吉珠单抗方案或阿达木单抗方案之一，为期24周，然后进行剂量盲态（dose-blind）维持至第56周。所有次要终点都达到了，包括第4周的PASI 75、第16周和第24周的PASI 100，均优于阿达木单抗。鉴于这些Ⅲ期研究的积极结果，比美吉珠单抗计划在2020年年中提交FDA批准。

其他持续研究评估比美吉珠单抗治疗中、重度银屑病的研究包括以下BE RADIANT（NCT03536884），比较两种比美吉珠单抗剂量和司库奇尤单抗在16周主要终点的PASI 100评分。Ⅲ期长期延展研究（NCT03598790），比较两种比美吉珠单抗剂量在160周的疗效比较。1项Ⅲ期研究（NCT03766685）比美吉珠单抗由自动注射器或普通注射器给药的比较。正在进行的比美吉珠单抗治疗银屑病关节炎的研究包括Ⅱ期长期延展研究BE ACTIVE 2（NCT03347110）、Ⅲ期安慰剂对照研究BE VITAL（NCT03896581）和另一项Ⅲ期研究（NCT03895203），比较16周时比美吉珠单抗与阿达木单抗和安慰剂对照组差异。

Netakimab/BCD-085是一种靶向IL-17的人源化单克隆抗体，在俄罗斯开发并批准治疗中、重度斑块状银屑病。其基于俄罗斯开展的Ⅱ期BCD-085-2研究（NCT02762994）和Ⅲ期BCD-085-7/PLANETA研究（NCT03390101）的良好结果。研究结果尚未公布，但该公司的一份新闻稿显示，在第12周时，受试者的PASI 75/90/100分别是83%/92%/59%[20, 21]。Netakimab也被评估用于强直性脊柱炎、银屑病关节炎和原发性胆道胆管炎的治疗。

夫那奇珠单抗（Vunakizumab）/SHR-1314是一种人源化IL-17A抑制药，正在开发用于银屑病和轴向脊椎关节炎。在一项Ⅰ期研究（NCT02934412）中，剂量为20～240mg，在健康成人中建立了初步的安全性。第二项为期168天的Ⅰ期研究（NCT03710681）正在进行中，比较了每2周给予160mg和240mg夫那奇珠单抗治疗中、重度斑块状银屑病的受试者。多剂量、逐步升级设计，结合Ⅰ期和Ⅱ期研究（NCT03463187）正在进行中、重度斑块状银屑病研究，即将进行的为期16周的Ⅱ期研究（NCT04121143）将在中、重度斑块状银屑病受试者中比较低剂量短间隔、高剂量长间隔、高剂量短间隔和安慰剂研究。

M1095/ALX-0761/MSB0010841是一种针对IL-17A、IL-17F和人血清白蛋白的三价单体纳米体，较其他药物在血液中有更长的循环时间[22]。最近完成的一项Ⅰ期安慰剂对照、剂量递增6周研究（NCT02156466）的数据显示了良好的结果[22]。

44例中至重度银屑病的受试者被随机分为4:1,分别是M1095 30mg、60mg、120mg、240mg或安慰剂,每2周1次,皮下注射。观察到剂量反应关系,在240mg队列中,所有受试者在第85天达到了PASI 90,56%的受试者达到PASI 100。最常见的TEAE是瘙痒和头痛。2例患者由于不良事件退出,一个由于注射部位反应,另一个由于转氨酶升高。一项即将进行的安慰剂和活性剂(司库奇尤单抗)对照的Ⅱ期研究(NCT03384745)将比较接受负荷剂量后每4周30mg、每4周60mg、每8周120mg和每4周120mg注射剂量的疗效。

ABY-035/AFO2是一种新型的多价特异性分子,靶向IL-17A亚基和白蛋白。在一项初始Ⅰ/Ⅱ期研究(NCT02690142)中,对健康志愿者和银屑病受试者的多剂量和给药方案建立了良好的安全性和耐受性[23]。两个队列Ⅰ期试验(NCT03580278)正在进行中,评估银屑病受试者每日75mg,连续14天或每日150mg,连续28天。令人鼓舞的中期报告在AFFIRM 35 Ⅱ期试验(NCT03591887)得到确认,在中至重度银屑病受试者被随机按照1:1:1:1:1的比例给予2mg、20mg、80mg、160mg或安慰剂组,每2周皮下注射1次,连续12周,12周后进行剂量调整和重新随机化[23]。

(二)IL-12/23

米吉珠单抗(Mirikizumab)是一种针对IL-23p19亚基的IgG4单克隆抗体,正在被测试用于治疗中、重度银屑病和炎症性肠病。

在安慰剂对照Ⅱ期试验AMAF(NCT02899988)中,评估了中至重度银屑病受试者在0周和8周给予单剂量皮下注射米吉珠单抗的疗效,16周达到主要目标PASI 90的受试者百分比具有显著临床意义。安慰剂与所有剂量组(30mg、100mg和300mg)受试者PASI 90比例分别是0%、29%、59%和67%[24]。与安慰剂相比,接受米吉珠单抗治疗受试者的不良事件风险并没有升高。关键的Ⅲ期研究OASIS-1/AMAK(NCT03482011)和OASIS-2/AMAJ(NCT03535194)已经完成,分别比较了米吉珠单抗与安慰剂和司库奇尤单抗或安慰剂,预计在不久后将得到预期的结果。OASIS-3(NCT03556202)是一项为期208周的开放标签扩展研究,目前正在进行比较两种不同的米吉珠单抗剂量。

(三)其他

CC-90006是一种处于开发初始阶段的PD-1激动药抗体。最近完成了一项用于治疗轻、中度斑块状银屑病的Ⅰ期研究(NCT03337022)。该研究由40例受试者组成,分为4组,每组10例受试者,并在第0周、第2周和第4周逐步增加剂量。数据尚未公布,但仍在继续开发中[25]。

纳米鲁单抗(Namilumab)/MT203/AMG203是一种靶向GM-CSF的IgG1κ单克隆抗体,正在作为一种治疗银屑病、类风湿关节炎和轴向脊椎关节炎的新疗法。在一项Ⅰ期安慰剂对照研究(NCT02354599)中,在健康的日本人和白人成年男性中确立了安全性。在NEPTUNE Ⅱ期安慰剂对照研究,概念验证研究(NCT02129777)中将122例中至重度银屑病患者随机分为20mg、50mg、80mg或150mg皮下注射纳米鲁单抗组[26]。在所有队列中,在第12周达到PASI 75主要终点的受试者数量在所有队列中都很低,组间没有临床意义,其他评估的结果相似。鉴于Ⅱ期研究的结果,表明纳米鲁单抗并不能抑制银屑病的致病性炎症过程,纳米鲁单抗已不再被研究用于银屑病治疗。

结论

银屑病是一种多系统疾病,不仅限于皮肤,往往对患者的生活质量有重大影响。免疫学的最新进展极大地扩展了我们对银屑病的理解。识别与致病性T细胞亚群相关的细胞信号通路的关键介质,为新疗法(即生物制剂)的开发铺平了道路。

这些药物因其特异性而具备有效性和安全性。随着我们对银屑病的理解不断增加,新的治疗靶点将继续出现,其中可能包括先天免疫途径或遗传易感性,银屑病新型治疗方法的开发将继续产生高效和安全的药物。

第 25 章 儿童银屑病
Pediatric Psoriasis

Starling Tolliver　Amber N. Pepper　Salma Pothiawala　Nanette B. Silverberg　著
李　红　刘彧聪　徐可琴　译　　沈　柱　校

学习目标

1. 了解银屑病在儿童中的临床表现。
2. 了解儿童银屑病的治疗管理。
3. 了解儿童银屑病治疗的特定安全性因素。

摘要

银屑病是一种包含着自身免疫因素的慢性多系统炎症性疾病。1/3~1/2 的患者在儿童时期发病。银屑病有各种各样的儿童变异型，包括与成人银屑病相似的泛发性疾病，以及儿童特有的类型，包括尿布银屑病和石棉状糠疹。儿童银屑病与感染诱因和 Koebner 现象引起的病情加重有关。患有银屑病的儿童腰围过大，更倾向于肥胖。儿童时期疾病泛发与生活质量差、焦虑和抑郁有关。

儿童银屑病的治疗需要一种全球共识，包括识别感染诱因、应对包括肥胖等健康风险及给予心理支持。治疗包括局部使用中效激素和（或）钙泊三醇、窄谱 UVB 或准分子激光等光疗。在重度患者中，给予 6~12 个月系统性药物治疗，包括甲氨蝶呤、环孢素、依那西普（Etanercept）、阿达木单抗（Adalimumab），以及最近批准的依奇珠单抗（Ixekizumab）和乌司奴单抗（Ustekinumab），这些有助于清除皮损，同时将副作用降至最低。在儿童中使用生物制剂有效性和安全性的新兴研究拓宽了早期治疗重度银屑病的选择。

一、背景

银屑病是一种被认为有自身免疫因素的慢性炎症性疾病。特征是 T 细胞异常活化导致表皮角质形成细胞过度增殖，临床表现为银白色云母状鳞屑覆盖的红斑斑块[1,2]。儿童银屑病与成人银屑病环境触发因素的类型不同，创伤、压力和细菌感染是儿童最常见的疾病触发因素[1,3]，而药物反应、吸烟、饮酒和潜在的 HIV 感染是成年期更常见的触发因素[4]。近期研究发现，肥胖和代谢综合征与儿童和成人银屑病均有关[5]。成人和儿童银屑病患者的治疗选择是相似的，尽管儿童银屑病的治疗选择因患者年龄而异，并且受系统药物超说明书用药的限制。

在美国，1979—2007 年，局部应用强效激素是儿科患者最常见的门诊治疗[6]。美国 FDA 批准的针对儿童银屑病治疗很少，而且必须根据患儿体重和（或）年龄调整药物剂量。然而，随着这些治疗儿童银屑病的安全性和有效性的新数据的出现，这种情况正在改变。本章将探讨儿童银屑病的流行病学、发病机制、诊断和治疗，尤其关注儿童患者特有的疾病部分。

二、流行病学（表 25-1）

寻常性银屑病是一种常见的皮肤病，有 3.15% 的美国人和 1.5% 的英国人患病[14,15]。约 1/3 的病例在 16 岁之前发病[7,16]，使银屑病成为儿童皮肤病患者中的重要的一部分。这些数据可能代表了被低估的发病率，这与获得治疗的潜在差异、轻度治疗不足、误诊和患者报道中的种族差异有关[17]。

文献报道的发病年龄高峰各不相同，但通常为 2—11 岁[1,3,8,9]。最近一项大规模样本研究显示，儿童银屑病诊断的平均年龄为 10—11 岁[10]。尽管研究表明，男性与女性的发病率几乎相等[8,9,11]，但女性发病率可能略高[18]。银屑病阳性家族史的患者也可能更早发病[18]。表 25-1 显示了世界范围内关于儿童银屑病的综述。

银屑病的年发病率在增加，1970—2000 年，儿童和成人患者的银屑病发病率几乎翻了一番（从每 100 000 人有 29.6 例增加到每 100 000 人有 62.7 例）[10,19]。美国近期的研究称，轻度和中度至重度儿童银屑病的患病率分别为 128/10 万和 16/10 万[20]。斑块状银屑病（图 25-1 和图 25-2）是最常见的类型，发生在 34%～74% 的儿童中，大多数病变局限于肘部和膝盖的伸侧、头皮、面部（图 25-3）、躯干和耳后区域（表 25-1）[8-11,22]。点滴状银屑病在儿童患者中更常见，约占儿童银屑病的 6%～33%（图 25-4）[1,18]。脓疱性银屑病在儿童中是一种相对罕见的表现，然而一个土耳其研究者报道称，他们的儿童患者中有 13% 患有脓疱表现[1,8]。

一项希腊的单一研究表明，8% 的儿童患有红皮病表现[24]，然而，大多数研究表明，表现为该种类型的患儿<1%[3,8,16,18]。舌炎和黏膜病变在儿童时期并不常见[1,3,8,16,18]。

在婴幼儿（<2 岁）中，银屑病尿布疹是最常见的表现，有时也会出现在颈部和腋窝（图 25-5）[11,22]。婴儿期银屑病比儿童期银屑病长期缓解预后更好[24]。皱褶部位受累，即反向型银屑病，在年龄较大的儿童中并不常见。任何年龄组的反向型银屑病都可能因并发链球菌、葡萄球菌和念珠菌的过度生长而加剧。

甲银屑病可出现在斑块状银屑病、银屑病关节炎或有孤立性甲病等情况下。该种表现可在多达 16%～32% 的儿科患者中发现[25,26]。这与男性性别、发病和随访时较高的疾病负担有关[25,26]。甲病变也可能提示患者有更迁延的病程[25]。常见的特征包括指甲点状凹陷以及趾甲的甲剥离和甲肥厚[25]。关节受累的银屑病关节炎在儿童期比成年期更少见，但应保留在儿童关节炎的鉴别诊断中[3]。在大多数儿童中，银屑病皮肤表现先于关节炎发作[27]。

银屑病关节炎的发病年龄呈双峰型，在生命的最初几年和青春期早期达到高峰[28]。皮肤表现通常在关节受累之前确定[22]。银屑病关节炎的早期发病形式最常见的是多关节型，ANA（抗核抗体）阳性，并且女性多见[29,30]。青少年银屑病关节炎中，轴关节受累的发生率较高，且男性多见。早期手、膝盖和脚踝的近端和远端指间关节最常见。儿童常表现为少关节炎型，可发展为多关节炎；可能与指关节炎有关。银屑病关节炎变现为关节发蓝、指甲凹陷和（或）指甲营养不良，可与特发性青少年类风湿关节炎鉴别[27]。手腕和手足小关节的病变也指向儿童关节炎的银屑病病因[30]。多达 25% 的银屑病关节炎患者在症状出现后 5 年内出现关节损伤，因此早期筛查和治疗很重要[31]。

已证明儿童银屑病对生活质量有负面影响。皮肤病的心理影响正成为一个重要的研究领域，一些研究报道的心理患病率高达 70%[32]。研究表明，皮肤病如特应性皮炎、银屑病和荨麻疹，对心理健康有直接影响[33]。在一些研究中，越来越多的儿童银屑病患者患有抑郁症、焦虑症，甚至双相情感障碍[34]。一项研究显示，与健康对照组相比，焦虑和抑郁的风险分别是对照组的 9 倍和 6 倍[32]。银屑病造成的心理压力甚至可能明显高于其他慢性皮肤病。多项研究表明，与特应性皮炎相比，银屑病患者的抑郁程度更高[33,35]。这在应对机制不太完善的幼儿中可能更为明显[36]。社交圈内压力的不断增加和成熟度的下降可能会

表 25-1 全球儿童银屑病人口统计

作者, 年份	国家	患儿数量	性别分布（M:F 和 %M；%F）	种族和（或）民族	患儿年龄（范围，中位数、平均值）	银屑病类型（%）	受累部位	诱因	家族史
Seyhan 等 2006[1]	土耳其	61	1:1.7 38；62	未讨论（土耳其人）	平均发病年龄 6.9±4.1，研究时年龄 10.0±4.1	斑块状 54%；点滴状 33%；脓疱性 13%；反向型 7%；红皮病 3%；掌跖 2%	发病时：躯干 44%；头皮 36%；四肢 54%；尿布疹 5%；指甲 21%	15% 急性上呼吸道感染 +B 组链球菌培养 21%	23%
Kumar 等 2004[3]	印度	419	1:1.1 52；48	未讨论（印度人）	总体平均年龄 9.1，(M) 8.1±2.1；(F) 9.3±2.3。范围 4~14	斑块状 61%；点滴状 10%；脓疱性 <1%；反向型 <1%；红皮病性 1%；掌跖 6%；足底 13%；指甲 3%	发病时：躯干 8%；头皮 35%；四肢 21%；足底 19%；手掌 3%	只有 7% 的参与者回忆；创伤 14 例；喉咙感染 10 例；精神病 3 例；药物反应 1 例	4.5%
Raychaudhuri 和 Gross 2000[7]	美国	223	1:1.3 44；56	未讨论	未讨论	未讨论	发病时：头皮 57%；躯干 14%；四肢 52%；面部 9%；指甲 13%	创伤 50%；压力 50%；咽炎 28%	68%
Fan 2007[8]	中国	277	1:1.1 47；53	未讨论（中国人）	发病年龄中位数 10（9 个月至 15 岁）	斑块状 69%；点滴状 29%；脓疱性 1%；红皮病性 1%	发病时：头皮 47%；面部 20%；躯干 43%；手臂 51%；腿部 66%；指甲 6%；手掌 37%	未讨论	8%（一级亲属 7%，二级 1%）
Kwon 2011[9]	韩国	358	1:1.1 51；49	未讨论	平均发病年龄：10.5±4.3	斑块状 67%；点滴状 18%；泛发性脓疱性 7%；掌跖 4%；红皮病性 1%	躯干 70%；腿部 65%；手臂 48%；面部 46%；手掌、足底 22%	未讨论	32%
Tollefson 2010[10]	美国	357	1:1.1 48；52	大多是白种人，但未具体说明	中位发病年龄 10.6（6.8~14.4）	斑块状 74%；点滴状 14%；脂溢性银屑病 8%；脓疱性 1%	头皮 47%；手掌/足底 5%；四肢 60%；躯干 18%；面部 35%；生殖器 17%；指甲 9%	未讨论	未讨论

（续表）

作者，年份	国家	患儿数量	性别分布（M:F 和 %M; %F）	种族和（或）民族	患儿年龄（范围，中位数，平均值）	银屑病类型（%）	受累部位	诱因	家族史
Morris 2001[11]	澳大利亚	1262	1:1.1 47; 53	未讨论	无发病平均及中位年龄；年龄为1月龄至15岁	斑块状 34%；头皮银屑病 12%；点滴状 6%；尿布疹 13%；单纯面部 4%；脓疱性＜1%；指甲＜1%；红皮病性＜1%	面部 38%，其余未讨论	未讨论	71%（基于 61% 的受访者）
Vogel 2012[6]	美国	380万人次儿童银屑病门诊	1:1 50; 50	人种：白种人 93%；黑种人 3%；亚洲/太平洋岛民 3%；美洲印第安人/因纽特人 0.5%；种族：85% 非西班牙裔，8% 西班牙裔，7% 其他	访视平均年龄 11.3	未讨论（注：文章讨论门诊就诊和治疗选择，而非个别患者）	未讨论	未讨论	未讨论
Wu 2011[12]	美国	1361	1:1.2 45; 55	非西班牙裔白种人 38%；西班牙裔白种人 38%；黑种人 3%；亚洲或太平洋岛民 7%；其他 3%	男性：11.8±4.4；女性：12.5±4.4	未讨论	未讨论	未讨论	未讨论
Stefanaki 2011[13]	希腊	125	1.4:1 59; 41	81% 希腊人	发病高峰年龄 9~10岁，范围：＜1~13 岁，未给出平均值或中位数	斑块状 57%；头皮 34%；点滴银屑病 10%；红屈侧银屑病 8%；指甲仅 5%	四肢 56%；头皮 48%；躯干 47%；指甲 10%	未讨论	16%

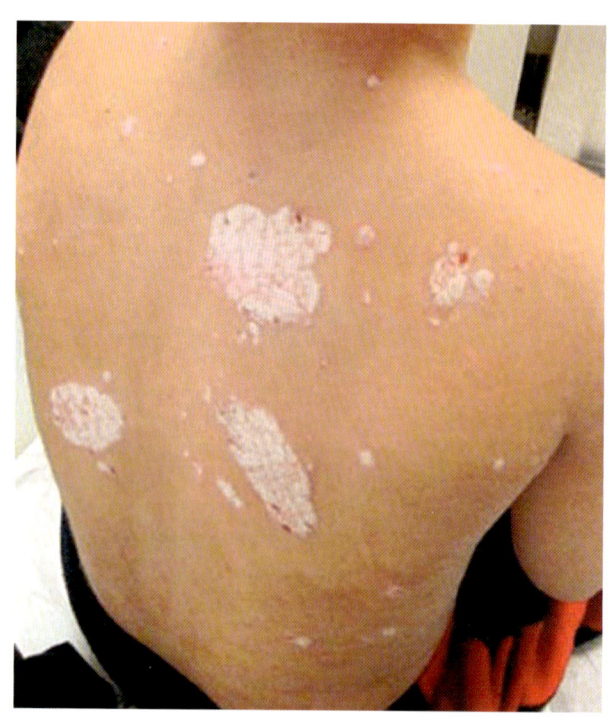

▲ 图 25-1　未经治疗的斑块状银屑病，躯干大片环状斑块，上面有云母状鳞屑

经 Silverberg 许可转载[21]

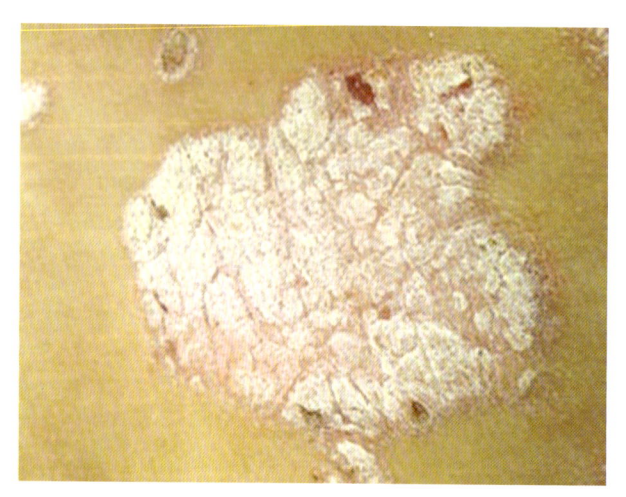

▲ 图 25-2　Auspitz 征特写，可见云母状鳞屑，手动去除鳞屑后的点状出血

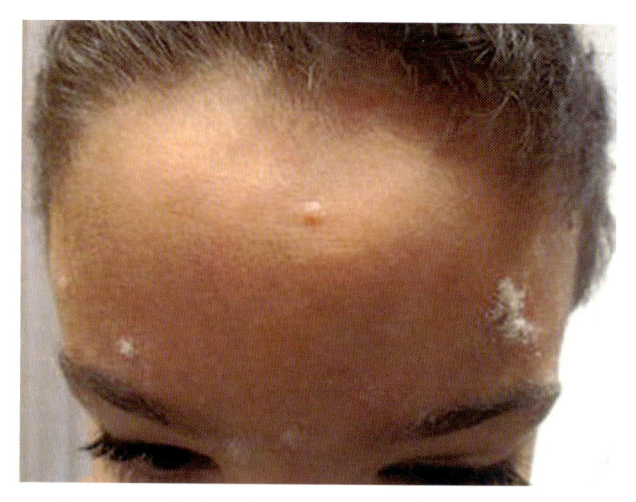

▲ 图 25-3　面部银屑病可能是一种有挑战性的情况，这是由于毁容、心理压力和面部皮肤薄而导致的治疗局限性的综合结果

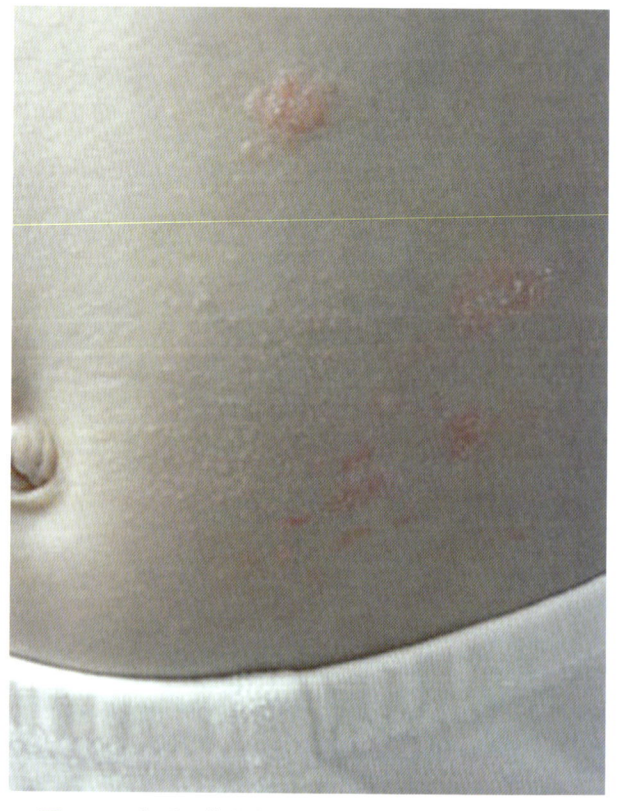

▲ 图 25-4　上呼吸道感染引发的儿童躯干部位点滴状银屑病

经 Silverberg 许可转载[23]

使生活质量下降的风险增加[32]。中重度银屑病的患儿与关节炎或哮喘的患儿健康相关的生活质量相当，但比糖尿病患儿的更差[37]。成年银屑病关节炎患者中，女性比男性患者有更多残疾，但迄今为止，尚未报道儿童病例的性别差异[32, 38]。有银屑病患儿的家庭存在生活质量受损[39]。这种现象可能是多因素的，心理健康和护理负担是最大的影响因素[39, 40]。

目前关于精神因素在银屑病发展中的作用存在争论。一些研究表明，不良应激是银屑病发病的重要诱因，也是银屑病的加重因素[32, 41]。一篇论文描述了其他自身免疫性疾病与精神分裂

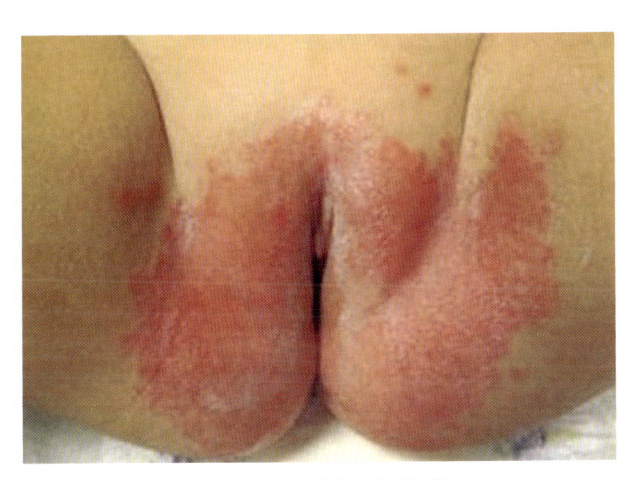

▲ 图 25-5 婴儿反向银屑病
经 Silverberg 许可转载[23]

症之间的关联，证明两种疾病发展中存在潜在的共同遗传风险因素[42]。该种发病机制相关基因是 EPHB4，这是一种跨膜受体，具有调节细胞迁移方面的活性，在免疫细胞和神经元通路中发挥多种作用[42]。

因纽特人的银屑病发病率较低，这是目前注意到的一个最突出的种族差异。这表明，富含ω-3 脂肪酸的饮食可能会阻止银屑病的发展[43]。关于种族差异的新研究表明，与白人相比，亚洲人和西班牙裔更容易患上脓疱病和红皮病[44]。作者认为，这些差异与这些种族群体之间的社会经济差异有关，社会经济差可能会导致更重的疾病表现[44]。一项针对南加州儿童的研究发现，儿童银屑病的发病率最高的是非西班牙裔白人，而发病率最低（并非阴性）的是黑人。此外，值得注意的是，南加州总体流行率低于该国其他地区的历史流行率。作者推测，光照的增加以及非西班牙裔白人人口比例的降低可能造成了这种结果[12]。

三、发病机制

尽管银屑病的确切发病机制尚不清楚，但很明显，遗传和环境因素在银屑病的发展中都起着作用。23%～71% 的儿童银屑病中存在阳性家族史[1, 11, 45]。与异卵双胞胎相比，同卵双胞胎并发银屑病的发生率更高（分别为 65%～72% 和 15%～30%）[46, 47]。

寻常性银屑病无法与单一基因相关联。似乎有几个基因可能在银屑病的遗传易感性中发挥作用，最显著的是 *HLA-Cw6*[46]。*HLA-Cw6* 可能与易感等位基因、圆柱瘤基因（*CYLD*）以及转谷氨酰胺酶 5（*TGM5*）[48]相互作用。其他被提及的基因包括 *IL12-B9*（*1p31.3*）、*IL-13*（*5q31.1*）、*IL-23R*（*1p31.3*）、*HLABW6*、*PSORS6*、信号转导和转录激活基因 2（*STAT2*）和 *IL-23A*（*12q13.2*）、肿瘤坏死因子 –α 诱导蛋白 3（*TNFAIP3*，*6q23.3*）、*TNFAIP3* 相互作用蛋白 1（*TNIP1*，*5q33.1*）[46]。*HLA-C* 和 *PSORS2*（*17q24-q25*）中的 *PSORS1* 基因也被认为会增加银屑病发展的风险[49, 50]。另一个基因 *PSORS6*（*19p13*）已被证实与 *PSORS1* 相互作用[49]。*SCL12A8* 属于溶质载体基因家族，也被认为是易感基因[48]。这些基因的作用是调节 Th2 和 Th17 细胞活性以及核因子 –κB 信号通路，这表明 Th2 和 Th17 细胞可能在银屑病的发病机制中发挥作用。研究在银屑病皮损中发现了 Th17、Th2 和 Th1 细胞的聚集[46, 51]。正是这些细胞与树突状细胞和中性粒细胞之间的相互作用导致细胞因子的释放，如 IL-17 和 IL-23，进而导致角质形成细胞的过度增殖和皮肤内促炎因子的释放[52]。

新的易感基因不断被发现。此外，银屑病的易感基因可能与其他自身免疫性疾病重叠。例如，基因 *IL-12B* 和 *IL-23R* 与克罗恩病共有，而 *IL-23R* 则与溃疡性结肠炎共有。克罗恩病患者患银屑病的可能性是普通人群的 5 倍，这一事实至少可以部分解释为拥有共同的易感基因[46]。*CD18* 基因的表达降低，导致 I 型白细胞黏附缺陷的突变，在某些银屑病患者中也可能较低[53]。另一个例子包括涉及核因子 –κB 信号通路的基因 *CARD14*。该异常基因在慢性皮肤病如寻常性银屑病、红糠疹和脓疱性银屑病中很明显[54, 55]。这些疾病，特别是毛发红糠疹和寻常性银屑病具有相似的临床特征，可通过组织病理学区分[54]。相反，*CARD14* 的功能获得突变与银屑病的发展有关，而同一基因的功能丧失突变与特应性皮炎的发展有关[56]。尽管没有研究表明儿童银屑病与成人银屑病在遗传学上存在差异，但初步研究表明，儿童患者和成人患者的炎症成分存在差异[57]。关于 IL36RN 等其他基因在泛发性脓疱性银屑病中的作用研究越来越多。该基因是 IL-36a、IL-35B 和 IL-36y 的抑制药，通过与 IL1RL2 受体的竞争性结合，导致核因子 -κB 和 MAPK 信号通路的下游受到抑制[58]。

各类文献正在发掘新的致病机制，关于成年患者血清 IL-22 水平的新研究揭示了其他潜在的致病机制，为未来的治疗应用提供了思路。一些研究报道称，与对照组相比，银屑病患者的 IL-22 水平更高，并随着疾病负担的增加而增加[59]。其他研究表明，IL-22 变异与早期疾病表现有关[59]。越来越多的研究发现银屑病与多种自身免疫性疾病有关。乳糜泻、IBD、葡萄膜炎和非酒精性脂肪肝等涉及胃肠道的疾病可能有共同的致病联系[60]。一些研究正在研究银屑病患者肠道微生物组组成的差异[61]。研究结果互相矛盾，参与者的细菌多样性有增加和减少，需要在该领域进一步研究[61]。

表 25-2 列出了对银屑病患儿潜在的实验室或诊断评估。儿童银屑病最常见的环境诱发因素似乎是压力和上呼吸道感染（表 25-1），尤其是 A 组 β- 溶血性链球菌（化脓性链球菌）。据报道，14.8%~28% 的儿童银屑病诱因是上呼吸道感染，而 21.3% 的无症状儿童在发展为银屑病之前，咽拭子 A 组溶血性链球菌呈阳性[1]。链球菌性咽炎可能引发多达 2/3 的点滴状银屑病[63]，并加剧现有的斑块状银屑病[2]。链球菌感染引起的儿童银屑病经常出现病情缓解[17, 22]。银屑病患者似乎对链球菌抗原具有独特的宿主特异性反应[63, 64]。

已从银屑病患者中分离出产肠毒素金黄色葡萄球菌、白色念珠菌和人乳头瘤病毒 DNA，这表明这些病原体及其相应的免疫反应也可能在银屑病的发病机制中发挥作用[65-67]。环境因素，如吸烟和肥胖，最近也发现与儿童银屑病的发展有关[45]。

银屑病是一种自身免疫性疾病，这意味着它的特征是免疫系统对自身抗原产生反应。因此，银屑病与其他自身免疫性疾病相关也就不足为奇了，最常见的是皮肤自身免疫病。已经发现，与普通人群相比，硬斑病患者的银屑病发病率更高[68]。银屑病和白癜风之间也有家族关联的病例报道[69, 70]。患有乳糜泻的人患银屑病的风险增加，这种关联在儿童患者中最为明显，因此值得对患有严重银屑病的儿童进行乳糜泻筛查[71]。银屑病和自身免疫性甲状腺疾病之间的关系仍不确定。在成年人中，银屑病关节炎在自身免疫性甲状腺炎发病率高于普通人群，尤其是伴有类风湿关节炎的患者[72]。然而，由于成人银屑病和年龄匹配的对照组之间的甲状腺炎标志物在统计学上相似，因此局限皮肤的银屑病和无相关关节炎的情况下未发现相关性[73]。尚未报道研究儿童银屑病和自身免疫性甲状腺疾病之间联系。由于成年人群中的数据不一致，并且没有儿童患者的研究可作为参考，因此不建议对患有银屑病的儿童患者进行甲状腺疾病常规筛查。对于患银屑病关节炎的患儿或伴有白癜风的银屑病患儿，或同时患与甲状腺异常更密切相关的另一种自身免疫性疾病患儿，可能需要筛查甲状腺疾病[74]。表 25-2 中包括了一项针对儿童银屑病的建议检查。

四、肥胖和代谢综合征

最近，银屑病与代谢综合征的各种特征之间的联系出现在文献中。越来越多的证据表明，患有严重银屑病的成年患者心血管死亡的风险增加。新的研究表明，即使是儿科患者也存在类似的心脏风险因素[22, 34, 75, 76]。在患有银屑病的儿童和青少年中，高血压、高脂血症、糖尿病和肥胖的发生率升高，前 3 种合并症在儿童银屑病患者中的发生率是健康对照组的 2 倍[77]。此外，一些研究表明，在大多数患者中，肥胖可能先于银屑病病变 2 年[17, 22]。腰高比是一种常用于诊断中心性肥胖工具，在中重度银屑病患者中更常见，这表明其患心血管疾病风险增加[78]。甚至在正常体重和超重

表 25-2　建议对银屑病患儿进行检查（Wolverton[62]）

发病时
- 咽拭子培养或 ASO（尤其是在点滴状银屑病中）
- 非典型病例的活检

每年检查
- 关节评估（特异性症状转诊至风湿病科）
- 心脏标志物：体重、身高、体重指数、血压、血脂（胆固醇、甘油三酯）

可选评估
- 浸渍或结痂皮损处的病原培养（细菌培养物、真菌培养物）用于诊断重复感染
- 有胃部症状、治疗困难或病情严重的儿童进行腹部专科会诊
- 患共病性关节炎或白癜风及有相关临床症状病例进行甲状腺筛查

药物相关筛查（当怀疑关节炎与风湿病科共同治疗时）
- 环孢素：血压、全血细胞计数、完全代谢概况、尿常规、镁、空腹血脂（前 2 个月或增加剂量时每 1~2 周剂量检测，之后每月检测）；用药前育龄女性尿妊娠筛查
- 甲氨蝶呤：PPD（用药前和每年筛查），带血小板的全血细胞计数，肝功能和肾功能（增加用药剂量时每隔几周检测 1 次和治疗开始时，之后每月进行 1 次），甲、乙、丙型肝炎筛查，高危个体的 HIV 检测（用药前）；用药前育龄女性尿妊娠筛查
- 很少对儿童进行肝脏活检。与风湿科和（或）胃肠科共同管理可能有助于长期用药
- 阿维 A/ 异维 A 酸：全血细胞计数、肝功能、胆固醇、甘油三酯、育龄女性尿妊娠筛查（治疗期间由于 iPLEDGE 计划，异维 A 酸为每月 1 次；阿维 A 治疗 6 个月后可改为每 3 个月 1 次）；螺旋 X 射线为了可疑的弥漫性特发性骨肥厚 DISH；长期用药需定期眼科随诊
- 依那西普 / 阿达木单抗 / 英夫利昔单抗 / 依奇珠单抗 / 乌司奴单抗：PPD（用药前以及每年检测）；既往肝炎筛查；定期评估淋巴结肿大情况；定期实验室检查

转诊
- 对合并内分泌疾病的患者进行内分泌相关检查、肥胖管理、对长期激素使用者进行 HPA 轴抑制的有关检查
- 对关节疼痛、活动受限、甲氨蝶呤或生物制剂联合治疗的患者进行风湿病有关检查（可选，但建议用于关节炎或疑似病例）
- 对患有 / 疑似合并炎症性肠病、乳糜泻及联用甲氨蝶呤患者进行胃肠病相关检查（可选）
- 营养咨询 / 减重计划
- 对维 A 酸引起的眼科问题进行眼科检查

的患者中，中心性肥胖均与银屑病有关，这也表明这种慢性疾病甚至在出现皮损之前就对身体产生了影响[79]。已制订了新的儿童银屑病合并症筛查方案指南，以帮助临床医生制订早期管理和预防策略[80]。研究发现，无论体重指数如何，患银屑病的青少年的血脂都会升高，这表明银屑病本身可能导致代谢异常[5, 81]。一些研究表明，无论体重大小，银屑病都与血压升高有关联[82, 83]，而其他研究则未发现高血压和银屑病有关[34]。无论如何，这一证据表明，有必要对儿童的这些合并症进行早期筛查和管理[75, 84]。最近的研究表明，肥胖甚至可能是银屑病发展的一个独立风险因素[85]。BMI 升高的青春期女性（12—13 岁）在青春期后期患严重银屑病的风险似乎有所增加[86]。至于银屑病关节炎中的肥胖，银屑病和银屑病关节炎患者的体重之间的差异无意义[87]。有趣的是，与健康对照组相比，这项研究并没有显示银屑病关节炎患者的肥胖患病率增加。无论这是继发于未确定的混杂因素，还是在研究时仅考虑了患者的 BMI，目前尚不清楚。然而，未来的研究需要明确儿童患者肥胖与银屑病关节炎之间的关系[87]。在银屑病成年患者中，吸烟、过量饮酒和不良饮食习惯等不健康的生活习惯与心血管合并症的风险增加有关[88]，这表明了通过儿童银屑病患者早期养成健康习惯进行预防的必要。转诊给营养学家、内分泌学和减肥小组是对患有银屑病的肥胖青少年明智的干预措施。

五、诊断与临床特征

银屑病的各种临床表型列于表 25-1 和表 25-3 中。在儿童中最常见的表现是斑块型，在四肢伸侧和头皮有覆盖的银色鳞片（表 25-3）。与成年人相比，儿童银屑病皮损通常更薄，范围更小、更痒[22, 89]。银屑病患者包括儿童患者的临床特点是特异性的体征，包括：① Koebner 现象；②炎症后色素改变，特别是在有色人种儿童中；③去除鳞屑时出现点状出血或 Auspitz 征；④指甲点状凹陷[90]。

表 25-3 儿童银屑病的临床变异 [22, 30]

银屑病类型	临床表现	诊断特征及检查	共病	鉴别诊断	治疗
斑块状	上覆云母状鳞屑的红斑斑块典型区域：头皮及前额、颈后耳后、肘部、膝盖、脐部和臀部	通常根据临床诊断，指甲凹陷可作为儿童银屑病的诊断线索，病理活检（需要时）特点为表皮增厚、Kogoj 脓肿（角质层中性粒细胞聚集）和 Munro 微脓肿（表皮中性粒细胞聚集），咽部细菌培养及 ASO 试验	检查近期发生的咽炎（A 组 β 溶血性链球菌），排除金黄色葡萄球菌继发感染，考虑合并自身免疫（如甲状腺疾病，乳糜泻），如果患者肥胖，疾病严重程度可作为心血管风险的标志物	• 钱币状湿疹 • 脂溢性皮炎 • 头癣 • 自身过敏性皮炎 • 毛发红糠疹 • 扁平毛发苔藓 • 体癣 • 特应性皮炎（很少见重叠）	治疗必须根据以下因素量身定制：①患者年龄；②生活质量；③体表面积；④受累部位。局部治疗包括使用角质剥脱药，局部抗炎药物（例如激素和钙调磷酸酶抑制药）和局部维生素 A 和 D 衍生物，中至重度患者需要系统药物治疗及光疗
点滴状	环状局限的小片红斑至三文鱼色斑块，伴有轻度角化过度，有时为云母状鳞屑，常见于躯干、腹部和背部	经常可以通过临床诊断、病理活检类似于斑块状银屑病，检查新发咽炎（A 组 β 溶血性链球菌），细菌培养或 ASO 检测	近期发生的咽炎（A 组 β 溶血性链球菌）	• 钱币状湿疹 • 扁平苔藓 • 二期梅毒疹 • 玫瑰糠疹 • 自身过敏性皮炎 • 体癣 • 毛发红糠疹 • 苔藓样糠疹	局部治疗与斑块型类似，通常一开始口服抗生素，因为假定感染感染引起发病，和抗炎症能力（红霉素、阿奇霉素、头孢菌素）口服抗生素无反应的中至重度患者需要系统药物治疗及光疗
反向型	间擦部位（包括腋窝和腹股沟）的皮肤红斑，有时为厚浸渍性斑块，可能与其他部位斑块状银屑病有关	虽然可能通过临床诊断，但由于与其他疾病相似，可能需要活检来鉴别诊断	继发念珠菌和（或）链球菌感染可能需要表皮细菌培养明确诊断以及局部应用抗感染药	• 间擦疹 • 红癣 • 体癣 • 朗格汉斯细胞增多症 • 念珠菌病 • 家族性良性慢性天疱疮 • 接触性皮炎	局部用药应是非激素或低效局部激素药膏，来避免皮肤萎缩。需要时应给予口服或外用抗感染药物
甲型	甲凹陷，甲剥离，甲营养不良，裂片形出血，甲下角化过度，粗面甲（即广泛的凹陷和指甲下角化过度）	1. 真菌培养和甲板活检，以排除真菌感染或甲床继发念珠菌感染 2. 避免创伤性或过多操作（如过度修甲）	念珠菌和（或）链球菌和（或）皮肤真菌继发感染	• 甲癣 • 斑秃 • 扁平苔藓 • 毛发红糠疹 • 创伤	1. 在治疗真菌再感染后，可将含有他罗汀或卡泊三醇的皮质类固醇外用于甲旁部皮肤。也可以在同一区域内使用曲安奈德局封以减少甲下炎症 2. 可能需要外用抗感染药物
银屑病尿布疹	腹股沟区包括皱褶和生殖器皮肤的浸渍的、边界清楚的闪亮红斑	可能需要活检，怀疑继发感染或肛周链球菌感染可能需要细菌或真菌培养	继发感染或肛周链球菌感染	• 刺激性接触性皮炎 • 尿布皮炎 • 念珠菌尿布皮炎 • 变应性接触性皮炎	有或没有抗念珠菌成分的局部弱效激素可能会有用，氧化锌洗剂保护皮肤避免二次刺激

（续表）

银屑病类型	临床表现	诊断特征及检查	共病	鉴别诊断	治疗
红皮病性	泛发性红斑和皮肤增厚，有时伴有角化过度	通常需要在不同的部位进行2次活检，以区分儿童银屑病性红皮病和其他原因的红皮病	红皮病可出现发热、寒战不适，菌血症可能是一种共病，应进行血培养予以排除	• 特应性皮炎 • 先天性非大疱性鱼鳞病样皮炎 • 扁平苔藓 • 毛发红糠疹 • 脂溢性皮炎 • 郎格汉斯细胞增多症 • 蕈样肉芽肿 • 葡萄球菌表皮烫伤样综合征	局部外用抗炎药与治疗泛发性斑块状银屑病相似；然而，仅靠外用药难以控制疾病，通常需要系统抗炎药和（或）光疗来控制严重泛发的病例
脓疱性	红皮病伴有无菌脓疱形成，有时仅局限于肢体远端，有时全身泛发。可能有口服激素用药史	1. 常需要活检 2. 脓疱细菌培养 3. 脓疱真菌培养 4. 检测ASO滴度以排除链球菌的原因	应通过细菌或真菌培养排除相关感染	• 水疱性远端指炎 • 急性泛发性发疹性脓疱病 • 葡萄球菌烫伤样皮肤综合征角层下脓疱性皮肤病 • Sweets综合征 • 感染性汗疱疹 • 须癣 • 带状疱疹手足口病	局部治疗（见斑块状银屑病）通常无效，可能需要全身用药（特别是环孢素、阿维A）或局部PUVA
黏膜/口腔	银屑病患者舌上可见环状斑块	然而，一般来说，临床诊断的活检类似于脓疱性银屑病	很少发病	• 口疮病 • 扁平苔藓 • 白色海绵状斑痣 • 硬化性苔藓 • 单纯苔藓 • 肠病肢端皮炎 • 接触性皮炎	通常不需要治疗，必要时可使用口腔用局部药物

来源：修改自 Silverberg[24]

所有年龄组银屑病皮损中，头皮是主要部位，在一些研究中，Koebner现象是常见的初始症状[22, 91]。研究表明头皮银屑病与更广泛的疾病过程有关，头皮受累可作为更积极治疗的早期临床标志[91]。典型的表现为头皮厚红斑斑块，延伸到前额、耳朵和颈部背侧。前额是儿童期银屑病的一个特别重要的部位，因为儿童期好发面部疾病（图25-2）。区分头皮银屑病和头癣很重要[92]。石棉状糠疹，一种特殊的头皮皮损与银屑病相关，即使在没有银屑病的情况下也可能发生，表现为头发上附着厚层角质并伴有头皮红斑。与普通人群中的儿童相比，斯堪的纳维亚半岛患有石棉状糠疹的儿童具有更强的银屑病家族史和个人倾向[93]。一些作者认为石棉状糠疹是通常局限在头皮及发生于儿童时期的事实上的银屑病。大部分石棉状糠疹可见葡萄球菌过度生长，这可能是致病因素[92]。

文献中的几项案例研究报道了成年银屑病患者的口腔黏膜变化，关于这些变化是否属于银屑病的一部分存在争议。由于这些病变的短暂性，临床检测可能很困难，而且可能漏诊[94]。据报道，病变可发生在口腔内所有区域，包括舌头、嘴唇、口腔黏膜、牙龈和上颚。然而，银屑病患者口腔病变总体发病率较低[95]。一项研究发现，在他们的队列中，这种表现的患病率为 7.7%[94]。裂纹舌和地图舌（也称为良性游走性舌炎）是最常见的口腔病变[95, 96]，且地图舌的发病率随着银屑病严重程度（通过 PASI 评分测量）的增加而增加[96]。儿童银屑病的地图舌病例也有报道[97]。一位系统综述的作者没有发现舌部银屑病和斑块状银屑病有明确关联[94]。地图舌的组织病理与脓疱性银屑病相似，导致该领域的一些专家认为地图舌和银屑病皮肤病变可能是同一疾病的两种表现[98]。尽管很难证实这种临床症状是一种独立的临床疾病，但它现在已被社会普遍接受[94, 95]。在确诊之前，必须排除其他潜在可能，如念珠菌感染、扁平苔藓、白斑和其他自身免疫性黏膜表现[94]。

PASI 评分旨在对银屑病的严重程度进行客观测量，特别是在临床研究方面，但该评分尚未在儿童患者中得到验证，可能无法充分反映儿童疾病的严重程度，尤其是因为它缺乏瘙痒或生活质量成分。它是根据银屑病皮损的严重程度（由红斑、浸润和鳞屑决定）、病变位置和体表面积占比进行计算的。该计算如表 25-4 所示，范围从 0 至 72，可用于年龄较大的儿童和成年人[4]。还提供了一个网站来简化 PASI 计算[99]。

银屑病评分的其他方法基于银屑病的皮损面积严重程度、生活质量受损程度以及是否存在银屑病关节炎。也有评估仅基于皮损发生的体表面积占比，<3% 为轻度疾病，3%~10% 为中度疾病，>10% 为重度疾病。然而，后一种方法可能过于简单，因为面部皮损面积最小，但生活质量却能显著受损[100, 101]。而局限于面部的银屑病在儿童中（占 38%）比成年人更常见[11]。PASI 的改变与儿童头颈部疾病的额外加重可能更充分地反映较小儿童的体表面积分布。据我们的经验，面部病变是患者和家长寻求系统治疗的主要原因。

表 25-4　银屑病面积严重程度指数（PASI）计算[4]

部　位	头	躯　干	上　肢	下　肢
银屑病皮损的严重程度 0= 无；1= 轻；2= 中；3= 重；4= 极重				
红斑	0~4	0~4	0~4	0~4
浸润	0~4	0~4	0~4	0~4
鳞屑	0~4	0~4	0~4	0~4
总和	头部严重程度总和	躯干严重程度总和	上肢严重程度总和	下肢严重程度总和
银屑病受累的表面积（SA） 0= 无；1= 小于 10%；2=10%~29%；3=30%~49%；4=50%~69%；5=70%~89%；6=90%~100%				
受累程度	0~6	0~6	0~6	0~6
总和	头部 SA 总和	躯干 SA 总和	上肢 SA 总和	下肢 SA 总和
严重程度总和 *SA 总和	头部总量	躯干总量	上肢总量	下肢总量
校正系数（基于受累部位）	0.10	0.30	0.20	0.40
将组合总数乘以校正系数	头部校正总量	躯干校正总量	上肢校正总量	下肢校正总量
将每个部位的校正总量相加，以获得最终 PASI 评分				

资料来源：Van de Kerkhof 和 Schalkwijk[4]

六、鉴别诊断（表 25-5）

儿童银屑病的鉴别诊断包括其他儿童丘疹鳞屑性皮肤病，包括银屑病样自身敏感性皮炎、玫瑰糠疹和毛发红糠疹（PRP），以及扁平苔藓、皮肌炎和红斑狼疮；此外，皮肤感染可模仿脓疱病和指甲变化。像银屑病一样，皮肌炎的皮疹可以分布在伸侧，特别是肘部和膝盖。然而，皮肌炎患者的皮肤变化表现为皮肤异色、萎缩、向阳疹和甲襞改变（皮肤镜或毛细管镜检查），这些都不是银屑病的典型症状[4]。而红斑狼疮通常不累及伸侧。此外，银屑病通常通过紫外线照射而得到改善，而不是恶化[4]。玫瑰糠疹的皮疹通常位于上臂、躯干和大腿，持续时间为几周。经常是先出现母斑，典型皮损为椭圆形沿皮纹分布。个别病变只有表皮起皱，周围环形鳞屑[4]。毛发红糠疹 PRP 表现为小的滤泡丘疹、弥漫性的黄粉色鳞片和掌足部角化过度，与银屑病的区别在于，银屑病的鳞屑为银色、有光泽的和层叠的，PRP 则为丘疹向外延伸形成斑块[4]。

只有 1%～4% 的扁平苔藓发生在儿童时期。扁平苔藓主要累及手腕和脚踝的屈侧，呈紫色至紫罗兰色，伴皮肤瘙痒。扁平苔藓的指甲改变包括纵向隆起和形成翼状胬肉。此外，慢性斑块状银屑病可能需要与蕈样肉芽肿相鉴别。掌跖斑块银屑病与掌跖角化性湿疹类似，都可能出现鳞屑和裂隙，因此，检查其他部位的皮损和皮损边缘，可以为诊断银屑病提供线索。此外，慢性皮炎的皮损在临床上可能看起来与部分治疗过的银屑病相似。组织活检通常是区分这些皮肤病和真正的银屑病的最佳方法[4]。

点滴状银屑病的鉴别诊断包括小斑块状副银屑病、慢性苔藓样糠疹（PLC）和玫瑰糠疹。

小斑块状副银屑病通常发生在中老年人，但也可能发生在儿童时期。然而，点状银屑病的皮损通常不会影响到手掌或脚底，而且通常比副银屑病的红斑更严重。PLC 中丘疹呈红褐色、鳞片状，去除鳞屑后无 Auspitz 征象。PLC 的皮损每隔 6～8 周连续出疹，并在几周到几个月内消退，通常在有色人种中会伴炎症后色素减退，当体癣皮损数量较少或呈环状时，它也是点滴状银屑病的鉴别诊断。

屈侧银屑病（反向型银屑病）是引起擦烂的原因之一。其他病因包括体癣、皮肤念珠菌病、红癣和接触性皮炎。与银屑病不同，接触性皮炎（通常是婴儿的刺激性皮炎）通常不会出现腹股沟皱褶。红癣可用伍德灯鉴别，显示珊瑚红色荧光。体癣通常显示环状边界。尤其是在婴儿中，需要考虑朗格汉斯细胞增多症的可能。在这些患者中，也可能出现头皮鳞屑和结痂，淋巴结肿大和内脏受累。

头癣和脂溢性皮炎与头皮银屑病相似。头癣的显著特征是毛发断裂，通常呈斑块状，其中有痂和脓疱。当检查时，折断的毛发是松散的，并可发现头发被真菌包围或内含真菌。脂溢性皮炎通常与银屑病共存，尽管它在婴儿期过后和青春期之前并不常见。虽然银屑病的鳞屑通常是干燥、有光泽和白色的，而脂溢性皮炎的鳞屑是油腻和黄色的，但区分这两者需要真菌培养。

七、活组织检查和组织学

银屑病皮损的组织学特征很有特点，如果临床表现不清楚，组织活检有助于银屑病与其他皮肤病鉴别。真皮中常见血管周围混合性炎症细胞浸润。表皮呈棘皮样，局部海绵水肿有炎症细胞浸润。真皮乳头上层变薄，颗粒层可能缺失。常见角化不全，即角质层中有核角质细胞持续存在[22]。在皮肤镜检查中可以看到带有点状血管的银屑病斑块[22]。

在银屑病组织学中有两种可能的特征性表现。第一种是 Kogoj 海绵脓疱，其特征为棘层中充满嗜中性粒细胞的海绵状脓疱。第二种是 Munro 微脓肿，其特征是角质层中存在中性粒细胞。随着病变的发展，表皮突延长变钝，表皮角质形成细胞过度增殖在组织学上变得更加明显。在脓疱性银屑病中，表皮中有更多明显的中性粒细胞积聚，

表 25-5　儿童银屑病的鉴别诊断

寻常性银屑病的鉴别	诊断线索	寻常性银屑病的鉴别	诊断线索
扁平苔藓	伸侧紫色多角形扁平丘疹	慢性苔藓样糠疹	红棕色丘疹上覆细薄鳞屑
	有色人种的肥厚性皮损		病情发展缓慢和周期性出疹
	口腔糜烂性斑块	玫瑰糠疹	见上表
	指甲改变包括纵向隆起和翼状胬肉	逆向银屑病鉴别	诊断线索
毛发红糠疹	小滤泡性丘疹，弥漫分布于胫前	癣	环状中央消退
	弥漫性黄粉色至鲑鱼样鳞屑，包括头皮		氢氧化钾染色和皮肤真菌培养阳性
	掌跖过度角化	念珠菌病	牛肉样红色浸渍斑块
皮肌炎	皮肤白斑、萎缩、向日性征、甲皱改变		卫星脓疱疹
	有色人种的显著色素沉着	红癣	伍德灯下珊瑚红荧光
	通常不累及伸侧	接触性皮炎	通常和接触物形状类似
皮肤红斑狼疮	盘状红斑狼疮有毛囊角化过度，包括耳粉刺和瘢痕		一般不会出现在腹股沟皱褶
	SCLE 皮损通常更环状，位于阳光暴晒区域	朗格汉斯细胞增多症	通常也有头皮鳞屑痂皮
	存在光照后病情加剧		腺病可能伴随病变
	鼻梁和面颊比额头/项更常受累	掌趾型银屑病鉴别	诊断线索
	与系统疾病相关的颧部皮疹/光敏反应	特应性皮炎	强烈瘙痒的水疱和（或）大疱
	可能存在母斑		可能有典型的受累区域（屈侧）
玫瑰糠疹	病程超过 6 周，超过 6 周消退	青少年足底皮肤病	发生于脚掌脚趾垫和手，对称，柔软，红色，干燥，有光泽，可能有鳞片和疼痛性裂纹和裂隙
	典型的椭圆形损害，伴有沿着 Langer 皮肤裂线的环状鳞屑	掌跖角化症	遗传性与获得性厚黄色角化过度，包括转基因与非转基因手和脚的侧面
头皮银屑病鉴别	诊断线索	Reiter 综合征	除了银屑病外，尿道炎、关节炎、眼部表现和口腔溃疡也会形成皮肤损害
脂溢性皮炎	油腻黄色鳞屑		足底面上的皮损有厚厚的黄色鳞屑，并且经常有脓疱（脓溢性皮肤角化病）
头癣	氢氧化钾染色和皮肤真菌培养阳性		
	可见折断的毛发残端，常伴有脓疱、脱发和颈部淋巴结		
点滴状银屑病鉴别	诊断线索		
小斑块状副银屑病	多变红斑（但通常不如银屑病严重）		
	上覆细小鳞片		

类似于 Kogoj 海绵脓疱和 Munro 微脓肿[4]。较为少见的特征性（如三明治征），表现为角质层内角化不全与中性粒细胞交替出现[102]。

八、治疗（表 25-2 和图 25-6）[62]

（一）局部治疗

局部治疗是患有局限性皮肤银屑病（即没有关节疾病）的儿童患者的首选初始治疗。一般来说，较厚的制剂（如软膏剂）更有效，但皮损部位和患者的偏好将最终决定使用哪种剂型[62]。较薄的制剂通常用于头皮和面部，而较厚的制剂用于四肢[103]。

角质层剥脱药，如尿素、水杨酸和 α- 羟基酸，是最简单的局部疗法。这类药物的作用机制是通过去除银屑病皮损的表层角化过度，使其他局部药物更好地渗透吸收[21, 103]。水杨酸可导致婴儿经皮水杨酸中毒，因此该年龄组应避免使用[103]。

Goeckermann 疗法是最早发明的局部疗法之一，至今仍在世界某些地区使用。它包括局部应用煤焦油，或添加一种叫作煤焦油灰溶液的改

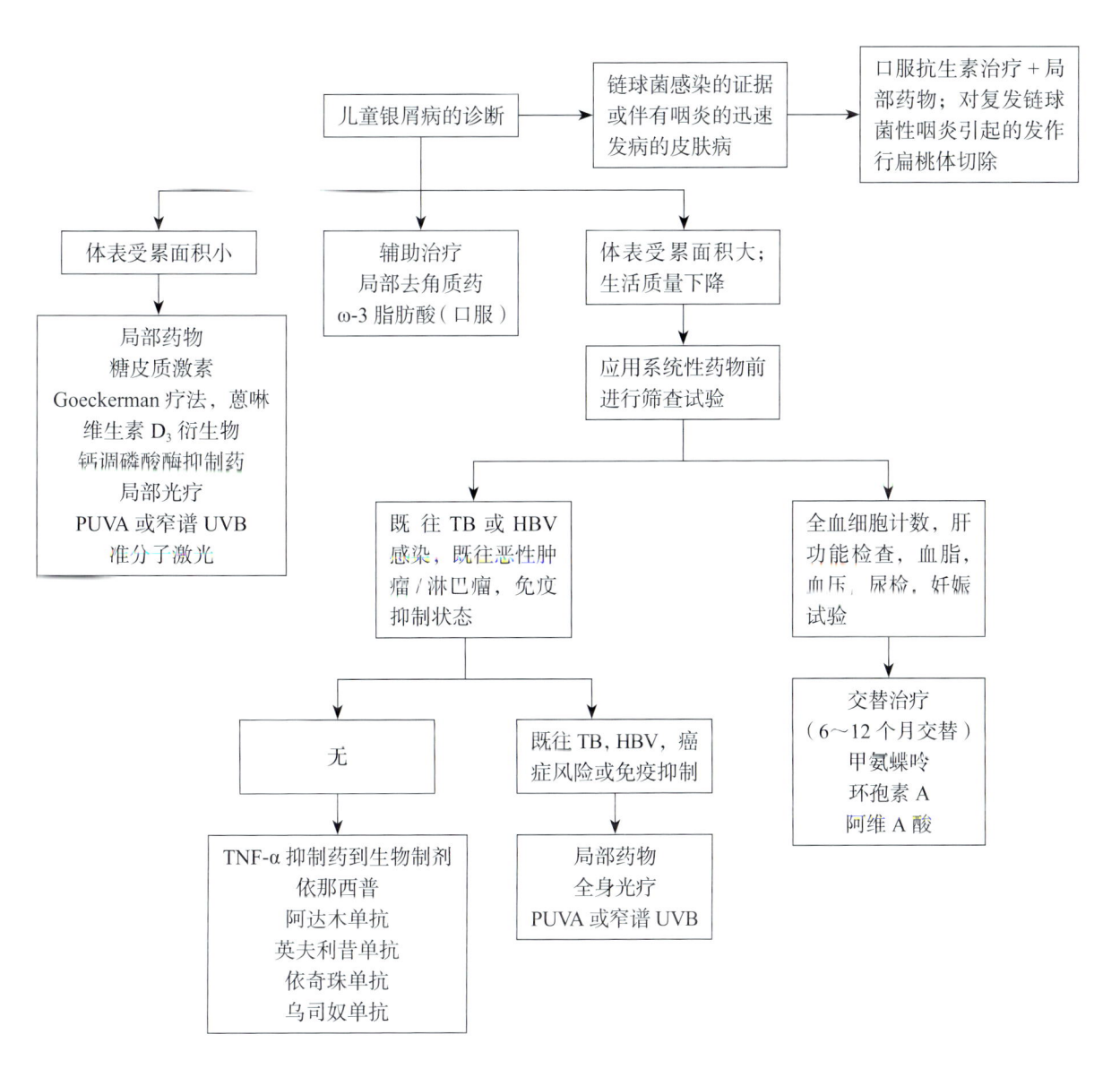

▲ 图 25-6 儿童时期银屑病治疗方案，基于 Silverberg[21]
TB. 结核；HBV. 乙肝病毒；TNF-α. 肿瘤坏死因子 -α；PUVA. 补骨脂素光化学疗法

良产品，然后暴露在紫外线下。经证明，它对儿童有效，85%的儿童银屑病皮损清除率超过80%[104]。其作用机制尚不清楚，但抗有丝分裂效应、抑制DNA合成和酶失活可能发挥作用[103]。尽管Goeckermann疗法有效，但由于担心其长期应用的后果，该疗法在工业化国家已经失宠。煤焦油含有多环碳氢化合物，当暴露于紫外线照射时，这种组合已被证明会导致儿童外周淋巴细胞染色体异常增加和热休克蛋白（特别是Hsp70）反应升高[105]。然而，没有具体证据表明，与普通人群相比，使用煤焦油或其衍生物进行治疗会导致皮肤癌风险增加[103]。这一治疗有一种较温和的用法是在窄谱中波紫外线治疗的前一天晚上使用稀释的焦油沐浴液（在浴缸中加入1~2粒焦油，浸泡10~15min）。

不幸的是，美国食品药品管理局（FDA）没有专门批准用于治疗12岁以下儿童银屑病的局部疗法，但有几项研究证明了超说明书药物的疗效，包括局部皮质类固醇、维生素D_2和D_3衍生物以及免疫抑制药（如钙调磷酸酶抑制药）[106-108]。治疗的强度和配方应基于患者的年龄、PASI评分和对生活质量的影响。最近对荷兰64项研究的系统综述提出了一种治疗顺序，先从局部合成维生素D_3衍生物开始，可加用或不加局部皮质类固醇，之后使用蒽林乳膏[106]。然而，在美国，局部皮质类固醇通常是首选的初始治疗方法[103]。

经常使用局部皮质类固醇来治疗儿童银屑病。选择使用哪种局部类固醇取决于涉及的皮肤部位，并与儿童特应性皮炎的治疗顺序相类似。低效激素（5~7级）用于更敏感的部位，如头部、颈部和软骨间区域。中效（2~4级）激素通常用于头皮和四肢。较高效（1类）激素用于对较低效激素无反应的持续性增厚病变[21, 103]。已经研究出两种1类激素氯倍他索和卤倍他索，并发现它们对儿童有效。氯倍他索（在某些特定制剂中）被批准用于12岁以上的儿童使用2周以内，而卤倍他索目前未被FDA批准用于儿童。对于头皮银屑病，0.005%的卡泊三醇和0.064%的二丙酸倍他米松的组合（Taclonex乳膏）已被FDA批准用于12岁或以上的患者[17]。在儿童中，1类类固醇的治疗时间通常被限制在2周以内，因为这些药物长期使用具有广泛的副作用，包括皮肤萎缩、条纹和潜在的下丘脑-垂体肾上腺（HPA）轴功能障碍[106, 107, 109]。所有局部激素如果长期使用，特别是大面积使用，包括2~7类，理论上也与这些副作用有关。全身吸收和HPA功能障碍的风险随着激素使用的体表面积的增加而增加。这在儿童中尤其令人担忧，因为他们通常还没有发育成熟[21]。关于局部使用激素的最新系统综述表示，在所包括的研究中，未显示出全身和极轻微的局部副作用。通过轮换使用局部激素和接下来列出的其他局部治疗方法，可以降低不良事件的发生率[103]。

1%蒽林霜或地蒽酚是一种局部治疗银屑病的外用疗法。它是一种抗增殖和免疫抑制药，通过一种不清楚的作用机制抑制T淋巴细胞。由于全身吸收有限，副作用包括对衣服或头发的刺激和污染都很小[103, 106]。每日几分钟的短暂接触疗法可最大限度地减少对皮肤的污染和刺激[103]。

维生素D_3衍生物，如钙泊三醇/钙泊三烯或钙三醇，也被证明对银屑病患儿有效。副作用包括局部反应，如红斑、刺激和瘙痒。从机制上来说，他们抑制角质细胞增殖，使其与激素协同作用[22]。理论上其存在全身吸收导致血清钙水平升高的风险，特别应用于较大的体表面积时[106, 110, 111]。卡泊三烯剂量高达每周$45g/m^2$对儿童钙稳态没有显著影响[103]。钙泊三醇和蒽林的直接比较显示在银屑病患儿中具有相似的疗效[112]。确定钙泊三醇软膏Vectical的长期安全性和有效性的临床试验正在进行中，可能会是FDA批准的第一个用于12岁以下儿童患者的局部治疗。

他扎罗汀是一种外用类视黄醇，对局限性银屑病皮肤病和指甲银屑病也有效[103]。局部钙调磷酸酶抑制药，如他克莫司和吡美莫司，也显示出促进儿童银屑病皮损的清除[106, 113]。这些药物是抑制T淋巴细胞产生细胞因子（特别是IL-2）从而限制其增殖的免疫抑制药。他克莫司（0.03%用于 2—15 岁儿童，0.1% 软膏用于 16 岁及以上儿童）和 1% 吡美莫司乳膏已被批准用于治疗 2 岁以上儿童的特应性皮炎，但用于银屑病属于超说明书用药[103, 113]。这些药物的优点是没有潜在的皮肤萎缩，可用于更敏感的部位，如面部、颈部和擦烂部位[103, 113]。但钙调磷酸酶抑制药对斑块状银屑病的治疗效果不佳，可能是由于皮肤吸收率低[111]。最常见的副作用包括局部刺激和瘙痒[106]。由于理论上增加了皮肤癌和淋巴瘤的风险，这类局部用药在美国也带有黑盒警告。因此，建议使用钙调磷酸酶抑制药的同时应防晒[114]。

（二）系统治疗（表 25-2 和图 25-6）

儿童银屑病的系统治疗通常仅适用于外用药物治疗失败、体表面积广泛受累、生活质量和（或）心理健康严重受损或伴有银屑病关节炎的患者。与所有系统用药一样，可用于儿童银屑病的药物也有副作用。因此，许多医生采用交替疗法进行系统治疗，即每 6～12 个月交替使用不同的治疗方法，以尽量减少长期不良事件。系统治疗包括口服抗生素、甲氨蝶呤、环孢素 A、维 A 酸、TNF-α 抑制药和生物制剂。

口服抗生素因副作用少被认为是最安全的系统性药物。在链球菌性咽炎或肛周链球菌感染后的严重、快速起病的银屑病以及脓疱型和点滴状银屑病中，口服抗生素的效果最显著[115-117]。最近一项针对 50 例患者（年龄 13—63 岁）的对照试验发现，阿奇霉素治疗 48 周（阿奇霉素 500mg 每日 1 次，连用 4 天，随后停药 10 天，每 2 周重复 1 次），在 48 周时，PASI 75 在治疗组达 80%，而在对照组则无显著变化。仅 12 例患者链球菌感染的 ASO 试验呈阳性[118]。尽管这项研究和其他研究表明链球菌感染与银屑病发病有关，但尚不清楚抗生素治疗是否能改善儿童或成人的 PASI 评分或疾病清除率。因此，系统性抗生素治疗儿童银屑病仍存在争议[106, 116, 119]。有学者建议扁桃体切除术作为复发性点滴状银屑病的治疗方法，但这未被循证学方法证明是有效的[106, 119]。

甲氨蝶呤是治疗泛发性银屑病的传统药物，通常对儿童是安全的，并且是治疗中重度银屑病的一种确切的疗法。除皮肤病变外，甲氨蝶呤也是银屑病关节炎患者的首选药物[120]。甲氨蝶呤与 PASI 评分＞75% 的改善有关[121]。使用剂量为每周 0.2～0.7mg/kg[120-122]。儿童最常见的不良反应是恶心和呕吐。尽管建议常规监测血常规和肝功能，但骨髓抑制如小细胞性贫血和全血细胞减少以及肝毒性是罕见的药物不良反应。

尽管肥胖和相关的脂肪肝改变与这种不良反应发生的风险增加有关，但肝毒性在儿童中似乎相对罕见[106, 120, 122]。联合补充叶酸（1mg/d）对骨髓抑制和肝酶异常有保护作用[123]。

环孢素是另一种免疫抑制药，可抑制淋巴细胞的细胞因子信号转导，可能对儿童银屑病有效。环孢素剂量在 2～4mg/（kg·d）时，可改善皮损的整体严重程度和外观，但其对儿童有效性的调查研究有限[124, 106, 125, 126]。最近印度的研究跟踪了 8 例儿童使用环孢素的情况，发现该药对银屑病皮损有明显的改善，并且副作用小，主要为腹痛和肌酐升高。当这些患者被治疗至 PASI 75 时，环孢素逐渐减量至每 2 周 50mg[126]。由于起效迅速，这种药物可作为一种 "救援" 治疗，然后改用更安全的药物进行维持治疗[126, 127]。此外，肾毒性、继发性高血压、高脂血症和免疫抑制等副作用以及需要对血压和肾功能进行密切监测也限制了它的应用，在治疗超过 6 个月的个体中更有可能出现永久性损害（表 25-2）。环孢素对治疗脓疱性银屑病（Poster SPD）特别有效[127]。也有报道称使用免疫抑制后患有癌症的风险增加，但在治疗局限于皮肤的银屑病时使用低剂量、密切监测、短疗程和交替疗法可降低这些风险[120]。

虽然没有得到像甲氨蝶呤那样广泛的研究，也没有甲氨蝶呤安全，但维 A 酸类药物（如阿维 A 或阿维 A 酯）也是治疗儿童脓疱性、红皮病性或斑块状银屑病的一种治疗药物[106, 128]。其不良反应包括致畸、肝酶升高、血脂异常、血细胞计数改变和骨骼异常。由于维 A 酸类药物可引起严重的出生缺陷，因此建议育龄期女性在开始治疗前 1 个月和停药后 3 年内应口服避孕药[22]。对于妊娠高危人群来说，异维 A 酸可能是首选药物。育龄期女性需严格避孕（2 种避孕措施）并进行妊娠监测。治疗期间也需密切监测肝功能和血脂水平。大剂量系统性应用维 A 酸类药物超过 2.5 年与儿童骨骺早期闭合相关。骨质增生和骨质疏松是骨骼系统其他潜在的副作用[129]。然而，正如交替治疗所示，6~12 个月的短期交替治疗可降低骨骼异常的发生风险。疗程较长的儿童患者需定期进行骨骼检查[120]。

TNF-α 抑制药，如依那西普、阿达木单抗和英夫利昔单抗，已被用于治疗儿童银屑病，但只有依那西普被批准应用。近期的一项随机双盲、安慰剂对照研究显示出其在儿童患者中有望获得长期的安全性并改善生活质量[17, 130]。由于在儿童患者中缺乏明确的长期安全性数据的文献，因此在这一人群中生物制剂的应用仍存在很多争议。目前正在对确定这些药物长期的安全性进行早期研究。一项对 12 例患者进行的为期 8 年的随访发现了生物制剂有相似的副作用、感染和注射部位的反应，这些情况也在先前的研究中报道过[131]。此外他们发现，在应用依那西普治疗的患者中有多达 50% 需要改用另一种生物制剂。这是否是由于儿童患者免疫组成的变化引起的还有待观察。然而，这为生物制剂治疗的失败提供了一种潜在的治疗方式[124, 131-134]。

TNF-α 抑制药在儿童中用于治疗类风湿关节炎、肿瘤坏死因子 1 相关的发热、幼年特发性关节炎、溃疡性结肠炎和克罗恩病已有 10 多年的历史[21]。关于 TNF-α 抑制药在儿童中的安全性，最广泛的研究来自其幼年类风湿关节炎中的应用的调查，在这方面发表的数据多达 8 年。副作用包括潜伏结核或肝炎病毒的再激活，以及包括淋巴瘤在内的恶性肿瘤、机会性感染和脱髓鞘疾病的风险增加。最近美国食品药品管理局对恩利治疗儿童银屑病发布了黑框警告，称在接受 TNF 阻断药（包括恩利）治疗的儿童和青少年患者中已有淋巴瘤和其他恶性肿瘤的报道，这其中有些是致命的。最近的一项回顾性队列研究对 9045 例儿童银屑病患者和 77 206 例健康者进行了比较，发现应用 TNF-α 抑制药总体上癌症的风险并没有增加。然而，在这些患者中，报道的主要癌症是淋巴瘤[135]。

在一项对接受依那西普治疗的儿童类风湿关节炎患者的研究中，8 年后没有报道结核病、机会性感染、恶性肿瘤、淋巴瘤、狼疮、脱髓鞘疾病或死亡病例[136]。依那西普最常报道的副作用是注射部位刺激和非机会性感染[106]。有趣的是，有研究表明 TNF-α 抑制药与正在接受其他自身免疫性疾病治疗的儿童和成人的银屑病暴发和其他皮肤表现相关[124, 132, 133, 137, 138]。一项研究表明，这是由于 TNF-α 对真皮浆细胞样树突状细胞的抑制作用丧失而使 IFN-γ 增加所致[132, 133]。有关这一现象的新数据在患有炎症性肠病的儿童中尤为明显，一项研究表明，在接受 TNF-α 抑制药治疗的患者中，有 8.8% 患上了银屑病[132]。另一项研究发现，在应用 TNF-α 抑制药的幼年特发性关节炎患者中，银屑病的患病率为 5.4%，其中女性居多，有银屑病个人或家族史患者的发病率较低[132]。至于哪种 TNF-α 抑制药最可能引起这种不良反应还有待观察，有些研究显示，应用阿达木单抗、英夫利昔单抗和依那西普的银屑病样皮损的发生率相同，而也有其他研究显示英夫利昔单抗最可能引起这种不良反应[132-134, 139, 140]。要了解 TNF-α 抑制药的这种矛盾的副作用，还需要对这个问题进行更多的研究。

文献和临床实践都倾向于增加生物制剂的应用，有多达 25% 的儿童银屑病患者正在接受这些药物治疗[141]。要确定哪些患者能受益于生物制剂，应考虑 BSA>10%、DLQI>10、标准治疗失败或有其他禁忌证的儿童和青少年[142]，并特别注意教育患者使用这些药物的风险和益处。有研究建议对轻度银屑病和 DLQI 评分较低的患者尽早使用系统治疗。使患者提前接受系统性治疗可能会改善生活质量[135]。疫苗接种是开始接受生物治疗患者的另一个需要考虑的因素。活疫苗是生物治疗的绝对禁忌[142, 143]。与其他系统性治疗药物如甲氨蝶呤和环孢素相比，生物制剂不需要那么严格的治疗时间，并且不良反应较少，不需要频繁监测，疗效较好[144]。然而，这些药物的安全性仍有待阐明[141]。

最初批准用于成人的生物制剂已被审查并批准用于儿童和青少年银屑病[145]。依那西普是在儿童中研究最广泛的TNF-α抑制药，最近已被批准用于6岁及以上儿童溃疡性结肠炎和克罗恩病患者，现在又被批准用于治疗4岁及以上儿童和成人的银屑病关节炎和斑块状银屑病[130, 146]。研究表明，每周应用0.8mg/kg的依那西普，在治疗12周后，分别有27%和57%的患者达到PASI 75和PASI 90，而安慰剂治疗组则只有11%和7%[147]。这种改变似乎在大多数患者中治疗96周后得以维持[148]。依那西普还被证实可改善中重度斑块状银屑病儿童患者的总体和特异性疾病生活质量[149]，并且在不考虑皮损的清除状况下，可改善成年人的抑郁症。这表明不是不良的身体外观的心理影响，而可能是炎症反应本身导致了银屑病患者的抑郁情绪[150, 151]。其他TNF-α抑制药尚未在儿童银屑病患者中得到广泛的研究[106]。

目前阿达木单抗在美国尚未获得FDA批准。然而，随着人们对银屑病的长期性和相关并发症认识的不断加深，使用安全有效的药物进行长期治疗是一个重要的研究领域。近期比较阿达木单抗和甲氨蝶呤的疗效和安全性的3期临床试验结果令人欣慰[152]。在该研究中，每隔1周给药0.8mg/kg，能够使疾病得到持续52周的缓解。此外，对于甲氨蝶呤治疗无效的患者，换为每隔1周使用阿达木单抗治疗，可使病情得到改善。研究发现，与成年人的安全性相似，儿童患者最常见的不良反应为鼻咽炎和上呼吸道感染[152]。阿达木单抗在治疗JIA、儿童附着点炎症相关关节炎、银屑病和克罗恩病患者中的作用正在得到评估，以进一步研究其在儿童患者中的安全性[153]。在2002年9月参加临床试验的577例患者中，报道的最常见副作用是感染，而无恶性肿瘤的报道。这项研究增加了阿达木单抗在儿童患者中是安全的证据，其不良反应与成年人相似[153]。

乌司奴单抗（喜达诺）正成为改善青少年中重度银屑病安全有效的治疗方式。其是一种IL-12和IL-23抑制药，已被FDA批准用于6岁及以上患者[140]。其给药方案建议分别在第0周和第4周给予起始剂量，此后每隔12周重复给药1次。这种较长间隔时间的给药方式对于时间紧张的青少年来说是理想的[128]。已经证实乌司奴单抗在治疗银屑病时，儿童和成年人的副作用和疗效相当[140]。CADMUS Jr试验研究了乌司奴单抗治疗6—12岁儿童中重度银屑病的疗效，在治疗12周后，分别有84%和64%的儿童达到了PASI 75和PASI 90，并且没有新的安全警告[154]。美国已批准其用于治疗6岁及以上的儿童。

IXORA-PEDS研究探讨了高亲和力IL-17A单克隆抗体依奇珠单抗在儿童银屑病中的应用。治疗12周时PASI 75为89%。美国已批准其用于治疗6岁及以上的儿童[155]。对于TNF-α抑制药如依奇珠单抗和乌司奴单抗难治性病例，正在考虑其他潜在的治疗方法，如古塞奇尤单抗、阿普米司特、司库奇尤单抗。古塞奇尤单抗是一种抗白细胞介素-23的单克隆抗体。即便在成年人患者中应用古塞奇尤单抗的文献也较少。然而，最近的NAVIGATE临床试验证明了古塞奇尤单抗对乌司奴单抗难治性患者的有效性[156]。在这项研究中，对于无法达到研究者评分为0或1分的患者而言，与乌司奴单抗相比，古塞奇尤单抗显示出更好的疗效。古塞奇尤单抗与乌司奴单抗的安全性相似，古塞奇尤单抗不良反应发生率略高，最常报道的不良反应是感染[156]。对于外用强效糖皮质激素、光疗和系统性治疗（如甲氨蝶呤、阿达木单抗和乌司奴单抗）难治的儿童患者，有1例使用古塞奇尤单抗的报道[157]。该患者在甲氨蝶呤的基础上加用了古塞奇尤单抗，在第4周时患者的银屑病斑块变薄，到5个月时完全消退，并尚未有不良反应的报道。这一病例报道证明了一种潜在的未来治疗方式，即对于其他生物制剂和系统性药物难治性的患者，古塞奇尤单抗可达到疾病缓解[157]。文献中有一例病例报道详细介绍了阿普米司特（一种口服磷酸二酯酶4抑制药）在一例患有点滴状银屑病14岁男孩中的应用[102]。既往使用的治疗方法包括局部治疗、自然光照射和抗生素。根据患者体重，阿普米司特被给予成人剂量。在治疗6个月后，患者的皮肤病和生活质量均有所改善[102]。据报道，在服用阿普米司特的成年人出现了心理困扰，因此需要监测患者的抑郁和自杀倾向[158]。迄今为止，尚未有关于司库奇尤单抗和IL-17抑制药治疗儿童斑块状银屑病的详细病例报道。有病例报道显示，司库奇尤单抗可用于顽固性甲银屑病患者，这表明对于儿童患者，其还有其他潜在的适应证[143]。目前正在进行几项临床试验，以确定司库奇尤单抗治疗中重度银屑病儿童和青少年患者的安全性、有效性以及给药方式。

（三）光疗

紫外光疗法用于治疗多种儿童皮肤病，包括特应性皮炎、白癜风、寻常痤疮和银屑病等[159]。在确定适合光疗的患者时，应全面评估其病史、以往治疗失败情况、可行性和交通条件[111]。光疗的适应证包括病变广泛的大龄儿童患者、不能接受系统性治疗者、点滴状银屑病以及皮损斑块较薄的银屑病患者。光疗可采用宽谱中波紫外线、窄谱中波紫外线或长波紫外线联合补骨脂素（即PUVA）的形式。UVB和UVA与外用类固醇、外用维A酸类药、润肤剂、煤焦油或维生素D类似物联合使用时均显示出疗效[111]。虽然窄谱中波紫外线（NB UVB）和PUVA疗法在治疗儿童银屑病方面显示出的效果最佳[21, 103, 159]，但是NB UVB（311nm）才是首选的治疗方法，因为PUVA治疗与成人银屑病患者发生癌变的风险增加、儿童银屑病患者发生白内障的风险增加都有关[111, 159]。NB UVB在儿童患者中还是非常有效且安全的，响应率接近80%[111, 160]。根据PUVA的副作用，PUVA被建议局部用于治疗难治性掌跖银屑病[111]。

如果使用PUVA疗法，那么外用补骨脂素更好，因为口服补骨脂素治疗后需要佩戴24h的护目镜。鉴于此以及增加其他全身不良反应的风险，应避免12岁以下儿童口服补骨脂素。PUVA的绝对禁忌证包括因紫外线而加重的特征性疾病，如红斑狼疮、皮肌炎和着色性干皮病[111]。

光疗的常见不良反应包括局部疼痛和红斑，也还有可能出现潜伏的疱疹病毒感染的重新激活、光老化和致癌的长期风险[106, 159-162]。它可以通过手持激光器、光疗室或手/足部装置的形式进行开展。如果使用光疗室，儿童的年龄必须足大以保证能在每次治疗过程中保持静止不动[21]。年幼儿童的依从性问题可能会妨碍治疗，因此光疗通常对青少年更有帮助[21, 159]。虽然对于光疗的开始年龄没有严格的指导意见，但学龄儿童是一个合理的起点，但是如果能够的话，更年轻患者仍然可以接受治疗[111]。青少年使用光疗的特别注意事项包括使用日光浴浴床，因为如烧灼感、发红和疼痛等不良反应的风险会随着紫外线照射量的增加而增加[111]。在银屑病皮损消退并进入维持期之前，需要每周治疗1~2次，持续1~3个月[21]。但这对许多工作繁忙、幼儿脾气各异的家庭来说可能很难做到。解决这一障碍的潜在办法是考虑通过10~15min的自然光或家用灯箱进行家庭治疗。至于自阳光的方法，可以考虑在春夏季节使用，而且它成本低效益高[111]。而潜在的阻碍包括日间光照时间的安排，这可能会使得青少年儿童难以到户外活动，如上学。至于家庭光疗，这种方法适用于需要长期治疗的儿童，其好处是不像医生办公室那样令人生畏。作为折中，这种疗法通常时间较长，因为光照强度较低，而且需要家长的亲自监督[111]。

准分子激光是一种波长为308nm的窄带UVB激光光源，对治疗局部银屑病有明显疗效，可治疗头皮、手掌、脚底以及脸部和躯干部位。一些关于儿童使用准分子激光治疗局部银屑病的数据显示，儿童使用准分子激光治疗局部银屑病可能会有更好的疗效。治疗会产生一些紫外线引起的副作用，但一般都较易耐受[163]。

(四）天然补充剂

在治疗儿童银屑病方面，人们开展了对各种天然补充剂的研究，而这也是家长们经常询问的话题。目前还没有发现能治愈疾病的天然疗法，但有几种疗法可能有助于改变疾病的进展。如鲑鱼和其他多脂鱼类中含有的 ω-3 脂肪酸，它可使 PASI 评分略有改善。如前所述，因纽特人的饮食中含有大量 ω-3 脂肪酸，而他们的银屑病发病率也很低，这一观察结果为上述发现提供了佐证[43]。补充 ω-3 脂肪酸的益处优于补充 ω-6 脂肪酸，其作用机制似乎是改变二十碳五烯酸和花生四烯酸的含量，从而减少促炎代谢物的产生。ω-3 脂肪酸的益处微乎其微，甚至可能不存在，但这种补充剂似乎基本上无害，因此儿童可以安全使用。对于同时患有代谢综合征和银屑病的儿童患者来说，改变饮食习惯可能具有更重要的作用，因为这两种疾病之间最近出现了关联。研究发现，低脂肪、高纤维的饮食有利于治疗儿童代谢综合征，再加上锻炼，甚至可以治愈这种疾病，使患者成年后仍能长久受益[164, 165]。

据报道，在一项观察性研究中，传统中药青黛（Indigo Naturalis）经过 8 周的局部应用后，有助于清除儿童银屑病皮损[166]。其他传统中药和天然补充剂最终有可能弊大于利，皮肤科医生必须了解这些疗法的潜在副作用[167]。目前这种类药物疗法在儿童中的作用还不清楚。

(五）饮食建议

饮食和补充剂在银屑病治疗中的作用存在争议。据观察性报道，一些患者在改变饮食后症状有所改善。虽然选择更健康的食物可减少心脏病、糖尿病和肥胖症的发病率，但这种选择对银屑病疾病负担的影响仍不清楚。美国国家银屑病基金会大体上推荐的膳食营养均衡，包括瘦肉、全谷物、新鲜农产品和健康脂肪，这一饮食习惯有时也被称为"抗炎"饮食或地中海饮食[168, 169]。促进炎症的食物包括红肉脂肪、加工食品、精制糖和乳制品[168]。虽然改变饮食习惯对于治疗银屑病有疗效的证据有限，但代谢综合征、肥胖和银屑病之间的联系已得到明确证实[169]。体内脂肪含有可能会加重银屑病皮损的促炎介质[84]，因此健康均衡的饮食仍然是银屑病患者整体治疗的一个重要因素。此外，人们还注意到肥胖在银屑病发病之前出现，这也让饮食成为一种潜在重要的预防因素[170, 171]。

对儿童进行膳食调整而减少食物摄入量和使用大量营养补充剂，两者都被人们所担心会带来副作用和潜在营养不良的风险。最近针对银屑病或银屑病关节炎的成年患者饮食建议的调查研究表明，低热量饮食能减轻超重和肥胖成年人的体重，且对患者的银屑病严重程度和皮肤病生活质量有积极的影响[169]。低热量饮食是指每天摄入 800~1400kcal 的热量。但是仅靠饮食不能维持银屑病的缓解，建议采用辅助生物疗法[169]。饮食类型或体重减轻是否会导致病情严重程度减轻还需要进一步研究。限制卡路里摄入对儿童的益处尚不清楚，因此最好与家长、儿童、营养师和儿科医生合作，找到实现和保持健康体重的最佳策略。强烈建议患有乳糜泻的银屑病患者采用无麸质饮食。而对麸质过敏血清学标记呈阳性的银屑病患者，建议进行为期 3 个月的无麸质饮食试验，并辅以药物治疗[169]。对于患有银屑病关节炎的成年患者，强烈建议他们进行维生素 D 补充试验，即每天服用 0.5μg 的 α 骨化醇或 0.5~2.0μg 的骨化三醇[169]。目前还没有对儿童银屑病和（或）银屑病关节炎患者口服维生素 D 补充剂的用法进行充分的探讨。至于其他补充剂，如 ω-3 脂肪酸、硒、维生素 B_{12} 和微量营养素，由于证据有限，因此未提出建议。

结论

儿童银屑病是一种常见且复杂的疾病，从出生到青春期都有可能发生。在选择治疗方法时，必须考虑儿童的情感健康和总体健康状况，包括代谢综合征的风险因素和治疗可能产生的副作用。光疗和生物疗法的最新进展拓宽了该病的治疗手段。我们需要进行更多的研究，以评估治疗对长期疾病表现的益处、淋巴瘤的风险以及治疗可能存在的其他副作用。

第 26 章 银屑病治疗的挑战：甲银屑病、头皮银屑病和掌跖银屑病

Challenges in Psoriasis Treatment: Nail, Scalp, and Palmoplantar Involvement

Jeffrey J. Crowley 著

马云霞 译　沈 柱 校

学习目标

1. 掌握甲银屑病的诊疗方法。
2. 掌握头皮银屑病的诊疗方法。
3. 掌握掌跖银屑病的诊疗方法。

摘要

银屑病可影响多个身体部位，需要根据受累部位进行治疗。甲银屑病的局部疗法效果不理想，需要优化载体以便穿透甲和周围组织。一些甲银屑病炎症深及甲母质，局部治疗药物无法进入。由于受头发、沐浴习惯及便利性的影响，头皮银屑病无法通过局部疗法和光疗进行治疗。在掌跖银屑病中，手掌和脚底往往有较厚的银屑病斑块，不利于吸收局部治疗药物，还会阻碍光疗。原发性掌跖银屑病患者通常对许多疗法没有反应，许多患者需要通过联合治疗控制病情。总体而言，甲银屑病、头皮银屑病和掌跖银屑病为"难治性"疾病，与其他身体部位的斑块状银屑病相比，治疗反应较差。本章将针对这 3 种银屑病的挑战进行辨证讨论，并对现有治疗方案进行评估。

一、甲银屑病

银屑病是一种累及皮肤、甲和关节的慢性系统性炎症疾病。约 50% 的银屑病患者会出现甲受累，甲银屑病的终生发病率约为 80%~90%。银屑病很少只表现为甲银屑病[1]。甲银屑病与疾病整体严重程度较高和男性性别有关。重要的是，甲银屑病可引起明显的疼痛、不适和尴尬，导致生活质量（quality of life，QoL）下降以及工作功能受损[2,3]。

甲银屑病和银屑病关节炎有明显的相关性[4]。在银屑病关节炎患者中，甲银屑病发病率高达 70%；有证据表明，甲银屑病可能是罹患关节病的预测因素[5]。银屑病关节炎会累及远端指间关节，这些关节和甲单元之间的解剖结构存在关联，这会导致甲变化。银屑病关节炎分类标准（classification criteria for psoriatic arthritis，CASPAR）是银屑病关节炎的辅助诊断标准，涵盖甲银屑病[6]。与脚趾甲银屑病相比，手指甲银屑病因其可见性和对功能的影响会对许多患者造成更大的困扰。此外，银屑病患者的脚趾甲通常会继发皮肤真菌感染，使治疗评估更加复杂[7]。脚趾甲

第 26 章 银屑病治疗的挑战：甲银屑病、头皮银屑病和掌跖银屑病
Challenges in Psoriasis Treatment: Nail, Scalp, and Palmoplantar Involvement

银屑病患者在使用免疫抑制药物治疗后有可能会出现甲真菌病。由于这些原因，大多数研究仅针对手指甲银屑病进行评估[8]。

甲银屑病有许多不同的临床表现，这取决于炎症的发生位置。甲凹陷是甲银屑病最常见的临床表现，甲母质受累会导致甲营养不良和白甲病（甲变白）[9]（图 26-1）。甲床银屑病的特点包括甲松离（远端甲板与甲床分离）、油滴斑（甲下方变黄）、甲下过度角化（甲增厚）和裂片形出血（甲中线性干血条）[1]（图 26-2A 和 B）。最近的一项研究表明，在银屑病患者中，剪下的临床上未受累甲可能会表现出异常，因此存在亚临床甲银屑病[10]。

然而，临床试验尚未就甲银屑病变化评估方法达成共识。可以通过甲银屑病和严重程度指数（nail psoriasis and severity index，NAPSI）评估甲银屑病随时间的变化情况[11]。在进行这一评估时，将甲分为 4 个象限，然后评估是否存在甲母质和甲床疾病相关迹象。在存在病症甲的各个象限中，如果存在甲母质疾病的迹象，就给"1"分；如果存在甲床疾病的迹象，也给"1"分。正常指甲为"0"分，各指甲最高得分为 8 分（甲母质最高 4 分，甲床最高也是 4 分）。所以，在针对手指甲银屑病的研究中，最高 NAPSI 得分为 80 分，而单一目标甲的最高 NAPSI 得分为 8 分。可以使用 NAPSI 评估甲银屑病的发病范围，而非严重程度，所以一些研究中也使用改良的 NAPSI（modified NAPSI，mNAPSI）作为临床终点[12]。在 mNAPSI 评估中，各甲最高得分是 13 分。一些研究对单个目标甲或所有甲的严重程度进行了评分。也可以通过其他量表评估甲受累情况，但本文回顾的大多数研究均采用了 NAPSI 的某种形式。在银屑病研究中，评估甲银屑病的客观指标多种多样，评估时间节点也各不相同，因此很难对不同治疗方法的治疗结局进行比较。甲银屑病的治疗目标是完全清除受累甲，由于现有治疗方法的效果较好，在一些患者中可以实现这一目标。

(一) 甲银屑病的治疗

目前可以通过一系列的治疗方案对甲银屑病进行治疗，包括局部药物治疗、程序性干预以及口服系统治疗和生物制剂。甲银屑病治疗的挑战较多，包括局部疗法对甲和周围组织的渗透较差、皮肤病损内注射引发的疼痛、系统治疗的副作用和监测问题及患者对治疗的坚持性[13]。

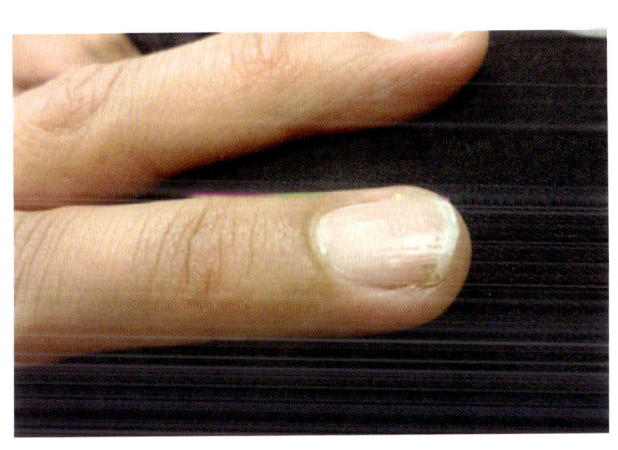

▲ 图 26-1 甲母质银屑病
这一指甲表现出的多处凹陷。一些凹陷呈线条状，还存在裂片形出血。这名患者同时患有银屑病关节炎和炎症性肠病

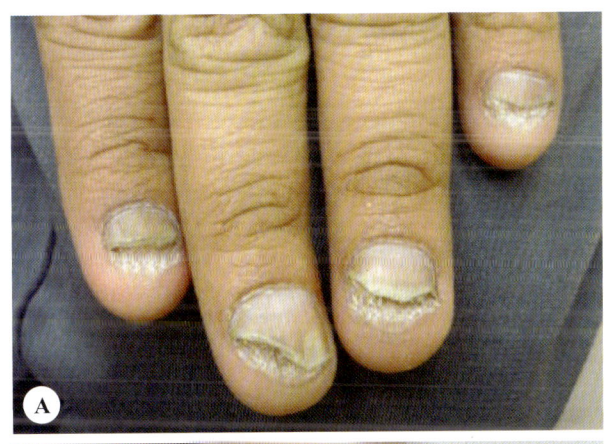

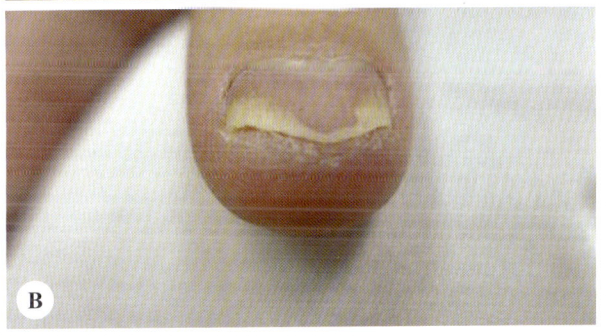

▲ 图 26-2 A. 甲床银屑病，角化过度、甲松离、甲床油滴斑形成以及远端指甲出现破坏。B. 甲床银屑病、甲松离、油滴斑形成和远端角化过度

221

在最近发表的一篇Cochrane综述中，研究人员对甲银屑病随机双盲安慰剂对照试验（randomized double-blind placebo controlled trial，RDBPCT）相关文献进行了回顾[14]。遗憾的是，许多最常用的银屑病治疗方法并未针对甲银屑病开展RDBPCT。另有研究人员回顾了甲银屑病的治疗方法，德尔菲法共识会议的结果也已公布[15-17]。

局部药物治疗通常是甲银屑病患者的一线治疗方法。这些药物可及性较高，花费较少，而且很少需要通过实验室检查进行监测。虽然数据有限且安慰剂对照试验很少，但仍有数据表明，局部使用环孢素、他克莫司、氯倍他索指甲膏、卡泊三醇、卡泊三醇+倍他米松、他扎罗汀和青黛提取物具有治疗效果[18-25]。甲银屑病患者也可以使用尿素和水杨酸等角质层分离药进行治疗，在指甲清创中的效果尤为明显[26]。使用局部治疗药物需要几个月才能显示出疗效，而坚持几个月的治疗具有挑战性。在一项针对每日2次卡泊三醇与每日1次卡泊三醇/倍他米松的比较研究中，只有26%的患者坚持完成了每日2次的治疗方案[21]。因此，局部疗法不仅受指甲部位渗透受阻的影响，而且对持续数周或数月漫长治疗方案的坚持度也会限制这一疗法的效果。针对甲银屑病局部药物的Cochrane综述支持使用两种复合药物（卡泊三醇和二丙酸倍他米松），但其效果仅比单用二丙酸倍他米松稍好[27]。

在甲银屑病治疗中，也有研究人员针对程序性治疗方法进行了研究。光疗是一种常见的皮肤病治疗方法。在未使用补骨脂素或维A酸的情况下，这种疗法无法缓解甲银屑病，所以无法用于治疗甲银屑病。一些疗效数据显示，补骨脂素+长波紫外线（ultraviolet A，UVA）（PUVA）、阿维A+UVA（Re-PUVA）和阿维A+UVB（Re-UVB）可以改善NAPSI得分[28]。在1999年针对Grenz射线疗法（浅层X线疗法）的研究中，纳入了22例甲银屑病患者，这些患者的一只手每周接受放射治疗，另一只手作为内部对照。接受治疗的手显示出有统计学意义的适度改善，但对角化过度指甲的改善效果有限[29]。美国曾使用Grenz射线疗法进行相关治疗，但获得这种疗法治疗的机会有限，进一步抑制了这种疗法的使用。有几项研究评估了脉冲染料激光（pulsed dye laser，PDL）在甲银屑病中的治疗应用。研究指出，使用这种疗法会引发疼痛，所有患者都有疼痛感，有1/3的患者出现了瘀斑和色素沉着过度[30,31]。一项研究在两组甲银屑病患者中探讨了脉冲染料激光和他扎罗汀乳膏的联合治疗效果；一组患者接受稳定剂量的系统药物治疗，另一组患者不使用系统药物治疗。研究显示，两组患者都显示出了疗效，但没有明显的组间差异[31]。另一项研究对联合和未联合氨基乙酰丙酸（methylaminolevulinic acid）[光动力疗法（photodynamic therapy，PDT）]的脉冲染料激光治疗进行了研究，结果表明，与脉冲染料激光治疗相比，光动力疗法并没有明显的优势[32]。皮肤病损内注射皮质类固醇是一种公认的局部甲银屑病临床治疗方法。这种方法虽然已经使用了几十年，但证实皮肤病损内注射安全性或有效性的公开数据十分有限。注射方法虽然各不相同，但一般都是将0.1~0.2ml的曲安奈德混悬液（5~10mg/ml）注射到甲侧皱褶中[33]。在注射类固醇之前可以进行神经阻滞和（或）局部麻醉，以减轻注射过程中的疼痛[34]。需要在不同的时间间隔内重复注射。皮肤病损内注射类固醇的副作用包括注射时疼痛、皮肤萎缩、色素脱失、继发感染、囊肿形成、甲下出血以及肌腱断裂[34]。即便存在此类副作用，如果患者有1个或2个甲存在孤立性甲银屑病，在局部麻醉后进行皮肤病损内注射仍是有效的治疗方法。一项比较甲母质内注射曲安奈德（10mg/ml）、甲氨蝶呤（25mg/ml）和环孢素（50mg/ml）的试验显示，过半数接受曲安奈德和甲氨蝶呤注射治疗的指甲实现了≥75%的改善，但环孢素的改善效果较差[35]。

系统治疗药物阿维A、甲氨蝶呤和环孢素是治疗斑块状银屑病的有效药物，在甲银屑病中也有治疗效果。阿普米司特是一种新型口服银屑病治疗药物，可以抑制磷酸二酯酶4，也有数据显示对甲银屑病有治疗效果。此外，托法替尼获批用于治疗银屑病关节炎（但不用于治疗斑块状银屑病），对甲银屑病也有治疗效果。需要对患者和系统治疗相关实验室检查指标进行适当的监测。

表 26-1 列出了口服系统治疗药物疗效的支持证据。在一项比较试验中，环孢素和甲氨蝶呤在 24 周内分别使 NAPSI 平均下降 43.3% 和 37.2%[38]。在甲氨蝶呤和实验性抗白细胞介素 -12/23 抗体贝伐珠单抗（不再对其进行研究）的随机双盲试验中，证实了甲氨蝶呤的治疗效果。甲氨蝶呤在 1 年内使目标甲的 NAPSI 改善 48%[36]。在一项为期 6 个月阿维 A 治疗甲银屑病的开放标签试验中，NAPSI 得分平均下降了 41%[37]。阿普米司特是美国食品药品管理局（Food and Drug Administration，FDA）批准用于银屑病和银屑病关节炎的治疗药物，已有研究将其用于治疗甲银屑病。在Ⅲ期 ESTEEM 1 和 2 研究中，66.1% 和 64.7% 的患者有甲银屑病（NAPSI≥1）。在 ESTEEM 1 和 2 中，NAPSI 目标得分与基线相比的平均变化百分比在第 16 周分别为 -22.5% 和 -29%，在第 32 周分别为 -43.6% 和 -60%[41]。在使用托法替尼治疗银屑病的两项Ⅲ期临床试验的事后分析，对甲银屑病患者的 NAPSI 得分进行了评估。在第 16 周时，5mg（每日 2 次）、10mg（每日 2 次）和安慰剂组的 NAPSI 75 得分分别降低了 16.9%、28.1% 和 8.8%。继续使用托法替尼治疗持续到 52 周，甲银屑病进一步得到缓解[40]。不适合接受系统治疗的银屑病患者可以使用这些药物进行治疗。甲银屑病联合疗法虽已广泛应用，但相关研究很少。在 2004 年，一项关于口服环孢素和局部使用卡泊三醇的研究显示，在第 12 周时，联合治疗组有 79% 的患者实现了改善，而环孢素单药治疗组的患者只有 47% 实现了改善[42]。在临床实践中经常采用局部药物治疗和系统治疗的联合疗法，安全性较好，比单一系统治疗的效果要好。

表 26-2 列出了生物制剂在甲银屑病中的数据。在一项甲银屑病患者生物制剂治疗试验中，在第 26 周时，阿达木单抗组伴发和未伴发银屑病关节炎患者对 mNAPSI 75 反应分别为 61.5% 和 40.9%（安慰剂组分别为 0.5% 和 4.6%）[50]。一项手和（或）足受累银屑病患者的 RPCDBT 显示，在第 16 周时，阿达木单抗组的 NAPSI 改善了 50%，而安慰剂组的 NAPSI 改善了 8%[43]。在一项评估阿达木单抗治疗手指甲和脚趾甲的开放标签研究中，在第 6 个月时，手指甲和脚趾甲的 NAPSI 分别改善了 85% 和 72%[51]。在一项依那西普治疗甲银屑病的开放标签研究中，患者随机分配接受 2 种治疗方案。第一种治疗方案：每周 2 次，每次 50mg，持续 12 周，然后每周 50mg，再持续 12 周；第二种治疗方案：每周 50mg，持续 24 周。在第 12 周

表 26-1 甲银屑病系统疗法的治疗效果

药剂	剂量	疗程	患者（n）	研究类型	NAPSI 改善率	参考文献
甲氨蝶呤	每周 15~20mg	52 周	317	随机、双盲、对照试验（无安慰剂）	48%	[36]
阿维 A	每日 0.2~0.3mg/kg	24 周	36	开放标签	41%	[37]
环孢素	每日 5.0mg/kg	24 周	37	对照（与甲氨蝶呤比较）	43.3%	[38]
阿普米司特	30mg，每日 2 次	52 周	558	随机、双盲、安慰剂对照Ⅲ期试验（对有基线甲银屑病的患者进行亚分析）	60.2%（ESTEEM 1）59.7%（ESTEEM 2）	[39]
托法替尼	5mg，每日 2 次 10mg，每日 2 次	16 周	487 476	随机、双盲、安慰剂对照Ⅲ期试验（对有基线甲银屑病的患者进行亚分析）	16.9%（NAPSI 75）28.1%（NAPSI 75）	[40]

表 26-2 甲银屑病生物制剂治疗的治疗效果

药 剂	剂 量	患者（n）	研究类型	疗 程	结局（备注：不同的主要结局指标）	参考文献
阿达木单抗	80mg/40mg，隔周 1 次	72	手 / 足部银屑病 RPCDBT	16	NAPSI 得分降低 50%（安慰剂组为 8%）	[43]
依那西普	50mg，每周 2 次，或 50mg，每周 1 次	711	随机剂量对照	24	NAPSI 50 应答率为 82.3%	[44]
戈利木单抗	100mg，每 4 周 1 次	405	银屑病关节炎 RPCDBT	24	NAPSI 得分降低 54%（安慰剂组为 0%）	[45]
英夫利昔单抗	第 0 周、第 2 周和第 6 周 5mg/kg，然后每 8 周 1 次	378	RPCDBT（开放标签扩展数据）	50	NAPSI 降低 67.8%（受累甲完全清除 49.2%）	[46]
乌司奴单抗	第 0 周、第 4 周和第 16 周，45mg 或 90mg	545	RDBPCT	24	NAPSI 减少 46.5%（45mg 组）和 48.7%（90mg 组）	[47]
司库奇尤单抗	第 1~5 周 150mg 或 300mg，然后每 4 周 1 次	198	甲银屑病患者 RDBPCT（开放标签扩展数据）	32	NAPSI 减少 52.6%（150mg 组）和 63.2%（300mg 组）	[48]
依奇珠单抗	每 2 周或每 4 周 80mg，持续 12 周，然后每 4 周 80mg	1346	开放标签期间 RDBPCT 回顾性分析	24	在每 2 周和每 4 周用药时，分别有 34% 和 30% 的患者无甲受累（NAPSI=0）	[49]

NAPSI. 甲银屑病严重程度指数；RDBPCT. 随机双盲安慰剂对照试验

和 24 周时，每周 2 次 / 每周 1 次（第一种治疗方案）组分别有 58.1% 和 82.3% 的患者 NAPSI 改善了 50%；而每周 1 次（第二种治疗方案）组有 50.5% 和 80.7% 的患者 NAPSI 改善了 50%[44]。在一项 RDBPCT 中，银屑病关节炎患者接受安慰剂、戈利木单抗（50mg，每 4 周 1 次）或戈利木单抗（100mg，每 4 周 1 次）进行治疗，持续 24 周。在第 14 周，安慰剂组、戈利木单抗 50mg 组和戈利木单抗 100mg 组的 NAPSI 中位变化百分比分别为 0%、25% 和 43%；在第 14 周分别为 0%、33% 和 54%。在这项针对银屑病关节炎的试验中，患者在研究期间可以使用稳定剂量的甲氨蝶呤和泼尼松[45]。目前，戈利木单抗获 FDA 批准可用于治疗银屑病关节炎，但不能用于治疗银屑病。在英夫利昔单抗 RDBPCT 中，患者在第 0 周、第 2 周和第 6 周以及每 8 周被随机分配到安慰剂组或英夫利昔单抗 5mg/kg 组，持续到第 46 周，在第 24 周交叉使用安慰剂。在第 10 周和第 24 周，目标甲 NAPSI 平均改善百分比为 26.8% 和 57.2%，而英夫利昔单抗组和安慰剂组 NAPSI 改善百分比分别为 -7.7% 和 -4.1%[52]。对同一英夫利昔单抗研究中所包含的患者进行了回顾性分析，在第 10 周、第 24 周和第 50 周时，NAPSI 平均改善率分别为 28.3%、61.4% 和 67.8%[46]。

目前还没有针对抗 TNF 药物治疗甲银屑病的比较研究。然而，一项开放标签前瞻性研究表明，英夫利昔单抗在 14 周时的效果优于阿达木单抗和依那西普[53]。对这些药物的回顾性比较也显示，所有 TNF 阻断药在甲银屑病治疗中均有较好疗效，英夫利昔单抗的改善效果更明显[54]。这些药物在甲银屑病治疗中的效果差异可能与皮肤反应的差异相似。英夫利昔单抗起效更快。然而，在 ≥4 个月后，根据 NAPSI 评估，所有抗 TNF 疗法都能有效缓解甲银屑病（至少 50%）。

也有可靠的数据支持 IL-12/23 阻断治疗甲银屑病的疗效。一项针对乌司奴单抗的大型 III 期试验数据显示，与安慰剂相比，在第 12 周时 NAPSI 有明显改善。此外，在第 24 周时，乌司奴单抗 45mg 组和 90mg 组分别有 46.5% 和 48.7% 的患者 NAPSI 得到改善[47]。一项在日本进行的乌司奴单抗 68 周长期试验数据显示，与基线 NAPSI 相比，接受 45mg 或 90mg 乌司奴单抗治疗患者的 NAPSI 分别改善了 56.6% 和 67.8%[55]。

白细胞介素 –17A 抗体和白细胞介素 17 受体拮抗药已获批用于治疗银屑病。抗白细胞介素 17 抗体依奇珠单抗的 II 期剂量研究试验数据显示，在第 16 周时，75mg 和 150mg 组的 NAPSI 评分分别改善了 57.1% 和 49.3%[56]。依奇珠单抗 UNCOVER III 期临床试验的数据也已公布[49]。在第 12 周时，基线甲受累患者接受每 2 周 1 次依奇珠单抗、每 4 周 1 次依奇珠单抗、每周 2 次依那西普 50mg 以及安慰剂治疗后，各组 NAPSI 分别改善了 39%、40%、28% 和 –4.7%。此外，在第 24 周时，分别有 34% 和 30% 的患者在接受每 2 周 1 次 / 每 4 周 1 次依奇珠单抗以及每 4 周 1 次 / 每 4 周 1 次依奇珠单抗进行治疗时无甲受累。在持续接受依奇珠单抗治疗的情况下，在第 60 周时，有一半的原发性甲银屑病患者的 NAPSI 为 0。司库奇尤单抗是另一种 IL-17A 抗体，一项针对甲银屑病患者的临床试验对其进行了探讨。在 TRANSFIGURE 研究中，与基线相比，安慰剂、司库奇尤单抗 150mg 和司库奇尤单抗 300mg 组的 NAPSI 在第 16 周时平均改善了 10.8%、37.9% 和 45.3%。在第 32 周时，在开放标签期，司库奇尤单抗 150mg 和 300mg 组的 NAPSI 分别平均改善了 52.6% 和 63.2%[48]。比美吉珠单抗（Bimekizumab）是目前正在开发的银屑病和银屑病关节炎治疗药物，可同时靶向作用 IL-17A 和 IL-17F，在甲银屑病治疗疗效方面的数据即将发表[57]。这些抗 IL-17 药物起效较快且效果较好，有望用于甲银屑病患者的治疗。

（二）甲银屑病的治疗方法

根据甲银屑病治疗数据和缺乏数据时的专家意见，国家银屑病基金会医学委员会（Medical Board of the National Psoriasis Foundation）曾发布过一版甲银屑病治疗指南[58]，总结如下。需要对所有银屑病患者的甲银屑病以及甲银屑病对整体疾病负担的影响程度进行评估。如果甲银屑病对生活质量的影响很小，对患者的功能没有影响，可将其归为轻度。重度或广泛性甲银屑病对日常活动有实际影响，有损患者的形象，还可能伴发明显的疼痛。有明显甲银屑病的患者需要进行治疗。中重度银屑病患者和有明显甲银屑病的患者应接受适当的治疗，缓解皮肤和甲银屑病相关病症。以往关于中重度银屑病治疗的共识指南也适用于甲银屑病患者[59]。相关治疗药物包括环孢素、甲氨蝶呤、阿维 A、阿普米司特和生物制剂。对于有明显甲银屑病和银屑病关节炎（PA）的患者而言，应使用银屑病关节炎系统治疗方法对甲银屑病进行治疗。这一患者群体可使用以下药物：甲氨蝶呤、阿普米司特、TNF 抑制药、IL-17 抑制药和 IL-12/23 抑制药。少数以甲银屑病为主要表现的银屑病患者可能适合接受 3~6 个月的局部治疗和（或）皮肤病损内注射。对于生活质量受影响严重的甲银屑病患者，需要接受系统和生物制剂治疗。对于皮肤和（或）关节病得到很好控制但仍有明显的指甲受累的患者，需要联合局部治疗或皮肤病损内注射。如果效果不好，可能需要更换系统治疗方法或生物制剂。

一般而言，在皮肤和关节病缓解后才会出现甲银屑病的改善。手指甲的生长速度为每月 3~4mm，因此手指甲需要 5~7 个月才能从甲基质长到远端指尖[60]。所以，临床试验的时间长度需要反映这种延迟。除了抗 IL-17 抑制药和英夫利昔单抗外，很少有研究表明有药物可在 12 周内就能实现明显的改善效果；一些关于阿达木单抗、依那西普、英夫利昔单抗、乌司奴单抗、依奇珠单抗和司库奇尤单抗的研究表明这些药物有持续改善效果，甚至持续到 6 个月以上[44, 46, 53, 61]。

在甲银屑病相关数据的回顾分析中，研究间缺乏一致的结局报道。即使在提交 NAPSI 数据时，也可能以不同的方式呈现，主要包括目标甲 NAPSI 得分、NAPSI 平均改善情况、无甲银屑病患者的百分比（NAPSI=0）以及 mNAPSI。皮肤病生活质量指数（dermatology life quality index，DLQI）包含一些与甲症状和体征有关的问题，但没有具体说明甲银屑病对生活质量的影响。也有一些研究人员使用在甲真菌病中验证的生活质量指标对银屑病进行评估[62]。有研究人员提出了一种针对甲银屑病的有效测量方法（NPQ10），但并未得到广泛利用[63]。此外，银屑病和银屑病关节炎中的甲银屑病评估（nail assessment in psoriasis and psoriatic arthritis，NAPPA）有助于评估甲银屑病的治疗反应[64]。因此，有必要确定统一的甲银屑病治疗结局以及有效、可行且针对甲银屑病的生活质量指标。

二、头皮银屑病

头皮银屑病是否难以治愈？与其他身体部位相比，头皮银屑病对一些生物制剂治疗的反应更快；然而，仍无法通过局部治疗和光疗获得良好的治疗效果。虽然头颈部仅占体表面积的 10% 左右，但这一区域银屑病的影响可能与该区域所占的比例并不相称，还可能影响患者的社交和情绪。大多数头皮银屑病通过局部疗法进行治疗，包括洗发水、油乳、泡沫、液体和凝胶药物。含有焦油、水杨酸、锌和其他成分的非处方药相对便宜，可及性较高。头皮银屑病为"难治性"疾病，局部治疗药物使用困难以及依从性较差是主要原因。局部治疗处方主要包括中高效局部治疗类固醇和维生素 D 类似物。许多针对生物制剂的大型试验都将头皮银屑病这一指标作为次要终点。研究人员针对头皮银屑病设计开展了一些试验，本章将重点介绍这些试验。事实上，头皮银屑病给医生和患者都带来了挑战。

据估计，在银屑病患者中，头皮银屑病发病率为 40%~90%。有高达一半的患者，银屑病最初在头皮上显现症状[65, 66]。有些患者仅表现出头皮银屑病。头皮分布有毛囊皮脂腺单位，还有与其他皮肤部位不同的微生物群。酵母菌和细菌均能在头皮上定植[67]。事实上，秕糠马拉色癣菌、球状马拉色菌、念珠菌和其他共生生物在头皮部位的数量很大，会对头皮银屑病造成影响，如脂溢性皮炎和银屑病[68, 69]。这些生物体在银屑病中的作用尚未得到有效证实，但它们很可能发挥了某些作用。针对这些生物的治疗方法对脂溢性皮炎有一定疗效[70, 71]。抓挠和梳头发对头皮造成的摩擦和创伤也会加重头皮银屑病[72, 73]。

最近的研究表明，头皮银屑病患者的头发也可能因银屑病炎症发生改变。有研究表明，银屑病患者的发轴存在凹陷，与指甲中观察到的凹陷类似[74]。此外，最近针对头皮和身体银屑病转录组的研究表明，头皮和身体部位的皮损在基因激活方面存在差异[75]。

（一）头皮银屑病的临床表现

轻度头皮银屑病可表现较小的红斑和脱屑，严重时会出现边界清晰的斑块，斑块内出现银色皮屑和红斑（图 26-3）。典型的头皮银屑病并不对称，有明显的分界线，覆有银白色或灰白色皮屑，可能会超出头皮边缘，影响前额、耳朵和颈部[76]。大多数面部银屑病患者也会伴发头皮银屑病[77]。多项研究显示，瘙痒和脱屑对头皮银屑病患者的影响最明显[78, 79]。这种瘙痒可能非常严重，甚至会影响睡眠，也会因头发断裂和外伤导致脱发。

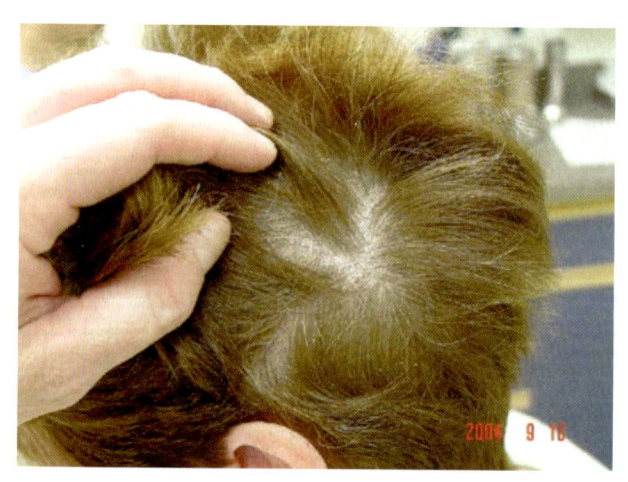

▲ 图 26-3 头皮银屑病

第26章 银屑病治疗的挑战：甲银屑病、头皮银屑病和掌跖银屑病
Challenges in Psoriasis Treatment: Nail, Scalp, and Palmoplantar Involvement

头皮银屑病通常不伴发明显的脱发，然而，一些患者可能由于长期瘙痒挠伤导致头发断裂而出现脱发。对47例银屑病脱发患者进行的数年跟踪分析表明，许多患者只有部分头皮斑块出现脱发，随着银屑病的消退，头发会重新生长[80]。在某些病例中，很难对头皮银屑病和脂溢性皮炎进行鉴别诊断。脂溢性皮炎的特点是弥漫性薄皮屑，局限在有头发的头皮上，可能累及面部和胸部中央。此外，银屑病也可能会蔓延出头皮范围，边缘明显，也可能出现在身体的其他部位[81]。

（二）头皮银屑病的评估方法

已有研究人员提出了不同的头皮银屑病严重程度和负担评估方法（表26-3）。头皮银屑病评估方法包括银屑病头皮严重程度指数（psoriasis scalp severity index，PSSI），通过修改银屑病标准评估方法（PASI）得到了改良PASI头皮银屑病评估量表（scalp-modified PASI，S-mPASI）评估方法[82, 83]。PSSI和S-mPASI仅针对头皮银屑病斑块内的红斑、凹陷和脱屑进行评估，而PASI可以针对全身银屑病进行评估。一些研究使用头颈部PASI评估量表（head and neck portion of the PASI score，HN-PASI）作为头皮银屑病的替代评估方法，其中包括一项关于IL-17抑制药司库奇尤单抗的研究[84]。此外，头皮银屑病还包括其他评估方法：总体严重程度量表（total severity scale，TSS）、头皮特异性医生总体评估（scalp-specific physicians global assessment，S-PGA）以及总体严重程度评估量表（global severity scale，GSS）[85]。最近有研究人员针对102例以头皮银屑病为主要表现的患者开展了一项研究，采用司库奇尤单抗或安慰剂进行治疗，将PSSI改善90%以及研究员总体评估（investigators global assessment）改善2分作为两个主要终点[86]。

研究人员还开发了患者评估工具对头皮银屑病进行评估。患者可以通过头皮特异性患者总体评估量表（scalp-specific patient's global assessment，S-PaGA）衡量基线病情的变化情况。瘙痒是许多头皮银屑病患者的主要表现，可通过视觉模拟评分法（visual analogue scale，VAS）[87]进行评估。此外，Scalpdex是一种经过验证的头皮疾病生活质量评估方法（并非专用于银屑病评估），通过23个问题对头皮疾病的症状、情绪和功能进行评估[78]。

表26-3 头皮银屑病评估方法

评估方法	测量指标	最高分	说 明	参考文献
银屑病头皮严重程度指数（PSSI）	受累程度、头皮红斑、硬结和脱屑	72	3个参数得分之和（0.4）乘以受累区域得分（1～6）	[82]
改良PASI头皮银屑病评估量表（S-mPASI）	受累程度、头皮红斑、硬结和脱屑	7.2	3个参数得分之和（0～4）乘以受累区域的得分（1～6），再乘以一个常数（0.1）	[83]
头颈部PASI评估量表（HN-PASI）	受累程度、头颈部红斑、硬结和脱屑	7.2	3个参数得分之和（0～4）乘以受累区域的得分（1～6），再乘以一个常数（0.1）	[84]
总体严重程度量表（TSS）	头皮红斑、硬结、脱屑	9	红斑、硬结和脱屑得分之和（0～3）	[85]
头皮特异性患者总体评估量表（S-PaGA）	与基线受累相比，患者判断的头皮银屑病整体情况	−2～+2	与基线相比目前的头皮银屑病严重程度（5分）；"明显恶化"（−2）到"明显改善"（+2）。	[83]
总体严重程度评估量表（GSS）	研究员测量的头皮银屑病整体严重程度	5	头皮银屑病评估从"无"（0）到"非常严重"（5）	[85]
Scalpdex	头皮银屑病症状、功能和情绪（23个项目）	0～100	将测量结果相加，形成症状、功能和情绪的分项分数	[78]

（三）头皮银屑病的治疗方法：局部疗法

局部疗法是头皮银屑病的治疗基础，约有60%的患者使用这种疗法进行治疗[66]。可以通过使用洗发水、凝胶、泡沫、油乳和溶液进行此类治疗。其中一些产品已在大型临床试验中得到评估。然而，较高的治疗费用限制了这些专利产品的治疗应用。卡泊三醇是骨化三醇（维生素D_3）的合成衍生物；卡泊三醇可与维生素D_3受体结合，但与骨化三醇不同，卡泊三醇并非有效的钙代谢调节药。卡泊三醇溶液因其疗效和安全性可作为一线疗法，还能用于维持治疗[88,89]。然而，一些患者使用这种治疗方法可能会出现烧灼感、红肿、干燥和瘙痒等不良反应。联合使用卡泊三醇和局部类固醇可以减少卡泊三醇的刺激性，也比单用卡泊三醇的效果好。由于卡泊三醇对皮质类固醇引起的皮肤萎缩有潜在的保护作用，这种组合也会有一定的治疗优势。

含有高效皮质类固醇（如0.05%丙酸氯倍他索）的洗发水和泡沫在短短2周内就能缓解头皮银屑病。在为期2~4周的短期研究中，未观察到皮肤萎缩、毛囊炎和毛细管扩张[90,91]。与0.005%卡泊三醇溶液相比，0.05%丙酸氯倍他索洗发水在疗效和耐受性方面更有优势[85]。在一项比较1%焦油混合物洗发水和氯倍他索洗发水的研究中，氯倍他索洗发水在外观上更容易被患者接受[91]。对0.12%戊酸倍他米松摩丝（泡沫）载体与局部皮质类固醇溶液和卡泊三醇洗剂进行了比较，这一摩丝（泡沫）载体在4周内的疗效更明显。这些患者中的大多数更偏向泡沫制品[88]。一项针对12—17岁患者使用组合产品（倍他米松/钙泊三醇）的开放标签研究显示，使用8周内可以观察到疗效，一例患者出现了轻度肾上腺抑制，没有患者出现高钙血症[92]。作者认为，这种治疗方法对青少年头皮银屑病患者来说安全且有效。

在2016年，一项关于局部疗法的Cochrane综述回顾了59项头皮银屑病随机对照临床试验[93]。他们的结论是，高效或极高效的皮质类固醇或皮质类固醇和维生素D组合（卡泊三醇）治疗效果要优于单用维生素D。与其他治疗方法相比，使用两种化合物的组合治疗的患者依从性更好。此外，作者还得出结论："由于与单独使用皮质类固醇相比，这一复方合剂的安全性相当，但超出的益处并不明显，因此，对于短期治疗来说，可以使用高效和极高效的普通局部类固醇单一疗法"。

然而，患者是否能够坚持局部疗法呢？有证据表明，优化载体可提高头皮银屑病患者治疗的依从性，但银屑病局部疗法的依从性仍然很低[94]。即使采取干预措施，协助并提醒患者坚持进行局部治疗，在几周后患者的依从性也会低于50%[95]。在临床实践中，皮肤科医生一般鼓励患者使用去屑洗发水，以帮助去除银屑病斑块处的皮屑。高效局部类固醇的治疗应用通常限于几周，但患者可能会继续间断性地使用这些产品持续几个月甚至几年。在条件合适且耐受性良好的情况下，局部使用维生素D制剂也是一种合理的维持治疗方法。许多患者每周有1~2天使用高效局部类固醇，其他时间使用局部维生素D类似物，以便尽量减少长期使用局部类固醇所带来的副作用[96]。

（四）头皮银屑病的程序性治疗方法

皮肤科医生也会通过皮肤病损内注射皮质类固醇治疗银屑病的局部耐药斑块，实现了一些治疗效果。可以将曲安奈德（5~10mg/ml）以小剂量（0.1~0.2ml）直接注射到银屑病斑块处，旨在将类固醇直接送入真皮层的炎症区域。然而，这种技术尚未得到严谨的研究[34]。

由于头发阻挡了光线的穿透，光疗在头皮银屑病治疗中受限。已经设计并提供了头皮光疗辅助设备。这些设备使用光纤穿透头发，将光疗、宽波段或窄波段UVB直接送至头皮[97]。此外，308nM激光可用于治疗头皮银屑病。在一项研究中，35例患者中有17例在平均21次治疗后实现了>95%的清除率[98]。在这项研究中，手动分开头发，以便显露出银屑病斑块。值得注意的是，所有患者在治疗部位都出现了红斑和一些水疱。在另一项研究中，接受激光治疗的患者用吹风机将头发分开，每周治疗 2 次，持续 15 周后实现了明显的改善[99]。Grenz 射线疗法对头皮银屑病也有治疗效果。Grenz 射线治疗设备较少，也可能会在治疗区域诱发皮肤癌，这明显限制了这种疗法的应用[100, 101]。

（五）头皮银屑病的系统治疗方法

针对甲氨蝶呤、环孢素和阿维 A 对头皮银屑病疗效的研究很少。即便如此，这些疗法在头皮银屑病治疗中也可能有效。在使用这些药物的治疗期间，应对肝功能（甲氨蝶呤、阿维 A）、肌酐（环孢素、甲氨蝶呤）、全血细胞计数（甲氨蝶呤）、甘油三酯（阿维 A）和血压（环孢素）进行适当监测。

阿普米司特是一种口服磷酸二酯酶 4 抑制药，获批用于治疗银屑病和银屑病关节炎。在两项阿普米司特银屑病Ⅲ期试验中，将头皮银屑病作为次要终点进行评估。在这些试验中，约有 2/3 的患者头皮银屑病为中度或重度。在基线中度头皮银屑病患者中，约有一半患者在 16 周时 PGA 清零或几乎清零。大多数继续参与试验的患者治疗效果维持了 1 年[39, 41]。头皮银屑病症状明显患者可以通过阿普米司特进行治疗。

（六）头皮银屑病的生物制剂治疗方法

表 26-4 概述了生物制剂在头皮银屑病中的治疗情况。研究人员设计了一些研究用于评估头皮银屑病。依那西普是一种结合 TNF-α 的 TNF 融合蛋白，一项针对头皮银屑病患者的研究对其进行了探讨[102]。在这项安慰剂对照试验中，依那西普（50mg，每周 2 次）组和安慰剂组在第 12 周的 PSSI 分别改善了 86.8% 和 20.4%。在开放标签期间，病情改善持续到第 24 周。在一项针对阿达木单抗治疗银屑病的大型试验亚分析中，在第 16 周时，PSSI 改善率中位数为 100%（平均为 77.2%）[103]。

也有研究使用白细胞介素 -17 阻断治疗头皮银屑病。在一项针对头皮银屑病患者设计的安慰剂对照研究中，司库奇尤单抗 300mg 在第 12 周时使 52.9% 患者的 PSSI 改善了 90%，而安慰剂组仅有 2%。在第 12 周时，研究员总体评估结果为：司库奇尤单抗组和安慰剂组分别有 56.9% 和 5.9% 的患者实现了清零或几乎清零[105]。针对依奇珠单抗的大型Ⅲ期试验亚分析对头皮银屑病进行了评估[104]。在基线头皮银屑病患者中，在第 12 周时，

表 26-4 头皮银屑病系统疗法的治疗效果

药 剂	剂 量	患者（n）	研究类型	疗 程	结局（备注：不同的主要结局指标）	参考文献
阿普米司特	30mg，每周 2 次	558	中度头皮银屑病患者 RPCDBT 亚分析	16	46.5%（ESTEEM 1）和 40.9%（ESTEEM 2）患者的头皮 PGA 清零或几乎清零（0 或 1）	[41]
依那西普	50mg，每周 2 次或安慰剂	124	中度头皮银屑病安慰剂对照研究	12	与基线相比，PSSI 改善了 86.8%（安慰剂组为 20.4%）	[102]
阿达木单抗	第 0 周，80mg，之后 40mg，隔周 1 次	730	有基线头皮银屑病患者 RPCDBT 亚分析	16	PSSI 改善了 77.2%	[103]
司库奇尤单抗	第 0~4 周，300mg，然后 300mg，每 4 周	102	头皮银屑病患者 RPCDBT	12	PSSI 改善了 52.9%（安慰剂为 2%）	[86]
依奇珠单抗	第 0 周，80mg 然后 80mg，每 2 或 4 周 1 次；对照组为依那西普，每周 2 次	3866	依那西普 RDBPCT	12	Ixe Q2W、Ixe Q4W、依那西普和安慰剂组的 PSSI 100 应答分别为 74.6%、68.8%、48.1% 和 6.7%	[104]

RPCDBT. 随机安慰剂对照双盲临床试验；PGA. 医生总体评估；PSSI. 银屑病头皮严重程度指数

依奇珠单抗每 2 周 1 次、依奇珠单抗每 4 周 1 次、依那西普 50mg 每周 2 次和安慰剂组实现 PSSI 90 的患者占比分别为 81.7%、75.6%、55.5% 和 7.6%；实现 PSSI 100 的患者占比分别为 74.6%、68.8%、48.1% 和 6.7%。因此，在这些头皮银屑病患者中，一半以上服用依那西普和 3/4 以上使用依奇珠单抗的患者在第 12 周时实现了治愈。

（七）头皮银屑病的治疗方法

对于局限性头皮银屑病，使用强效局部类固醇联合或不联合维生素 D 衍生物是合理的初始治疗方法。可以通过 OTC 洗发水来加强治疗效果，以去除皮屑。对于尝试局部治疗无效的患者，可以采用光疗（如果可以使用）和甲氨蝶呤或阿普米司特口服治疗。对这些疗法不耐受的患者或其他部位有明显银屑病的患者，建议采用靶向 TNF 或白细胞介素 -17 的生物制剂进行治疗。

（八）TNF 诱导的银屑病

对无银屑病病史的患者而言，使用抗 TNF 制剂进行治疗可能会诱发头皮银屑病[106, 107]。所有抗 TNF 药物均有此类病例的相关报道，患者往往正在接受类风湿关节炎和炎症性肠病的相关治疗。头皮、手掌、脚底和其他身体部位也可能出现银屑病受累。在某些病例中，这些患者的皮损表现可能与脓疱性银屑病一致[107]。有些患者可以使用局部治疗或光疗，然后继续使用 TNF 抑制药进行治疗；但有些患者可能需要停用 TNF 抑制药来控制皮疹。在接受抗肿瘤药物治疗的患者中，这种情况的发生率为 1%~2%[108]。导致这一现象的原因尚未阐明，但可能与接受抗 TNF 治疗的患者中干扰素补偿性增加有关[109]。

三、掌跖银屑病

掌跖银屑病是皮肤科最棘手的治疗难题之一。在银屑病患者中，掌跖银屑病的流行率高达 5%[110]。然而，我们需要先确定掌跖银屑病的影响范围。掌跖银屑病有几种不同的表现。

- 手脚部出现斑块状银屑病，其他部位也有明显的银屑病（图 26-4）。
- 手脚部出现斑块状银屑病，其他部位很少有银屑病（掌跖银屑病，PPP；图 26-5）。
- 手脚部脓疱性银屑病（掌跖脓疱性银屑病，PPPP；图 26-6）。也可将其称为 Hallopeau 连续性肢端皮炎，当其累及远端指（趾）骨的骨质吸收时尤为如此[111]。
- 手足银屑病样皮炎——具有手部皮炎和银屑病的特征。

这些表现代表了不同的患者群体，他们可能对不同的疗法有不同的反应，而不同的遗传和环境因素也参与其疾病的进展。本综述将重点讨论掌跖斑块状银屑病（plaque psoriasis of the hands and feet，PPP）和掌跖脓疱性银屑病（pustular psoriasis of the hands and feet，PPPPP）。

最近的研究表明，脓疱性银屑病（尤其是泛发型）与 IL-36 受体突变有关[112]。另有一项小型

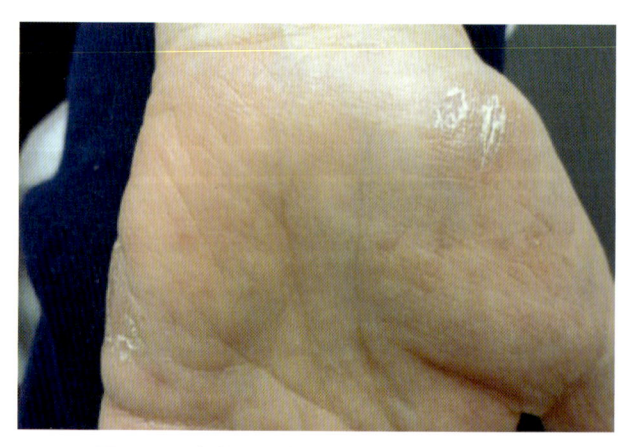

▲ 图 26-4 慢性斑块状银屑病患者的掌部银屑病

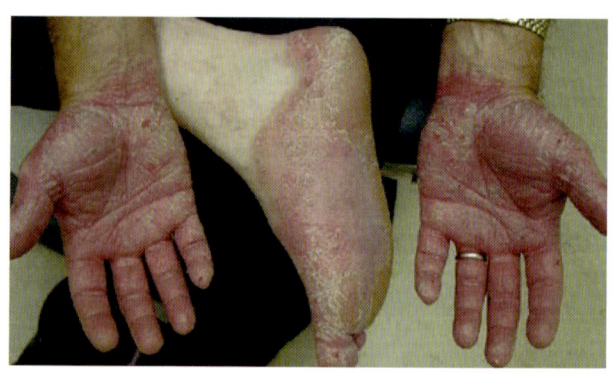

▲ 图 26-5 少量身体部位银屑病患者出现严重的掌跖斑块状银屑病

临床试验表明，靶向 IL-36 受体的抗体对治疗泛发性脓疱性银屑病有效[113]。一些掌跖脓疱性银屑病患者存在 IL-36 受体突变，但其他基因也受牵连，包括 CARD14 和 AP1S3。值得注意的是，掌跖脓疱性银屑病患者未出现 PSORS1 突变，而 PSORS1 在斑块状银屑病患者中较为常见[114]。这些遗传关联为今后的掌跖脓疱性银屑病提供了治疗目标。

掌跖银屑病有残疾风险。手脚的使用会因该疾病而受到严重影响。皮屑、裂缝、开裂和角化过度会导致活动时出现疼痛。Chung 等评估了掌跖银屑病患者的生活质量，将其与斑块状银屑病进行比较[115]。这些患者正在接受系统治疗或光疗。掌跖银屑病患者的生活质量降低程度更加明显，特点是行动、自理活动和日常活动受限。此外，掌跖银屑病患者使用多种局部和口服药物进行治疗的概率更高。其他研究人员报道了掌跖银屑病导致的身体残疾和不适[116]。吸烟在掌跖银屑病中发挥作用；有一些数据表明，掌跖脓疱性银屑病的严重程度会随着戒烟而得到改善[117]。

目前很少有研究针对掌跖银屑病治疗开展的临床对照试验。大多数治疗都是基于病例系列、小型临床试验和以往的临床证据。如果向 10 位皮肤科医生请教掌跖银屑病最常用的 5 种治疗方法，得到答复会截然不同。通过文献综述也得出了不同的掌跖银屑病治疗建议。Seravin 等在 2013 年得出结论："光疗、环孢素和局部皮质类固醇均能控制掌跖脓疱性银屑病。然而，掌跖脓疱性银屑病的护理标准仍是一个问题，急需可靠的随机对照试验来更好地确定掌跖脓疱性银屑病的治疗策略"[118]。美国国家银屑病基金会在 2012 年对脓疱性银屑病治疗方法的回顾中得出结论："阿维 A、环孢素、甲氨蝶呤和英夫利昔单抗是泛发性脓疱性疾病的一线治疗方法"[119]。所有研究所得的结论是，需要更好的数据来指导相关临床治疗决定。据报道，局部类固醇、维生素 D 类似物、焦油和蒽林制剂，无论是单用还是联合使用，在吸收状态下都可以改善银屑病，常用于掌跖银屑病的相关治疗。在一项掌跖银屑病比较试验中，氯倍他索 + 焦油与局部补骨脂素光化学疗法相比，两种治疗方法都很有效[120]。补骨脂素光化学疗法（PUVA）和窄波段 UVB 光疗对掌跖银屑病有一定的疗效[121]。多个小型研究和病例系列已经证明了 308nM 激光在治疗掌跖银屑病方面的疗效[122-124]。最近对涂抹式 PUVA（不摄入补骨脂素，而是涂抹在皮肤表面）和宽波段 UVB 的比较研究显示，两种疗法都有改善效果，但涂抹式 PUVA 的治疗效果更彻底，维持时间也更长[125]。另一项研究采用分手（split hand）设计，用窄波带 UVB 治疗一侧，而用局部 PUVA 治疗另一侧。与窄波段 UVB 治疗侧相比，PUVA 治疗侧的表现更好[126]。因此，局部疗法和光疗可能对治疗掌跖银屑病有益。

也有研究人员对掌跖银屑病的系统治疗方法进行了探讨。在一项针对 111 例掌跖银屑病患者的主动比较试验中，探讨了甲氨蝶呤（每周 0.4mg/kg）和阿维 A（每日 0.5mg/kg）的治疗效果[127]。两种治疗方法均有改善作用，但通过甲氨蝶呤实现改善的患者更多。Wald 等发表了 48 例掌跖银屑病患者接受甲氨蝶呤治疗的系列文章，其中大部分患者联合使用了其他疗法，结论是甲氨蝶呤对掌跖银屑病有效[128]。在一项关于环孢素治疗掌跖脓疱性银屑病的研究中，大多数患者在使用相对较小剂量（每日 1～2mg/kg）的环孢素后病情得到改

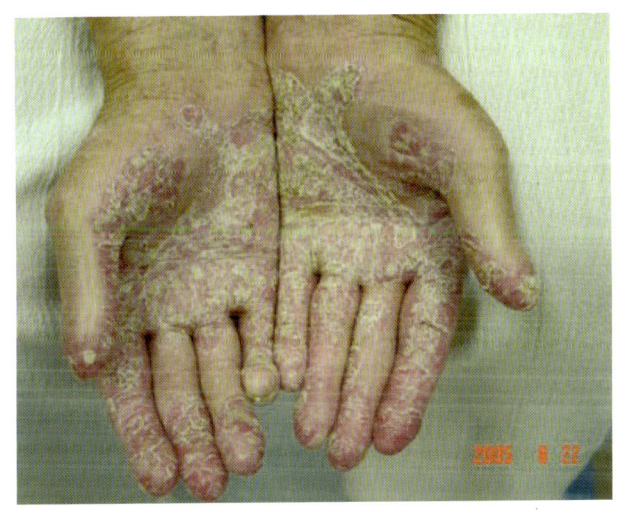

▲ 图 26-6 掌跖脓疱性银屑病
远端手指头吸收和大面积脓疱。这些都是脓疱性银屑病（Hallopeau 连续性肢端皮炎）的特征

善[129]。在对阿普米司特（一种磷酸二酯酶4抑制药）治疗银屑病的Ⅱ期和两个Ⅲ期试验的汇总分析中，在为期16周的安慰剂对照期内，对经基线掌跖医生总体评估（PP-PGA）归为中重度银屑病患者进行了评估。在第16周，阿普米司特组和安慰剂组分别有46%和25%的患者的PP-PGA显示为清零或几乎清零[130]。因此，阿维A、环孢素和阿普米司特对掌跖银屑病和（或）掌跖脓疱性银屑病均有一定的疗效。然而，目前还没有针对这些系统药物在掌跖银屑病或掌跖脓疱性银屑病中的治疗进行随机安慰剂对照研究。

也有研究人员针对生物制剂在掌跖银屑病和掌跖脓疱性银屑病中的治疗进行了探讨，阿达木单抗在中重度掌跖斑块状银屑病和其他部位中重度斑块状银屑病患者中的治疗应用进行了探讨[43]。在这项安慰剂对照试验中，阿达木单抗组有31%的患者在第16周时能够实现掌跖PGA清零或几乎清零，而安慰剂组仅有4%。在一项对24例掌跖银屑病患者随机接受安慰剂或英夫利昔单抗注射治疗的研究中，英夫利昔单抗组有更多患者的掌跖PASI改善率达到了75%（33.3% vs. 8.3%），但这并没有达到统计学意义[131]。也有研究报道了依那西普治愈掌跖银屑病和掌跖脓疱性银屑病的病例[132, 133]。TNF抑制药对治疗掌跖银屑病有一定疗效，但与其在斑块状银屑病的总体效果相比，这种疗效明显较弱。

在一项针对掌跖银屑病和掌跖脓疱性银屑病患者的开放标签研究中，乌司奴单抗治愈率为35%（7/20）；此外，90mg的剂量要优于45mg[134]。也有研究针对白细胞介素-17抑制药在掌跖银屑病和掌跖脓疱性银屑病中的治疗进行了探讨。在针对依奇珠单抗治疗银屑病的大型Ⅲ期试验亚分析中，对有明显基线掌跖银屑病（PP-PASI≥8）的患者进行了评估[135]。这项分析涉及105例患者（总数为1224），结果显示安慰剂组、依那西普50mg每周2次组、依奇珠单抗每2周组和依奇珠单抗每4周1次组PP-PASI 75改善率分别为16.7%、44.1%、81.8%和74.2%，而PP-PASI 100改善率分别为5.6%、29.4%、45.5%和51.6%。因此，约有50%接受依奇珠单抗治疗的患者实现了掌跖斑块状银屑病的治愈目的。在一项针对中重度掌跖银屑病患者的安慰剂对照试验中探讨了司库奇尤单抗的治疗应用[136]。在这些银屑病患者中，多数患者的疾病严重程度不足以达到典型的Ⅲ期银屑病试验入选标准，因此能够代表原发性掌跖银屑病患者。将205例患者按1∶1∶1的比例随机分配到司库奇尤单抗300mg组、司库奇尤单抗150mg组和安慰剂组。在这项研究中，司库奇尤单抗300mg组、司库奇尤单抗150mg组和安慰剂组的分别有33.3%、22.1%和1.5%的患者在第16周达到掌跖IGA清零或几乎清零。这些结果令人印象深刻，但并不像针对斑块状银屑病的大型Ⅲ期试验中的效果显著。另外，还进行了一项关于司库奇尤单抗在掌跖脓疱性银屑病中治疗应用的研究[137]。在这项研究中，237例掌跖脓疱性银屑病患者被随机分配到安慰剂组、司库奇尤单抗150mg组或司库奇尤单抗300mg组。在这些患者中，40%的患者在其他部位未出现斑块状银屑病。在第16周评估了PP-PASI的变化情况，安慰剂组、司库奇尤单抗150mg组和司库奇尤单抗300mg组的PP-PASI改善率分别为29.7%、30.2%和42.3%。因此，掌跖脓疱性银屑病对IL-17抑制的反应很小。需要更多的研究来证实这一发现；但IL-17似乎确实不是掌跖脓疱性银屑病的关键治疗靶点。

掌跖银屑病仍然是一种"难治性"疾病。通常需要使用多种治疗方法进行治疗，为了实现充分控制，通常需要进行多种治疗试验。一些数据表明，局部疗法、光疗（尤其是PUVA）、环孢素、甲氨蝶呤、阿维A和阿普米司特具有治疗效果。抗TNF抗体对一些患者的病情也有改善作用。抗IL-17抗体可能为掌跖银屑病治疗提供一些额外的疗效。然而，掌跖脓疱性银屑病的治疗方案仍未明确，很少有研究提出指导性治疗方法。与斑块状银屑病不同，掌跖脓疱性银屑病炎症级联可能需要通过不同的靶点来控制病情。环孢素可能是治疗脓疱性银屑病的最佳口服药物。

第 27 章 银屑病及其合并症
Psoriasis and Comorbidities

Philip M. Laws　Richard B. Warren　著
娄　爽　译　沈　柱　校

学习目标

1. 回顾与银屑病相关的系统性合并症。
2. 回顾这些合并症对健康的影响。
3. 回顾应对这些合并症的治疗策略。
4. 回顾已发表的关于合并症的文献。

摘要

银屑病越来越被认为是一组具有重叠发病机制的免疫介导的炎症性疾病（immune-mediated inflammatory disease，IMID）。通过对大型数据集的查询分析，利用全基因组关联扫描可以证明相关疾病的重叠遗传风险因素，从而使检测银屑病相关疾病的能力得到了补充。其中许多相关疾病，如银屑病关节炎和炎症性肠病，对银屑病的发病率有显著影响。此外，与银屑病相关的炎症性负担与许多系统性"后遗症"有关，包括更高水平的心血管风险。这为皮肤科医生提供了对患者进行整体治疗的机会，并促进了相关的初级和二级保健预防策略。另外，有效地控制银屑病的炎症性负担可能改善与银屑病相关合并症的风险，并支持尽早使用免疫调节疗法。本章将涵盖与银屑病相关的合并症［包括心血管疾病（cardiovascular diseaes，CVD）、代谢综合征和恶性肿瘤］，并考虑这些因素如何影响或冲击患者的管理。

一、背景

银屑病越来越被认为是一组免疫介导的炎症性疾病（IMID）。近年来对银屑病免疫发病机制的认识取得了进展，已确认了一些免疫细胞，包括来自先天免疫系统和获得性免疫系统的免疫细胞，它们是重要的参与者，其中 Th17 细胞发挥着关键作用。随着对银屑病发病机制认识的深入，人们更加认识到银屑病是一种慢性炎症性疾病，可伴发大量系统性并发症。确认银屑病关节炎区别于其他风湿病的发现预示着人们开始认识到银屑病不仅仅是"皮肤深度"的疾病。

银屑病相关疾病的检测能力已经通过大型数据集实现，包括全基因组关联扫描和对大量银屑病患者的调查询问。这些研究确定了一系列对发病率和死亡率有重大影响的相关疾病，并为确保采用适当的初级和二级预防战略提供了机会。有效的银屑病治疗还可能减轻或减少银屑病相关合并症的风险。

银屑病可能是与心血管疾病具有最大相关性的疾病。如果银屑病的有效治疗可以降低心血管疾病的风险，那么可以认为早期治疗可以改善预后。

本章将涵盖与银屑病相关的合并症［包括心血管疾病（CVD）、代谢综合征和恶性肿瘤］，并考虑这些因素如何影响或冲击患者的管理。读者可参考第 4 章对银屑病关节炎的回顾。

目前银屑病和相关合并症的证据受到许多限制，包括如下。

(1) 诊断标准：许多涉及大规模数据库的研究要么使用诊断代码，要么使用疾病特异性疗法来识别患者。该技术的可靠性取决于所研究的数据集。诊断标准也可能因地理位置或临床环境而异。这对于没有普遍建立标准化标准的血脂异常等情况尤其如此。

(2) 研究队列：可能包括医院（住院或门诊）、社区或混合群体。在许多国家，获得医疗保健的机会因健康保险而异。这些因素会导致选择偏差。此外，在专科诊所就诊的患者与卫生专业人员的接触增加，可能影响合并疾病的检出率。

(3) 混杂因素：银屑病与不良生活方式行为发生率增加有关，这些不良生活方式行为也可能与合并症相关，且不易调整或评估。

二、肥胖

体重指数（BMI）≥30kg/m² 定义的肥胖是一个日益严重的全球公共卫生问题。在美国，2015 年的患病率数据显示 39.8% 的人口（9330 万人）受到影响[1]。肥胖与多种合并症的风险增加有关，包括高血压、血脂异常、2 型糖尿病、冠心病、脑卒中、骨关节炎、睡眠呼吸暂停和某些癌症（子宫内膜癌、乳腺癌、卵巢癌和结肠癌）[2-4]。

脂肪组织是一种活跃的代谢组织，具有能量储存、内分泌信号、体温调节、脂质和碳水化合物代谢、凝血和炎症等多种生理功能。因此，除了 CVD 风险外，多余的脂肪组织还可能对生理产生深远的影响。肥胖增加导致脂肪细胞肥大，从而导致相对缺氧应激，导致低度炎症[5]。与皮下脂肪组织相比，这在内脏脂肪最为明显且相关[6]。内脏脂肪组织与更大的血管炎症负担相关，而血管炎症是亚临床 CVD 的标志物[7]。

体重与银屑病之间的关系最早是在 1986 年对 159 200 例瑞典银屑病患者的观察性研究中提出的[8]。后来 Henseler 和 Christophers 也支持了这一观点，他们观察到银屑病与肥胖之间存在关联，肥胖的观察 / 预期比为 2.05（$P<0.05$）[9]。最近，一项使用英国全科医学研究数据库（GPRD）的队列研究（GPRD 是一个为大规模流行病学研究而建立的初级保健记录数据库）对 127 706 例轻度银屑病患者和 3854 例重度银屑病患者进行了调查，结果显示，与对照组的 13.2% 相比，肥胖患病率分别显著增加了 15.8% 和 20.7%[10]。对于严重银屑病患者，与对照组相比，优势比为 1.79（95%CI 1.55～2.05）[10]。这些发现得到了其他一些跨文化和种族群体的研究的支持（表 27-1）[12-15, 19, 20]。

研究生物制剂治疗银屑病疗效的大规模临床试验强调了肥胖在银屑病治疗中的普遍和影响。PHOENIX 1、PHOENIX 2 和 ACCEPT 研究中对 2897 例中重度银屑病患者（PASI≥12）的研究表明，80.4% 的患者超重（BMI≥25kg/m²），47.9% 的患者肥胖（BMI≥30kg/m²）[21]。这种肥胖模式在大多数银屑病 3 期临床试验中重复出现。

虽然银屑病和肥胖之间的联系令人信服，但两者之间的关系是复杂的。Herron 等提供的证据表明，银屑病患者的肥胖发生率几乎是普通人群的 2 倍（34% vs. 18%）[20]。根据一份关于患者对体重和银屑病发病日期感知的问卷调查，得出结论：银屑病易使患者发展为肥胖，而肥胖不是银屑病发病的危险因素。

与此相反，护士健康研究 II 提供的证据表明，肥胖增加了发生银屑病的相对风险[22]。在一项对 78 626 例护士随访 14 年的观察性研究中，BMI 为 25.0～29.9、30.0～34.9 和 ≥35kg/m² 的护士患银屑病的相对危险度分别为 1.40、1.48 和 2.69[22]。此外，该研究表明，银屑病的风险最大的是那些在 18 岁以后体重增加的个体[22]。为支持这一数据，一项由 560 例意大利患者组成的队列研究表明，超重（BMI 26～29kg/m²）和肥胖（BMI≥30kg/m²）

第27章 银屑病及其合并症
Psoriasis and Comorbidities

表 27-1 报告银屑病和肥胖风险的大规模研究（$n>1000$）总结

参考文献	国家	队列	病例数	对照数	队列患病率 %（n）	对照组患病率 %（n）	OR/PR（95%CI）	银屑病发病率/流行率
Henseler 1995[9]	德国	DO	2941	NA	113	NA	OE 2.05	P
Neimann 2006[10]	英国	G	M 127 706 S 3854	465 252 14 065	15.8（13 404） 20.7（545）	13.1（36 117） 13.0（1093）	1.27（1.14~1.42） 1.79（1.55~2.05）	P
Cohen 2008[11]	以色列	G	16 851	48 681	24.5（3060）	15.6（3790）	1.7（1.5~1.9）	P
Kaye 2008[12]	英国	G	44 164	219 784	6.3（2760）	5.5（11 996）	1.18（1.14~1.23）	I
Shapiro 2011[13]	以色列	DI	1079	1079	13.3（143）	8.7（94）	1.32（0.99~1.75）	P
Augustin 2010[14]	德国	G	33 981	1 310 090	17.8	10.4	1.72（1.68~1.76）	P
Huerta 2007[15]	英国	G	3994	10 000	11.3（452）	8.8（883）	1.33（1.16~1.52）	P
Langan 2011[16]	英国	G	4065	40 650	23.5（887）[a] 17.5（662）[b]	20.5（7678）[a] 13.1（4907）[b]	1.52（1.37~1.68）[a] 1.78（1.59~1.98）[b]	P
Snekvik 2017[17]	挪威	G	33 734 人被评估为新发银屑病		体重每增加 10kg RR 银屑病 1.72（1.15~2.58）			I
Han 2019[18]	韩国	G	399 461	22 633 536	BMI>30 与 BMI 18~23 相比，HR=1.118（1.100~1.137）			I

G. 普通人群；DI. 皮肤科住院患者；DO. 皮肤科门诊患者；CI. 置信区间；HR. 风险比；OR. 优势比；OE. 观察／预期比率；RR. 相对风险
a. BMI 30~35；b. BMI >35

患者银屑病发病的优势比分别为 1.6 和 1.9[23]。作者计算出与 BMI 升高相关的银屑患者群归因风险为 16%[23]。挪威对 33 734 例患者进行的一项研究（HUNT）发表了对这一关联的进一步支持，该研究报道称，与体重稳定相比，体重增加 10kg 或更多会导致银屑病发病的相对风险为 1.72（95%CI 1.15～2.58）[17]。包括韩国人在内的其他民族也有类似的情况。据报道，与腰围 80cm 的个体相比，腰围＞105cm 的个体发生银屑病的风险比为 1.31（95%CI 1.26～1.35）。即使在调整了 BMI 等混杂因素后，这一结论仍然有效[18]。

银屑病和肥胖之间的关系是复杂的，可能是多因素的，包括免疫介导、遗传和行为。银屑病和肥胖的发病机制有一些共同之处，这可能为两种疾病的共同关联提供了一种机制。众所周知，银屑病是一种慢性炎症性皮肤疾病，由包括 Th1 和 Th17 在内的免疫细胞介导；与包括角质形成细胞在内的抗原提呈细胞相互作用后激活[24]。促炎细胞因子［干扰素 -γ（IFN-γ）、肿瘤坏死因子 -α（TNF-α）、白细胞介素（IL）-17 和 IL-22］随着淋巴细胞的增殖而上调。这种促炎状态导致全身性炎症标志物升高，并且随着皮肤病的治疗是可逆的[25, 26]。肥胖是一种慢性低度炎症性疾病，与 C 反应蛋白（CRP）、TNF-α、IL-6、IL-17 等细胞因子水平升高有关[27]。TNF-α 与肥胖程度相关，是一种与银屑病发病机制内在关联的细胞因子[28]。Th17 细胞在银屑病的发病机制中起着关键作用。Th17 细胞也在肥胖中发挥重要作用，提供了另一种机制重叠，支持肥胖和银屑病之间的密切关系[29]。

体重减轻与重叠的炎性细胞因子水平降低或正常化有关[30]。有趣的是，有报道称银屑病可以通过包括手术干预在内的减肥策略得到改善[31, 32]。在 3 项随机对照试验中，体重减轻确实对银屑病的严重程度有一定的改善，并支持与肥胖相关的低度炎症会加重银屑病严重程度的假设[33]。

脂肪组织是一种活跃的内分泌组织，与多种脂肪因子有关，这些脂肪因子与多种病理过程有关，其中最明显的可能是心血管疾病。瘦素是一种与脂肪组织体积直接相关的脂肪因子。除了控制食欲外，瘦素还具有免疫调节活性[24]，影响 Th1 或 Th2 炎症谱的发展。瘦素激活巨噬细胞并增强促炎细胞因子。

脂联素是一种重要的具有抗炎症特性的脂肪因子，与肥胖呈负相关，与心血管疾病的相关性较低。脂联素促进 IL-10 和 IL-1 受体拮抗药的释放，抑制 TNF-α、IL-6 和 ICAM-1 的产生。据报道，脂联素与银屑病严重程度呈负相关[34]。

瘦素和其他脂肪因子（脂联素、抵抗素、脂肪素）在银屑病中的作用一直是综述的重点[35]。银屑病和这些脂肪因子（包括瘦素）之间的关系仍有待完全阐明，但可能对理解代谢功能障碍与银屑病之间的关系很重要[24]。

治疗注意事项

银屑病的治疗仍然是一个重大挑战，并受到肥胖的不利影响。标准的系统性治疗在超重患者中效果较差，而且更容易产生副作用（表 27-2）[38]。

用生物疗法治疗银屑病可能会因体重增加和肥胖而复杂化[21]。有证据表明，在接受 TNFi 治疗的患者中，体重通常会增加，根据所考虑的 TNFi，体重可能会增加 2～3kg，这使情况进一步复杂化[39]。体重，而不是 BMI，被认为是决定某些生物制剂治疗的临床反应的最重要因素[40-42]。对于固定剂量的生物疗法来说，情况尤其如此。使用阿达木单抗的有效率在体重四分位数之间降低，因此在 16 周后的 1212 例患者中，体重 40～78kg、78～90kg、90～105kg 和 105～204kg 组达到 PASI 75 分别为 75%、80%、67% 和 62%，而安慰剂组为 2.3%～13.3%[43]。乌司奴单抗的治疗似乎也受到体重的不利影响。在 PHOENIX 2 队列（n=1230）中，部分应答者（PASI 50～75）比完全应答者（PASI 75）平均重 7.4kg[44]。乌司奴单抗的临床经验回顾支持了这一点[45, 46]。因此，乌司奴单抗的可变剂量为体重较重的患者提供了有价值的剂量增加。根据迄今为止的临床试验数据，IL-17 抑制药似乎不受肥胖的影响[47]。因为相关的体重减轻，

第 27 章　银屑病及其合并症
Psoriasis and Comorbidities

表 27-2　描述银屑病治疗的禁忌证和副作用风险与银屑病相关的并发症

	糖尿病	血脂异常	肥胖	高血压	NAFLD	CCF	IHD	多发性硬化症	恶性肿瘤	IBD	抑郁症
甲氨蝶呤（Methotrexate）	±	+	± 肝毒性增加	+	±	+	+	+[b]	−	+	+
环孢素（Cyclosporine）	−	−	− 肾毒性增加	−	+	−	−	+	−	+	+
阿维 A 酸（Acitretin）	+	−	− 血脂异常加重	+	+	+	+	+	++	+[a]	+[a]
富马酸酯（Fumaric acid esters）	+	+	+	+	+	+	+	++	?+	−	+
阿普米司特（Apremilast）	+	+	++	+	+	+	+	+	+	±	?±
依那西普（Etanercept）	+	+	+ 可能导致体重增加	+	+	−避免 NYHA Ⅰ、Ⅱ 和Ⅳ类	++[b]	+	−	++	+
TNF抑制药											
阿达木单抗（Adalimumab）	+	+	+	+	+	+	++[b]	−	−	++	+
英夫利昔单抗（Infliximab）	+	+	+	+	+	+	++[b]	+	−	++	+
IL-12/23抑制药											
乌司奴单抗（Ustekinumab）	+	+	+	+	+	+	+	+	?+	++	+
苏金单抗（Secukinumab）	+	+	+	+	+	+	+	+	?+	−	+
IL17抑制药											
依奇珠单抗（Ixekizumab）	+	+	+	+	+	+	+	+	?+	−	?+
布罗利尤单抗（Brodalumab）	+	+	+	+	+	+	+	+	?+	−	?+
古塞奇尤单抗（Guselkumab）	+	+	+	+	+	+	+	+	?+	++	+
IL-23抑制药											
瑞莎珠单抗（Risankizumab）	+	+	+	+	+	+	+	+	?+	++	+
替拉珠单抗（Tildrakizumab）	+	+	+	+	+	+	+	+	?+	++	+

++. 推荐治疗；+. 可接受／无治疗禁忌证；±. 模棱两可的选择（可能增加风险）；−. 相对禁忌证或需要谨慎；−. 禁忌证；NAFLD. 非酒精性脂肪性肝病；CCF. 充血性心力衰竭；NYHA. 纽约心脏协会；IHD. 缺血性心脏病；IBD. 炎症性肠病
a. 在一些小型研究中，阿维 A 酸已非适用证有效地减少光化性角化病向鳞状细胞癌的进展[36]
b. 有限研究的证据表明，甲氨蝶呤与 TNF-α 抑制药疗效治疗后，心血管疾病的风险降低[37]
?+. 可接受／无禁忌证，但缺乏长期证据／真实世界数据
?. 前瞻意味着可能的有利／不利关联，但需要进一步研究

237

阿普米司特对一些患者也可能是个有吸引力的选择[48]。

总之，肥胖和银屑病有内在联系，并且有几个共同的致病特征。肥胖在银屑病中更为常见，特别是严重的银屑病，并使治疗方案复杂化。考虑到这种关系，以及肥胖患者治疗银屑病的疗效降低，减肥策略显然对管理超重患者非常重要。

三、血脂异常

银屑病和血脂异常之间的关系一直是最近几项研究的重点（表27-3）[10, 12, 14, 16, 49-52, 54, 57]。在考虑银屑病和血脂异常之间的任何潜在关系时，可能最大的挑战是缺乏单一的血脂异常定义，这导致在整理基于人口的数据时面临挑战。尽管面临这一挑战，但多项研究提示，银屑病与甘油三酯（TG）、低密度脂蛋白（LDL）、极低密度脂蛋白（VLDL）升高和高密度脂蛋白（HDL）降低之间存在潜在关联。银屑病和脂质异常之间的关系由于代谢综合征（见"代谢综合征"部分）的其他特征而变得复杂，这些特征本身就与银屑病有关。

最近对流行病学研究的系统回顾发现，12项研究中有7项银屑病患者有血脂异常的趋势，优势比（OR）为1.0（95%CI 1.0~1.3）至2.09（95%CI 1.23~3.54）[58]。一项通过全科医生记录（general practice research database，GPRD）登记的英国患者的国家数据库研究显示，4065例银屑病患者中，高甘油三酯血症和低高密度脂蛋白胆固醇的患病率有统计学意义的增加，其中35.7%和24.7%分别符合高甘油三酯血症和低高密度脂蛋白胆固醇的标准，而对照组的这一比例分别为27.5%和20.1%[16]。一项利用西班牙医疗数据库的观察性研究进一步支持了这一点，该研究报道称，与普通人群相比，银屑病患者中多种心血管危险因素的患病率更高，包括：2型糖尿病（13.9% vs. 7.4%，OR=2.01）、血脂异常（28.8% vs. 17.4%，OR=1.92）、高血压（31.2% vs. 19.0%，OR=1.93）、肥胖（33.7% vs. 28.1%，OR=1.30）、空腹基础血糖改变（21.4% vs. 15.1%，OR=1.54）、低胆固醇高密度脂蛋白（38.1% vs. 32.3%，OR=1.29）、高甘油三酯血症（45.7% vs. 35.2%，OR=1.55）和高腰围（75.7% vs. 72.3%，OR=1.19）[55]。

Al-Mutairi等报道了科威特人群中银屑病和血脂异常之间的联系。在1835例患者中，1661例（90.5%）为轻/中度银屑病，129例（7.0%）为重度银屑病。尽管对潜在的混杂因素进行了调整，但轻度或中度疾病患者的血脂异常aOR为3.4（95%CI 2.6~4.3）。严重银屑病患者血脂异常的aOR为5.55，支持剂量反应关系（95%CI 3.49~8.83）[56]。

Mallbris等报道，在银屑病发病时可观察到脂质异常[59]。这包括载脂蛋白A-1和胆固醇：甘油三酯比率的升高。在一组由200例突发银屑病患者（≤12个月）和285例对照者组成的队列中，在银屑病队列中发现VLDL胆固醇，即甘油三酯比率、HDL胆固醇浓度和HDL胆固醇：甘油三酯比率中度升高[59]。

对北美风湿病研究者联盟（CORRONA）登记系统的一组患者（$n=725$）进行分析后发现，银屑病关节炎患者也有血脂异常。总胆固醇（TC）异常（>200mg/dl），优势比OR=1.58（95%CI 1.11，2.24），甘油三酯（TG）异常（>150mg/dl），OR=1.64（95%CI 1.16，2.32）[60]。

尽管多种来源证实了银屑病和血脂异常之间的关系，但这种关系并不普遍，其他研究也未能确定两者之间的关系[11]。这可能强调了研究银屑病和多种合并症之间的关系的挑战，这些合并症在代谢综合征的背景下重叠。使这一关系进一步复杂化的是，与银屑病患者相关的多种不良生活方式因素进一步加剧了这一问题（如运动和饮食）。

除了银屑病和血脂异常之间的关联外，一项小型临床研究的证据表明，有效的抗银屑病治疗可以改善高密度脂蛋白胆固醇（一种保护心脏的脂蛋白）的功能活性和组成。这表明银屑病可能通过低度慢性炎症影响正常的脂质代谢[61]。

治疗注意事项

对于皮肤科医生来说，血脂异常通常不会对治疗方案构成重大挑战，除非是在管理心血管疾病

第27章 银屑病及其合并症
Psoriasis and Comorbidities

表 27-3 报告银屑病和血脂异常相关风险的大规模研究总结（$n > 1000$）

参考文献	国家及地区	队列	病例数	对照数	队列患病率 %（n）	对照组患病率 %（n）	OR/RR	银屑病发病率/流行率
Dreiher 2008[49]	Isr	G	10 669	22 996	56.9（6074）	47.3（10 882）	1.19（1.40～1.55）	P
Neimann 2006[10]	UK	G	127 706	465 252	4.72（6024）	3.29（15 297）	1.16（1.12～1.21）	P
	UK	G	3854	14 065	6.02（232）	3.56（501）	1.04（0.84～1.28）	P
Kaye 2008[12]	UK	G	44 164	219 784	4.3（1900）	3.7（8111）	1.17（1.11～1.23）	I
Langan 2011[16]	UK	G	4065	40 650	35.7（1453）[a]	27.5（11 181）[a]	1.49（1.39～1.60）[a]	P
					24.7（1007）[b]	20.1（8180）[b]	1.32（1.22～1.43）[b]	
Tsai 2011[50]	Tai	G	51 800	997 771	7.7（3968）	5.4（11 111）	1.61（1.54～1.68）	P
Yang 2011[51]	Tai	G	1685	5055	18.5312	15.1762	1.28（1.10～1.48）	P
Augustin 2010[14]	Ger	G	33 981	1 310 090	29.9	17.05	1.75（1.72～1.78）	P
Wu 2008[52]	USA	G	1127	1127	—	—	1.35（1.11～1.63）	P
Kimball 2008[53]	USA	G	20 614	82 456	31.2（6432）	31.6（8065）	1.26（1.22～1.30）	P
			25 556	101 507	27.8（22 941）	26.8（27 239）	1.18（1.14～1.22）	
Gelfand 2006[54]	UK	G	M127 139	556 995	4.58（5822）	3.33（18 534）	3.08（2.93～3.23）	P
			S 3837		5.92（227）		3.18（3.02～3.36）	
Fernandez-Armenteros 2019[55]	Spain	G	6868	398 702	28.8（1979）	17.4（68 201）	1.92（1.82～2.03）	P
Al-Mutairi 2009[56]	Kuwait	DO	1661	1835	中度 14.1（249）	4.96（91）	中度 3.38（2.63～4.34）	P
					重度 22.48（29）		重度 5.56（3.49～8.83）	

Isr. 以色列；Ger. 德国；Tai. 中国台湾省；G. 普通人群；DO. 皮肤科门诊患者；OE. 观察 / 预期比
a. 高甘油三酯血症；b. 低 LDL

风险方面或者在考虑使用阿维 A 或环孢素治疗时。

尽管对血脂异常定义的不同解释数据存在不同的研究和挑战，但血脂异常与银屑病相关的证据是令人信服的[62]。这种关联的因果关系尚不清楚，还有待阐明；而代谢综合征的其他特征使其部分复杂化。

四、高血压

高血压与心血管（CV）发病率和死亡率的增加有关。多个不同种族的大型数据集探讨了银屑病和高血压之间的关系（表 27-4）。虽然大多数研究表明高血压的相对风险增加，但这并不普遍。混杂变量无疑可以解释其中的一些关系，包括不良的生活方式选择（吸烟、饮酒）、共病和药物（表 27-2）。不管这种关联的病因是什么，越来越多的证据表明高血压在银屑病患者中很常见；美国最近一项针对 469 097 例银屑病患者的大型研究报告，高血压的患病率和发病率分别为 45.6% 和 30.8%[65]。尽管如此，Gelfand 等在一项基于英国的 130 976 例银屑病患者的数据库研究中未能建立银屑病和高血压之间的独立关系[54, 66]。以色列的一项对 12 052 例银屑病患者的数据库研究报道了这一相关性，其 OR=1.37（95%CI 1.29～1.46）[67]。随后的 Meta 分析发现，与对照组相比，银屑病患者的高血压风险优势比（OR）为 1.58（95%CI 1.42～1.76）。在银屑病更严重的患者中，这种风险似乎更大；与对照组相比，轻度银屑病 OR=1.30（95%CI 1.15～1.47），重度银屑病 OR=1.49（95%CI 1.20～1.86）[68]。

一项研究对高血压患者群体进行了反向关联研究，发现银屑病的风险增加[69]。2003—2013 年，韩国一项关于健康保险数据库的研究对 42 726 例高血压患者和 213 630 例个人（对照组）的银屑病发病进行了调查。随访期间高血压组和对照组分别有 5.0%（2，152）和 3.3%（7，102）发生银屑病。这一差异的风险比为 1.54（95%CI 1.47～1.61），即使在调整了糖尿病、血脂异常、降压药物、非甾体类抗炎药物使用和社会人口因素后也具有显著性（HR=1.18；95%CI 1.08～1.28）。

在之前的几项银屑病患者研究中，炎症的作用被认为是银屑病与高血压之间联系的潜在机制[11, 70]。据报道，银屑病患者血清肾素浓度升高会导致血压升高[71, 72]。此外，血清内皮素 –1（一种有效的血管收缩药）水平似乎在银屑病患者中升高[73]。

治疗注意事项

银屑病的治疗可能会合并高血压，尤其是在环孢素的情况下，它是治疗的相对禁忌证。

根据迄今发表的研究，银屑病确实会增加高血压的风险。在一项基于英国的银屑病患者高血压的研究中发现，约 50% 的银屑病患者患有高血压，其中超过 10% 是在筛查期间发现的，因此未接受治疗[74]。这强调了对银屑病患者进行一级预防和 CVD 危险因素检测的必要性。

五、非酒精性脂肪性肝病

虽然银屑病患者在酒精摄入和抗银屑病治疗（如甲氨蝶呤）后可能会增加肝病的风险，但非酒精性脂肪性肝病（NAFLD）和银屑病之间存在独立联系的证据是令人信服的。NAFLD 包括肝脂肪变性和脂肪性肝炎等一系列肝脏疾病，并会增加与饮酒无关的肝硬化风险（图 27–1）[75]。NAFLD 已被描述为代谢综合征的肝脏表现，应该有助于加强银屑病和代谢综合征之间的联系[75]。

NAFLD 在普通人群中的患病率估计因国家而异，但在发达国家通常为 20%～30%[75]。三项小型研究报道了银屑病患者中 NAFLD 的患病率。在一项包含 130 例银屑病患者的队列研究中，Gisondi 等报道 NAFLD 患病率为 47%（n=61）[76]，而对照组为 28%。NAFLD 患者的银屑病严重程度高于非 NAFLD 患者（PASI 14.2 ± 12.6 比 9.6 ± 7.4；$P<0.01$）[76]。同一研究团队报道了由 124 例银屑病患者组成的第二个队列，其中 NAFLD 的患病率为 44%，而对照组为 26%，即使在校正了年龄、性别、BMI、高血压和糖尿病后，NAFLD 的患病率仍然显著[77]。在伊朗进行的一项类似研究中，123 例患者与年龄、性别和 BMI 相匹配的对照组相比，

第 27 章 银屑病及其合并症
Psoriasis and Comorbidities

表 27-4 报告银屑病患者与高血压相关风险的大规模研究（$n>1000$）总结

参考文献	国家及地区	队列	病例数	对照数	队列患病率 %（n）	对照组患病率 %（n）	OR/RR	银屑病发病率/流行率
Cohen 2010[63]	Isr	G	12 502	24 285	38.8（4851）	29.1（7057）	1.37（1.29~1.46）	P
Augustin 2010[14]	Ger	G	33 981	1 310 090	35.6	20.6	1.73（1.71~1.76）	P
Tsai 2011[50]	Tai	G	51 800	997 771	20.1（10 435）	16.1（33 353）	1.51（1.47~1.56）	P
Yang 2011[51]	Tai	G	1685	5055	29.1（491）	25.5（1289）	1.24（1.07~1.43）	P
Shapiro 2012[13]	Isr	G	1079	1079	51.5（556）	42.7（461）	1.42（1.20~1.69）	P
Henseler 1995[9]	Ger	DO	2941	39 520	2.0（58）	0.01（279）	1.90	P
Langan 2011[16]	UK	G	4065	40 650	31.1（1265）	27.6（11 204）	1.2（1.11~1.29）	P
Huerta 2007[15]	UK	G	3994	10 000	—	—	NS	P
Neimann 2006[10]	UK	G	M 127 706 / S 3854	465 252 / 14 065	14.7（18 718） / 20.0（769）	11.8（54 840） / 13.2（1855）	1.03（1.01~1.06） / 1.00（0.87~1.14）	P
Wu 2008[52]	USA	G	1127	1127	—	—	1.49（1.23~1.80）	I
Kaye 2008[12]	USA	G	44 164	219 784	6.3（2765）	5.8（12 754）	1.09（1.05~1.14）	P
Gelfand 2006[54]	UK	G	M 127 139 / S 3837	556 995	14.57（18 521） / 19.86（762）	11.92（66 366）	1.26（1.20~1.30） / 1.25（1.13~1.39）	P
Kimball 2008[57]	USA	G	20 614 / 25 555	82 456 / 101 507	35.5（7308） / 29.3（7497）	32.6（26 886） / 25.7（26 037）	1.14（1.10~1.17） / 1.20（1.17~1.24）	P
Quereshi 2009[64]	USA	G	1813	76 248	21.3（3860）	19.6（15 338）	RR 1.17（1.06~1.30）	I
Shah 2017[65]	USA	DO	469 057	—	42.19（187 920）	—	—	P
Fermandez-Armenteros 2018	Spain	G	6868	398 701	31.2	19.0	1.93（1.83~2.03, $P<0.001$）	P
Gelfand 2009[66]	UK	G	Mild 129 143 / Severe 3503	496 666 / 14 330	17.7（22 829） / 23.8（858）	17.8（88 397） / 21.3（3049）	—	P

Isr. 以色列；Ger. 德国；Tai. 中国台湾省；M. 轻度银屑病；S. 重度银屑病；G. 普通人群；DO. 皮肤科门诊患者；RR. 相对危险度；OR. 优势比

241

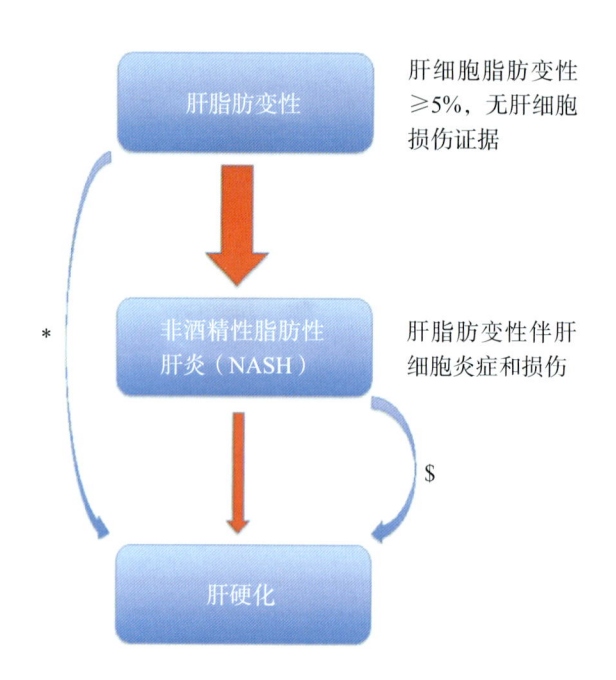

▲ 图 27-1　非酒精性脂肪性肝病（NAFLD）示意图谱
*. 1%～2% 可能在 15～20 年内发展为肝硬化；$. 12% 可以在 8 年内进展。改编自 [75]

NAFLD 的发生率为 65.6% vs. 35%（$P=0.01$）[78]。

意大利的一项研究显示，在皮肤科门诊就诊的 142 例未选择的银屑病患者中，有 59.2%（$n=84$）的银屑病患者患有 NAFLD [79]。该研究比较了银屑病患者与活检证实为 NAFLD 且无银屑病的患者（$n=125$）。这一比较表明银屑病患者预后不良，与非银屑病伴 NAFLD 患者相比，更容易发生严重的肝脏疾病 [79]。

银屑病患者中 NAFLD 的新证据对预后有不利影响；荷兰一项针对年龄大于 55 岁个体的研究报告称，银屑病患者的晚期肝纤维化患病率为 8.1%，而一般人群为 3.6%（$P=0.05$）。即使对常见混杂因素进行校正后，这一结果仍然显著，优势比为 2.57（95%CI 1.00～6.63）[80]。

尽管存在研究异质性的挑战，最近的一项 Meta 分析也发表了银屑病与非酒精性脂肪性肝病之间的显著关联（OR=1.95，95%CI 1.35～2.83，$P=0.0004$）[81]。

炎症是 NAFLD 发病机制的核心特征。Gisondi 等推测银屑病中炎症介质的升高有助于胰岛素抵抗的发生和 NAFLD 的进展 [76]。鉴于 NAFLD 似乎与银屑病严重程度的增加有关，研究人员认为，与 NAFLD 相关的炎症促使银屑病更严重的表现 [76, 82]。

治疗注意事项

NAFLD 常见于银屑病患者，因此皮肤科医生需要了解它对治疗的影响。当处方为阿维 A、甲氨蝶呤和 TNF 抑制药时，可能会观察到肝功能异常。这并不一定需要停止治疗，但可能会影响监测。合并 NAFLD 时，甲氨蝶呤治疗的肝毒性风险增加，但不被视为治疗禁忌。阿维 A 可能与肝功能障碍有关，但通常在肝合成功能严重受损的个体中更为关注。TNF 抑制药可能与转氨酶增加有关，但很少需要停止治疗。

银屑病和肝病之间的关系仍有待充分认识，鉴于 NAFLD 被视为代谢综合征的肝脏表现，这一证据支持银屑病的大量心脏代谢并发症，并强调对患者进行整体护理的必要性。医生应该意识到银屑病患者肝脏疾病的高患病率，并在选择全身治疗时考虑到这一点（表 27-2）。

六、胰岛素抵抗与 2 型糖尿病

2 型糖尿病是一种日益受到关注的全球流行病，其特征是发生胰岛素抵抗和胰腺分泌的胰岛素减少。据估计，到 2025 年，全球将有 3.24 亿人患有糖尿病；终生患病风险概率为 1/3 [83]。众所周知，代谢综合征是糖尿病发展的一个强有力的预测因子 [84]。

一项对 22 项符合条件的研究（共计 3 307 516 例参与者）进行的 Meta 分析表明，与对照组相比，银屑病患者患糖尿病的风险略微增加（OR=1.42，95%CI 1.40～1.45）[85]。这包括来自不同种族群体的数据集，并为银屑病和糖尿病之间的联系提供了令人信服的证据。后来，Armstrong 等对糖尿病患病率进行的 Meta 分析显示，糖尿病的优势比（OR）为 1.59（95% CI 1.38～1.83）。亚分析显示，轻度银屑病的优势比（OR）为 1.53（95%CI 1.16～2.04），重度银屑病的优势比（OR）为 1.97

（95%CI 1.48～2.62）。评估发病率的研究报告糖尿病的相对危险度为 1.27（95%CI 1.16～1.40）[86]。

一项德国国家数据库研究比较了 33 981 例银屑病患者和 1 344 071 例对照受试者。结果显示，与对照组的 6.0% 相比，12% 的银屑病组患糖尿病的患病率增加了 2.02（1.96～2.08）[14]。与此一致的是，科威特一项对 1835 例银屑病患者的研究报道了类似的发现，银屑病患者中 2 型糖尿病的患病率增加（轻中度银屑病、重度银屑病和对照组分别为 37.4%、41% 和 16%）[56]。

最近一项针对英国患者使用健康改善网络（the health improvement network，THIN）比较了银屑病患者（n=8124）和健康对照组（n=76 599），并对队列进行了 4 年的跟踪调查。银屑病和对照组中发生糖尿病的比例分别为 3.4% 和 2.4%；与对照组相比，BSA<2%、3%～10% 和 >10% 受影响的个体发生糖尿病的风险比分别为 1.21（95%CI 1.01～1.44）、1.01（95%CI 0.81～1.26）和 1.64（95%CI 1.23～2.18）（P=0.004）[87]。这支持了银屑病的剂量 – 反应效应，更严重的银屑病具有最大的并发糖尿病的风险，并支持全身炎症负担可能在疾病关联中发挥重要作用的假设。

一项评估胰岛素敏感性的小型研究（n=39）报道，通过胰岛素抵抗的稳态模型评估（HOMA）测量，PASI 确定的银屑病严重程度与胰岛素抵抗呈正相关[88]。该团队的进一步研究证实了 C 肽与病理性 HOMA 患者的 PASI 之间的相关性（>2.5）[89]。

关于银屑病和糖尿病之间的机制联系的知识是有限的。Th1 细胞和 Th1 细胞因子与这两种疾病有关。TNF-α 诱导胰岛素抵抗，是银屑病发病的关键细胞因子。此外，遗传关联可能会增加银屑病患者对 2 型糖尿病的易感性，并且有新的证据表明包括 CDKAL1 基因在内的共同易感位点[90, 91]。最近的基因分型进一步确定了 IL2/IL21 与 1 型银屑病（发病年龄<40 岁）之间的一种新的关联，这种关联与包括 1 型糖尿病在内的许多自身免疫性疾病共有[91]。最近的研究还在中国人群中发现了其他共同的易感基因（PTPN22、ST6GAL1、JAZF1）[92]。

研究表明在针对改善血糖控制的治疗开始后银屑病会得到改善，银屑病和糖尿病之间的联系已经引起了人们的进一步关注。对用噻唑烷二酮类药物治疗糖尿病患者的大规模观察性研究报告，受影响患者的银屑病控制得到改善[93]。这在他汀类药物的使用中尚未得到证实[94]。糖尿病治疗和免疫调节作用之间的重叠，包括胰高血糖素样肽－1 受体激动药（利拉鲁肽）和二肽基肽酶－4 抑制药（西格列汀），已经引起了一些关注，并提供了致病机制上的重叠[95, 96]。目前尚需要大规模的前瞻性研究来更全面地阐明糖尿病标准治疗的抗银屑病效果。

治疗注意事项

糖尿病与许多长期并发症有关，这些并发症会影响银屑病的治疗决策。环孢素与高血压相关，有证据表明糖尿病是高血压患者肾功能损害的独立危险因素[97]。糖尿病可能使甲氨蝶呤的使用进一步复杂化，并增加肝毒性的风险[98]。

越来越多的证据支持银屑病与糖尿病，尤其是 2 型糖尿病之间的联系，包括人群范围的研究、对葡萄糖代谢的机制研究和基因研究。糖尿病的后果是公认的，可能对生活质量和预期寿命产生深远的影响。因此，糖尿病的早期发现和良好控制是至关重要的。数据显示，银屑病患者对这些 CVD 危险因素（包括糖尿病）的认识往往不够理想，而且银屑病患者出现微血管和大血管事件的风险更大[99]。

七、代谢综合征

代谢综合征描述了一系列 CV 风险因素（包括肥胖、高血压、血脂异常和胰岛素抵抗）的聚类，其共同出现的频率比单独出现的机会更高[100]。胰岛素抵抗是代谢综合征的基本组成部分，反映了在空腹状态下为了维持血糖稳定所需的相对高的胰岛素水平。然而，代谢综合征作为一个独特实体的存在仍然引起争议[101]。尽管如此，欧洲胰岛素抵抗研究小组（European Group for Study of Insulin Resistance）和国家胆固醇教育计划成人治疗小组Ⅲ（National Cholesterol Education Program：Adult Program Treatment Panel Ⅲ，NCEP:ATP Ⅲ）已经描述了明确的诊断标准（表27-5）[102, 103]。鉴于数据可从标准患者评估中提取并且不需要评估胰岛素敏感性，这些特征更具临床相关性。代谢综合征相关的其他特征包括非酒精性脂肪肝疾病（NAFLD），请参见"非酒精性脂肪肝病（NAFLD）"部分[104]。

据估计，代谢综合征在背景人群中的患病率为15%~25%[105]。然而，该患病率取决于地理位置、性别、年龄和种族等因素[100]。在美国，20—29岁人群中有7%的人被诊断出患有代谢综合征，而60—69岁人群中有44%的人被诊断出患有该病[105]。

代谢综合征具有临床相关性，因为它可以预测糖尿病和CV风险的未来发展，并且会对银屑病的治疗管理产生影响[106-108]。对诊断为代谢综合征的个体的全因死亡率和CVD死亡率的风险比进行了估计，男性分别为1.44（95%CI 1.17~1.84）和2.26（95%CI 1.61~3.17），女性分别为1.38（95%CI 1.02~1.87）和2.78（95%CI 1.57~4.94）[109]。

银屑病与代谢综合征及其许多组成因素相关联（表27-6）。与对照组相比，Sommer等描述了队列研究中（n=581）银屑病住院患者的代谢综合征的优势比为5.92（95%CI 2.78~12.8）[111]。另一项对338例在皮肤科门诊接受治疗的银屑病患者的类似研究显示，代谢综合征的患病率为30.1%，而对照组为20.6%；优势比为1.65（95%CI 1.16~2.35）[110]。该报告指出，代谢综合征的患病率与银屑病的严重程度无关。科威特一项针对1661名皮肤科门诊银屑病患者的研究显示，代谢综合征的优势比为2.62（95%CI 2.09~3.20）[56]。最近对乌司奴单抗Ⅲ期临床试验（PHOENIX 1、PHOENIX 2和ACCEPT）中纳入的2899例患者进行的亚分析表明，代谢综合征的患病率约为36.2%；该研究中的所有人均为严重银屑病患者（PASI≥12）[21]。

两项大型数据库研究支持代谢综合征与银屑病相关的观察结果。在以色列Clalit Health Services（CHS）数据库中提取的16 851例患者的横断面研究中，Cohen等证明其代谢综合征的风险增加，

表27-5 欧洲胰岛素抵抗研究小组和国家胆固醇教育计划：成人计划治疗小组Ⅲ（NCEP:ATP Ⅲ）定义代谢综合征的标准

欧洲胰岛素抵抗研究小组（European Group for Study of Insulin Resistance）	国家胆固醇教育计划：成人计划治疗小组Ⅲ（National Cholesterol Education Program：Adult Program Treatment Panel Ⅲ）（NCEP：ATP Ⅲ）
• 胰岛素抵抗或空腹高胰岛素血症（普通人群中最高的25%） • 下列2项或以上 空腹血糖≥6.1 mmol/L 中央型肥胖 　腰围≥94cm（男）/80cm（女） 高血压 　血压≥140/90mmHg 　或抗高血压药物 血脂异常 　甘油三酯≥2.0mmol/L 　HDL胆固醇＜1.0mmol/L	• 3项或以上 • 空腹血糖≥6.1mmol/L • 中心性肥胖 腰围≥102cm（男）/88cm（女） • 高血压 血压≥135/85mmHg • 或抗高血压药物 血脂异常 甘油三酯＞1.7mmol/L 低HDL胆固醇＜1.0mmol/L（男）/1.3mmol/L（女）

改编自[102]

经调整后的优势比为 1.3（95%CI 1.2～1.5）[11]。Langan 等利用英国 The Health Improvement Network（THIN）全科医学数据库公布了英国患者的数据。他们共纳入了 4065 名患者，并将其分为轻度（BSA<2%）、中度（BSA 3%～10%）和重度（BSA>10%）疾病组。结果表明，34% 的银屑病患者表现出代谢综合征的特征，而对照组为 26%，呈"剂量-反应"关系。随着银屑病严重程度的增加，代谢综合征的优势比也增加[16]。这些结果与 Gisondi 等之前的报告相反，后者显示代谢综合征与银屑病存在关联，但没有呈现"剂量-反应"关系[110]。

在 2013 年发表的一项 Meta 分析支持了这些研究。对 12 项观察性研究进行的分析显示，银屑病与代谢综合征的校正优势比为 2.26（95%CI 1.70～3.01）[112]。最近，同一研究团队对此进行了更新，基于 46 714 例银屑病患者和总计 1 450 188 名参与者的 35 项观察性研究，得出了合并优势比为 2.14（95%CI 1.84～2.48）的结论[113]。该研究确实认识到在所评估的研究中存在显著的报告偏倚，因此需要相应地解释。

最近一项关于韩国医疗保险服务的研究报告中，对 2 595 878 例患有代谢综合征的队列（总队列 9 178 591 例）进行了 8 年的随访，结果显示，银屑病发生的校正危险比为 1.05（95%CI 1.04～1.06）[114]。这与上文讨论的肥胖患者中银屑病发病率的增加是一致的。值得注意的是，亚洲人群中银屑病的患病率低于其他种族群体，因此这个数字在其他人群中可能会更高。

大量证据表明，炎症是银屑病和代谢综合征发病机制的一个核心因素[115]。

胰岛素抵抗是代谢综合征的一个关键特征，而炎症细胞因子（如 TNF-α）是银屑病的主要驱动因素之一，同时也会增加对胰岛素的抵抗力[100, 116]。

脂肪细胞的相对缺氧状态通过脂肪细胞肥大和氧张力升高导致低度炎症，伴随着巨噬细胞和 T 细胞的激活和炎症细胞因子的升高，包括 TNF-α、IL-6、瘦素、抵抗素、趋化因子、血管内皮生长因子和促凝血因子[100, 117]。而内脏脂肪被认为是"功能失调的脂肪组织"，特别容易出现这种炎症状态[116, 118]。

这种低度的炎症级联反应会进一步加剧全身胰岛素抵抗、血糖异常、动脉粥样硬化性血脂异常、血管功能障碍和 NAFLD[119]。

代谢综合征的炎症环境包括瘦素水平升高，而肥胖也会导致瘦素升高。瘦素是一种促炎脂肪因子，已知能激活巨噬细胞并促进 Th1 表型的发展[120, 121]。Wang 等指出，高瘦素血症可预示银屑病患者将发展成代谢综合征[121]。Langan 等观察到银屑病与代谢综合征之间存在"剂量-反应"关系，这可能意味着随着肥胖和代谢综合征在背景人群中的负担增加，越来越多的患者将遭受更严重的皮肤疾病的困扰。

表 27-6 银屑病和代谢综合征之间的关联证据

参考文献	国家	队列	病例数	对照数	队列患病率 %（n）	对照组患病率 %（n）	OR
Cohen 2008[11]	以色列	G	16 851	48 681	—	—	1.3（1.1～1.4）
Gisondi 2007[110]	意大利	DO	338	334	30.1（102）	20.6（69）	1.65（1.16～2.35）
Sommer 2006[111]	德国	DI	625	1044	4.3（25）	1.1（11）	5.92（2.78～12.8）
Al-Mutairi 2010[56]	科威特	DO	1661	1835	16（265）	6.8（124）	2.62（2.09～3.28）
Langan 2011[16]	英国	G	4065	40 650	34	24	1.41（1.31～1.51）

G. 普通人群；DO. 皮肤科门诊患者；DI. 皮肤科住院患者；OR. 优势比

治疗注意事项

代谢综合征的各个特征可能使银屑病患者的治疗管理变得复杂。这也给皮肤科医生带来了两个重要挑战。首先，重要的是对患者进行整体治疗，并考虑合并症的调查和管理；包括使用初级预防策略。其次，用于治疗银屑病的几种全身药物有可能加剧或诱发代谢综合征的某些因素（表27-2）。代谢综合征是发达国家的一种流行病，与富含能量的饮食有关。鉴于银屑病在普通人群中的患病率相对较高，我们有理由预计，代谢综合征患者管理的问题将在未来增加。皮肤科医生必须意识到这种关联，并应警惕解决这些合并症的时机。

总之，代谢综合征与银屑病密切相关。银屑病和代谢综合征之间关系的本质仍有待充分阐明，但强有力的遗传因素、致病特性和人口研究都支持该疾病的重叠模式。同时，慢性低度炎症的作用再次成为当前对疾病进展理解的中心主题。

八、心血管疾病

20多年来，银屑病可能与心血管疾病（CVD）相关的研究一直是个备受关注的话题[9]。银屑病和CVD之间关系的了解由于传统CV危险因素（包括糖尿病、肥胖、吸烟、高血压和高脂血症）的增加而变得复杂。其他难以量化的潜在混杂因素包括运动、酒精和饮食。尽管如此，来自人口数据库和临床研究的越来越多的证据压倒性地支持银屑病和CVD之间的联系。

银屑病和动脉粥样硬化的关键介质是相似的，并提供了一种可能将两者联系起来的机制（图27-2）。Th1和Th17细胞及其各自的细胞因子参与这两种疾病的发病机制[122]。两种疾病共有的细胞因子包括IL-1、IL-6、IL-10、瘦素和脂联素[24]。除了流行病学证据外，这种机制上的重叠进一步支持了这一假设。

炎症是银屑病和CVD之间理论联系的中心主题。CRP与高血压有关[123]，是CV事件的不良预后因素[124, 125]。炎症在血管疾病的发展中起着重要作用，并与内皮功能障碍和动脉粥样硬化的发展有关[126, 127]。T细胞的活化和巨噬细胞对内皮的浸润是疾病进展的早期步骤[127]。内皮下脂质泡沫细胞的形成预示着动脉粥样硬化斑块的发生。随着动脉粥样硬化纤维帽的形成，这个核心区域是平滑肌和基质重构的焦点。斑块的活化和血栓的形成与随后的缺血事件有关。斑块的形成和不稳定在很大程度上由炎症细胞因子、T细胞和巨噬细胞驱动[127]。

氧化修饰的脂蛋白与血管炎症和CVD有关，并在银屑病患者中升高[128]。最近一项对232例银屑病患者的研究表明，与20例健康对照相比，氧化LDL（$\beta=0.10$；$P=0.020$）和氧化HDL（$\beta=-0.11$；$P=0.007$）与非钙化动脉斑块疾病负担显著相关[129]。在这项研究中，银屑病的有效治疗使氧化HDL的减少。

因此，炎症似乎是脂质功能障碍、心血管病和银屑病之间的机制联系。氧化应激导致活性氧（ROS）在"正常状态"中发挥功能作用[119]。如果这些活性氧升高，体内平衡可能被破坏，导致细胞损伤，并可能导致一系列的生理后果[130]。

（一）心脏病

1. 心血管疾病与银屑病相关的证据

大量研究已经证明CVD和银屑病有关[8, 9, 56, 131-137]。最近，随着对银屑病患者的大型数据库的查询，银屑病和CVD之间的关系已成为密切关注的焦点。关于该主题最具影响力之一的一篇论文发表了一组来自英国GPRD（General Practice Research Database）的银屑病患者数据，包括轻度（$n=127\,139$）和重度（$n=3837$）银屑病患者[54]。多因素回归显示心肌梗死（MI）的相对风险显著增加，这在年轻重症患者中最为明显[54]。据计算，30岁轻症患者的MI的校正相对危险度为1.29（95%CI 1.14～1.46），而重症患者为3.10（95%CI 1.98～4.86）[54]。该风险与传统的CV危险因素无关。根据适当的临床编码和接受系统治疗（包括补骨脂素、光疗、甲氨蝶呤、硫唑嘌呤、环孢素、依维替酸、阿维A、羟基脲或霉酚

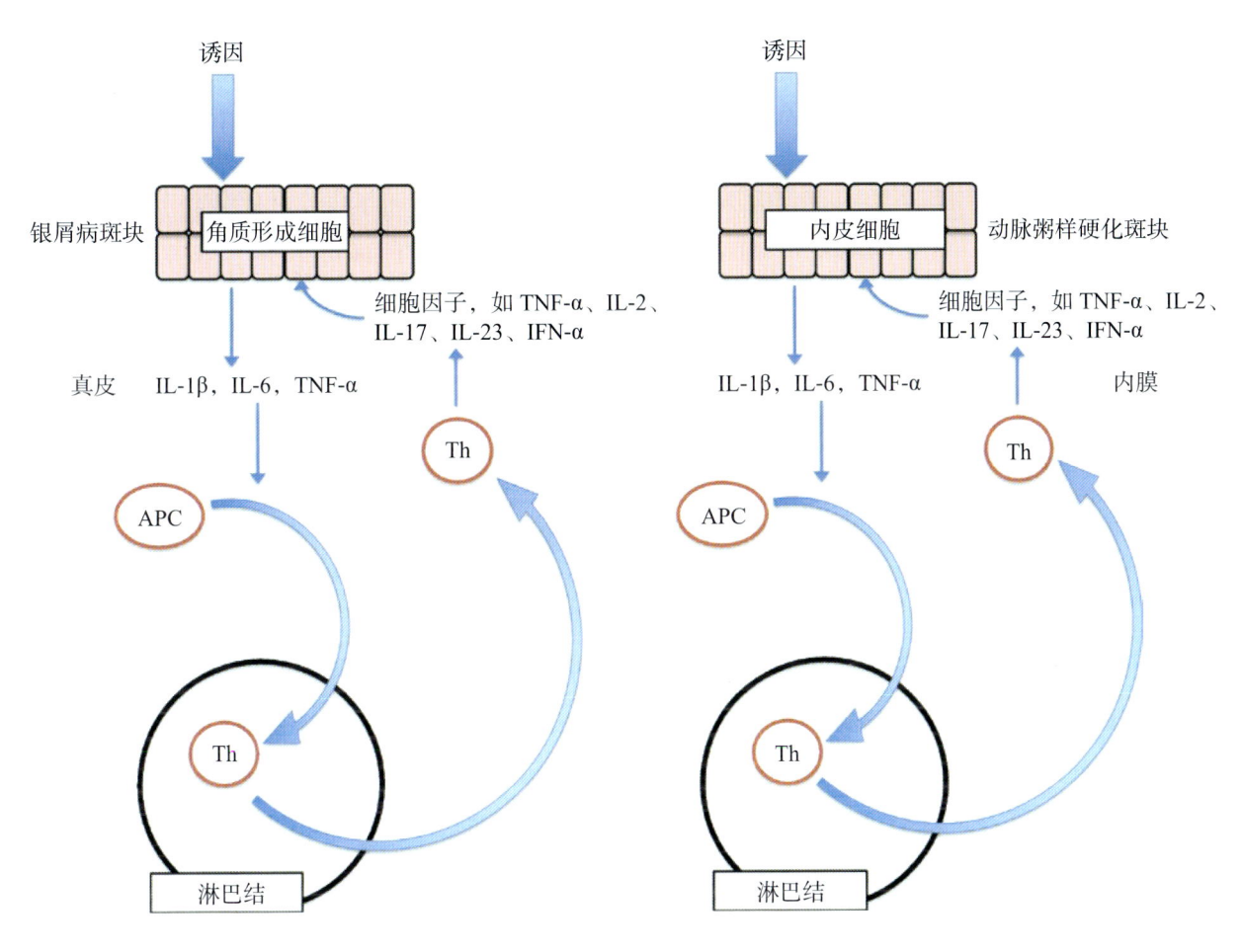

▲ 图 27-2　银屑病与心血管疾病的重叠发病机制
Th. CD4 淋巴细胞（Th1 和 Th17）；APC. 抗原提呈细胞

酸酯），患者被分类为患有严重疾病。值得注意的是，16.4% 的重度银屑病患者曾服用过硫唑嘌呤，而这并不是治疗银屑病的常用药物。该团队随后发表了进一步的证据表明，严重银屑病可增加主要不良 CV 事件的风险（major adverse CV events，MACE；包括 MI、脑卒中或 CV 事件导致的死亡）和 CV 死亡[135, 138, 139]。从 GPRD 中提取的英国 14 330 例重度银屑病患者队列中，MACE 的校正风险比为 1.53（95%CI 1.26～1.85）；相当于 10 年 MACE 的绝对风险增加 6.2%[135]。Mehta 等也在一组 3603 例严重银屑病患者中报道，与对照组相比，CV 死亡率增加，与传统因素无关；校正后的 CV 死亡率风险比为 1.57（95%CI 1.26～1.96）[139]。来自其他人群的证据包括 Shiba 等最近的研究，他们比较了日本医院 1197 例银屑病患者和 111 868 例对照患者，报告 MI 的校正优势比（OR）为 1.87（95%CI 1.26～2.68；P=0.0022）[140]。其他类似或重叠的研究也支持这些观察结果[141-144]。

基于人群研究的证据得到了小型机制研究的支持，其中包括一项使用正电子发射断层扫描（positron emission tomography，PET）的研究。这表明，与对照组相比，银屑病患者的主动脉炎症（公认的动脉粥样硬化标志物）升高[145]。在 60 例银屑病患者和 20 例对照组的队列中，作者报告了银屑病面积和严重指数评分（PASI）升高与主动脉靶本底比值（aortic target-to-background ratio）增加相关（β=0.41，P=0.001），即使在调整了年龄、性别和 Framingham 风险评分后，这一比值仍然显著。该技术的后续研究表明，在全国范围内登记的血管炎症和 MACE 事件似乎与银屑病病程有关[146]。这支持了银屑病会带来不利的 CVD 风险的假设，而这种风险受数量（银屑病的严重程度）和炎症持续时间的影响。

丹麦的一项研究对 34 371 例和 2621 例轻度和重度银屑病患者分别进行了 10 年的观察，发现了支持 CV 死亡率风险增加的证据[147]。对于轻度银屑病，CV 死亡率的独立风险比为 1.14（95%CI 1.06～1.22），对于重度银屑病，CV 死亡率的独立风险比增加到 1.57（95%CI 1.27～1.94）。从 IMS Health Integrated Claims Database（n=20 614）和 MarketScan®Commercial Claims and Encounters Database（n=25 556）中提取的两项针对美国银屑病患者的大型数据库研究也报道了 CVD 风险增加[57]。CVD 的校正优势比分别为 1.13（95%CI 1.06～1.20）和 1.18（95%CI 1.09～1.28）[57]。护士健康研究Ⅱ（Nurses' Health Study Ⅱ）对 96 008 例银屑病患者进行了研究，为银屑病与 CVD 疾病之间的关联提供了额外的支持。非致死性 CVD 和非致死性 MI 的多因素校正风险比（HR）分别为 1.55（95%CI 1.04～2.31）和 1.70（95% CI 1.01～2.84）[148]。

一项包含 9 项已发表研究的大型 Meta 分析显示，201 239 例轻度银屑病患者和 17 415 例重度银屑病患者发生心肌梗死的风险显著增加。轻度和重度银屑病发生 MI 的相对危险度分别为 1.29（95%CI 1.02～1.63）和 1.70（95%CI 1.32～2.18）。轻、重度银屑病发生卒中的相对危险度分别为 1.12（95%CI 1.08～1.16）和 1.56（95%CI 1.32～1.84）[149]。

2. 不支持心血管疾病和银屑病之间关联的证据

与此相反，Wakkee 等从使用荷兰健康记录的数据库中提取了 15 820 例银屑病患者和 27 577 例对照者的数据，在校正了已确定的混杂因素后，未能证明 CV 死亡率显著增加[150]。缺血性心脏病和急性 MI 的校正风险比分别为 1.05（85%CI 0.95～1.17）和 0.94（95%CI 0.80～1.11）[150]。作者使用一种算法选择了被明确诊断为银屑病的患者，该算法包括一个标准，即患者必须有处方开具过补骨脂素、钙泊三醇、骨化三醇、蒽林、富马酸或依法利珠单抗。虽然这可能会选择大多数银屑病患者，但作者承认，使用其他系统性治疗的严重银屑病患者可能会被排除在分析之外（如甲氨蝶呤和环孢素）。该研究团队随后还报道，通过包括颈动脉内膜厚度在内的许多替代标记物测量，银屑病和 CVD 没有关联[151]。一项对 1376 例重度银屑病患者进行 PUVA 治疗并随访 30 年的纵向研究进一步表明，银屑病可能不是 CVD 的独立危险因素。该研究表明，全因死亡率增加，但 CVD 风险未增加[152, 153]。这已被证明是一个有争议的领域，在已发表的文献中学者们进行了多次讨论[154-156]。

鉴于几个大型人群队列研究中支持 CVD 独立风险的证据的强度，有 2 项共识声明支持银屑病是 CVD 独立危险因素的立场，并已被广泛接受[53, 157]。

3. 银屑病治疗对 CVD 风险的影响

银屑病患者患心血管疾病的风险增加，其病因由于众多混杂变量而复杂化。尽管如此，一个重要的悬而未决的问题涉及抗银屑病治疗对心血管风险的影响。Prodanovich 等对一组银屑病（n=7615）和类风湿关节炎（n=6707）门诊患者的血管疾病进行了回顾性研究[158]。在接受甲氨蝶呤治疗的患者中，银屑病和类风湿关节炎发生血管疾病的相对风险分别为 0.73（95%CI 0.55～0.98）和 0.83（95%CI 0.71～0.96）。规模较小的前瞻性研究表明，使用全身抗银屑病治疗可以改善 CVD 的不良标志物[159]。Wu 等利用私人健康保险索赔登记簿检查了接受≥2 TNFi 或甲氨蝶呤处方治疗的银屑病患者之间的 MACE 事件。12 个月后，TNFi 患者（n=9148）和甲氨蝶呤患者（n=8581）的 CVD 发生率分别为 1.45% 和 4.09%（P=0.01），风险比为 0.55（P=0.01）[160]。同一研究团队比较了 11 410 例接受 TNFi 治疗的患者和 12 433 例接受光疗的患者。6 个月后，与光疗法组相比，TNFi 组 CV 事件的风险比降低（HR=0.77，95%CI 0.60～0.99）。这种效果是累积的，因此使用 TNFi 治疗的时间越长，效果越好。作者估计，需要用 TNFi 代替光疗来治疗的人数为 161，以避免单一

CV事件[161]。支持这一数据的进一步证据已经在丹麦的一项登记中报告，该研究表明，在6902例患者中，接受TNFi（HR=0.46；95%CI 0.22～0.98）或甲氨蝶呤（HR=0.53；95%CI 0.34～0.83）治疗的患者心血管事件风险降低，最长随访5年[162]。一项针对24 081例银屑病和银屑病关节炎患者的研究表明，与接受口服或光疗的患者相比，在接受TNFi治疗的患者队列中（n=1877），单纯银屑病组（n=971）发生MI的风险比为0.264（95%CI 0.12～0.59；P=0.0012）[163]。具有银屑病皮损和关节炎受累的患者未观察到风险降低（n=750）；MI风险比0.957（95%CI 0.60～1.53；P=0.855）。与所有基于人群的研究一样，需要考虑包括患者选择偏倚在内的多种限制。在医疗保险计划提供各种治疗选择的国家中尤其如此。

许多使用CVD替代标志物的小型研究已经开展，包括血流介导的血管扩张、颈动脉内膜中膜厚度和PET扫描。这些研究提供了一些支持性证据，表明有效抑制银屑病炎症可改善CVD发病率和死亡率[164, 165]。有研究利用PET对治疗12个月的50例患者进行基线扫描并随访1年，结果表明，有效治疗皮肤病与冠状动脉斑块总负荷（total coronary plaque burden，β=0.45，0.23～0.67；P<0.001）和非钙化冠状动脉斑块负荷（non-calcifed coronary plaque burden，β=0.53，0.32～0.74；P<0.001）的改善相关，超出了传统的危险因素[166]。美国的一项前瞻性研究发表了进一步支持银屑病相关CVD降低的观点，该研究对银屑病患者（n=290）进行了生物制剂治疗［阿达木单抗（Adalimumab）、依那西普（Etanercept）、乌司奴单抗（Ustekinumab）、司库奇尤单抗（Secukinumab）和依奇珠单抗（Ixekizumab）］，并随访1年和接受了一系列冠状动脉造影。在随访中，生物治疗与非钙化斑块负担减少6%相关（P=0.005）[167]。与非生物治疗相比，冠状动脉斑块负荷的改善是显著的。银屑病血管炎症（vascular infammation in psoriasis，VIP）临床试验是一系列正在进行的研究，旨在检查血管炎症是否受到抗银屑病治疗的影响，包括光疗、阿达木单抗、阿普米司特（Apremilast）、苏金单抗和乌司奴单抗。与上述报道的研究相反，虽然其他研究尚未报道，但初步数据并没有证实阿达木单抗和光疗在52周的随访期内可以减少血管炎症[168]。

最近的一项综述总结了参加乌司奴单抗Ⅲ期临床试验的银屑病患者的合并症（n=2899），该综述强调了对CVD危险因素进行初级干预的必要性，该综述表明，银屑病患者的糖尿病、高血压和高脂血症经常未确诊和未治疗（表27-7）[21]。

表27-7 乌司奴单抗（Ustekinumab）Ⅲ期临床试验的中度至重度银屑病（PASI≥12）患者未确诊或未治疗的危险因素总结（n=2899）[21]

心血管危险因素	未诊断（%）	未治疗（%）
糖尿病	2.3	19.1
高血压	9.1	21.8
高脂血症	4.9	38.6

4. 治疗注意事项

对有风险或患有CVD疾病患者的治疗可能会对临床的治疗选择产生重大影响。证据支持甲氨蝶呤可以减少CVD，尽管程度低于TNFi，使其成为银屑病治疗的首选方案之一。由于高血压和肾功能损害增加了CVD的风险，环孢素是相对禁忌的。生物疗法对CVD风险的影响有些混杂，需要进一步研究以建立更清晰的关联。纽约心脏学会NYHA心衰3期或4期患者不应接受TNFi治疗，因为有可能导致心衰进一步恶化。

综上所述，银屑病可能是CVD的独立危险因素，有效治疗银屑病可能对CVD风险有积极影响。有证据表明，严重银屑病患者的全因死亡率要高得多，相当于减少5年的生命[138, 169]，这进一步加强了更好地理解这一点的必要性。鉴于银屑病患者CVD患病率和其他危险因素升高，皮肤科医生必须参与这些并发症的检测、管理和初级预防。

(二）脑卒中与心房颤动

有证据支持银屑病对血管功能的更广泛影响，表明银屑病患者脑卒中和心房颤动（AF）的风险增加[136]。一项对丹麦人群的队列研究比较了1997年至2006年，36 765例轻度银屑病患者、2793例重度银屑病患者和4 478 926例对照组[136]。表27-8总结了AF和脑卒中的比率。有趣的是，这一证据表明，AF和脑卒中的风险最大的是患有最严重疾病的年轻人，这与Gelfand等报道的CVD风险一致，再次支持了炎症起关键作用的假设[54]。

丹麦也报道了一项对非瓣膜性AF患者进行治疗并评估血栓栓塞和脑卒中的分析[170]。该研究发现，与背景人群（n=99 357）相比，重度银屑病患者（n=549）静脉血栓形成和脑卒中的风险增加，无银屑病、轻度银屑病和重度银屑病患者的中位随访时间分别为3.5年、3.1年和2.8年。该研究报告，与目前公认的模型预测得分相比，静脉血栓形成的风险增加了2.6～3.4倍。轻度和重度银屑病的脑卒中致死率分别为0.97（0.80～1.12）和1.51（1.12～2.05）。在整个丹麦人群（n=5 251 888）中，通过抑郁症和银屑病的交叉参照，学者们进一步研究了脑卒中和房颤的风险[171]。这项研究发现，银屑病患者发生AF和脑卒中的风险更大，而共存的抑郁症进一步增加了这种风险（表27-9）。这表明，患有严重银屑病和抑郁症的患者新发AF和脑卒中的风险最大。鉴于银屑病的心理后果已被充分描述，该研究强调了对个体进行全面评估的必要性。一项以英国为基础的队列研究对48 523例银屑病患者和208 187例对照组进行了中位5.2年的随访，结果显示短暂性脑缺血发作的多变量风险比（HR）为2.74（2.41～3.12）和心房颤动的多变量HR为1.54（1.36～1.73）[172]。

与Ahlehoff等的证据相反，Yang等对中国台湾省国民健康保险（NHI）计划进行调查后，报道了1685例银屑病患者和5055例对照者的队列中没有增加脑卒中风险的证据。在该研究中，银屑病患者脑卒中患病率为6.5%（n=109），对照组为6.0%（n=304）（P=0.728）[51]。然而，在高加索

表27-8 根据年龄＜50岁或≥50岁分组，轻度和重度银屑病患者发生心房颤动和脑卒中的校正优势比[136]

		调整后的比率（95% 置信区间）	
		心房纤颤	脑卒中
轻度银屑病	＜50岁	1.50（1.21～1.86）	1.97（1.66～2.34）
	≥50岁	1.16（1.08～1.24）	1.13（1.04～1.21）
重度银屑病	＜50岁	2.98（1.80～4.92）	2.80（1.81～4.34）
	≥50岁	1.29（1.01～1.65）	1.34（1.04～1.71）

表27-9 与银屑病严重程度和有无抑郁相关的新发房颤（AF）风险比[171]

		风险比（95%CI）	
		新发AF	脑卒中
轻度银屑病	无并发抑郁症	1.14（1.08～1.33）	0.95（0.88～1.03）
	并发抑郁症	1.19（1.06～1.33）	1.63（1.43～1.85）
重度银屑病	无并发抑郁症	1.32（1.15～1.53）	1.16（0.97～1.39）
	并发抑郁症	1.74（1.43～2.11）	2.47（2.07～2.95）

人群中，脑卒中通常由颅外大动脉粥样硬化引起，而在中国人中，颅内小血管疾病更为常见[51]。作者承认，缺血性脑卒中在中国和高加索人群中的机制不同，因此可能不具有可比性。有趣的是，最近一项针对 13 385 例韩国银屑病患者的研究确实发现了银屑病与脑卒中和 AF 的关联。在严重银屑病患者中，AF 的校正危险比为 1.44（95%CI 1.14～1.82），血栓栓塞事件的校正危险比为 1.26（95%CI 1.07～1.47）[173]。

治疗注意事项

银屑病对心血管疾病的影响和有效治疗的影响具有极大的临床和研究吸引力，但仍有待明确的回答。共存的 CVD 可能会使治疗复杂化，从而禁用环孢素或可能影响其他治疗方法的选择。对于 NYHA 心衰 3 期或 4 期患者避免 TNFi 的生物治疗也是如此。

总之，这一证据支持银屑病相关慢性炎症负担对全身血管健康的影响的假设，其影响方式与 CVD 中观察到的类似。在老年患者中观察到的风险降低可能反映了伴随的疾病和不良风险因素，这些因素积累起来淡化了银屑病这个因素的相对影响。

九、癌症与淋巴瘤

许多研究表明银屑病与恶性肿瘤之间存在关联，但由于光疗和免疫抑制疗法的额外影响可能会影响恶性肿瘤的累积风险，特别是皮肤恶性肿瘤，使得银屑病与恶性肿瘤之间的关联更为复杂。混杂变量使情况进一步复杂化，如肥胖，这是公认的恶性肿瘤危险因素，或银屑病患者中更常见的行为因素（如使用日光浴浴床、运动、吸烟、饮酒）。

与 200 000 例的对照组相比，最近中国台湾省医疗保险数据库中 3686 例银屑病患者的 7 年癌症发病率为 4.8%，调整后的银屑病患者患癌风险比为 1.66（1.38～2.00）。与银屑病相关的癌症发生在男性患者的皮肤、淋巴瘤/白血病、膀胱、口咽/喉、肝脏/胆囊、胰腺和肺部，以及女性患者的结肠直肠癌。值得注意的是，这并没有考虑到家族史、饮食或吸烟状况[174]。

一项基于英国的恶性肿瘤风险研究也报道了银屑病患者的恶性肿瘤风险，该研究由 2002—2014 年观察到的 186 076 例轻度银屑病患者和 12 290 例中度至重度银屑病患者的队列组成。据报道，非黑色素瘤皮肤癌的风险增加，调整后的风险比为 1.06（95%CI 1.02～1.09），淋巴瘤调整后的风险比为 1.34（95%CI 1.18～1.51），肺癌风险增加，aHR 为 1.15（95%CI 1.03～1.27）。乳腺、结肠、前列腺和白血病恶性肿瘤与银屑病患者的 HR 增加无关。共同变量包括年龄、性别、BMI、吸烟和饮酒[175]。

最近的一项 Meta 分析提供了银屑病与恶性肿瘤相关的支持证据，但由于出版物的异质性而具有局限性。该研究报道，呼吸道恶性肿瘤、上呼吸道恶性肿瘤、泌尿道恶性肿瘤和肝癌的实体瘤风险的标准化发病率比（SIR）可能增加，分别为 1.52（95%CI 1.35～1.71）、3.05（95%CI 1.74～5.32）、1.31（95%CI 1.11～1.55）和 1.90（95%CI 1.48～2.44）。非霍奇金淋巴瘤的风险为 1.40（95%CI 1.06～1.86），鳞状细胞癌为 5.3（95%CI 2.63～10.71），基底细胞癌为 2.00（95%CI 1.83～2.20）。黑色素瘤的患病风险并未增加。也许值得注意的是，实体器官肿瘤通常与酒精和吸烟有关，这可能是 Meta 分析的重要混杂因素[176]。

（一）皮肤癌

虽然银屑病和皮肤癌相关的证据正在出现，但由于潜在的混杂变量包括银屑病患者的日晒和日光浴床使用，使得充分评估仍然具有挑战性。皮肤癌可见于银屑病患者，这应继续作为受影响个体临床评估的一部分。尤为重要的是，PUVA 已被报道可使鳞状细胞癌（SCC）的风险增加 14 倍[177]。既往接受过 >200 次 PUVA 治疗的银屑病患者使用任何环孢素均会增加 SCC 的风险，调整后的发病率比为 3.1（95%CI 2.6～3.7）[178]。

（二）淋巴瘤

有学者采用英国 GPRD，研究了 153 197 例银屑病患者（149 203 例轻度、3994 例重度）和 765 950 例对照组[179]。研究发现，轻度和重度银屑病患者淋巴瘤的校正优势比分别为 1.34（95%CI 1.16～1.54）和 1.59（95%CI 0.88～2.89）。这与下面讨论的 Brauchli 等的工作一致[180]。Gelfand 等报道的数据亚分析表明，发生淋巴瘤的风险最高的是皮肤 T 细胞淋巴瘤（CTCL）[179]。考虑到 CTCL 和银屑病的临床误诊的可能性，我们必须谨慎解释这一证据，但这似乎是很重要的。

（三）一般癌症风险

对这一领域做出贡献的首批重要研究是一项对 17 000 例银屑病患者和高血压患者进行比较的大规模人群研究。该研究发现严重银屑病患者恶性肿瘤风险增加，风险比为 1.78（95%CI 1.3～2.40）。大多数恶性肿瘤为淋巴增生性。值得注意的是，校正只适用于年龄和性别，而不适用于酒精、吸烟或肥胖[181]。

与银屑病相关的恶性肿瘤风险可能受到背景人群固有遗传因素的显著影响。利用国家健康保险数据库，有学者对 1 773 786 例韩国患者（5788 例诊断为银屑病）进行了为期 15 年的观察分析。与对照组相比，总体恶性肿瘤和胃癌的校正 HR 分别为 1.08（95%CI 1.00～1.18）和 1.31（95%CI 1.08～1.58）[182]。

Brauchli 等在英国 GPRD 研究中对 36 702 例银屑病患者和 36 702 例匹配对照进行了研究，结果表明银屑病≥4 年的患者患癌的总体优势比增加了 1.50（95%CI 1.30～1.74）[180]。这个优势比受年龄、性别、体重指数（BMI）和吸烟状况的控制。淋巴造血恶性肿瘤的相对危险性最大。对于未接受全身治疗的患者，病程<2 年的银屑病患者癌症发展的优势比为 1.59（95%CI 1.01～2.50），病程≥2 年的银屑病患者癌症发展的优势比为 2.12（95%CI 1.45～3.10）。这项研究控制了 GPRD 的年龄、性别和年数，但没有控制吸烟、饮酒或癌症家族史。

中国台湾省的一项研究报告进一步支持银屑病和癌症之间的联系。利用 1996—2000 年全国健康保险研究数据库（NHIRD），将 3686 例银屑病患者与 200 000 例对照组患者进行比较[174]。Chen 等计算出发生癌症的校正风险比为 1.66（95%CI 1.38～2.00），与泌尿、皮肤、口咽部/喉部、肝脏/胆囊和结肠/直肠肿瘤有显著关联。这项研究的一个重要局限性是，这些比率没有考虑吸烟、饮酒或家族史。

爱荷华州女性健康研究的一个项目比较了 1991—2004 年 719 例银屑病患者和 32 191 例非银屑病患者[183]。该研究报告了银屑病患者结肠癌的校正风险比（根据年龄、吸烟、BMI、受教育程度、体育活动、激素的治疗使用进行调整）：HR=1.6（95%CI 1.0～2.4）[183]。

总之，银屑病可能会增加恶性肿瘤的风险，特别是淋巴细胞增生性疾病。我们需要进一步的研究来更清楚地评估在银屑病患者中比背景人群更频繁观察到的不良混杂变量的影响（如家族史、饮食、运动、吸烟和饮酒）。所有银屑病患者接受的一级预防和风险评估，对于早期发现和管理以及降低患者接受免疫抑制全身治疗的风险具有重要意义。

（四）治疗注意事项

恶性肿瘤患者的治疗选择充满挑战，这需与患者密切讨论并考虑与个体相关的所有变量。鉴于恶性肿瘤的风险增加，环孢素是禁忌。甲氨蝶呤应谨慎使用，并与肿瘤学家或相关专家讨论。阿维 A 已被证明在某些人群中可降低非黑色素瘤皮肤癌的风险，鉴于它不具有免疫抑制功能，因此在治疗中提供了一个有价值的选择[37]。围绕生物疗法的证据受到多种混杂因素的限制，但近年来已有多篇论文对其进行了回顾和讨论[184]。在临床实践中，尽管过去有癌症病史，但患者现在更频繁地接受一系列新疗法的治疗。生物登记在增加证据基础具有重要的作用和最终为如何处理这种复杂情况提供更明确的答案。在这个阶段，需要采取具体情况具体分析的方法。同样，阿普米司特在治疗癌症患者中的作用的证据也不确定，因为缺乏有力的证据，但值得进一步调查，因为它可能对这类患者中有益。读者可进一步参考书中有关特定生物制剂治疗银屑病的相关章节。

十、自身免疫性疾病

在过去的20年里，对银屑病的遗传学和发病机制的了解取得了巨大的进展，并为进一步了解银屑病与其他影响免疫系统的疾病之间的关系提供了宝贵的机会，包括炎症性肠病如克罗恩病和溃疡性结肠炎、多发性硬化症、乳糜泻、1型糖尿病和Graves病[91, 185, 186]。最近，银屑病与类风湿关节炎、斑秃、全身性硬化症、干燥综合征、白癜风、慢性荨麻疹、全身性红斑狼疮、巨细胞动脉炎和慢性肾小球肾炎的关系也引起了关注[187]。由于自身免疫疾病的明显相近性和临床相关性，学者们提出了"免疫介导的炎症性疾病"（immune mediated inflammatory disease，IMID）的概念。这一概念已被证明在临床环境中描述遗传、致病和临床重叠是有用的。

银屑病与炎症性肠病之间的关系已经提出了30多年。病例对照研究表明，7%～11%的克罗恩病患者也患有银屑病[188-190]。许多遗传易感位点在银屑病和克罗恩病中是相同的，这进一步支持了这一观察结果[191, 192]。

银屑病和炎症性肠病之间的关联可能是由于疾病的临床重叠性、共享的遗传因素以及其他尚不明确的风险。最近进行的一项包括6215例克罗恩病患者、8644例银屑病患者和20 560名健康个体的5个全基因组关联研究分析的Meta分析发现了7个在克罗恩病和银屑病之间相同的非 *HLA* 易感基因位点（9p24位于 *JAK2* 附近、10q22位于 *ZMIZ1*、11q13位于 *PRDX5* 附近、16p13位于 *SOCS1* 附近、19p13位于 *FUT2* 附近、17q21位于 *STAT3*、22q11位于 *YDJC* ）[163]。

在考虑疾病发病机制时，银屑病和克罗恩病之间的相似之处被进一步得到确定。上皮屏障功能障碍都会因先天免疫和适应性免疫的激活而受损，从而导致Th17通路激活的炎症级联反应。在IL-17抑制的情况下，IBD的发病率或发展似乎与此相矛盾，但可能与黏膜屏障功能受损有关[193]。

一项丹麦的研究对10 923例银屑病患者与对照组（*n*=109 230）进行了匹配，结果显示约20%的银屑病患者至少发生了1种IMID，而普通人群中的比例为7.4%。由此计算出的优势比为3.10（95%CI 2.94～3.26）[194]。

对护士健康研究（nurses health study，NHS）Ⅰ和Ⅱ的分析比较了1996—2008年（NHS Ⅰ）和1991—2007年（NHS Ⅱ）之间观察到的174 476例女性。在NHS Ⅰ中，克罗恩病发展的多因素矫正相对危险度（RR）为4.00（95%CI 1.72～9.27），在NHS Ⅱ中为3.76（1.82～7.74）。没有明显增加的溃疡性结肠炎风险。这支持了先前的研究结果，并与克罗恩病和银屑病之间已确定的发病机制重叠相一致[195]。德国健康保险数据库公布的33 981例银屑病患者和1 344 071例对照患者的研究结果，进一步支持这一关联。克罗恩病的患病率为2.06（1.84～2.31）[14]。一项利用以色列国家卫生数据库的研究对比了银屑病（*n*=12 502）患者与年龄和性别匹配的对照组（*n*=24 287），发现克罗恩病的优势比为2.49（95%CI 1.71～3.62）。此外，还报告了银屑病和溃疡性结肠炎之间的正相关性；OR为1.64（95%CI 1.15～2.33）[196]。一项荷兰的研究回顾了2009—2014年在一家综合医院接受治疗的所有银屑病患者。该研究团队报道了与普通人群相比，克罗恩病的患病率高出4倍。有趣的是，患有银屑病和克罗恩病的患者群体似乎具有更严重的克罗恩病表型，表现为瘘管/穿孔性疾病、更频繁地使用皮质类固醇和其他全身性药物[197]。

一项基于美国的研究对25 556例银屑病患者进行了1:3的对照组匹配，结果显示患病率为：克罗恩病1.6（95%CI 1.4～2.0）、溃疡性结肠炎1.3（95%CI 1.1～1.6）、炎症性肠病1.4（95%CI 1.2～1.6）[181, 198]。

治疗注意事项

互相重叠的IMID为合理化治疗和减少免疫

调节疗法来控制症状提供了机会。这很有吸引力，但并非没有挑战。上述证据表明，共存的疾病可能对治疗更具抵抗力，或者具有更严重的表型（如银屑病和克罗恩病）。治疗选择将需要考虑到特定的共存自身免疫性疾病。尽管使用阿普米司特和富马酸酯类药物时可能需要谨慎，因为它们可能加重肠道症状，但对于克罗恩病，标准的全身性治疗通常是银屑病治疗的可接受选择。TNFi和IL12/23i在银屑病和克罗恩病中均获得了许可，并可能是共存疾病治疗的一项有价值的选择。由于存在疾病加重的风险，IL-17抑制药禁用于克罗恩病。

银屑病和自身免疫性疾病之间的联系是令人信服的，表明两者都有共同的遗传因素和潜在的重叠发病机制。越来越多的遗传学研究（如全基因组关联扫描）和大规模数据库的建立为评估这种关联提供了多种方法。这将为疾病发病机制提供越来越有价值的见解。

十一、精神疾病

银屑病是一种外在表现非常明显的皮肤病，因此具有显著的社会耻辱感，这可能导致不适应的应对机制和压力增加。这种对生活质量的负面影响与心脏病和糖尿病等许多主要疾病相当[199]。一些研究报告了银屑病与抑郁和情绪障碍的患病率增加的关联。Esposito等对2391例患者进行的一项问卷调查报告称，62%的银屑病患者出现了抑郁症状[200]。这与另一项6194例重度银屑病患者的问卷调查结果一致，该调查显示79%的患者认为银屑病对他们的生活质量产生了负面影响[201]。一项对138例患者的研究强调了这种对生活质量的负面影响的严重性，其中7.2%的患者有过自杀念头[202]。最近的一项Meta分析证实了银屑病与自杀意念的关联，该分析报告银屑病患者的合并优势比（OR）为2.05（95%CI 1.54~2.74）[203]。

抑郁症被认为是由神经递质调节功能障碍介导的，包括血清素、去甲肾上腺素、多巴胺、γ-氨基丁酸（GABA）和谷氨酸。炎症细胞因子（TNF-α、IL-1、IL-1b、IL-2、IL-6、IL-8、IL-17、IL-23和C反应蛋白）与抑郁症的发病机制有关，并可能提供进一步的机制重叠[204-209]。银屑病和抑郁症的共同致病途径可能涉及IL-12，IL-12在抑郁症中升高，并且也是银屑病发病机制中确定的关键细胞因子[210, 211]。

一篇文献综述报道了28%的抑郁症状和12%的临床抑郁患病率，抑郁症的优势比（OR）为1.57（95%CI 1.40~1.76）[151]。

基于美国的一项将银屑病患者（$n=36\ 214$）的管理数据与普通人群匹配的研究报告，年发病率比为1.14（95%CI，1.11，1.17）[212]。丹麦的一项大型研究对1997—2016年的银屑病患者进行了评估，并将其与匹配的对照组进行了抑郁症发病率的比较（银屑病队列和对照组中$n=247\ 755$）。在长达20年的随访中，45 641例银屑病患者和36 299例对照者患上了抑郁症，HR为1.19~1.50，具体取决于疾病的严重程度[213]。

一项针对银屑病患者（$n=3635$）和对照组（$n=1359$）进行临床调查的国际观察性研究发现，银屑病患者抑郁、焦虑和自杀意念的aOR分别为3.02（1.86~4.90）、2.91（2.01~4.21）和1.94（1.33~2.82）。在研究队列中，17.3%的患者有过自杀意念[214]。有趣的是，有证据表明抑郁会增加银屑病患者患银屑病关节炎的风险，风险比为1.37（95%CI 1.05~1.80）[215]。抑郁症和脑卒中和AF的银屑病（如上所述）的关联进一步支持了这两种疾病之间的致病重叠加重了个体的累积疾病负担。

在其他种族和地域群体中也观察到抑郁症发病率的增加。中国台湾省最近的一项研究利用健康保险数据库对17 086例银屑病患者和1 607 242例对照者进行了研究，结果显示，银屑病患者的抑郁症患病率为11.5%，而普通人群的抑郁症患病率为7.7%[216]。先前一项使用中国台湾省国民健康保险（taiwan national health insurance，NHI）理赔数据库的研究比较了51 800例银屑病患者和997 771例对照组，报告抑郁患病率为2.13%（1103），而对照组为 1.52%（3152）（$P<0.0001$）[50]。校正后的相对危险度为 1.50（95%CI 1.39～1.61）[50]。以色列一项以人群为基础的研究进一步支持了银屑病与精神合并症之间的关联，该研究对 10 669 例银屑病患者进行了研究，对照组为 22 996 例[49]。银屑病患者的精神共病患病率为 15.8%（1685），对照组为 13.1%（3019）（$P<0.001$）。

尽管有上述证据，但银屑病和抑郁症之间的联系并不普遍，在中国台湾进行的一项以人群为基础的研究中，对 1685 例银屑病患者和 5055 例对照组进行了进一步的研究，但未能证明这种关联[51]。银屑病患者中有 3.7%（$n=62$）出现抑郁，对照组为 3.0%（151）（$P=0.188$）。挪威的一项大型研究也未能确定抑郁症与慢性斑块状银屑病的关系，尽管它确实与反向银屑病有关[217]。

尽管精神健康症状和抑郁症的患病率很高，但只有不到 50% 的抑郁症患者得到了明确的诊断[218]。

这突出了大量临床未满足的需求和改善护理的潜在机会。同时值得注意的是，心理健康症状的后果将对患者的参与和依从性产生负面影响，并可能增加其他合并症疾病的风险，包括银屑病关节炎、脑卒中和 AF。

鉴于银屑病对生活质量的影响，银屑病和抑郁症之间的联系似乎是直观的。虽然抑郁症是临床试验的禁忌证，但通过生活质量指数衡量，在治疗期间经常观察到抑郁症状有所改善[219-221]。

在一个小队列（$n=13$）中，研究人员通过功能性磁共振成像（fMRI）检测了银屑病患者对厌恶反应的功能性脑活动，并报道了银屑病患者认知功能异常的支持结果[222]。经历过厌恶或看到他人表现出厌恶的面部表情的人的岛叶皮质会被激活。在这个队列中，与对照组相比，银屑病患者的岛叶皮质反应显著降低。作者认为这是一种与疾病社会耻辱相关的应对机制[222]。

银屑病对心理健康有巨大的负面影响。常规使用皮肤科生活质量指数（dermatology life quality index，DLQI）作为评估银屑病对生活质量影响的手段，反映了皮肤科实践对这一点的认识[223]。共存疾病的累积效应是深远的，值得注意的是，银屑病的有效治疗有助于减轻银屑病的一些心理健康负担[224]。

治疗注意事项

银屑病的治疗方案一般不会加重或诱发心理疾病。一些研究从 3 期和 4 期临床试验中提出了对阿普米司特和布罗利尤单抗的担忧。这方面的证据因临床试验设计和纳入 / 排除标准而变得复杂。随后的分析对这种风险提出了质疑，但在为特定个体选择治疗方案时应继续予以考虑[225, 226]。

结论

来自大规模流行病学研究和全基因组关联研究的新数据提供了证据，证明银屑病是一种具有多种合并症的多系统疾病。

银屑病患者发生 CVD 及多种 CVD 危险因素（肥胖、血脂异常、高血压、糖尿病、NAFLD 和代谢综合征）的风险增加。其病因仍有待进一步阐明。很明显，银屑病患者表现出许多不良的生活方式选择（如吸烟、不良饮食），这些生活方式无疑会导致 CVD 和 CVD 危险因素。

在发达社会，肥胖和代谢综合征非常普遍，反映了与饮食和体育活动等一系列因素有关的生活方式的变化。这一流行病对提供医疗保健产生了巨大影响。银屑病被认为是一种与肥胖和潜在代谢综合征相关的多系统疾病，这就提出了关于银屑病在普通人群中未来的患病率和严重程度的重要问题，以及皮肤科应该如何管理这个问题。

目前的证据有力地支持了炎症在银屑病、心血管疾病和心血管疾病风险因素（尤其是肥胖）之间的核心作用。有证据支持，有效控制银屑病相关炎症将导致 CVD 或 CVD 危险因素的改善或稳定。在银屑病、类风湿关节炎和系统性红斑狼疮患者的初步研究中已经提出了支持这一观点的证据，并且在接受甲氨蝶呤和生物制剂（特别是 TNF-α 抑制药）治疗的个体中，心肌梗死的发生率降低。对于临床医生来说，在评估中重度银屑病患者的治疗方案时，这是一个非常重要的额外考虑因素。

银屑病似乎增加了患恶性肿瘤的风险。这对淋巴瘤来说风险似乎是最大的。许多评估这种关系的研究由于无法控制重大混杂因素（如家族史、吸烟）而受到限制。这些数据可以帮助临床医生了解在该患者队列中恶性肿瘤的患病率增加。在考虑全身性免疫抑制疗法和基线评估和监测（如子宫颈涂片检查、乳房X光检查）的必要性时，这一点尤为重要。

银屑病与多种自身免疫病之间的相关性证据越来越充分，特别是在克罗恩病方面。许多这些关联都是通过共享的基因位点联系在一起的。重叠疾病的识别为双重病理的合理化治疗提供了机会。

银屑病和精神疾病之间的联系是公认的，治疗的选择在很大程度上取决于患者的需求（与银屑病对生活质量的负面影响有关）。银屑病对心理健康的影响不应被低估，需要作为任何管理计划的一部分进行持续评估。对重叠发病机制的认识为银屑病与精神疾病，特别是抑郁症之间的关系提供了新的见解，并可能提供进一步改善患者预后的机会。

对患者和医生的教育至关重要。银屑病是一种多系统疾病，需要采用以患者为中心的整体护理的多模式方法。对患者来说，提高对合并症的认识将使他们有更多的机会改变生活方式，以减少疾病负担，改善发病率和死亡率。对于临床医生来说，认识到银屑病是一种全身性疾病，应该促使采取临床实践的广泛方法和利用一级和二级预防策略，以改善该患者群体的发病率和死亡率。越来越多的临床专家跨临床专业工作，根据临床疾病谱有效地治疗患者。也许最引人注目的是皮肤风湿病服务越来越普遍。在先进和个性化医疗的时代，未来我们或许能够诊断出患者具有特定细胞因子途径的疾病和具有皮肤疾病在内的多器官特异性表现，并据此进行靶向治疗，这是值得考虑的。

资金来源：无。

利益冲突：PML 作为 AbbVie、Actelion、Almirall、Celgene、Janssen、Leo、Lilly、Novartis、UCB 和 Sanofi 的研究人员、讲者和（或）顾问委员会成员获得了酬金和（或）赠款。

RBW 获得了 AbbVie、Almirall、Amgen、Celgene、Janssen、Lilly、Leo、Novartis、Pfizer & UCB 的研究经费和 AbbVie、Almirall、Amgen、Arena、Avillion、Bristol Myers Squibb、Boehringer Ingelheim、Celgene、Janssen、Leo、Lilly、Novartis、Pfizer、Sanofi & UCB 的咨询费。

第 28 章 已发表治疗指南总结
Summary of Published Treatment Guidelines

Vignesh Ramachandran　Abigail Cline　Steven R. Feldman　著
舒　丹　译　沈　柱　校

学习目标

1．回顾世界各地组织及协会最近发布的治疗指南。
2．了解这些指南中的治疗考虑因素。
3．回顾对特定患者群体的注意事项。

摘要

银屑病是一种慢性、复发性、尚不能彻底治愈的疾病。银屑病的治疗具有挑战性，有一系列治疗方案可供选择。为了应对这一挑战，全球各地的学会组织银屑病领域的专家组制订循证治疗指南，供临床参考。在本章中，我们整合了这些信息，使临床医生同时使用多个学会的指南来做出循证决策，并强调可能影响决策的重要异同。这些指南在范围和深度上各不相同。一些全面地描述了目前局部治疗、光疗和系统治疗（非生物制剂和生物制剂）方法，附推荐强度，而其他指南则侧重于系统治疗有时缺乏明确推荐。该指南的局限性包括：缺乏对较新的生物制剂的推荐以及一些指南多年没有更新导致推荐基于较早的研究。银屑病治疗需根据患者的需求和偏好进行个体化治疗，指南必须与时俱进才能提供最佳临床指导，银屑病的治疗领域正在不断发展变化，这是一个艰巨的任务。

一、背景

银屑病是一种慢性、复发性、尚不能彻底治愈的疾病。除多系统受累之外，银屑病可引起巨大的情感、社会心理问题及生活质量负担[1, 2]。美国皮肤病学会（AAD）2003 年发表了一份共识声明，宣布银屑病治疗的目标是持久改善症状的同时最大限度地减少不良反应[3]。2017 年美国国家银屑病基金会（NPF）进一步提出"达标治疗"策略，由患者及其主管医生确定其治疗目标[4]。

银屑病的治疗方法多样，有传统疗法、局部治疗、紫外线（UV）光疗和系统治疗（非生物制剂和生物制剂）[5]。为了帮助医生应对这种疾病治疗的复杂性，许多国家学会发布了由专家小组制订的基于临床研究的循证治疗指南（表 28-1）。虽然共病、偏好、依从性等患者个体因素会影响治疗方案选择，但这些循证指南有助于临床决策[6, 7]。本章总结了来自全球各地的学会和组织最近发表的治疗指南。

二、方法

我们对讨论的治疗指南的类型进行了回顾，并提取了基于证据的建议和推荐，这些建议被分为推荐等级 A 或 B 或证据等级 Ⅰ 或 Ⅱ，以及基于专家意见的共识。这些信息来自以下学会的指南：加拿大皮肤病学会（CDA）、美国皮肤病学会（AAD）、欧洲皮肤病与性病学会（EADV）、德国皮肤病学会（DDG）、西班牙皮肤病与性病学会（SADV）、英国皮肤病学会（BAD）、美国国家银屑病基金会（NPF）、南非皮肤学会（DSSA）、马来西亚皮肤病学会（PDM）、苏格兰校际指南网（SIGN）、英国国家卫生与临床优化研究所（NICE）和瑞士皮肤病与性病学会（SSDV）。

三、治疗指南

（一）基本原则

银屑病是一种共病相关的慢性疾病，共病的发生与疾病、生活方式和治疗相关[8]。与疾病相关的共病包括银屑病性关节炎、精神障碍、心血管疾病、炎症性肠病、非酒精性脂肪性肝、阻塞性睡眠呼吸暂停和勃起功能障碍[8-10]。此外，与生活方式相关的因素包括吸烟、酗酒和焦虑；治疗相关副作用可能包括高血压（如环孢素）、肝毒性（如甲氨蝶呤）和血脂异常（如阿维A）[11-15]。对银屑病患者进行这些疾病的筛查是必要的。同时治疗他们的疾病和共病对患者生活质量和结局有协同效应[8]。

体表面积（BSA）受累程度决定治疗方案的选择及是否升级治疗。5%～10%或以下体表面积受累患者通常采用局部治疗（除非手掌/足底受累或其他需要更多治疗方法来减轻病情的情况）。只有超过5%～10%体表面积受累时，紫外线光疗和系统药物治疗较为合适。然而小面积银屑病皮损，尤其是头皮和手掌部位症状很重，严重影响生活

表 28-1　学会已发布指南概览

学　会	讨论的治疗方法	是否有依据？	出版年份
加拿大皮肤病学会	局部治疗，光疗和光化学治疗，非生物制剂系统治疗方法，生物制剂	是	2009
美国皮肤病学会	局部治疗，光疗和光化学治疗，非生物制剂系统治疗方法，生物制剂	是	2008—2010
欧洲皮肤病与性病学会	非生物制剂系统治疗方法，生物制剂	是	2009
德国皮肤病学会	局部治疗，光疗和光化学治疗，非生物制剂系统治疗方法，生物制剂	是	2007
西班牙皮肤病与性病学会	非生物制剂系统治疗方法，生物制剂	是	2016
英国皮肤病学会	非生物制剂系统治疗方法，生物制剂	是	2016—2017
美国国家银屑病基金会	光疗，非生物制剂系统治疗方法，生物制剂	是	2012
南非皮肤病学会	局部治疗，光疗和光化学治疗，非生物制剂系统治疗方法，生物制剂	是	2010
马来西亚皮肤学会	局部治疗，光疗和光化学治疗，非生物制剂系统治疗方法，生物制剂	是	2013
苏格兰校际指南网	局部治疗，光疗和光化学治疗，非生物制剂系统治疗方法，生物制剂	是	2010
英国国家卫生与临床优化研究所	局部治疗，光疗和光化学治疗，非生物制剂系统治疗方法，生物制剂	是	2014
瑞士皮肤病与性病学会	非生物制剂系统治疗方法，生物制剂	是	2016

质量[16, 17]。因此像这种情况下治疗方案取决于疾病对患者的影响，有时较少体表面积受累时可能需要升级治疗。

（二）局部治疗

银屑病的局部治疗包括糖皮质激素、维生素D_3衍生物、他扎罗汀（维生素A衍生物）、钙调神经磷酸酶抑制药、蒽林和煤焦油（表28-2）。

（三）糖皮质激素

糖皮质激素外用在一些指南中作为一线推荐，在其他指南中也被强烈推荐[18-24]。在只讨论系统治疗的指南中，局部糖皮质激素外用仍被看作是联合治疗的一部分，特别是在控制复发和局限性皮损[25, 26]。

虽然糖皮质激素外用非常有效被强烈推荐使用，但其有潜在的副作用，包括皮肤萎缩、萎缩纹和紫癜[20, 24]。有些指南更为谨慎，在长期治疗计划中对糖皮质激素外用有明确的建议。例如，PDM指南建议超强效糖皮质激素局部使用不超过2周，强效激素不超过4周[22]。此外敏感区域（如面部、皱褶部位）皮损外用弱效糖皮质激素[18, 19, 21, 24]。一些指南推荐与维生素D_3衍生物联合治疗，以减少激素用量并提高疗效[18, 19, 21, 23, 24]。只有AAD指南提到了与角质剥脱剂水杨酸联合应用可提高疗效[19]。总体而言，外用糖皮质激素的疗效取决于多种因素，包括药物的载体、药效、是否封包治疗和患者依从性[19]。

（四）维生素D_3衍生物

一些指南推荐维生素D_3衍生物（卡泊三醇和骨化三醇）作为一线治疗[18, 20, 24]。其他指南推荐维生素D_3衍生物作为长期维持治疗的一线用药，短期内疗效良好，但疗效不如局部外用激素[19, 21-23]。少许指南推荐复方制剂卡泊三醇倍他米松作为比单一制剂（糖皮质激素或维生素D_3衍生物）更有效的一线治疗[18, 20, 22-24]。皮肤薄嫩部位对维生素D_3衍生物的耐受性较差，可选用局部钙调神经磷酸酶抑制药等药物[19, 20, 22-24]。然而，DSSA指南提出他卡西醇适用于敏感部位[20]。维生素D和紫外线光疗联合比各自单独应用更有效[20, 22]。

（五）他扎罗汀

一些指南推荐他扎罗汀（外用的维A酸，维生素A衍生物）治疗轻度至中度斑块状银屑病[18, 19]。然而，与局部使用糖皮质激素或维生素D_3衍生物相比，他扎罗汀推荐频率较低（表28-2）。SIGN指南仅推荐在维生素D_3衍生物无效或不耐受[21]时适宜患者使用他扎罗汀。一些指南推荐与糖皮质激素联合治疗，以获得最佳疗效并降低各自的副作用[19, 20, 24]。

（六）局部钙调神经磷酸酶抑制药

尽管钙调神经磷酸酶抑制药在治疗银屑病治疗中比较常见，但美国食品药品管理局（FDA）并没有批准其治疗银屑病[19]。虽然AAD没有官方推荐外用钙调神经磷酸酶抑制药，但其在面部及间擦部位超适应证广泛应用。同时，报道也描述了与水杨酸有效联合治疗的方法[19]。同样DDG、DSSA和PDM指南指出，局部钙调神经磷酸酶抑制药可以用于面部和间擦部位银屑病的治疗[20, 22, 24]。而NICE指南认为，局部钙调神经磷酸酶抑制药仅在短期外用中效激素疗效差或需要长期治疗时用于面部、皱褶部位或生殖器部位[23]。

（七）地蒽酚

地蒽酚，也称蒽林，在指南中有不同的建议。总体来说使用受限。例如，AAD指南指出，过去它是一种重要的治疗方法，但没有被正确地推荐[19]。指南通常推荐地蒽酚作为住院患者短期诱导治疗[20, 23, 24]。易污染衣物的配方和烦琐的使用方法限制了其在门诊患者中的依从性和实用性[27, 28]。然而，有些指南建议其在门诊使用。SIGN指南认为，在维生素D_3衍生物无效或不耐受时，患者可外用地蒽酚治疗。PDM指南推荐地蒽酚外用等级为A，没有规定特定治疗环境[21, 22]。地蒽酚联合光疗、维生素D_3衍生物或糖皮质激素外用更有效[20, 24]。

（八）煤焦油

煤焦油是另一种在指南中不常提及的治疗方式（表28-2）。一些指南提出煤焦油（煤的酒精馏出物）可用于特定患者，尤其在低收入国家，因为它价格相对便宜[18-21]。PDM指南认为煤焦油制剂在轻度银屑病患者中可作为首选药物[22]。其他指南由于疗效差而不推荐使用煤焦油，或仅将其作为辅助治疗[23, 29]。一些指南建议煤焦油与光疗，特别是UVB联合治疗，但在其他指南中被驳斥[20, 24]。

（九）光疗和光化疗治疗

光疗和光化疗治疗需要用不同波长的紫外线单用或联合补骨脂（一种脱氧核糖核酸交联化合物）进行治疗[30]（表28-3）。紫外线可以是UVA或UVB，后者进一步分为窄谱中波紫外线（NB）和宽谱中波紫外线（BB）。在各种指南中，NB-UVB比BB-UVB更受推荐[17, 18, 20-22, 31, 32]。每周3次NB-UVB治疗最常推荐[18, 21-23, 32]。联合治疗，如光疗联合维生素 D_3 衍生物或他扎罗汀外用，可减少达到皮损清除所需要的UVB暴露量[18, 20, 23, 24]。PDM指南推荐联合治疗，对NB-UVB单一治疗无反应的患者联合阿维A治疗以及局部补骨脂素联合NB-UVB作为一种高效的双重治疗[22]。

补骨脂素光化学疗法（PUVA）的建议有些变化。一些指南（尤其是旧指南）没有区分PUVA和UVB[17, 18, 20, 24, 32]。然而，其他指南认为NB-UVB优于PUVA，而且更安全[21, 31]。此外，一些指南建议在某些情况下PUVA（如NICE建议PUVA治疗掌跖脓疱病）疗效优于NB-UVB，但未对安全性做出评价，或仅建议NB-UVB失败后进行PUVA治疗[17, 20, 22, 31]。口服PUVA优于局部PUVA[17]。一些指南建议与阿维A与PUVA联合治疗，但一些指南则视为禁忌[22, 23]。

不建议长期进行任何形式的光疗或光化疗治疗[18, 20, 22, 31]。准分子激光可有效治疗局限性斑块状银屑病[20, 22, 24]。EADV指南强烈推荐光疗或光化学治疗联用维A酸类药物，其次是甲氨蝶呤[31]。

晒黑（tanning，主要是UVA）可以有效治疗斑块状银屑病[33-36]。尽管有些指南没有区分UVA和UVB，但对晒黑的建议不包括在内。

四、系统治疗

（一）非生物制剂系统治疗

阿维A、环孢A（环孢素）和甲氨蝶呤是非生物制剂系统治疗中最常用药物，其他药物如阿普米司特也在此讨论（表28-4）。

（二）阿维A

阿维A是一种口服维生素A衍生物，是银屑病的系统治疗药物。一些指南指出，在文献回顾后认为这种药物疗效有限[18, 20, 24, 32, 37]。阿维A可视为一种可行的治疗选择。此外一些指南认为阿维A与UV联合治疗可提高疗效，或推荐用于其他传统系统治疗失败后，但未提及推荐强度[21, 23, 25, 38]。另外，个别指南，如SSDV和PDM指南，更强烈地推荐阿维A[22, 26]。SSDV指南进一步提出阿维A可用于脓疱性或红皮病性银屑病，由于没有免疫抑制作用，阿维A对恶性肿瘤患者是个很好的选择[26]。推荐的联合治疗包括紫外线光疗、甲氨蝶呤、环孢素、肿瘤坏死因子（TNF）抑制药、乌司奴单抗、维生素 D_3 衍生物、依那西普[26, 32, 37, 38]。

（三）环孢素A

环孢素是另一种治疗银屑病的系统性免疫抑制药。几乎所有指南都推荐环孢素作为中重度银屑病短期诱导治疗或复发治疗[18, 20-25, 31, 32, 37, 38]。NICE指南甚至推荐环孢素是适用于系统治疗银屑病患者的首选药物[23]。它有明显的副作用，包括肾毒性和高血压，导致其不能长期使用。EADV指南建议长期使用时需咨询肾病专家[31, 37]。PDM指南提出环孢素使用不超过2年[22]。SSDV指南没有提及环孢素治疗时间[26]。该药物也可用于红皮病性、脓疱性银屑病和掌跖脓疱病的抢救治疗[20, 23, 26]。推荐的联合治疗包括维生素 D_3 衍生物、卡泊三醇倍他米松和其他外用药，以减少环孢素总剂量及可能的不良反应[18, 24, 26]。

第28章 已发表治疗指南总结
Summary of Published Treatment Guidelines

表28-2 局部治疗指南总结

学会	糖皮质激素	维生素 D₃ 衍生物	他扎罗汀	钙调神经磷酸酶抑制药	地蒽酚	煤焦油
加拿大皮肤病学会	一线单药治疗或联合治疗	一线治疗：卡泊三醇、骨化三醇	单药治疗或联合治疗			用于特定患者的煤酒精馏出物（浓度15%）
美国皮肤病学会	一线单药治疗或联合治疗 联合治疗：维生素 D₃ 衍生物，他扎罗汀或水杨酸	单药治疗或联合治疗 联合治疗：一油三醇倍他米松复合制剂	单药治疗或联合治疗 联合治疗：糖皮质激素	超适应证用于面部及皱褶部位 联合治疗：水杨酸	不推荐	
德国皮肤病学会	一线单药治疗或联合治疗 联合治疗：系统治疗或局部治疗	一线：卡泊三醇单药治疗或联合治疗 联合治疗：糖皮质激素，UV，或系统治疗	单药治疗或联合治疗 联合治疗：糖皮质激素	推荐用于面部、皱褶部位和生殖器部位皮损	住院患者诱导治疗的单一治疗或联合治疗 联合治疗：光疗或其他外用药	不推荐
南非皮肤病学会	一线单药治疗或联合治疗 联合治疗：系统治疗或其他局部治疗	一线：他卡西醇用于敏感部位如面部 联合治疗：糖皮质激素，复合调剂，光疗，或系统治疗	单药治疗或联合治疗 联合治疗：糖皮质激素	推荐用于皱褶部位及面部银屑病	短期诱导治疗 推荐门诊患者4~8周治疗 联合治疗：光疗或外用药	单药治疗或联合治疗 联合治疗：光疗
马来西亚皮肤学会	一线单药治疗或联合治疗 强效：4周 超强效：2周	单药治疗或联合治疗 联合治疗：光疗		推荐他克莫司和吡美莫司用于面部和皱褶部位银屑病	单药治疗或联合治疗	一线
苏格兰校际指南网	一线单药治疗：维生素 D₃ 衍生物 联合治疗：维生素 D₃ 衍生物	单药治疗或联合治疗	维生素 D₃ 衍生物无效或不耐受时应用		维生素 D₃ 衍生物无效或不耐受时应用	维生素 D₃ 衍生物无效或不耐受时应用
英国国家卫生与临床优化研究所	一线治疗：超强效 4周；强效 8周 联合治疗：维生素 D₃ 衍生物	停用糖皮质激素时的维持治疗 联合治疗：糖皮质激素		推荐用于面部、皱褶部位或生殖器部位皮损	治疗抵抗的躯干或四肢银屑病	维生素 D₃ 衍生物无效或不耐受时作为辅助治疗

表 28-3 光疗和光化学治疗指南总结

学 会	UVA 或 UVA 联合 PUVA	UVB	准分子激光
加拿大皮肤病学会	单一治疗或联合治疗	推荐每周 3 次 NB-UVB 比 BB-UVB 更有效	
美国皮肤病学会	单一治疗或联合治疗 口服 PUVA 和 PUVA 与外用药物联合治疗	NB-UVB 作为单一治疗或联合治疗 不推荐：BB-UVB，UVB 和 PUVA 联合治疗	
欧洲皮肤病与性病学会	UVB 无效时推荐 PUVA 联合治疗：维 A 酸类药物，甲氨蝶呤	NB-UVB 作为单一或联合治疗 联合治疗：维 A 酸类药物、甲氨蝶呤	
德国皮肤病学会	单一治疗或联合治疗 联合治疗：维生素 D_3 衍生物	单一治疗或联合治疗 联合治疗：维生素 D_3 衍生物	局限性皮损
美国国家银屑病基金会	单一治疗或联合治疗 联合治疗：阿维 A，骨化三醇和他扎罗汀	单一治疗或联合治疗 每周 3 次治疗不太可能清除皮损 联合治疗：骨化三醇和他扎罗汀	局限性皮损
南非皮肤病学会	单一治疗或联合治疗 联合治疗：维生素 D_3 衍生物相似物 不推荐长期治疗	单一治疗或联合治疗 联合治疗：维生素 D_3 衍生物不建议长期治疗	局限性皮损
马来西亚皮肤病学会	口服 PUVA 优于 NB-UVB，在 6 个月时皮损清除率更高且缓解期更长 联合治疗：阿维 A 不推荐 PUVA 维持期治疗大于 200 次	NB-UVB 推荐每周 2 次治疗 联合治疗：阿维 A 不推荐维持期治疗 UVB 超过 350 次	局限性皮损
苏格兰校际指南网	NB-UVB 治疗无效时推荐 PUVA	NB-UVB 作为单一治疗或联合治疗 建议每周 3 次治疗 不推荐 BB-UVB 治疗	
英国国家卫生与临床优化研究所	PUVA 照射治疗掌跖脓疱病 不推荐：与阿维 A 联用	NB-UVB 作为单一治疗或联合治疗 推荐每周 3 次治疗	

NB-UVB. 窄谱中波紫外线；BB-UVB. 宽谱中波紫外线

（四）甲氨蝶呤

甲氨蝶呤是一种叶酸拮抗药，能够在低剂量下通过释放腺苷起到强效的抗炎作用，几十年来一直作为银屑病的治疗药物使用[29, 39]。在许多指南中它被推荐作为一种长期维持期治疗[18, 20-23, 25, 26, 31, 32, 37, 38, 40]。然而，DDG 指南认为甲氨蝶呤也可用于中重度银屑病的诱导期治疗[24]。PDM 和 NICE 指南更明确推荐甲氨蝶呤作为中重度斑块状银屑病的一线系统治疗[22, 23]。BAD 指南推荐它作为一种减少激素用量的药物而非单一治疗[40]。CDA 和 NPF 建议补充叶酸[18, 32]。然而，DSSA 和 SSDV 指南指出，叶酸使用可能会减少副作用，但会降低疗效，目前对于叶酸的补充缺乏明确的共识[20, 26]。

（五）阿普米司特

小分子口服药物阿普米司特是磷酸二酯酶 4 抑制药[41]。在回顾的指南中较少提及。总体来说，阿普米司特被推荐用于成人斑块状银屑病的诱导治疗和长期治疗[23, 37, 42]。DDG 指南认为它是疗效最差的生物制剂[43]，阿普米司特可用于 TNF 抑制药禁忌使用患者[37]。联合治疗在目前有限指南中没有讨论。

表 28-4 非生物制剂系统治疗指南总结

学会	阿维 A	环孢素	甲氨蝶呤	阿普米司特	富马酸酯
加拿大皮肤病学会	推荐联合治疗 联合治疗：外用药物	推荐用于重症患者并间断治疗 联合治疗：卡泊三醇倍他米松	推荐长期治疗并规律进行常规实验室检查监测 推荐补充叶酸		
美国皮肤病学会	推荐间断治疗 联合治疗：光疗	推荐用于重症患者并间断治疗 逐渐减停以防止快速复发	推荐长期治疗并规律进行常规实验室检查监测		不推荐
欧洲皮肤病与性病学会	推荐联合治疗 联合治疗：环孢素，依那西普，甲氨蝶呤	推荐间断治疗 特定患者长期治疗（最多2年并且咨询肾脏科专家）	推荐长期治疗并规律进行常规实验室检查监测 联合治疗：依那西普，阿维A，阿达木单抗，富马酸酯，英夫利昔单抗	推荐强度不如其他生物制剂 建议其他治疗失败后应用	推荐诱导治疗及长期治疗 联合治疗：英夫利昔单抗，甲氨蝶呤
德国皮肤病学会	诱导治疗	诱导治疗 联合治疗：外用药物	诱导治疗	推荐诱导治疗	诱导治疗
西班牙皮肤病与性病学会	推荐长期治疗	推荐间断治疗	推荐长期治疗 联合治疗：生物制剂		
美国国家银屑病基金会	单药治疗或联合治疗 联合治疗：外用药物，生物制剂，光疗	推荐间断治疗（不超过12周）	推荐长期治疗并规律进行常规实验室检查监测 推荐补充叶酸		
南非皮肤学学会	推荐作为联合治疗 联合治疗：光疗，外用药物	推荐间断治疗	推荐长期治疗并规律进行常规实验室检查监测 推荐补充叶酸		推荐用于治疗抵抗的银屑病患者或合并艾滋病患者
马来西亚皮肤病学会	单药治疗或联合治疗	推荐间断治疗或甲氨蝶呤治疗失败、不耐受或有禁忌证的患者 不推荐用于PUVA治疗患者或治疗超过2年	一线系统治疗		
苏格兰校际指南网	单药治疗或联合治疗	推荐间断治疗	推荐长期治疗		推荐
英国国家卫生与临床优化研究所	推荐用于脓疱性银屑病或甲氨蝶呤及环孢素不适用或治疗失败患者	推荐间断治疗及掌跖脓疱病患者 未充分应答患者改用甲氨蝶呤	一线系统治疗 未充分应答患者改用环孢素	其他治疗失败后推荐使用 在16周时应答不充分者停止使用	

（续表）

学会	阿维A	环孢素	甲氨蝶呤	阿普米司特	富马酸酯
瑞士皮肤病与性病学会	单药治疗或联合治疗联合治疗：光疗，甲氨蝶呤，环孢素，TNF-抑制药，乌司奴单抗，推荐用于合并肿瘤患者	推荐间断治疗及红皮病性、脓疱性银屑病联合治疗：类糖皮质激素外用，维生素 D_3 衍生物	推荐用于脓疱性或红皮病性银屑病		推荐超适应证治疗

（六）糖皮质激素系统治疗

糖皮质激素通过与细胞质内各种信号转导分子结合，减少炎症反应[44]。几乎所有指南都提到局部使用糖皮质激素。系统使用不常提及。PDM 指南推荐用于妊娠诱导的脓疱性银屑病[22]。SIGN 和 AAD 指南推荐用于银屑病关节炎（关节内用药和系统用药）[21, 38]。系统应用糖皮质激素可诱发红皮病性银屑病[18]。

五、其他系统治疗

其他系统治疗在指南中很少提及，因为它们在各自国家指南中未获批准或证据不足。AAD 指南提出来自其他国家的研究表明富马酸酯的治疗证据非常强。然而，这种治疗方法尚未获得 FDA 批准[38]。硫唑嘌呤、羟基脲、来氟米特、霉酚酸酯、柳氮磺吡啶和 6-硫基鸟嘌呤具有不同水平的证据和推荐强度[38]。PDM 指南提到霉酚酸酯、羟基脲、柳氮磺吡啶和来氟米特的少量证据，但没有对这些药物提出正规的推荐[22]。在德国，富马酸酯获批准使用并被推荐用于诱导期和长期治疗[24]。EADV 指南也推荐使用富马酸酯，并建议与英夫利昔单抗和甲氨蝶呤联用[31]。SIGN 和 SSDV 指南也推荐使用富马酸酯，但在瑞士是超适应证使用[21, 26]。DSSA 指南认为羟基脲在合并艾滋病的患者中应用，与 AAD 指南相比，关于柳氮磺吡啶的治疗证据较少[20]。羟基脲仅在 SIGN 指南中被建议作为一种治疗选择[21]。

（一）生物制剂

阿达木单抗、依那西普、英夫利昔单抗、乌司奴单抗和司库奇尤单抗是指南中最常提及的生物制剂（表 28-5）。BAD 指南最全面，提供了不同生物制剂之间的比较[45]。

1. 阿达木单抗

阿达木单抗是一种皮下注射给药的肿瘤坏死因子（TNF）抑制药[46]。它在所有回顾的指南中均被提及。一般来说，阿达木单抗推荐用于中重度银屑病的长期治疗及诱导治疗[18, 20, 21, 23, 32, 37, 42, 47]。SADV 和 BAD 指南指出，阿达木单抗是一线生物制剂，当维持治疗时可增加治疗间隔[25, 45, 48]。SIGN 指南指出，阿达木单抗比甲氨蝶呤和依那西普更有效[21]。DDG 指南指出，阿达木单抗疗效优于依那西普和阿普米司特，与乌司奴单抗和司库奇尤单抗相当[42]。联合治疗推荐甲氨蝶呤（最强）、环孢素和乌司奴单抗（专家意见：免疫抑制风险增加）[37]。

2. 依那西普

依那西普是一种融合蛋白，通过诱导受体限制 TNF 而发挥作用，皮下注射治疗[49, 50]。依那西普适用于中重度银屑病长期治疗及诱导治疗[18, 20, 21, 23, 37, 42, 47]。SADV 指南提出依那西普也是一线生物制剂[25]。根据 DDG 指南，其疗效仅高于所有其他生物制剂中的阿普米司特[42]。一些指南强调甲氨蝶呤和依那西普联合治疗有效，尤其是对于对甲氨蝶呤单药治疗未充分应答患者[18, 37]。

3. 英夫利昔单抗

英夫利昔单抗是一种 TNF-α 的单克隆抗体，通过静脉诱导治疗[51]。即使在严重的情况下英夫利昔单抗最初也非常有效，DDG 和 BAD 指南认

表 28-5 FDA 生物制剂指南总结

学 会	阿达木单抗	依那西普	英夫利昔单抗	乌司奴单抗	司库奇尤单抗
加拿大皮肤病学会	推荐长期治疗和依那西普治疗失败患者	推荐长期治疗 对甲氨蝶呤应答不充分患者可联合治疗	推荐对于严重, 急症患者	推荐长期治疗	
美国皮肤病学会	推荐长期治疗	推荐长期治疗	推荐长期治疗		
欧洲皮肤病与性病学会	推荐其他治疗失败后应用 联合治疗: 环孢素, 甲氨蝶呤, 乌司奴单抗	推荐其他治疗失败后应用 联合治疗: 甲氨蝶呤	推荐在其他治疗失败后应用 联合治疗: 环孢素, 富马酸酯, 甲氨蝶呤, 乌司奴单抗	推荐在其他治疗失败后应用 联合治疗: 阿达木单抗, 环孢素, 依那西普, 英夫利昔单抗	推荐在其他治疗失败后应用
德国皮肤病学学会	推荐诱导治疗	推荐诱导治疗	推荐诱导治疗	推荐诱导治疗	推荐诱导治疗
西班牙皮肤病与性病学会	一线生物制剂推荐持续或间断治疗 维持治疗期可增加治疗间隔	一线生物制剂 推荐持续或间断治疗 维持治疗期可增加治疗间隔		一线生物制剂 推荐TNF类药物治疗失败后应用 不推荐间断治疗	
英国皮肤病学会	一线生物制剂	推荐用于6岁以上患儿	推荐用于重症患者或其他生物制剂治疗失败后	一线生物制剂	一线生物制剂
南非皮肤病学会	推荐长期治疗	推荐长期治疗	推荐长期使用	在本书出版时等待获批	
马来西亚皮肤病学会	推荐用于传统系统治疗和光疗治疗失败、不耐受或有禁忌证的患者 联合治疗: 甲氨蝶呤, NB-UVB				
苏格兰校际指南网	推荐长期治疗	推荐长期治疗	推荐用于重症患者, 尤其是需要快速控制疾病时	推荐诱导和维持期治疗	
英国国家卫生与临床优化研究所	推荐其他治疗失败后应用 在16周时应答不充分者停止使用	推荐其他治疗失败后应用 在12周时应答不充分者停止使用	推荐其他治疗失败后应用 在10周时应答不充分患者停止使用	推荐其他治疗失败后应用 在16周时应答不充分患者停止使用	推荐其他治疗失败后应用 在12周时应答不充分者停止使用

为它是最有效的生物制剂之一[18, 20, 32, 42, 43]。SADV 指南还指出英夫利昔单抗是需要快速控制病情患者的一线生物制剂[25]。BAD 指南建议, 当其他生物制剂治疗失败时给予英夫利昔单抗治疗[45, 48]。英夫利昔单抗也可长期治疗[21, 23, 37, 42]。DDG 指南给英认为英夫利昔单抗和司库奇尤单抗在所有讨论的生物制剂中疗效最高[42]。然而, 抗药物抗体产生的风险限制其应用[20]。联合治疗推荐富马酸酯、甲氨蝶呤和乌司奴单抗[37]。

4. 乌司奴单抗

乌司奴单抗是一种针对白细胞介素（IL）-12/23 共同 p40 亚基的单克隆抗体, 可皮下和静脉注射

265

给药[52]。它是一种安全有效的生物制剂，适用于中重度银屑病的长期治疗[18, 21, 23, 32, 37, 42, 45]。SADV 和 BAD 指南推荐它为一线生物制剂[25, 45]。指南中提到了一些比较。DDG 指南只给予英夫利昔单抗和司库奇尤最高疗效评分[43]。乌司奴单抗疗效高于依那西普[32]。SIGN 指南认为乌司奴单抗在 3 个月和 6 个月时疗效与阿达木单抗和英夫利昔单抗相当，均高于依那西普[21]。通常乌司奴单抗不应间歇性使用[25]。联合治疗推荐阿达木单抗、环孢素、依那西普和英夫利昔单抗[37]。

5. 司库奇尤单抗

司库奇尤单抗是一种 IL-17A 的单克隆抗体，皮下注射给药[53]。指南中的建议有限。EADV 指南推荐根据患者个体差异（如对其他治疗的反应或禁忌证等）将其作为中重度银屑病诱导治疗及长期治疗的一线或二线治疗[37]。DDG 和 NICE 指南也提出类似建议[23, 42]。DDG 指南认为司库奇尤单抗疗效最高（与英夫利昔单抗并列），英国指南推荐司库奇尤单抗作为成人银屑病的一线生物制剂[42, 45]。有限的指南推荐中没有讨论该药的联合治疗（表 28-6）。

表 28-6　FDA 批准的未纳入指南中的治疗斑块状银屑病的生物制剂

治疗药物	FDA 批准时间	EMA 批准时间
布罗利尤单抗	2017.2	2017.7
培塞利珠单抗	2018.5	2018.7
古塞奇尤单抗	2017.7	2017.11
依奇珠单抗[a]	2016.3	2016.5
替拉珠单抗	2018.3	尚未获批

a. 英国指南中的简要讨论

（二）对不常见银屑病类型的治疗选择

基于证据的治疗指南通常是冗长和详细的。因为银屑病治疗的复杂性及研究文献数量庞大。

然而，除非有特别说明，指南提到的治疗建议通常针对寻常性银屑病（也称为斑块状银屑病）的治疗建议，因为其约占所有银屑病病例的 80%[29]。这里我们概述了指南中提到的对其他类型银屑病的建议。

1. 脓疱性银屑病

脓疱性银屑病患者需要立即转诊给皮肤科医生，因为这种疾病非常严重且危及生命[18, 20-22]。指南指出阿维 A 是一种有效的系统治疗并可作为一线治疗[20, 21, 26, 32]。对于慢性掌跖脓疱病，DSSA 指南认为同样有效，并推荐阿维 A 和口服 PUVA 联合治疗，比两者单用更有效[20, 54]。甲氨蝶呤和系统应用糖皮质激素是其他两种治疗选择，尽管较少推荐[18, 22]。然而 DSSA 指南指出，目前甲氨蝶呤用于这些患者证据不足[20]。地蒽酚禁用于这些患者[18, 20, 22]。BAD 指南推荐英夫利昔单抗治疗泛发性脓疱性银屑病[40, 48]。

2. 红皮病性银屑病

红皮病性银屑病的治疗与脓疱性银屑病有重叠，两者都是重型银屑病。SSDV 指南认为阿维 A、环孢素和甲氨蝶呤治疗红皮病性银屑病有效[26]。DSSA 指南也推荐阿维 A 治疗[20]。英夫利昔单抗是另一种治疗红皮病性银屑病的治疗选择[25]。

3. 皱褶部位 / 反向型银屑病

治疗皱褶部位 / 反向型银屑病的建议有限。指南确实推荐短期应用中效糖皮质激素[18, 21]。如果这种治疗失败，可选其他治疗，包括局部钙调神经磷酸酶抑制药[18, 21]。PDM 指南讨论了吡美莫司（一种钙调神经磷酸酶抑制药）可作为皱褶部位 / 反向银屑病治疗的一线选择[22]。

六、特殊群体的治疗选择

（一）妊娠期银屑病

许多指南将妊娠期列为各种治疗的禁忌证，很少有针对孕妇的银屑病管理指南[18, 22, 32, 45]。在一些指南中，妊娠中期和晚期安全的外用药物包括糖皮质类固醇、地蒽酚、煤焦油制剂以及有限的他克莫司使用[18, 22]。SADV 指南推荐短期弱效至中效糖皮质激素外用作为一线治疗[25]。然而，其他指南指出糖皮质激素属于妊娠 C 类药物，而且哺乳期患者的安全性目前尚不确定[19]。NPF 建议局部使用糖皮质类固醇、骨化三醇或蒽林来治疗轻症妊娠患者[32]。这与 PDM 指南相反，后者指出水杨酸、卡泊三醇和地蒽酚会导致较高的系统吸收而不建议使用[22]。他扎罗汀禁止使用，有系统吸收导致胎儿缺陷的风险[18]。

一些指南推荐在外用药物疗效不佳或重症妊娠银屑病患者中采用 NB-UVB 光疗[18, 22, 25, 32]。

系统治疗的患者推荐环孢素，因为其他常见的选择（如阿维 A 和甲氨蝶呤）都会导致胎儿畸形[18, 22, 32]。环孢素可能会增加胎儿早产和宫内生长受限的风险[22]。

所有生物制剂均可用于妊娠期[55]。CDA 指南特别推荐孕妇使用阿达木单抗、依那西普和英夫利昔单抗[18]。依那西普和英夫利昔单抗均未报道胎儿畸形。然而，推荐使用英夫利昔单抗的女性在治疗期间或停药 6 个月内应用避孕措施[18]。SADV 指南推荐依那西普作为生物制剂治疗选择[25]。另外，在 PDM 指南中指出，TNF 抑制药应谨慎使用。阿达木单抗的致畸风险尚不清楚。乌司奴单抗缺乏妊娠相关数据，英夫利昔单抗与低出生体重和早产相关[22]。NPF 指南简短提出，在仔细进行评估风险获益评估后可应用生物制剂[32]。培塞利珠单抗最近获得 FDA 批准用于妊娠期使用，并被认为是最安全的选择[56]。然而，这项建议未被列入任何指南中，因为这些指南太过老旧，无法包含此建议。

（二）儿童银屑病

对于儿童来说，考虑到受影响的体表面积与成人的差异是非常重要的。由于缺乏关于儿童系统治疗的研究，只有在局部治疗无效后才考虑使用系统治疗[18]。糖皮质激素外用是儿童的一线治疗。然而，CDA 和 NICE 指南建议避免强效配方并监测可能出现的副作用[18, 23]。卡泊三醇对儿童也有效，且避免系统吸收副作用[18]。

如果有其他治疗方案可选，不推荐儿童使用 PUVA[23]。同样，阿维 A 只能在特殊情况下用于儿童（如甲氨蝶呤和环孢素治疗失败时）[23]。甲氨蝶呤和环孢素在严密监测下可用于儿童[18, 45]。事实上，CDA 指南指出，阿维 A 以及类似维生素 A 衍生物应用于儿童中安全有效。根据指南，长期暴露会导致骨骺过早闭合，而引起骨骼生长不良[18]。

通常推荐用于儿童的 3 种生物制剂为依那西普、阿达木单抗和乌司奴单抗[18, 20, 23, 45]。依那西普研究最广泛且 FDA 批准用于 4—17 岁儿童[18]。BAD 和 NICE 指南推荐依那西普用于 6 岁及以上，阿达木单抗用于 4 岁及以上，而乌司奴单抗用于 12 岁及以上患者使用（FDA 批准用于 12 岁及以上患者）[40, 45, 48]。DSSA 指南指出，依那西普已成功治疗 4—17 岁儿童斑块状银屑病[20]。

（三）局限性

本章的一个重要局限性在于许多指南已经过时（表 28-1）。这体现在建议可能基于过时的研究，联合治疗没有考虑新的方法以及缺乏对新的系统治疗（尤其是生物制剂）的讨论。一些指南更新时间相隔数年（如 DDG 2007 指南和 2018 年的更新），这也显示出编撰指南的漫长过程[24, 42]。因此，考虑到在规划和委员会阶段所花费的时间，指南在发表时可能不是最新的。大多数组成指南委员会的专家来自学术机构。审核指南中的披露内容发现，大多数专家也与医药企业有联系。虽然指南是委员会通过投票系统产生的，但仍可能存在偏见。

结论

在为银屑病患者确定治疗方案时，指南可以帮助我们避免在众多选择中迷失方向。在选择治疗方法时，应该考虑许多因素，包括已有的合并症、特殊患者人群、有限的环境资源和患者治疗依从性等。许多治疗方法，尤其是系统治疗，基于既往合并症会有禁忌证[57]。特定患者群体，如前所述，必须被考虑到[58, 59]。在资源有限的情况下，治疗选择可能受限[60]。此外，一个重要的原则是，最好的治疗是患者能坚持地治疗[61-64]。在决定治疗方法时必须考虑到这一点。

在本章中，我们提出的治疗指南大体相似，但在首选治疗、UVA 与 UVB 的选择、系统治疗的推荐强度以及联合治疗推荐存在一些差异。即使是最近的指南也缺乏对许多新型生物制剂的建议。许多指南已经有 5~10 年的历史，更新的内容也不够详尽。此外，大多数指南都只关注传统系统治疗和生物制剂治疗，忽略了外用药在单独使用或与全身药物联合使用时所起的重要作用。随着银屑病治疗方法的飞速发展，指南及时更新其实用性也会随之增加，不久将需要对生物仿制药制订指南。